PRÉCIS THÉORIQUE & PRATIQUE

DE L'ART

DES ACCOUCHEMENTS

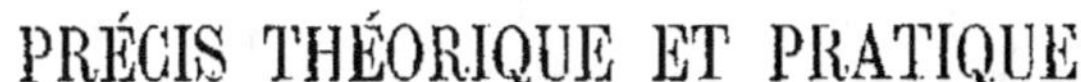

PRÉCIS THÉORIQUE ET PRATIQUE

DE L'ART

DES ACCOUCHEMENTS

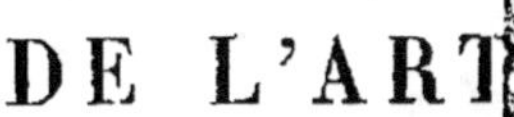

PAR

LE PROFESSEUR SCANZONI

TRADUIT DE L'ALLEMAND

PAR LE DOCTEUR Paul PICARD

Avec 111 figures dans le texte.

PARIS

LIBRAIRIE VICTOR MASSON

PLACE DE L'ÉCOLE DE MÉDECINE

1859

Droit de traduction réservé

PRÉCIS THÉORIQUE ET PRATIQUE

DE L'ART

DES ACCOUCHEMENTS

PREMIÈRE PARTIE

PHYSIOLOGIE DE LA GROSSESSE.

---

§ 1er. — Maturation périodique de l'œuf, flux menstruel.

Pour bien apprécier la série des actes physiologiques qui se passent dans les ovaires au moment de la conception, il faut connaître exactement les vésicules ovariennes et l'œuf qu'elles contiennent, leur mode de déhiscence et de cicatrisation, le flux menstruel et l'état concomitant de l'utérus.

1° *Vésicules ovariennes.* — Les ovaires (*testes muliebres*) renferment, disséminés dans leur substance vasculaire, des follicules clos, inégalement développés, à l'état rudimentaire à la naissance, atrophiés dans la vieillesse, et se développant régulièrement depuis la puberté jusqu'à la ménopause : ce sont les vésicules de Graaf, petites sphères creuses, pleines d'un liquide transparent. Elles sont ordinairement au nombre de quinze à vingt, présentant divers degrés de développement : ayant à peine un millimètre de diamètre, lorsqu'elles se trouvent encore dans la profondeur de l'ovaire, elles deviennent quatre, six, huit, dix, etc., fois plus volumineuses lorsque, refoulant les tissus ambiants, elles font saillie à la surface de l'organe. Ces variations de volume des vésicules correspondent aux phases de leur évolution et à leur degré de maturité.

En s'élevant à la surface libre de l'ovaire, leur enveloppe propre s'unit de ce côté à la tunique albuginée et péritonéale. Cette enveloppe propre est composée de deux tuniques, l'une externe,

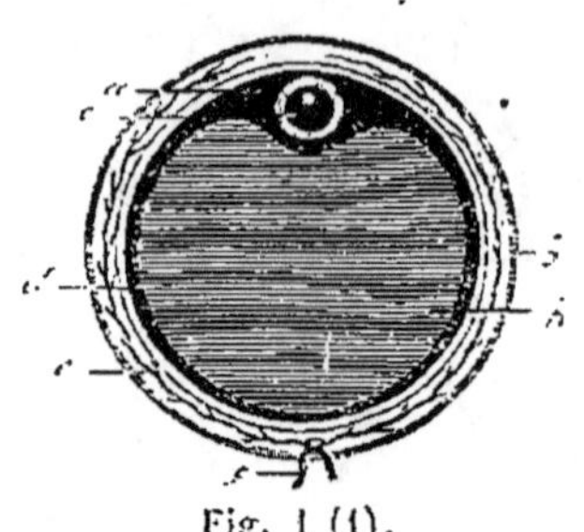

Fig. 1 (1).

élastique, résistante et peu vasculaire; l'autre interne, épaisse, molle et très-vasculaire. Le liquide qu'elle renferme est transparent, jaunâtre, analogue au sérum du sang, et tient en suspension une multitude de granulations. Des cellules ovoïdes, déposées sur la face interne de la vésicule, forment une couche continue appelée *membrane granuleuse*. Des cellules agglomérées sur un point, qui correspond ordinairement à la surface libre de l'ovaire, forment un renflement appelé *cumulus proliger* ou disque proligère, qui contient dans son centre l'œuf ou ovule.

2° *Œuf.*—L'ovule, enveloppé par les cellules du disque proligère et fixé sur un point où la vésicule ovarienne fait saillie à la surface de l'ovaire, s'échappera facilement lorsque celle-ci viendra à se rompre. L'ovule représente un corps sphérique, à demi opaque,

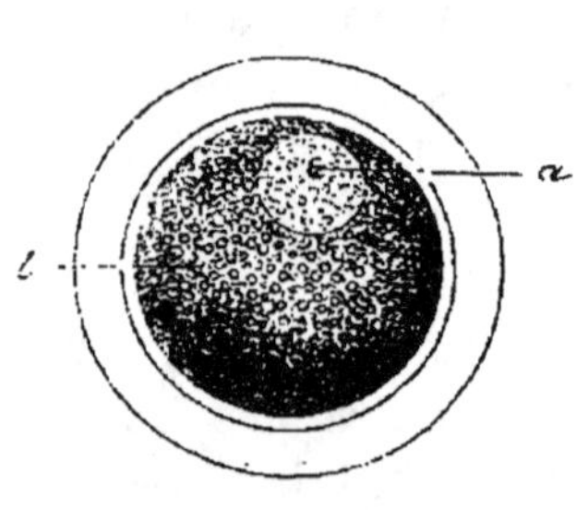

Fig. 2 (2).

d'une petitesse extrême, de 1/5 à 1/10 de millimètre de diamètre. Il est composé : 1° de la *membrane vitelline*, enveloppe transparente, épaisse, résistante, sans structure déterminée et privée de vaisseaux ; 2° de son contenu, le *vitellus* ou *jaune*, formé d'un amas de granulations élémentaires, unies entre elles par un liquide visqueux ; 3° de la *vésicule germinative*, enchâssée sur un point de la circonférence et touchant au point correspondant de la membrane vitelline, arrondie, remplie d'un liquide transparent, de 1/30 à 1/60 de millimètre de diamètre,

(1) Coupe idéale d'une vésicule de Graaf développée, représentant l'œuf en place. —*a*, disque proligère ;— *b*, tunique propre externe de la vésicule ; — *c*, ovule ;— *d*, membrane granuleuse ; — *e*, tunique interne de la vésicule ; — *f*, vaisseaux de l'ovaire se ramifiant dans les tuniques de la vésicule ; — *h*, cavité de la vésicule remplie de liquide.

(2) Coupe idéale d'un œuf avant la fécondation. — *a*, vésicule et tache germinative ; — *b*, vitellus.

et d'une structure tellement délicate qu'elle se détruit facilement. Cette vésicule contient dans un point plus ou moins central un amas granuleux, moins transparent, auquel on a donné le nom de *tache germinative*.

3° *Déhiscence et cicatrisation des vésicules ovariennes.* — L'œuf humain renfermé dans la vésicule de Graaf, est, de même que toute cellule organisée, soumis aux lois d'une maturation périodique. Pendant que l'œuf subit cette transformation, son enveloppe, la vésicule de Graaf, reçoit un surcroît de nutrition. Le développement successif de l'œuf dans l'ovaire est donc lié à une hypérémie progressive des vaisseaux qui s'y distribuent, c'est-à-dire que la quantité de sang se rendant à l'ovaire et aux organes génitaux est augmentée.

Les *ovaires* présentent alors l'aspect suivant :

Quand la vésicule de Graaf, contenant l'œuf mûr (*fig.* 3), est située superficiellement , il suffit d'une faible hypérémie pour augmenter la quantité du liquide contenu dans la cavité de la vésicule, pour distendre et rompre ses parois. Le follicule est entouré de vaisseaux développés, un fin réseau capillaire parcourt sa superficie, et sa cavité ne contient que peu ou point de sang extravasé. La congestion des organes génitaux est moins considérable que dans le cas où l'œuf est situé profondément dans l'ovaire. Ce dernier présente alors un aspect rouge foncé, il est ramolli et distendu; ses vaisseaux se rompent, des exsudations sanguines se produisent, non-seulement dans le follicule contenant l'œuf mûr, mais encore dans les follicules voisins et jusque dans le tissu propre de l'ovaire (*fig.* 3). La vésicule, démesuré-

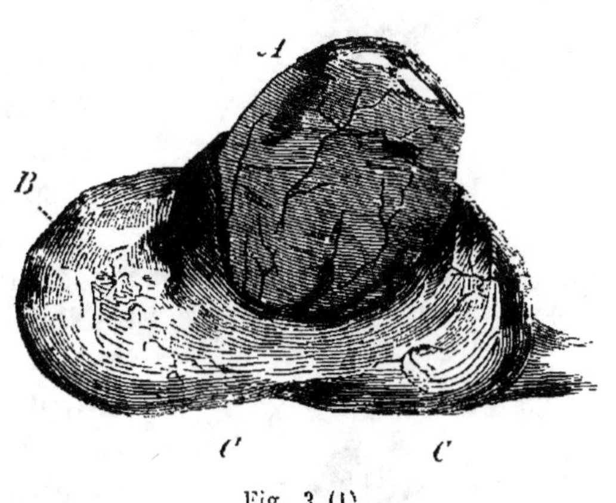

Fig. 3 (1).

<hr>

(1) Ovaire présentant une vésicule de Graaf à son plus grand développement. — *a*, vésicule de Graaf hypertrophiée; — *b, c, c,* cicatrices rayonnées provenant d'anciennes vésicules rompues.

ment gonflée, se crève et permet à l'œuf de sortir de sa cavité.

La membrane tapissant l'intérieur du follicule se ramollit, s'épaissit par un épanchement plastique jaunâtre et se ride en se

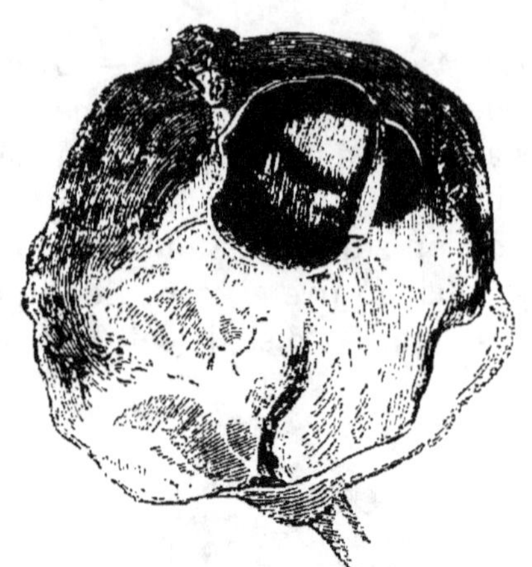

rétractant (*fig.* 4). La cavité se remplit de caillots fibrineux et sanguins, dont les portions liquides se résorbent, tandis que les portions solides non susceptibles d'absorption, subissent la métamorphose graisseuse. Le follicule ayant subi cette période de réparation, présente un aspect jaunâtre, qui lui a valu le nom de *corps jaune, corpus luteum* (*fig.* 5). Les corps jaunes s'atrophient progressivement, disparaissent deux ou trois mois après la menstruation, et

Fig. 4 (1).

quatre à cinq mois après l'accouchement, dans le cas de coït fécond, et finissent par ne plus laisser à la surface de l'ovaire

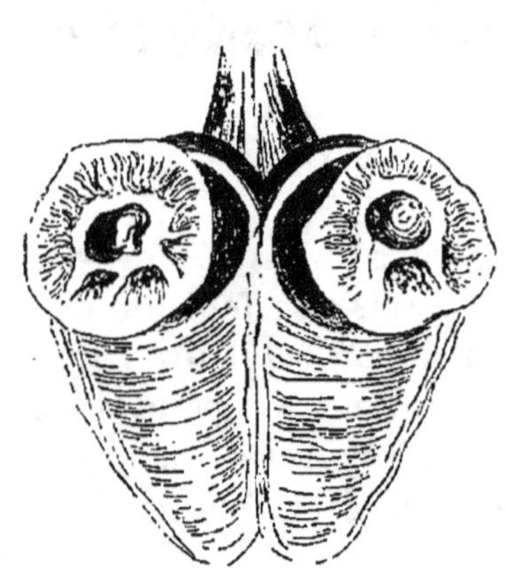

qu'une cicatrice linéaire. Quand ces phénomènes se sont souvent reproduits sur l'ovaire, les nombreuses cicatrices donnent à sa surface un aspect rugueux et inégal, comme on le voit chez les vieilles femmes.

4° *Flux menstruel.* — La *matrice* est ramollie, relâchée, dès le commencement de l'hypérémie menstruelle, elle augmente de volume, et si on la coupe, on trouve ses vaisseaux dilatés et gorgés de sang; la muqueuse, d'un

Fig. 5 (2).

rouge sombre, tirant sur le bleu, est couverte d'une abondante

(1) Ovaire présentant une vésicule rompue et remplie par un caillot sanguin volumineux.

(2) Ovaire fendu longitudinalement et montrant un corps jaune à un certain degré de développement.

sécrétion. Plus tard, quand l'hypérémie est augmentée, surviennent les ruptures des vaisseaux, qui produisent le flux menstruel. La couche épithéliale se détache d'ordinaire, et des fragments plus ou moins appréciables de muqueuse sont expulsés.

Le sang menstruel est d'un rouge pourpre et répand une odeur spéciale et désagréable, due à la présence d'acides gras volatils; il peut se coaguler, tant qu'il n'a pas été mêlé à la sécrétion vaginale. La quantité du sang perdu est de 100 à 250 grammes. L'excrétion commence par être peu abondante, augmente ensuite pendant douze heures, parvient à un maximum auquel elle se maintient pendant quelque temps, diminue et disparaît.

L'époque à laquelle les menstrues apparaissent pour la première fois, varie suivant le climat, les mœurs, le pays, le tempérament et la constitution. Dans la zone tempérée elles se montrent dès l'âge de 13 à 18 ans, et sont soumises à un type fixe de reproduction, en rapport avec la maturation périodique de l'œuf. Chez la plupart des femmes les menstrues sont séparées par 28 jours d'intervalle. Ce n'est pourtant pas une loi générale, et on approche plus de la vérité en faisant varier de 21 à 30 jours le temps qui, à l'état normal, s'écoule entre deux menstruations. Le flux dure de 1 à 8 jours, et chez le plus grand nombre 5 jours. Dans nos climats les femmes ont leurs règles pendant 25-35 ans, c'est-à-dire qu'elles apparaissent régulièrement de la 15e à la 40e ou 50e année, et ne sont troublées dans cette période que par la grossesse, l'époque de la lactation et certaines maladies.

Pendant la menstruation, tout l'appareil génital subit des modifications qui sont d'ordinaire l'hypérémie, le relâchement, le gonflement, l'hypersécrétion des trompes, du vagin et de la vulve; on observe rarement l'écoulement sanguin sur ces parties. Les glandes mammaires participent à ces troubles, par une intumescence douloureuse, par la couleur plus marquée du mamelon et de son cercle.

Le reste de l'organisme subit l'influence des troubles menstruels, ce qui se manifeste par des désordres nerveux, causés tantôt directement par les règles, tantôt par la réaction qu'elles provoquent.

L'apparition du sang diminue l'excitation locale des organes génitaux et celle des centres nerveux qui s'y lient sympathiquement, et un sentiment de bien-être, une augmentation de désirs vénériens en sont d'ordinaire la conséquence. Cet état dure 8 à 12 jours, jusqu'à ce que l'œuf ait atteint le tiers inférieur de la trompe ; si l'œuf est fécondé, il continue son développement ; il est détruit dans le cas contraire. Pour être fécondé, il faut que l'œuf soit mis en contact avec les éléments du sperme. La *copulation* doit donc nécessairement précéder la *conception*.

§ 2. — Copulation et conception.

Dans l'acte de la copulation, le membre viril, en érection à la suite d'une certaine surexcitation générale, est approché des parties génitales de la femme, se trouvant également dans un état d'éréthisme spécial ; il est introduit dans le vagin d'une manière plus ou moins complète, jusqu'à ce que l'éjaculation du sperme soit accomplie.

Le sperme est un liquide épais, de couleur jaune ; examiné au microscope, on y trouve des filaments spermatiques (zoospermes, spermatozoïdes), des granules, quelques cristaux et des noyaux élémentaires. De nombreuses expériences faites sur les animaux et les végétaux, démontrent que la fécondation doit toujours être précédée du rapport immédiat de l'œuf avec le sperme.

On vient de voir, d'une part, l'ovule s'échappant de l'ovaire après la déchirure de la vésicule de Graaf avec le liquide qu'elle contient, et entraînant avec lui une partie des cellules du disque proligère, d'autre part le sperme lancé vers l'orifice externe de la matrice. Où et comment les deux éléments essentiels à la fécondation peuvent-ils se rencontrer et s'unir malgré l'interruption de continuité que présentent les conduits excréteurs des ovaires? L'ouverture du pavillon, espèce de dilatation en entonnoir, libre dans la cavité abdominale et maintenue rapprochée de l'ovaire par une des franges du pavillon qui y adhère sur un point, tient exactement embrassé ce dernier, en vertu de la turgescence commune aux ovaires et aux trompes pendant la durée de la maturation et de l'expulsion de l'œuf. Le pavillon et la trompe, par leurs fibres musculaires, sont susceptibles d'éprouver un mouvement vermiculaire dirigé de l'ovaire vers l'utérus qui tend à assurer la progression de l'ovule vers l'utérus. Ce trajet s'effectue très-lentement, et le temps que met l'ovule à parcourir la trompe n'est pas exactement connu.

C'est un fait d'observation connu depuis longtemps que le sperme peut arriver jusqu'aux ovaires. Quant à son mode de pro-gression, de même que celui de l'ovule en sens contraire, les explications données laissent à désirer plus de précision et ont un caractère hypothétique qui nous dispense d'insister. L'acte de la fécondation est un mystère impénétrable. Tout ce que nous savons, c'est que, pour qu'elle se produise, il est nécessaire que les spermatozoïdes soient mis en contact avec l'œuf. Mais quelle est la nature de leur union ? c'est ce qu'on ignorera probablement toujours. Ce contact peut avoir lieu pendant le trajet parcouru par l'œuf depuis sa sortie du follicule de Graaf, jusqu'à son arrivée dans la cavité utérine, c'est-à-dire dans les ovaires, les trompes ou l'utérus lui-même. L'œuf fructifié par le sperme subit une nouvelle évolution, et devient le siége de diverses modifications avant d'être expulsé au dehors.

§ 3. — Définition et divisions de la grossesse.

On nomme *grossesse* l'état dans lequel se trouve la femme pendant que l'œuf se transforme en embryon et en fœtus à terme. Si l'œuf accomplit cette métamorphose dans l'utérus, la gros-sesse est dite *utérine*. Elle est simple ou multiple, suivant le nombre d'œufs fécondés. On la nomme grossesse *extra-utérine*, quand l'œuf se développe soit dans le follicule de Graaf, soit dans la trompe, soit dans le péritoine. Si l'œuf parcourt toutes les phases de son développement, et parvient à un certain degré d'organisation, que nous préciserons plus tard, la grossesse est dite *vraie*. Elle est *fausse*, quand l'œuf subit certaines modifi-cations, qui le transforment en *môle*. La grossesse *mixte* ou com-pliquée n'est autre chose que la grossesse vraie coïncidant avec la présence d'une tumeur du bas-ventre, développée avant ou pendant la gestation.

La grossesse, étant un état très-complexe, offre deux ordres de phénomènes tout à fait distincts à suivre : 1° les changements survenus dans l'organisme de la femme enceinte ; 2° le dévelop-pement de l'œuf et du fœtus.

§ 4. — Changements anatomiques dans l'organisme des femmes enceintes.

Le volume, la forme, la texture et la position de l'utérus varient pendant la gestation.

1° Le *volume* de la matrice est augmenté par l'hypertrophie de tous les tissus de l'organe. Vers le terme de la gestation, l'utérus a 35 cent. de long, 22 d'arrière en avant et 24 en travers. Son poids devient plus grand. Il varie de 700 à 1,000 grammes. L'épaisseur des parois devient telle, que le fond de la matrice a de 1 à 2 cent. d'épaisseur. Dans les autres parties, l'utérus n'a guère que 6 à 8 millim.

2° Les premières modifications dans la *forme* se font observer au sommet, puis au corps et enfin au col. Au 7e mois l'organe a la forme d'un globe surmonté d'un appendice cylindrique, le col. Aux 9e et 10e mois, il subit l'influence directe de la forme et de la position de l'enfant, qui peut, à cette époque, opposer une résistance plus vive aux pressions des parois. — L'utérus ressemble d'ordinaire à un ovoïde, dont la pointe serait dirigée en bas. Le col subit une dilatation et un relâchement commençant par la portion vaginale et s'étendant ensuite plus haut. Le canal cervical s'élargit de haut en bas et la portion vaginale se raccourcit à fur et à mesure.

3° Les changements de *texture* sont les suivants : l'enveloppe peritonéale est considérablement dilatée. L'épaississement qu'elle subit en même temps et l'élasticité bien connue des séreuses la protégent contre les déchirements. Le parenchyme est aussi modifié. Les fibres musculaires sont allongées et épaissies. On reconnaît aisément à l'œil nu leur direction (*fig.* 6, 7, 8). On voit distinctement les fibres

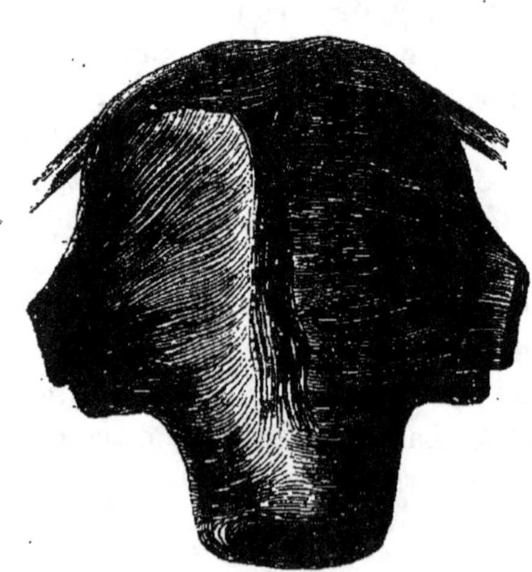

Fig. 6 (1).

(1) Fibres musculaires de la face postérieure de l'utérus.

transversales, qui s'étendent depuis l'insertion des ligaments
ronds et larges jusque vers
la ligne médiane. Les fibres
verticales médianes ont de
1 à 2 centim. de longueur
et forment des faisceaux
qui s'étendent du fond de
l'utérus jusqu'au col. Le réseau veineux empêche de
suivre les fibres musculaires
dans les couches profondes.
En laissant macérer l'or-
gane, on parvient pourtant
à reconnaître les fibres circulaires entourant les trois
orifices de la matrice. Les
nerfs subissent l'influence

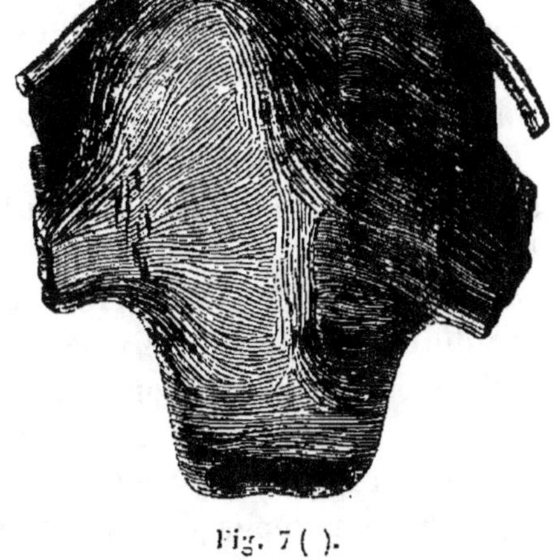

Fig. 7 ( ).

de l'hypertrophie générale; leur volume s'accroît, et on
peut les suivre jusqu'à leurs plus fines ramifications, ce qui
est difficile à l'état normal. Le
système circulatoire est aussi le
siége de notables modifications.
Les artères augmentent de capacité. Leur trajet, serpentant
d'ordinaire, se rectifie pour reprendre, vers le terme de la
gestation, la disposition en tire-
bouchon. La communication
directe des veines et des artères
devient évidente. Ces dernières
viennent s'ouvrir par d'étroites
ouvertures, soit dans les larges
sinus du placenta, soit dans les
troncs veineux eux-mêmes. On
peut remarquer aussi la dilata-
tion et l'augmentation de volume des veines. Elles forment

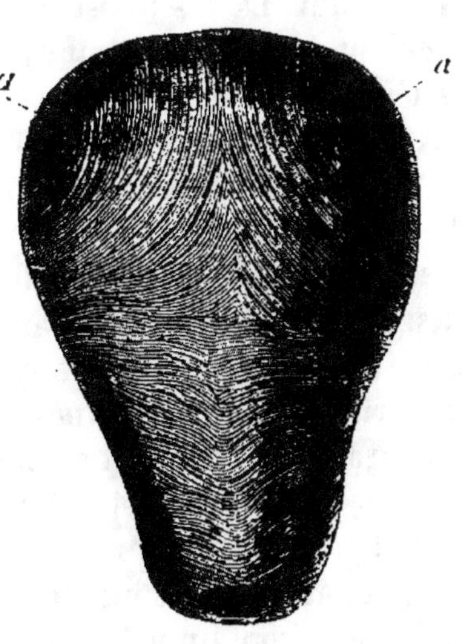

Fig. 8 (²).

(1) Fibres musculaires de la face antérieure de l'utérus.
(2) Fibres musculaires de la face interne de l'utérus.— a, a, orifices des trompes.

dans le tissu musculaire un réseau volumineux, dont les branches se réunissent en plusieurs endroits. Le système circulatoire du placenta présente surtout une forme anatomique analogue à celle des corps caverneux ou des tumeurs télangiectasiques. Les vaisseaux lymphatiques forment sous le péritoine un lacis volumineux ; mais leur calibre y est moins considérable que dans la couche musculaire.

Quant aux modifications spéciales de la muqueuse, nous y reviendrons plus tard, en décrivant la membrane caduque (*membrana decidua*).

4° La matrice, en se développant, s'élève dans la direction de l'axe du bassin ; après avoir dépassé la cavité du bassin, elle apparaît dans la cavité abdominale, s'incline d'un côté, d'habitude à droite, et la pression qu'elle subit fait que sa face latérale gauche se rapproche plus que la droite de la paroi abdominale antérieure. Les replis péritonéaux sont tendus ; les trompes et les ovaires, serrés sur les côtés de l'utérus, prennent une direction oblique. Le diaphragme est repoussé en haut, et les poumons, le cœur, l'estomac, les intestins, le foie, suivent cette impulsion de bas en haut. La vessie est comprimée, et l'urètre est situé obliquement derrière la symphyse. Le vagin s'allonge, sa paroi supérieure est tirée en haut, sa circulation s'active, ses veines se dilatent, et on sent par le toucher la pulsation des artères. La sécrétion muqueuse est augmentée, et se change en vraie leucorrhée. Les articulations du sacrum et des os iliaques sont ramollies, le cartilage inter-articulaire se gonfle, et les ligaments subissent, d'après quelques auteurs, un faible allongement. La peau du bas-ventre est de plus en plus tendue et amincie, le nombril s'efface, les veines sous-cutanées apparaissent comme des cordons bleuâtres. Les couches profondes de la peau finissent par céder à la distension qu'elles éprouvent ; elles se rompent et produisent ces raies brillantes qu'on remarque à l'hypogastre et aux régions inguinale et crurale.

Les seins sont tuméfiés dès les deux premiers mois ; ils deviennent douloureux par suite de la tension dont ils sont le siége ; leur peau s'amincit, les couches inférieures se déchirent, et il se forme des couches luisantes, convergeant comme des rayons vers le mamelon. Ce dernier fait saillie ; le sang y afflue avec abondance, et il devient plus érectile. Le cercle mammaire s'étend et devient plus sombre ; les glandes sébacées qu'il contient augmentent visiblement de volume. Vers le milieu de la grossesse, les vaisseaux lactifères donnent par la pression un liquide blanc et séreux. Les vaisseaux et glandes lymphatiques s'engorgent et forment des cordons que l'on peut sentir jusque dans le creux axillaire. Les veines dilatées tracent des réseaux bleus sur la peau blanche et luisante.

§ 5. — Évolution de l'œuf fécondé, formation de l'embryon et de ses annexes.

La dissolution de la vésicule germinative, qui s'opère le plus souvent lorsque l'œuf est encore dans l'ovaire, ne peut être considérée comme le premier changement déterminé par la fécondation, elle semble bien plutôt être une phase préparatoire de l'ovule à la fécondation. Pendant que l'ovule s'achemine vers l'utérus, les cellules du disque proligère, qui l'enveloppaient à sa sortie de l'ovaire se dissolvent peu à peu et disparaissent ; la couche d'albumine, qui prend de si grandes proportions dans l'œuf des oiseaux, se dépose à sa surface, et l'on voit dans son épaisseur, jusque sur la membrane vitelline, des spermatozoïdes qui s'y dissolvent pendant que la fécondation s'opère. Ce dépôt albumineux, qui manque chez plusieurs mammifères, et par conséquent peut-être dans l'espèce humaine, où les premières phases du développement de l'œuf fécondé n'ont pas encore été suivies, se compose de couches concentriques faciles à reconnaître à l'aide du microscope. La *segmentation* du vitellus est le premier phénomène apparent de la fécondation, segmentation qui a pour résultat la formation de la *vésicule blastodermique,* d'où procèdent l'embryon et ses annexes.

1° *Segmentation du vitellus.* — La métamorphose du vitellus en blastoderme est le phénomène le plus remarquable de cette première époque du développement de l'œuf fécondé. Un travail profond commence à agiter les éléments du vitellus, qui se condense en se resserrant sur lui-même, et un espace libre, ou plutôt rempli de lymphe, montre une séparation tranchée entre sa masse et la membrane vitelline. En même temps on voit se former, au milieu des granules, d'une manière d'abord indécise, des

vésicules de différentes grandeurs renfermant elles-mêmes des
granules. Bientôt, sur un point de la masse rétractée, se dessine
une sorte d'échancrure qui est le premier indice de la segmentation. Cette échancrure s'agrandissant rapidement, le vitellus est
bientôt divisé en deux moitiés ovales, puis les deux en quatre,

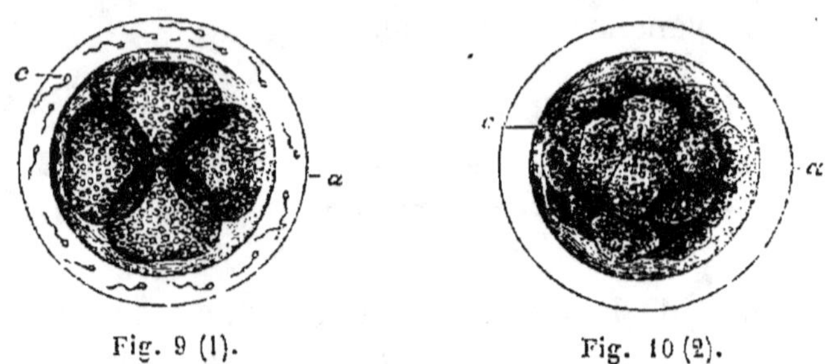

Fig. 9 (1).   Fig. 10 (2).

celles-ci en huit, les huit en seize, etc., jusqu'à ce que le vitellus
soit transformé en un nombre très-considérable de petits corpuscules qu'on a nommés *sphères vitellines*, et qui donnent au
vitellus l'aspect d'une mûre (*corps muriforme*), en le transformant
en une membrane organisée. Tandis que la segmentation, chez
les mammifères, atteint tout le vitellus, elle n'atteint, chez d'autres animaux, les oiseaux en particulier, que la cicatricule et se
produit sous la forme de sillonnements profonds. Mais c'est toujours le même phénomène ayant un but identique. Ce n'est donc
pas le jaune, mais bien la cicatricule, qui dans l'œuf de l'oiseau doit
être considérée comme l'analogue du vitellus des mammifères;
ceux-ci sont dépourvus de la masse de matière nutritive, constituée par le jaune chez les oiseaux, et qui est superflue pour eux.

2° *Vésicule blastodermique* et *tache embryonnaire*. — La
segmentation étant parvenue à ses dernières limites, un nouveau travail transforme chaque sphère vitelline par la coagu-
lation de sa surface en une véritable cellule renfermant une
masse de granules; d'un autre côté, le liquide albumineux
dont la quantité s'accroît dans l'intérieur de l'œuf, refoule du
centre à la circonférence ces vésicules, qui se rapprochent les
unes des autres à la périphérie et prennent, par l'effet de la
pression, une forme hexagonale en s'unissant par les côtés; il en

(1) Segmentation. — *a*, couche albumineuse; — *c*, spermatozoïdes.
(2) Segmentation. — *a*, couche albumineuse; — *c*, vitellus divisé en sphères
vitellines.

résulte une membrane sphérique tapissant la face interne de
la membrane vitelline, composée de cellules polygonales avec
des granules, c'est la vésicule *blastodermique* ou *blastoderme*. En
s'organisant, le blastoderme s'obscurcit bientôt sur un point de
sa surface : les cellules, plus rapprochées et formées d'un plus
grand nombre de granules, forment une tache circulaire blan-
châtre qui a reçu le nom de *tache embryonnaire*. Pendant que ces
phénomènes s'opèrent, l'œuf fécondé,
toujours libre et se développant aux dé-
pens de la couche albumineuse qui l'entoure, arrive dans la matrice du septième au dixième jour, cinq fois environ
plus volumineux qu'à sa sortie de l'o-
vaire; il est, à ce moment de son évolution, composé de deux vésicules em-
boîtées : l'une externe, la membrane vitelline; l'autre interne, le blastoderme,

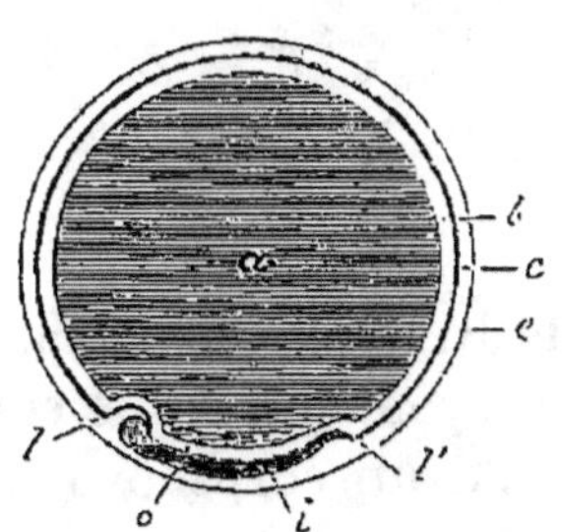

Fig. 11 (1).

rempli d'un liquide opalin et portant sur un point la tache embryonnaire. D'abord circulaire, la tache embryonnaire ne tarde
pas à prendre une forme elliptique plus ou moins allongée, premier indice de l'organisation embryonnaire commençante. Au
point correspondant à la tache embryonnaire, et un peu au delà,
on peut déjà observer que la vésicule blastodermique n'est pas
simple, mais formée de deux feuillets adossés; ce dédoublement
en deux feuillets s'étend un peu plus tard à tout le blastoderme,
et l'œuf se trouve alors composé de trois vésicules concentriques :
la membrane vitelline, dont la surface externe se hérisse d'appendices ramifiés pour fixer l'œuf à la place qu'il doit occuper et
pour fournir à son développement par absorption, le feuillet
externe du blastoderme, son feuillet interne.

3° *Évolution du blastoderme, formation de l'embryon et de ses
annexes.* — Nous allons suivre successivement dans leur évolution les deux feuillets du blastoderme.

Le *feuillet externe*, appelé aussi *feuillet séreux*, à cause de la
fonction de sa partie extra-fœtale; *feuillet animal*, parce qu'on a
admis que les os et les muscles, etc., se développaient dans son

---

(1) Évolution du blastoderme. — *a*, cavité centrale pleine de liquide ; — *b*, feuillet
interne du blastoderme ; — *c*, feuillet externe du blastoderme; — *e*, membrane vitelline; — *l*, *l*, réflexion du feuillet séreux, origine de l'amnios ; — *o*, portion
muqueuse ou intestinale du feuillet interne ; — *i*, renflement embryonnaire.

épaisseur. D'après les apparences, les deux feuillets du blastoderme, après le développement de l'embryon, semblent correspondre seulement : l'externe, à la surface tégumentaire externe, l'interne à la muqueuse intestinale. Dans cette hypothèse, entre les deux feuillets du blastoderme apparaissent le réseau vasculaire, de l'embryon, désigné sous le nom de *feuillet moyen* ou *vasculaire*, et le *blastéme primitif* au sein duquel se développeraient les différents organes du fœtus. Ce qu'il y a de certain, c'est que les deux feuil

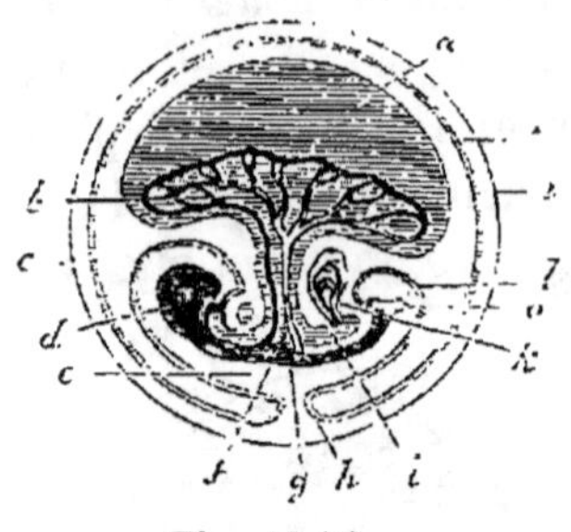

Fig. 12 (1).

ets du blastoderme prennent part à la formation de la tache embryonnaire ; que celle-ci, en s'accroissant et en s'allongeant, forme un corps ovoïde faisant saillie au-dessus du blastoderme et s'incurvant par ses extrémités et par ses bords, de manière que la masse embryonnaire ressemble à une petite *nacelle* dont la concavité regarde du côté du centre de l'œuf. Les côtés de la nacelle forment les *lames ventrales,* convergent l'un vers l'autre et circonscrivent une ouverture qui deviendra l'ombilic. Pendant que la masse embryonnaire se courbe sur elle-même, l'une des extrémités se renfle beaucoup plus que l'autre, c'est l'extrémité céphalique. Sur la ligne médiane et sur les côtés, on commence à voir les vestiges de la moelle, du cerveau, des vertèbres, etc. A mesure que la masse embryonnaire s'incurve en forme de nacelle, la portion du feuillet externe du blastoderme qui correspond à ses bords se soulève autour d'elle ; le soulèvement est d'abord plus apparent vers les extrémités céphalique et caudale que sur les côtés, et forme deux replis, l'un appelé *capuchon céphalique,* et l'autre *capuchon caudal.* Ces replis, continus à ceux qui existent sur les côtés, s'avancent rapidement à la rencontre les uns des autres pour former l'amnios. A cette période de l'évolution de l'œuf, le feuillet externe du blastoderme est divisé en trois portions distinctes et partout

(1) Évolution du blastoderme. — *a,* vésicule ombilicale ; — *b,* vaisseaux omphalomésentériques ;— *c,* feuillet séreux du blastoderme ; — *d,* renflement céphalique ; — *e,* cavité de l'amnios en voie de formation ; — *f,* vaisseaux omphalo-mésentériques traversant l'ombilic ; — *g,* face dorsale de l'embryon ; — *h,* ombilic dorsal ; — *i,* intestin ; — *k,* vésicule allantoïde ; — *l,* capuchon caudal ; — *o,* renflement caudal de l'embryon ; — *n,* membrane vitelline ; — *t,* feuillet séreux du blastoderme.

continues : la partie embryonnaire au centre, la partie qui l'entoure en formant par réflexion une enveloppe à sa face convexe, c'est l'amnios, et une partie beaucoup plus étendue appliquée contre la face interne de la membrane vitelline.

Le *feuillet interne* du blastoderme, appelé aussi feuillet *muqueux*, parce qu'il se continue primitivement avec les parois de l'intestin, subit, à mesure que la masse embryonnaire s'infléchit en dedans, un rétrécissement qui correspond à l'ombilic, et se trouve partagé en deux portions inégales communiquant entre elles par la partie étranglée. La por-

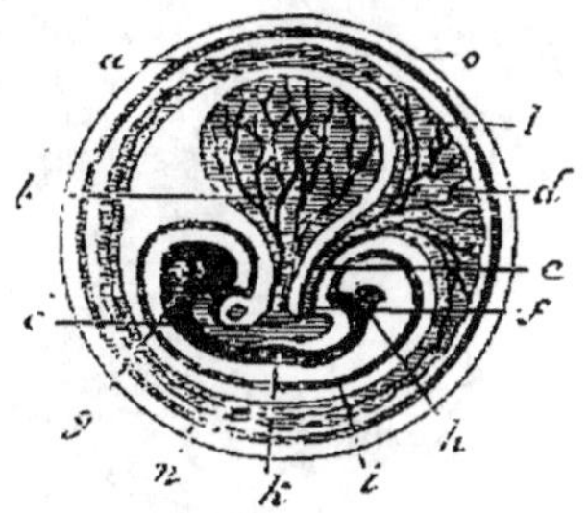

Fig. 13 (1).

tion enfermée dans l'intérieur de l'embryon formera plus tard la cavité intestinale; la portion extra-embryonnaire, qui forme à cette période la plus grande partie de la cavité intérieure du blastoderme, devient la vésicule ombilicale, sur laquelle se développe le réseau de vaisseaux sanguins appelés *omphalo-mésentériques*, qui, comme la vésicule ombilicale, n'ont chez les mammifères qu'une durée très-courte. Pendant que le rétrécissement de l'ouverture ventrale de l'embryon et que la délimitation de la vésicule ombilicale s'opèrent, à la partie inférieure du canal intestinal, dans le point où il est primitivement confondu avec la vessie, commence à se former une légère saillie qui devient bientôt une vésicule, c'est la *vésicule allantoïde*. A peine formée, elle se couvre d'un riche réseau de vaisseaux sanguins qui formeront plus tard les vaisseaux ombilicaux.

§ 6. — Annexes du fœtus.

1o *Membrane caduque*. — Chaque menstruation fait subir à la muqueuse de l'utérus un état catarrhal aigu, qui se manifeste par la coloration foncée de la surface interne, par une augmentation dans la sécrétion des glandes utriculaires et muqueuses, enfin par le ramollissement et l'épaississement de la

(1) Évolution progressive du blastoderme. — *a*, portion de l'allantoïde qui se confond avec le chorion ; — *b*, vésicule ombilicale; — *c*, intestin ; — *d*, portion de l'allantoïde qui formera le placenta ; — *e, f*, vaisseaux ombilicaux; — *g*, renflement céphalique; — *h*, renflement caudal ; — *k*, face dorsale de l'embryon ; — *i*, amnios ; — *l*, vésicule allantoïde ; — *o*, membrane vitelline presque atrophiée.

muqueuse. Ces modifications atteignent, après la conception, un degré d'organisation plus avancé. L'hypertrophie provient de la

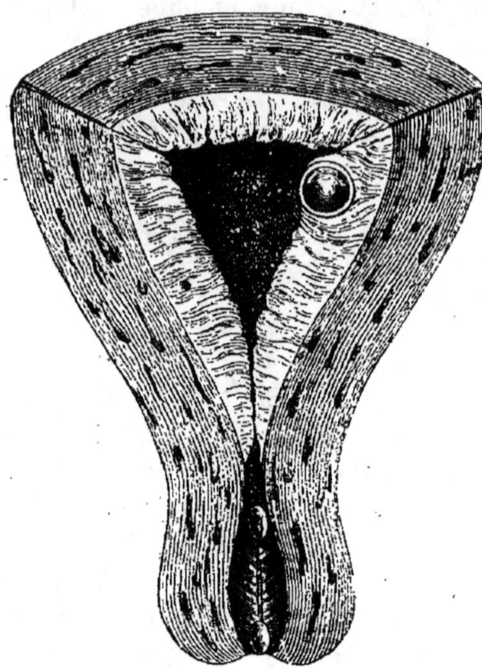

formation d'épithélium en quantité plus considérable, de l'augmentation du nombre et du calibre des vaisseaux, du développement des éléments constitutifs de la muqueuse; d'où résultent le gonflement, l'épaississement et le plissement de la membrane (*fig.* 14 et 15).

Quand l'œuf arrive dans la cavité utérine, il est retenu dans un des plis de la muqueuse, il y reste enfoui et continue son évolution. La muqueuse s'élève autour de l'œuf, l'entoure étroitement, et

Fig. 14 (1).

finit par le circonscrire entièrement. Cette enveloppe de l'œuf, formée par la muqueuse utérine, devient de plus en plus mince et tendue à mesure que l'œuf grossit, et elle prend le nom de *caduque réfléchie* (decidua reflexa). La portion de la muqueuse qui reste en contact avec la face interne de la matrice prend le nom de *caduque vraie* (decidua vera). Les physiologistes nomment *caduque utéro-placentaire* (decidua serotina), cette portion de la caduque vraie qui se trouve entre l'utérus et le placenta, dont la formation est plus tardive que celle des autres parties.

2° *Chorion.*—Cette membrane est l'enveloppe la plus extérieure de l'œuf. Elle apparaît dans le premier mois sous la forme d'une vésicule simple, dont la face interne est lisse, et dont la face externe est couverte de villosités. Ces dernières s'écartent de plus en plus les unes des autres : à l'endroit où l'œuf est en rapport

(1) Développement de l'œuf dans l'utérus et formation de la caduque.

avec la caduque utéro-placentaire, elles prennent une forme arborescente, entourent les vaisseaux ombilicaux de l'embryon,

pénètrent dans la caduque et forment les premiers éléments du placenta. La face externe du chorion est partout en rapport avec la caduque réfléchie, à l'exception de l'endroit où se trouve le placenta. La face interne n'est séparée de l'amnios que par une mince couche gélatineuse.

3° *Amnios.* — C'est une membrane fine, brillante et transparente, qui recouvre la face interne

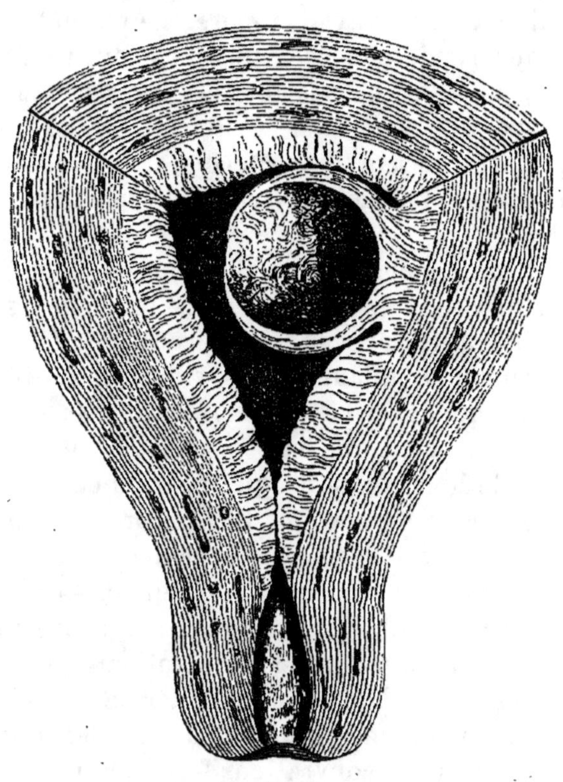

Fig. 15 (1).

de l'œuf, se réfléchit sur le cordon ombilical et se continue avec l'enveloppe cutanée du fœtus. Elle est entièrement privée de vaisseaux et de nerfs, et renferme un liquide connu sous le nom de *liquide amniotique, eaux de l'amnios.*

A l'époque de l'accouchement, la quantité de ce liquide varie d'un à deux litres. C'est un liquide visqueux, transparent, blanc, jaunâtre ou verdâtre, qui contient de l'eau, de l'albumine, quelques traces de mucus, des matières extractives, des sels, et, d'après quelques auteurs, de l'urée. Ses propriétés physiques et chimiques peuvent être altérées par la sécrétion de la peau du fœtus, par les excrétions du tube intestinal, par les productions épidermiques, ongles, poils, etc.

(1) Développement de l'œuf dans l'utérus et formation de la caduque.

4° *Placenta.* — On a donné ce nom à l'agglomération des vaisseaux qui forment le cordon et qui établissent la communication du fœtus avec la mère. Le placenta arrière-faix est un disque rond, convexe-concave, ayant 16 à 21 cent. de large et de 2 à 3 cent. d'épaisseur, et pesant de 500 à 1000 gr. On distingue une face externe, qui est convexe, et une face interne qui est concave (face utérine et face fœtale). La première est unie avec l'utérus, la seconde s'appuie sur la face externe du chorion.

Comme nous l'avons dit plus haut, le placenta se compose des villosités du chorion, dans lesquelles se subdivisent et se ramifient les vaisseaux ombilicaux, qui forment de nombreuses circonvolutions autour des villosités. La réunion de plusieurs ramifications du chorion forme, à la face utérine du placenta, ce que l'on nomme les *cotylédons* du placenta (*fig.* 16).

A côté de ces vaisseaux qui appartiennent à l'embryon, on trouve aussi des vaisseaux (*fig.* 16) qui proviennent de la mère, et entre autres un gros vaisseau veineux (*vena coronaria placentæ*), qui entoure le placenta. Cette veine possède, du côté qui regarde le placenta, une grande quantité d'ouvertures lui permettant de communiquer avec les nombreux vaisseaux qui se perdent dans le parenchyme. La face utérine du placenta est recouverte d'une membrane mince et facile à déchirer, qui pénètre entre les lobules et recouvre leur face supérieure. Cette membrane est criblée d'ouvertures circulaires, un peu plus petites que le calibre d'une petite plume d'oie ; on peut, surtout entre les cotylédons, pénétrer dans ces petits pertuis, qui sont les orifices de vaisseaux courts se perdant entre les villosités. La membrane est, suivant toute apparence, la *decidua serotina*, et les ouvertures sont les orifices de vaisseaux de la mère qui se déchirent à l'époque de la naissance. Le sang maternel arrive dans le placenta par les canaux artériels qui vont des parois de l'utérus au parenchyme placentaire ; il baigne les villosités du chorion, et, d'après la nouvelle hypothèse, pénètre, par les canaux veineux que nous avons décrits plus haut, jusque dans la grande veine circulaire et revient ainsi dans la circulation de la mère. Les vaisseaux du fœtus qni se trouvent dans les villosités du chorion sont donc entièrement plongés dans le sang maternel et sont longtemps en contact avec lui. — L'endroit où s'insère ordinai-

rement le placenta est la face droite et postérieure de l'hémi-
sphère supérieur de l'utérus.

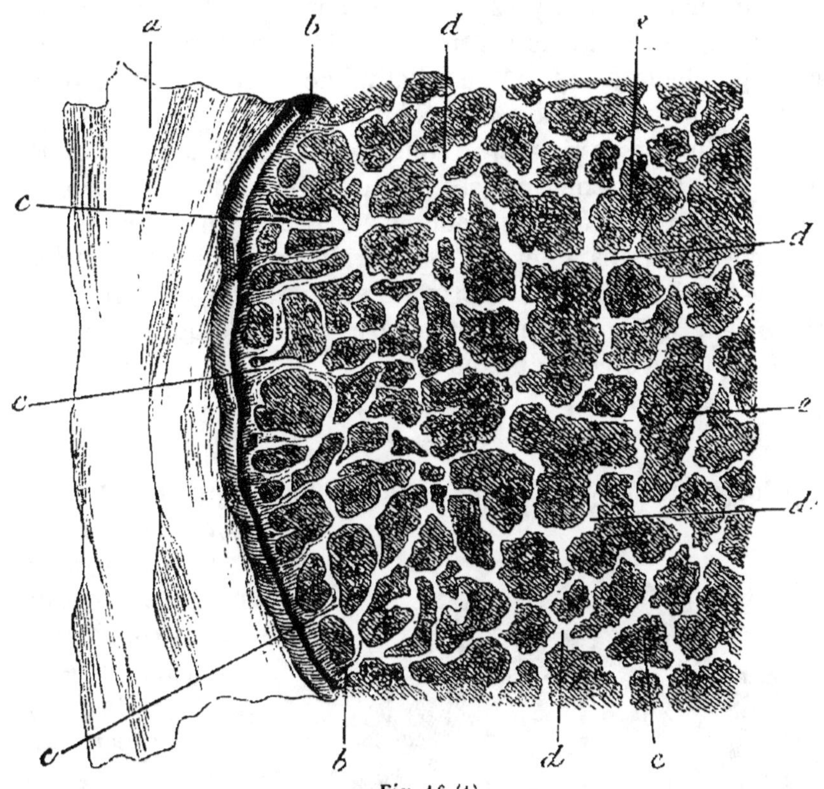

Fig. 16 (1).

5° *Cordon ombilical.* — Cette annexe du fœtus lui permet de
communiquer avec le placenta. Le cordon est recouvert d'une
gaine fournie par l'amnios et contient : 1° Deux artères qui proviennent de l'artère hypogastrique du fœtus, serpentent sous la
paroi abdominale et parviennent dans le cordon en sortant par
l'ombilic ; — 2° Une veine, résultant de la réunion de toutes les
veines placentaires, qui pénètre dans l'abdomen du fœtus, se
rend au sillon longitudinal gauche du foie, et se divise, vers
l'extrémité gauche du sillon transverse, en deux rameaux : l'un
se rattache à la branche gauche de la veine porte, et l'autre,
nommé conduit veineux d'Arantius, se rend à la veine cave

(1) Vaisseaux utéro-placentaires.— *a*, débris des membranes ; — *b, b,* veine coronaire du placenta ; — *c, c, c,* veines s'ouvrant dans le sinus coronaire ; — *d, d, d,* sinus veineux ; — *e, e, e,* cotylédons.

ascendante. Les trois vaisseaux s'enroulent ordinairement en spirale, de gauche à droite : les artères sont au milieu, la veine à la périphérie. 3° Quelques rameaux nerveux, et 4° des vaisseaux lymphatiques, admis par certains observateurs, sont encore problématiques. 5° La gélatine de Wharton, substance mucilagineuse remplissant le canal du cordon et présentant des espaces cellulaires irréguliers, tapissés par une fine membrane dans laquelle sont renfermés des noyaux et une masse amorphe. L'enroulement des vaisseaux donne au cordon un aspect particulier chez le fœtus à terme. Les spirales sont plus marquées dans les cordons gros et courts. D'ordinaire le cordon a de 48 à 58 cent. de long, son volume varie depuis la dimension du petit doigt jusqu'à celle du pouce.

§ 7. — Fœtus à terme.

La longueur moyenne d'un fœtus à terme est de 42 à 48 centim., son poids moyen de 3 à 4 kilogr. Sa peau est alors rougeâtre, l'épiderme entièrement durci ; le duvet est la plupart du temps détruit, les cheveux longs et forts ; les ongles sont résistants et dépassent souvent le bout des doigts. Les testicules sont dans le scrotum, les grandes lèvres ferment à peu près exactement le vagin ; les extrémités sont arrondies, les inférieures plus dé-

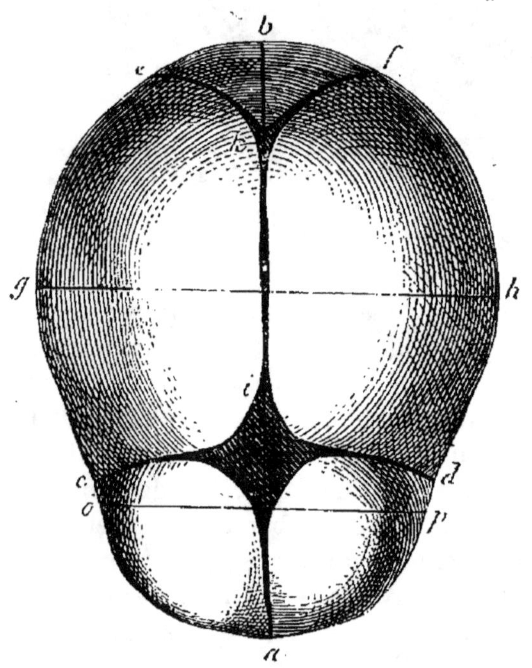

Fig. 17 (1).

(1) Tête de fœtus à terme. — *ab*, diamètre fronto-occipital ; — *cd*, suture fronto-pariétale ; — *cf*, suture lambdoïde ; — *gh*, diamètre bipariétal ; — *k*, petite fontanelle ; — *i*, grande fontanelle ; — *op*, diamètre bitemporal.

veloppées que les supérieures. Le cordon s'insère de 1 à 2 cent.
au-dessous du milieu de la longueur totale du fœtus.

Les articulations du crâne ont un aspect particulier. On distingue entre autres, chez le nouveau-né, plusieurs espaces,
comblés par la peau, qui portent le nom de *sutures* et de *fontanelles* (*fig.* 17 et 18). — *Sutures :* 1° la suture *sagittale*, qui s'étend

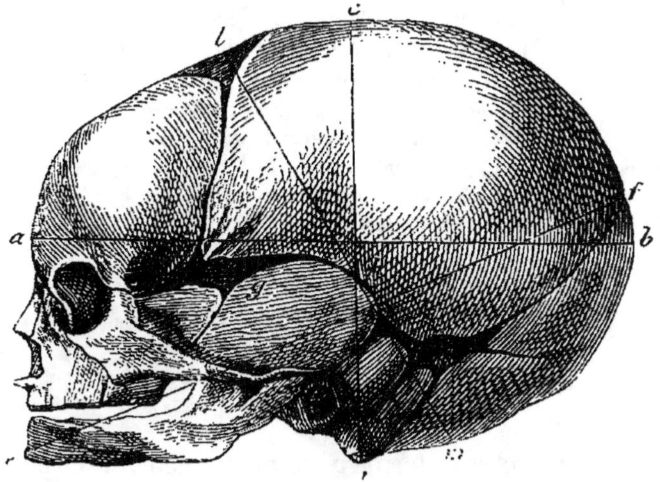

Fig. 18 (1).

de la racine du nez à l'angle supérieur de l'occipital ; 2° la suture
fronto-pariétale, qui se dirige en travers du crâne et sépare le
frontal des pariétaux ; 3° les deux portions de la suture *lambdoïde*, qui s'étendent entre les bords postérieurs des pariétaux et la portion temporale de l'occipital ; 4° la suture *temporale*, qui réunit les pariétaux et les temporaux. — *Fontanelles :*
la fontanelle antérieure ou *grande* fontanelle est un espace
quadrangulaire, recouvert par la peau, situé à l'entre-croisement
des sutures coronale et sagittale. La fontanelle postérieure ou *petite* fontanelle, située à l'extrémité postérieure de la suture sagittale, est triangulaire et formée par la rencontre de la suture sagittale et des deux portions de la suture lambdoïde. Les deux
fontanelles *latérales* sont situées sur les côtés de la tête, à l'extrémité de la suture temporale.

(1) Tête de fœtus à terme. — *ab*, diamètre antéro-postérieur ; — *cd*, diamètre
vertical ; — *ef*, diamètre occipito-mentonnier ; — *g*, fontanelle latérale ; —
hm, diamètre occipito-bregmatique.

DIAMÈTRES DE LA TÊTE.

LONGITUDINAL.	1° Le *grand diamètre diagonal* du menton à la petite fontanelle (*fig*. 18, *ef*).....	= 13 1/2 cent.
	2° Le *diamètre droit*, de l'épine nasale à la petite fontanelle (*fig*. 18, *ab*).........	= 10 à 12 —
	3° Le *petit diamètre diagonal*, s'étendant du milieu de la grande fontanelle à la portion la plus inférieure de l'occipital (*fig*. 18, *lm*)........................	= 9 à 10 —
TRANSVERSAL...	1° Le *petit diamètre transverse*, de la racine d'une arcade zygomatique à l'autre (*fig*. 17, *op*)......................	= 7. à 8 —
	2° Le *grand diamètre transverse*, d'une bosse pariétale à l'autre (*fig*. 17, *gh*)...	= 9 1/2 —
VERTICAL.....	1° Le *diamètre vertical*, du point le plus élevé du crâne au bord antérieur du trou occipital (*fig*. 18, *cd*)...............	= 9 —
	2° La *hauteur du visage*, depuis le front jusqu'à la pointe du menton (*fig*. 18, *ac*)............................	= 8 —

La tête d'un fœtus à terme a 34 ou 40 cent. de circonférence. L'attitude du fœtus à terme est la manière dont ses diverses parties sont disposées dans la matrice. Le menton est rapproché de la poitrine, les bras sont serrés contre le thorax, les avant-bras fléchis et souvent croisés sur le devant de la poitrine ; la face dorsale des pieds se trouve appliquée contre la face antérieure de la jambe ; cette dernière se replie sur la cuisse, qui s'applique sur la face antérieure du tronc. Le fœtus a donc la forme d'un ovoïde à peu près régulier, qui répond à la forme de l'œuf et de l'utérus (*fig*. 19). La position de l'enfant, et l'on comprend par là la direction générale de son corps, est d'habitude telle que la tête se trouve dans le segment inférieur de la matrice. Le dos est ordinairement dirigé un peu de côté, le plus souvent du côté gauche. Nous reviendrons sur les positions à propos du mécanisme de l'accouchement.

§ 8. — Fonctions du fœtus.

1° *Nutrition et respiration*. — Lorsque l'embryon est fixé dans l'utérus et que ses premiers vaisseaux apparaissent, l'œuf,

qui avait à sa sortie de l'ovaire 1/7 de millimètre de diamètre, a acquis le volume d'un petit pois. Cet accroissement considérable n'a pu se faire que par l'assimilation de matériaux plastiques du dehors, puisés dans les trompes et dans

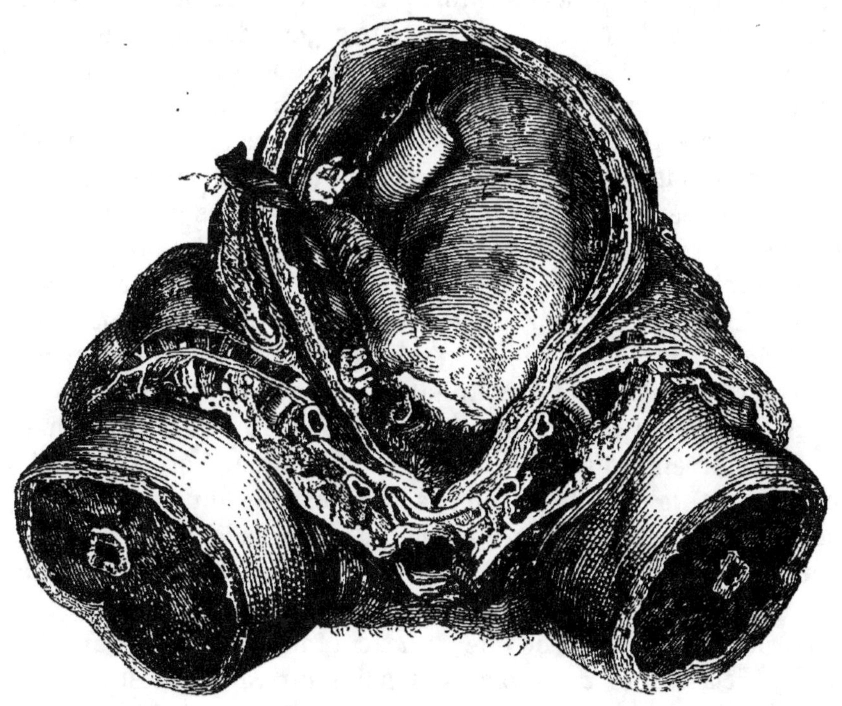

Fig. 19 (1).

l'utérus par voie d'imbibition ou d'endosmose, sorte d'absorption qui ne tarde pas à être favorisée par les appendices
ramifiés dont se couvre le chorion primitif. A cette première
source de nutrition vient s'ajouter, lorsque les vaisseaux omphalo-mésentériques sont formés, l'absorption par ces vaisseaux du liquide contenu dans la vésicule ombilicale, de la
même manière que les veines mésentériques absorbent chez l'a-
dulte les sucs digestifs déposés à la surface intestinale. Dès que les
vaisseaux ombilicaux sont formés, la nutrition s'opère par l'intermédiaire du placenta. Les vaisseaux utéro-placentaires, enchevê-
trés avec les extrémités des vaisseaux ombilicaux, mettent le sang

(1) Attitude du fœtus dans l'utérus.

de la mère dans un contact médiat avec celui du fœtus, contact qui permet l'échange des parties liquides et des parties gazeuses. Dès lors la nutrition se fait principalement, sinon exclusivement, par le placenta. Une interruption brusque et complète de la circulation fœto-placentaire déterminant rapidement la mort du fœtus, prouve que le placenta est en outre un organe de respiration qui entretient dans le sang d'une manière non interrompue des propriétés vivifiantes. Le fœtus, suspendu au milieu du liquide amniotique depuis son apparition jusqu'à sa naissance, puise-t-il dans ce liquide des éléments nutritifs? On ne saurait guère douter qu'il ne se fasse par la surface cutanée, au moins jusqu'à l'époque où elle se recouvre de son enduit sébacé, une faible absorption comme chez l'adulte plongé dans un bain. Or, comme le liquide amniotique contient, en petite quantité à la vérité, des matières organiques, de l'albumine, de l'osmazone, des sels, on ne peut affirmer que cette voie d'assimilation soit absolument nulle.

2º *Sécrétions.* — Pendant toute la durée de la vie intra-utérine, le foie est remarquable par son grand volume. Vers le 4ᵉ mois commence la sécrétion biliaire; la vésicule du fiel, qui ne se présentait d'abord que comme un fil renflé à son extrémité inférieure, devient plus apparente et est distendue par un fluide à peine coloré, qui coule déjà dans l'intestin : c'est la *bile*. A 7 mois, la vésicule est remplie de bile jaune, dont une assez grande quantité a déjà reflué dans toute l'étendue du canal intestinal. Le foie élimine du sang une partie des matériaux devenus impropres à la nutrition. — Le mélange de la bile avec le produit sécrété par la muqueuse intestinale constitue le *méconium*. La surface intestinale n'est d'abord qu'humide; vers le 3ᵉ mois une sécrétion plus abondante se fait remarquer ; l'estomac contient un liquide clair, tandis que la partie supérieure de l'intestin grêle se remplit d'un mucus épais et albumineux, que la bile vient colorer en brun verdâtre. Jusqu'au 5ᵉ mois, le méconium ne dépasse guère l'intestin grêle. Après cette époque, il arrive dans le gros intestin et jusque dans le rectum, en devenant de plus en plus foncé. — Les reins sont promptement formés et sécrètent de l'*urine* de très-bonne heure. La distension considérable que prend la vessie lorsque l'urètre est oblitéré prouve que, dans les conditions normales, une certaine quantité d'urine est évacuée dans le liquide amniotique.

3° *Circulation.* — La *circulation fœtale* succède à la *circulation embryonnaire* ou de la *vésicule ombilicale* (*fig.* 12 et 13), et commence vers la fin du premier mois, lorsque les vaisseaux *omphalo-mésentériques*, réduits à une artère et à une veine, s'atrophient pour disparaître avec la vésicule ombilicale, qui n'ont, comme elle, qu'une durée très-courte. Dès le commencement du second mois, les vaisseaux que porte l'allantoïde (*fig.* 13, *a, e,*) ont gagné la surface interne de l'œuf, et s'anastomosent à la périphérie avec les ramifications vasculaires qui se développent dans le chevelu du chorion pour former le placenta et établir une communication médiate entre la mère et l'embryon; de sorte qu'il n'existe pas d'interruption entre le moment où finit la circulation de la vésicule ombilicale et celui où commence la circulation de la vésicule allantoïde. Les vaisseaux de l'allantoïde sont d'abord au nombre de quatre, deux artères et deux veines, dont une s'atrophie lorsque la vésicule a rempli son rôle. Les deux artères et l'autre veine, qui persistent jusqu'à la naissance et forment le cordon, ont été suivies jusqu'à leur entrée dans l'anneau ombilical. Ces trois vaisseaux, parvenus derrière le péritoine, se séparent. — Les *deux artères* se dirigent en bas, sur les côtés de l'ouraque, puis de la vessie, et se réfléchissent pour s'unir aux artères hypogastriques dont elles semblent être la continuation. — La *veine ombilicale* se dirige en haut et à droite dans l'épaisseur du ligament suspenseur du foie, gagne la partie antérieure de sa scissure antéro-postérieure, où elle fournit quelques branches qui se ramifient dans les lobes droit et gauche de l'organe. A l'entre-croisement des deux scissures du foie, la veine ombilicale offre un renflement, puis se divise en deux branches : l'une postérieure, qui est le *canal veineux*, suit la direction première de la veine et va s'ouvrir au-dessous du diaphragme dans la veine cave inférieure, ou s'aboucher avec une des veines hépatiques et s'ouvrir par un tronc commun dans la veine-cave ; l'autre branche, plus grosse, se dirige à droite et s'unit au tronc de la veine porte, avec lequel elle forme un canal d'un volume double du sien qui se divise et se ramifie dans le foie après un court trajet, et dont les dernières ramifications s'abouchent avec les ramifications terminales des veines sus-hépatiques.— Les oreillettes, chez le fœtus, communiquent l'une avec l'autre par le *trou de Botal* ou *inter-auriculaire,* large ouverture circulaire située vers la partie postérieure de la cloison des oreillettes. Cette ouverture est garnie d'une *valvule* en forme de croissant dirigée en haut et en avant. Cette valvule est située dans l'oreillette gauche ; lorsqu'elle est abaissée, elle laisse complétement libre le trou de Botal et forme un plan incliné dans la direction de la veine cave inférieure, qui semble alors s'ouvrir dans l'oreillette gauche ; lorsqu'elle est relevée, elle bouche complétement le trou de Botal, si les oreillettes sont médiocrement distendues. — L'artère pulmonaire, après avoir envoyé une petite branche à chaque poumon, continue son trajet sans diminuer sensiblement de volume, et s'unit à l'aorte vers la fin de sa crosse, un peu au delà de l'origine de la sous-clavière gauche, et constitue le *canal artériel*.

De l'existence de ces dispositions du système vasculaire du fœtus se déduisent facilement les modifications de la circulation fœtale. Le sang venant du placenta par la veine ombilicale se divise en deux parties : une portion pénètre dans le foie par les branches qui communiquent avec la veine porte, l'autre portion gagne directement la veine cave inférieure par le canal veineux. La colonne de sang engagée dans le foie est également destinée à rejoindre la veine cave inférieure par les veines sus-hépatiques. Le sang engagé dans la veine cave inférieure arrive à l'oreillette droite, d'où il est en grande partie dirigé dans l'oreillette gauche par la disposition de la *valvule d'Eustache* placée à l'orifice de la veine cave inférieure, et par l'existence du trou de Botal. De l'oreillette gauche le sang passe dans le ventricule gauche par l'orifice auriculo-ventriculaire ; les contractions des ventricules le chassent dans l'aorte et toutes ses branches ; le sang qui est poussé dans l'aorte descendante s'engage en partie dans les iliaques et en partie dans les artères ombilicales qui le ramènent au placenta. Le sang qui revient au cœur par l'orifice de la veine cave supérieure arrive à l'oreillette droite et a plus de tendance à passer dans le ventricule droit que dans l'oreillette gauche comme le sang qui arrive du placenta, avec lequel il se mêle cependant en partie. Du ventricule droit, le sang s'engage dans l'artère pulmonaire, puis dans la crosse de l'aorte en traversant le canal artériel ; continuant son trajet dans l'aorte descendante, il est en partie porté au placenta par les artères ombilicales. Le sang qui arrive du placenta par la veine ombilicale est le sang artériel du fœtus ; celui qui y retourne par les artères ombilicales est le sang veineux.

Les dispositions vasculaires propres au fœtus disparaissent peu de temps après la naissance. Les artères ombilicales deviennent imperméables dès le second jour ; au bout de trois à quatre jours elles sont oblitérées jusqu'à leur réunion aux hypogastriques, et se convertissent en cordons fibreux en trois semaines. La veine ombilicale et le canal veineux ne s'oblitèrent qu'après les artères ; ils sont vides et considérablement rétrécis le quatrième jour, et s'oblitèrent vers le sixième ou septième. Le canal artériel et le trou de Botal s'oblitèrent les derniers, ils persistent rarement au delà du huitième ou neuvième jour. Toutefois le trou de Botal peut rester ouvert beaucoup plus longtemps.

§ 9. — **Diagnostic de la grossesse.**

1º *Examen extérieur.* — Les procédés au moyen desquels on perçoit à l'extérieur les signes diagnostiques de la grossesse, sont les suivants :

A. *Palpation abdominale.* — La vessie et le rectum étant vides, la femme se couchera sur le dos, la tête courbée sur la poitrine, les cuisses fléchies modérément.

On applique les doigts sur l'abdomen, immédiatement au-dessus du pubis, et on exerce une légère pression contre la colonne vertébrale. On parvient aisément, de cette manière, dès le 3ᵉ mois de la grossesse, à sentir la matrice, qui forme sur la ligne médiane une tumeur ronde et dure, et qui s'élève d'autant plus haut que la gestation est plus avancée. On peut, vers le 6ᵉ mois, sentir à travers les parois de l'abdomen et de l'utérus, quelques parties du fœtus. Si, à cette époque, on applique la main froide sur le ventre, il arrive souvent que le fœtus fait des mouvements. C'est un mouvemement lent d'un côté à l'autre, ou bien une série de chocs et de coups se succédant rapidement.

Dans le premier mois de la gestation, il est sage de joindre l'inspection interne au toucher abdominal.

B. *Inspection de l'abdomen.* — Outre l'augmentation de volume très-sensible à une époque avancée de la grossesse, on remarque sur la peau de l'abdomen des raies bleuâtres et brunes, ou d'un blanc éclatant, analogues à des cicatrices.

Elles sont produites par la déchirure du réseau de Malpighi, et sont d'autant plus marquées, que l'abdomen s'est accru plus rapidement. La coloration brune de la ligne médiane du bas-ventre est aussi un symptôme spécial. — Cette coloration s'étend quelquefois du pubis à l'appendice xiphoïde, mais généralement elle ne dépasse pas l'ombilic, et elle est surtout marquée chez les femmes dont la peau et les cheveux sont foncés. — La fosse ombilicale s'élève à partir du 5ᵉ mois de la grossesse, et vers le 9ᵉ mois elle présente une saillie grosse comme un dé à coudre. Ces trois signes n'ont de valeur, comme diagnostic, que chez les primipares. On ne perdra pas de vue que toute altération pathologique amenant une augmentation dans le volume de l'abdomen, peut aussi produire les raies et la saillie du nombril. Il arrive souvent que les mouvements du fœtus sont visibles même à l'œil nu.

Les mouvements actifs perçus par la main et l'œil de l'observateur sont des signes positifs de grossesse. Perçus par la mère seulement, ils n'ont plus ce caractère positif et sont quelquefois de simples illusions. C'est vers 4 mois et demi que les femmes commencent à sentir les mouvements du fœtus. D'abord excessivement faibles, ils prennent par degrés assez de force pour soulever la paroi abdominale.

C. *Percussion.* — On limite aisément la matrice, et ce moyen est préférable au palper simple, quand l'épaisseur des parois abdominales, la contraction spasmodique des muscles, le météorisme intestinal, viennent embarrasser le diagnostic.

D. *Auscultation.* — Elle donne deux signes importants de la grossesse.

Les *bruits du cœur*, chez le fœtus, peuvent être perçus à partir de la 24ᵉ semaine. C'est une série non interrompue de sons rhythmiques plus ou moins clairs, que l'on peut entendre d'ordinaire dans la partie gauche du bas-ventre. Comme leur production suppose nécessairement la présence d'un fœtus dans l'utérus, les bruits du cœur sont un des signes les plus sûrs de la grossesse.

Bruits vasculaires de la mère. — Si l'on applique l'oreille sur l'abdomen d'une femme enceinte, et si l'on ausculte la région inguinale, à l'endroit qui répond au fond de l'utérus, on pourra entendre un bruit rhythmique, rarement continu, synchronique avec le pouls radial de la mère, analogue au bruit de souffle qu'on perçoit à la région cervicale des jeunes chlorotiques et pouvant être entendu simultanément en plusieurs points.

Ce bruit peut se produire dans différents vaisseaux, mais le plus souvent on l'entend dans les artères qui rampent dans la paroi utérine antérieure; ensuite dans les vaisseaux veineux de la matrice, dans lesquels se verse le courant artériel par une anastomose directe; plus rarement enfin, dans les artères iliaques et hypogastriques qui sont comprimées.

Quoique ce bruit ait souvent été entendu, quand des tumeurs comme un fibroïde de la matrice, un kyste des ovaires, existaient dans le bas-ventre, il n'en reste pas moins un guide précieux, car ces altérations sont rares, tandis que chaque femme enceinte présente ce bruit anormal et qu'une investigation consciencieuse le laisse rarement inaperçu.

E. *Examen des seins.* — Les seins peuvent subir certaines modifications dans les premiers mois de la gestation : mais elles ne sont importantes que dans la seconde moitié de la grossesse. Les seins sont plus gros, plus tendus, leur surface est inégale et comme noueuse, une légère pression fait jaillir du mamelon quelques gouttes d'un liquide séreux, le cercle mammaire est d'une couleur plus foncée; il est plus contractile, luisant, et sa surface présente 18 à 20 glandules dilatées et saillantes. Son diamètre augmente, le mamelon fait une saillie de plus en plus considérable, et possède une irritabilité plus grande ; il devient plus aisément érectile que chez la vierge. Tous ces signes n'ont de valeur que dans le cas où les femmes n'ont point eu d'enfants, car il n'est pas rare de voir ces modifications persister après l'accouchement.

2º *Examen interne.* — Les moyens propres à recueillir les signes de la grossesse par l'examen interne sont les suivants :

A. *Toucher par le vagin.* — Il est indifférent que la femme soit debout ou couchée. On choisira cette dernière position de préférence, quand le doigt devra s'approcher autant que possible de la portion inférieure de l'utérus, comme cela est nécessaire au début de la grossesse. On se sert d'un doigt, et de l'indicateur de préférence, pour pratiquer le toucher. Quand la partie à explorer est très-élevée et difficile à atteindre, on pourra se servir du médius. On applique la face radiale de l'index, enduit d'un corps gras, sur le périnée. En pressant on arrive peu à peu à la commissure postérieure des lèvres. Quand l'extrémité du doigt est entrée dans le vagin, on appuie le pouce sur un des côtés de la vulve. Les trois autres doigts sont repliés dans la paume de la main, ou compriment le périnée.

En introduisant l'indicateur, on remarquera : 1° l'état des organes génitaux externes et du vagin ; 2° on cherchera à provoquer le *ballottement* du fœtus ou mouvements communiqués. Suivant la position de la femme, le doigt indicateur est porté devant ou derrière le col, tandis que l'autre main est appliquée sur le fond de l'utérus; dans cette situation, une secousse brusque est imprimée au segment inférieur de l'utérus par le doigt qui reste en place. Cette sensation de déplacement d'un corps mobile peut quelquefois être obtenue à 4 mois et demi, mais c'est pendant les 6e et 7e mois qu'elle est le plus facile à obtenir ; plus tard, quand le fœtus remplit plus complétement l'utérus, le ballottement est plus difficile et plus obscur.

Pour constater l'état du col, la face palmaire du doigt sera dirigée du côté de la paroi abdominale antérieure. On s'efforcera d'atteindre la portion vaginale de l'utérus, et on remarquera si elle présente les modifications suivantes :

a. La *portion vaginale* est le siége, dans les premiers mois de la grossesse, d'un ramollissement qui s'étend ensuite au reste de

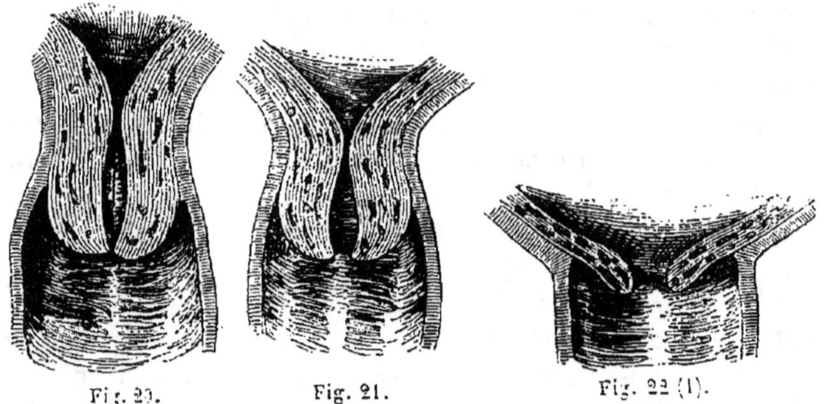

Fig. 20.   Fig. 21.   Fig. 22 (1).

l'organe et qui cause, surtout chez les primipares, l'infiltration du tissu cellulaire sous-muqueux. A mesure que la gestation s'avance, cette infiltration envahit le tissu musculaire de la

(1) Modifications du col utérin pendant la grossesse chez les primipares.

portion vaginale, qui devient de plus en plus ramollie et courte
et qui, à l'époque de l'accouchement, est entièrement mollasse.
Ses dimensions, surtout son diamètre transversal, augmentent
pendant les cinq premiers mois, diminuent dans la seconde moitié de la gestation ; chez les primipares, la portion vaginale du
col est courte et molle vers le 9e mois, car le col d'une primipare diffère beaucoup du col d'une multipare.

Chez les *primipares*, la portion vaginale est conique et lisse
dans les deux premiers mois. L'orifice utérin présente un enfoncement circulaire, peu profond, gros comme une lentille. Les
bords sont lisses, unis au toucher, et ne présentent aucun signe
de cicatrice ou de déchirements.

Le gonflement des petites glandes folliculaires de la muqueuse
produit quelquefois des tumeurs de la grosseur d'un grain de
millet. A la fin du 6e mois, le canal cervical se dilate ; l'orifice
externe et le canal s'entr'ouvrent, tandis que l'orifice interne
reste clos, et ne se dilate que vers le milieu du 10e mois
(*fig.* 20, 21, 22).

b. Chez les *multipares*, l'orifice externe se présente sous l'aspect d'une ouverture inégale, dont les bords sont couturés de ci-

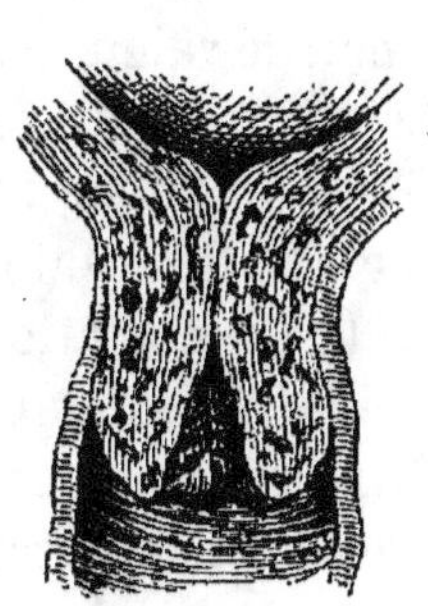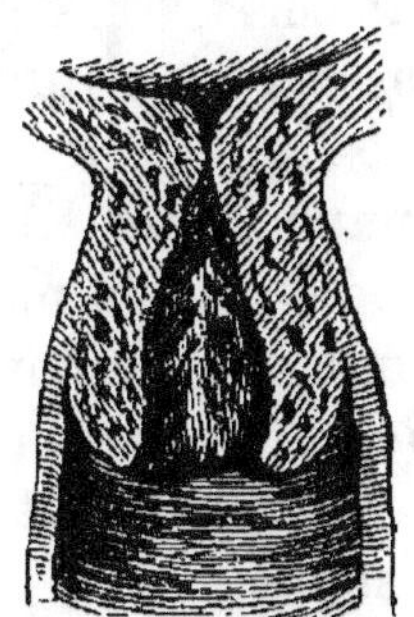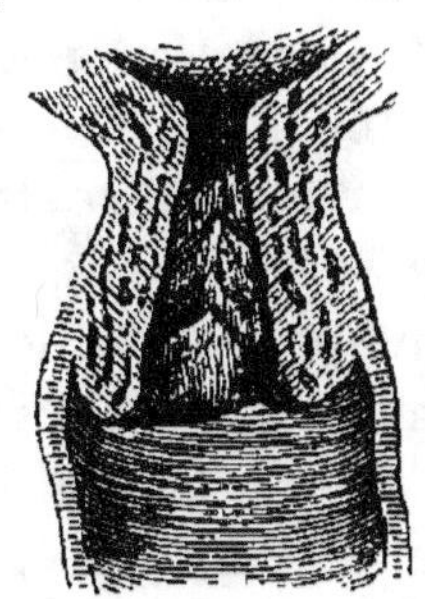

Fig. 23.   Fig. 24.   Fig. 25 (1).

catrices, et qui, même dans les premiers mois de la grossesse, est
assez dilatée pour permettre l'entrée de l'indicateur. La portion
inférieure du col participe aussi à cet élargissement (*fig.* 23, 24,
25), qui s'étend rapidement au reste du col, et dès le commencement du 8e mois, le doigt peut pénétrer à travers l'orifice interne.
Les lèvres du col sont volumineuses, font saillie dans le vagin, et

(1) Modifications du col utérin pendant la grossesse chez les multipares.

sont séparées l'une de l'autre par une déchirure latérale plus ou moins profonde. Toute la portion vaginale est plus dure et plus inégale que chez les primipares. Dans les trois premiers mois, le museau de tanche est dirigé en avant, se trouve placé profondément et peut aisément être atteint avec le doigt; plus tard il s'élève sensiblement, se dirige en arrière et un peu à gauche, où il est plus difficilement accessible.

Le segment inférieur de l'utérus et la voûte vaginale s'affaissent d'habitude dans les premiers mois de la gestation; plus tard ils s'élèvent sensiblement.

Le vagin est allongé et en même temps élargi à la suite de la dilatation du col. A travers les parois du vagin on sent les pulsations des artères dilatées, et parfois aussi les saillies que font les papilles gonflées de la muqueuse.

L'urètre s'allonge et se congestionne aussi et forme à la paroi antérieure du vagin, une saillie dont l'épaisseur va jusqu'à 1 3cent 16.

B. *Toucher par le rectum.*— On a rarement l'occasion de mettre cette méthode en pratique. Elle peut aider le diagnostic dans les cas difficiles, pour reconnaître la position, l'étendue, la consistance, la mobilité de la matrice.

C. L'*exploration avec le spéculum* est aussi de peu de valeur pour l'accoucheur qui veut diagnostiquer une grossesse. On peut tout au plus reconnaître la couleur bleue ou lie de vin de la muqueuse vaginale (signe donné à tort comme spécial à la gestation) et distinguer les follicules muqueux engorgés, les excoriations, les tumeurs, les solutions de continuité et les cicatrices du col.

D. L'*exploration au moyen des sondes* doit se faire avec beaucoup de précaution, quand on suppose une grossesse, et le danger de provoquer l'avortement doit faire hésiter le praticien le plus habile. Nous pensons que l'on devra se servir de la sonde seulement dans le cas où la grossesse aura duré longtemps et lorsque les signes qui la rendaient probable, loin de devenir plus prononcés avec le temps, perdent, au contraire, de leur signification et de leur importance.

3° *Modifications générales des fonctions pouvant aider à diagnostiquer la grossesse.* — Les principales et les plus importantes modifications fonctionnelles sont les suivantes :

A. *Digestion.* — Les altérations du sang qui accompagnent la grossesse ayant une grande analogie avec celles qui surviennent dans la chlorose, il n'est pas étonnant de voir les symptômes de cette dernière affection, les dérangements dans la digestion, le vomissement, les cardialgies, la salivation, diverses idiosyncrasies se reproduire pendant le cours de la gestation. Ces accidents apparaissent 3 à 4 semaines après la conception, atteignent leur plus grande intensité vers les 2e et 3e mois et disparaissent peu à peu, à mesure que la grossesse s'avance. Dans les quatre premiers mois, les femmes enceintes sont surtout incommodées par le vomissement d'un liquide clair et aqueux. Elles se trouvent bien du reste, digèrent même les mets les plus indigestes. Les vomissements qui surviennent plus tard ne sont pas seulement causés par l'action réflexe de l'utérus se dilatant de plus en plus; ils ne résultent pas d'une altération du sang, mais le plus souvent ils sont dus à la compression que subissent mécaniquement l'estomac et le tube digestif. Les envies que plusieurs femmes grosses ont pour les boissons et les mets repoussants, malsains et insolites, comme cela se rencontre surtout chez les chlorotiques, ont aussi une grande signification séméiotique.

B. *Sécrétions.* — La sécrétion nouvelle qui s'établit est la production du lait par les seins. La sécrétion des glandes salivaires est augmentée, et bien des femmes souffrent dans les premiers mois d'une véritable salivation.

La bile n'est plus sécrétée en aussi grande quantité, ce qui donne lieu à des ictères, au dépôt de pigment noir dans le réseau de Malpighi, à des selles fétides. NAUCHE avait cru trouver dans l'urine des femmes enceintes une substance spéciale, nommée *kyestéine.* Elle se rencontrait sous forme de petites pellicules, au-dessus de l'urine qu'on laissait reposer. Un examen plus minutieux a démontré que cette membrane résultait d'un amas de triples phosphates, de vibrions et de cryptogames, dont la production était favorisée par l'alcalinité de l'urine des femmes grosses.

C. La *suppression du flux menstruel* est un phénomène si constant, au commencement de la grossesse, qu'on peut considérer comme vraisemblablement enceintes les femmes qui le présentent, et dont la santé générale n'a pas été troublée avant cette époque.

D. La *composition* du sang, les appareils de la *circulation* et de la *respiration* peuvent être modifiés par la gestation, et donnent lieu à des symptômes dont l'intensité est très-variable. Nous en parlerons à l'article *Pathologie*. On comprend aussi que la crase particulière du sang, l'hypérémie de la moelle et du cerveau, l'excitation produite sur le système nerveux par le développement toujours plus considérable de l'utérus, puissent produire des modifications dans le système nerveux et causer la mélancolie, les accès de manie, la monomanie, certaines névralgies, des attaques hystériques, des convulsions et autres affections sur lesquelles nous reviendrons à propos de la pathologie de la grossesse.

4° *Diagnostic différentiel.* — La grossesse doit être distinguée des affections qui rendent son diagnostic obscur, et des états pathologiques qui peuvent plus ou moins la simuler.

A. *Affections qui rendent difficile le diagnostic d'une grossesse.* — *La chlorose.* — Il arrive souvent que les symptômes d'une chlorose antérieure à la conception s'aggravent après celle-ci : on a même vu des femmes qui n'ont jamais été chlorotiques, qui se sont bien portées, avoir subitement les symptômes de la chlorose, ce qu'on peut attribuer aux modifications apportées par la grossesse dans la composition du sang.

Pour éviter les erreurs, il vaut mieux considérer comme symptômes d'une gestation commençante, les troubles chlorotiques remarqués chez les nouvelles mariées et chez les personnes qui croient avoir été fécondées, et se livrer à un examen plus approfondi et minutieux des autres signes. Quoique, en règle générale, on puisse dire que la grossesse arrête l'écoulement menstruel, il ne faut pas conclure qu'une perte sanguine soit la négation de toute grossesse ; car on l'observe très-souvent dans les premiers mois, chez certaines personnes dont les parois abdominales sont épaisses, très-résistantes, dont les intestins sont distendus par des gaz, la vessie pleine d'urine, le péritoine infiltré. Le toucher de la matrice sera souvent très-difficile, et il faudra, pour poser un diagnostic sûr, tenir compte des signes énoncés plus haut. On peut aisément prendre les *symptômes de congestion* qui ont lieu dans le premier mois pour des symptômes de métrite ou de péritonite aiguë, pour une déviation de la matrice, pour une aménorrhée, et on ne peut se renseigner à cet égard que par l'observation ultérieure du cas. Si le *fœtus meurt* et s'il n'est pas expulsé, le développement de l'utérus s'arrête, et on peut croire à un engorgement chronique ou à une tumeur fibreuse. Lorsque les symptômes de la grossesse ont disparu, que le volume de la matrice reste stationnaire, on est autorisé à sonder l'utérus.

B. *États pathologiques pouvant simuler la grossesse.*—L'aménorrhée peut, chez les femmes qui ont pratiqué le coït, faire croire à une grossesse commençante. Comme d'autres états pathologiques peuvent causer la suppression des règles, on n'oubliera pas, avant de poser le diagnostic, de tenir compte de tous les signes indiqués plus haut; mais ce n'est que par l'observation exacte de la maladie pendant un certain temps qu'on peut tirer une conclusion valable.

Les *affections de l'utérus* pouvant simuler une grossesse sont:

La simple *hypertrophie* de l'organe, se distinguant par l'absence des troubles fonctionnels qui accompagnent la gestation, par la présence des règles, par la roideur et l'uniformité du tissu utérin, par la coloration normale du vagin et du col, enfin par la blennorrhée utérine, qui manque rarement.

Les faibles *déviations* de la matrice peuvent aussi induire en erreur, parce qu'en général elles sont accompagnées d'une augmentation de volume de l'organe. Mais la grossesse commençante ne présente point ces symptômes de compression du rectum et de la vessie, ce sentiment de déchirement dans la région inguinale, dans les lombes, le creux de l'estomac, cette sensation de pression et de pesanteur dans le bas-ventre. La forme de l'orifice utérin, qui n'est point changée, la roideur du col, l'hypersécrétion de la muqueuse que le spéculum fait aisément découvrir, viennent faciliter le diagnostic.

Les *rétroversions* qui se produisent insidieusement et qui deviennent chroniques peuvent faire hésiter, par suite de l'augmentation de volume qu'elles occasionnent. Mais le changement dans la forme de l'organe, que l'on reconnaît par l'exploration, et les causes de la rétroversion (pseudo-membranes, épanchements enkystés), assureront le diagnostic.

Les *fibroïdes* peuvent tromper aisément, surtout quand ils se développent avec rapidité, et causent des lésions sympathiques dans d'autres organes. On les reconnaîtra à la consistance et à la résistance de la tumeur, aux métrorrhagies qui durent quelque temps et disparaissent, à la blennorrhée qui les accompagne, et enfin au développement progressif de la tumeur. On peut en dire autant des *polypes*, tant qu'ils ne sont pas sortis de la matrice. Dans les cas d'*atrésie* du vagin ou de la matrice, suivie d'accumulation de liquide au-dessus du point obstrué, un examen extérieur et intérieur, fait avec attention, permettra de reconnaître l'existence de la tumeur et les causes qui provoquent la rétention de la sécrétion utérine.

Les *tumeurs ovariques* peuvent, par leur étendue colossale, faire supposer une grossesse avancée. Mais l'absence de tous les signes positifs de la grossesse (bruits du cœur, mouvements de l'enfant, etc.), l'exploration vaginale qui permet de s'assurer que la tumeur est indépendante de l'utérus, les déviations de ce dernier qui manquent rarement, la longueur, la forme, la consistance du col permettent de faire la distinction. Si tous ces signes ne suffisaient pas, on serait fixé par l'apparition du flux menstruel qui est rarement supprimé, et par l'absence de modification des seins. La percussion permettra de distinguer l'utérus en état de gestation des *grosses tumeurs de la rate*.

Les *épanchements* péritonéaux enkystés se reconnaissent aisément par leur mode de formation, leur forme irrégulière, la douleur qu'ils occasionnent. Si l'on est dans le doute sur la nature de la tumeur formée dans le péritoine, on visitera avec soin le bas-ventre, et on s'efforcera de découvrir les lésions qui produisent d'ordinaire l'hydropisie (savoir, les affections du foie, de la rate, du cœur et des reins). On évitera de prendre la vessie pour un utérus en état de gestation, en faisant vider la première soit naturellement, soit artificiellement.

Des phénomènes sympathiques développés dans l'abdomen et les seins, quelquefois de pures illusions peuvent donner lieu à des sensations que les femmes qui les éprouvent rapportent avec persistance à une grossesse. Cet état, que l'on a appelé *grossesse nerveuse*, se manifeste plus particulièrement chez des femmes nerveuses prédisposées à l'hystérie, qui n'ont pas d'enfants et qui en désirent vivement. Le développement du ventre se fait assez souvent d'abord avec une certaine régularité, le plus souvent par une espèce de tympanite, quelquefois le dépôt de tissus adipeux sous sa forme ou dans l'épiploon; la vitalité des mamelles s'accroît, elles peuvent augmenter de volume et sécréter une sérosité lactescente ; ces femmes accusent souvent des mouvements dans le bas-ventre comme s'ils provenaient d'un fœtus vivant. Une exploration attentive fait bientôt reconnaître la nature de ces accidents qui se dissipent, en général, après un certain temps.

§ 10. — Grossesses multiples.

Lorsque la matrice contient 2, 3 ou 4 fœtus, la grossesse est dite gémellaire, triple, quadruple. Sur 75 à 80 naissances, on compte une grossesse gémellaire ; sur 5000 accouchements, un seul donne naissance à 3 enfants. La grossesse quadruple est très-rare. Nous nous occuperons donc spécialement de la grossesse gémellaire. Il est probable que cette dernière résulte d'une fécondation unique, il pourrait seulement se faire que le second œuf fût fécondé par un coït survenant antérieurement aux modifications de la muqueuse utérine.

On divise la grossesse gémellaire d'après les annexes du fœtus : 1° Les deux embryons ont un amnios, un chorion, un placenta communs ; 2° chaque embryon a son amnios, son chorion et son placenta propres ; 3° les deux embryons ont un placenta et un chorion communs, mais ils ont chacun leur amnios particulier. Ils ont rarement un volume égal à celui des autres enfants ; ce qui dépend d'abord de la moindre quantité de nourriture qu'ils reçoivent, ensuite de ce qu'ils atteignent rarement le terme normal de la gestation. Il arrive souvent qu'un œuf avorte, tandis que l'autre achève son développement. On a observé des cas où l'un des jumeaux meurt au commencement de la grossesse, et reste enfermé dans l'utérus à côté de l'autre œuf qui continue son évolution.

On diagnostique une grossesse gémellaire d'après les signes suivants : 1° L'abdomen est beaucoup plus développé et présente comme caractère particulier, de l'être d'une manière inégale et irrégulière ; on trouve des élévations formées par les nombreuses parties des fœtus. La portion du fœtus située en avant est beaucoup moins mobile que d'ordinaire. 2° Les mouvements des fœtus sont perçus à plusieurs endroits de l'abdomen éloignés les uns des autres. 3° On entend à deux endroits éloignés l'un de l'autre deux bruits de cœur, ayant une fréquence différente.

DIAGNOSTIC DE LA GROSSESSE.

MOIS.	ÉTAT DU FOND DE L'UTÉRUS.	ÉTAT DU SEGMENT INFÉRIEUR DE L'UTÉRUS et de sa portion vaginale.	ÉTAT DE LA PORTION VAGINALE ET DU MUSEAU DE TANCHE Chez : 1° les primipares; 2° les multipares.	ALTÉRATIONS ET MODIFICATIONS LES PLUS COMMUNES des fonctions.	SIGNES PARTICULIERS.
1er et 2e.	Pas de modification perceptible par le palper abdominal.	Le segment inférieur est situé un peu plus profondément. La portion vaginale est plus accessible, située un peu plus en avant. L'organe entier est plus volumineux et semble plus lourd.	La portion vaginale est tuméfiée et plus épaisse. La muqueuse est comme œdémateuse; on peut, surtout vers le sommet du col, la faire glisser sur le parenchyme sous-jacent. L'orifice externe est arrondi. — Chez les multipares, la 3e phalange du doigt peut y être introduite.	Suppression du flux menstruel ou quantité moins abondante de liquide sanguinolent. Les seins se tuméfient et deviennent douloureux. Les glandules de l'aréole commencent à se tuméfier dans le 2e mois et font saillie sur la peau. — Troubles de la digestion.	Turgescence et chaleur des parties génitales externes et du vagin. L'hypogastre s'aplatit par suite de l'absorption prompte de la graisse.
3e et 4e.	Le fond de l'utérus s'élève petit à petit au-dessus du détroit supérieur. Vers la fin du 4e mois, il occupe la ligne médiane entre le pubis et l'ombilic. On peut sentir et démontrer par la percussion une tumeur ronde, ayant la grosseur de la tête d'un enfant.	La segment inférieur de l'utérus s'élève du côté de l'entrée pelvienne. La portion vaginale est plus difficile à atteindre et se trouve dirigée en arrière et à gauche.	Le ramollissement et la tuméfaction œdémateuse de la muqueuse, limités d'abord au sommet du col, s'étendent à une plus grande étendue de cette partie. L'orifice est encore fermé chez les primipares. Il s'entr'ouvre de plus en plus chez les multipares.	La tuméfaction des seins augmente; les modifications de l'aréole sont plus marquées. Les mamelons sont plus érectiles. Les troubles fonctionnels ont presque tous perdu de leur intensité.	Dans quelques cas, on entend déjà un bruit utérin.
5e et 6e.	Le fond de l'utérus s'élève de plus en plus. A la du 5e mois, il fin est à un pouce au-dessous de l'ombilic. A la fin du 6e, il est à un pouce au-dessus.	Le segment inférieur et la portion vaginale sont plus difficiles à atteindre, leur élévation étant arrivée au plus haut point.	Chez les primipares, la tuméfaction œdémateuse et le ramollissement ont envahi la moitié de la portion vaginale. L'orifice est toujours fermé, mais ses bords sont rétractés, ce qui produit une dépression de la grosseur d'une lentille. Chez les multipares, le ramollissement est moins marqué; l'orifice est de plus en plus ouvert; le doigt pénètre aisément dans le col dilaté.	Les modifications fonctionnelles sympathiques ont disparu. — Surviennent alors les troubles produits par la pression mécanique de l'utérus sur les organes environnants. — Varices. — Œdème des organes génitaux, des extrémités inférieures. — Les modifications du sein et du mamelon atteignent leur maximum d'intensité.	On peut sentir les membres du fœtus. — Mouvements du fœtus perceptibles pour la mère vers le 5e mois, et quelquefois pour l'accoucheur. Les bruits du cœur sont perceptibles vers le milieu du 6e mois. — Si la tête est en bas, on peut sentir le ballottement par le toucher vaginal. La moitié inférieure de la fosse ombilicale devient saillante. La ligne blanche se colore en

7e et 8e.	Le fond de l'utérus est à 2 ou 3 pouces au-dessus de l'ombilic vers la fin du 7e mois. Vers la fin du 8e mois, il dépasse de 4 à 5 pouces le niveau de l'ombilic. Il est en général un peu dévié à droite.	Même situation du segment inférieur et de la portion vaginale que dans les 5e et 6e mois. — La portion vaginale s'incline encore plus à gauche et en arrière.	Le ramollissement » est, chez les primipares, étendu à toute la portion du col qui est accessible au doigt. La portion vaginale commence à se raccourcir. Chez les multipares, l'ouverture du col est béante, et on peut y enfoncer la moitié de l'indicateur. Les deux lèvres du museau de tanche pendent comme deux lambeaux volumineux au milieu du vagin.	Les accidents produits par la compression augmentent d'intensité. Leuchorrée de la muqueuse vaginale, sur laquelle des granulations se montrent. — Le mamelon et l'aréole augmentent de dimension; ils conservent tous les caractères du cinquième mois. — Le lait commence à couler.	Tous les symptômes des mois précédents deviennent plus marqués. — La fosse ombilicale est remplacée par une saillie. Lignes blanchâtres sur la peau du ventre et des cuisses.
9e mois et 1re moitié du 10e.	Le fond de l'utérus est sous la région épigastrique. Les parties latérales font saillie sous les dernières fausses côtes du côté où il est incliné.	Le segment utérin inférieur et la portion vaginale du col sont comme aux septième et huitième mois. Les parois utérines s'amincissent et permettent de sentir les parties du fœtus qui occupent le point le plus déclive.	La portion vaginale, chez les primipares, garde toujours une consistance marquée. Dans l'orifice externe, qui est un peu ouvert, mais tout au plus pour laisser introduire le bout du doigt, on sent comme un anneau formé par des bords lisses, minces et cédant aisément. Chez les multipares, la portion vaginale est notablement plus longue, irrégulière; l'orifice externe est plus ouvert que dans le 8e mois. L'orifice interne, fermé jusqu'alors, s'ouvre, le doigt peut le traverser et sentir les membranes. — Dans le canal utérin, on sent encore les plis palmés qui ne sont pas encore effacés. — En général, la portion vaginale, quoique plus dilatée que celle des primipares, est moins ramollie.	Troubles de la respiration et de la digestion par suite de la pression. — Les organes qui sont comprimés par l'utérus deviennent douloureux, surtout lorsque la malade fait des mouvements trop brusques.	Comme dans les 7e et 8e mois.
2e moitié du 10e mois.	Le fond de l'utérus s'abaisse à mesure que le fœtus s'engage plus avant dans le petit bassin. Il est dirigé en avant et à 3 pouces au-dessous du sternum.	Le segment utérin inférieur descend plus profondément dans le bassin. Quand la tête est en avant, elle est solidement engagée dans le détroit supérieur, comprimant la paroi antérieure et inférieure de l'utérus et la poussant en bas, de telle sorte que le col est refoulé en arrière près de la courbure du sacrum. — Il est dilaté et aminci, de sorte qu'on peut sentir les fontanelles et les sutures du fœtus.	La portion vaginale, chez les primipares, s'est raccourcie; elle n'a plus que 2 à 9 lignes; elle est molle et l'orifice externe est un peu plus ouvert. Chez les multipares, la portion vaginale a le même aspect que dans la première quinzaine du 8e mois. L'orifice interne s'entr'ouvre; la base du museau de tanche est tirée par la paroi vaginale dilatée, de sorte que l'orifice interne est moins ouvert que l'externe.	Les troubles du 9e mois disparaissent. Les varices et l'œdème des membres inférieurs augmentent. La marche est notablement gênée.	Toutes les altérations de la peau de l'abdomen, qui sont l'effet de la dilatation, deviennent de plus en plus marquées.

§ 11.— Durée et manière de calculer le terme de la grossesse.

La *durée* ordinaire d'une grossesse normale est de 10 mois lunaires (40 semaines ou 280 jours). Elle peut ne durer que 270 jours et se prolonger jusqu'à 300, sans être pour cela anormale. La menstruation a une influence très-grande sur la durée de la grossesse, et on peut avancer que l'accouchement a généralement lieu 280 jours après les dernières règles qui ont précédé ou qui auraient suivi la conception ; c'est-à-dire, qu'une femme est délivrée à peu près au terme où elle aurait eu sa dixième menstruation, si elle n'était devenue enceinte.

Pour déterminer l'époque de la grossesse dans laquelle se trouve une femme, on a, outre l'exploration, les moyens suivants : 1° On compte 3 mois en arrière à partir du jour où le dernier flux menstruel a cessé, ou bien on en compte 9 à la suite ; le jour ainsi trouvé est le terme probable de l'accouchement. Exemple : une femme a ses règles du 1er au 7 avril ; en rétrogradant comme en comptant à la suite, on arrive au 7 janvier comme l'époque probable de l'accouchement. 2° Les premiers mouvements de l'enfant étant sensibles de la 18e à la 20e semaine, on peut, sans faire une erreur de plus de 15 jours, fixer l'époque de la délivrance à la 20e ou 22e semaine qui suivra la perception de ces mouvements. 3° On peut se servir du jour de la conception comme d'un point de repère, quand il est certain qu'une seule cohabitation a eu lieu, ou qu'on a affaire à une femme instruite par des grossesses précédentes et pouvant fixer au juste le jour où la conception a eu lieu.

§ 12. — Régime de la grossesse.

Si la femme enceinte possède une bonne santé, elle ne changera rien au régime qu'elle suivait avant d'être grosse. Il est inutile d'ajouter que son esprit doit être tranquille et gai, que son alimentation, tout en étant substantielle, doit être en même temps facile à digérer et peu excitante, que des vêtements convenables doivent la protéger contre les brusques variations de température. Si les troubles causés par la gestation deviennent par trop intenses, on les combattra par les moyens que nous indiquerons à l'article « *Pathologie* ». Chez les primipares, on accordera une attention toute spéciale à l'état des seins. On interdira les vêtements et corsets, dont la pression serait nuisible, et on tâchera, en lavant le mamelon soit avec de l'eau froide, soit avec des substances légèrement astringentes (acide tannique, etc.), de rendre la peau du mamelon plus résistante et moins sujette aux excoriations.

On allongera les mamelons petits et peu saillants au moyen de cylindres de bois ou d'ivoire ; quant aux mamelons affaissés et comme retirés dans le parenchyme de la glande, on les fera saillir par un appareil en forme de ventouse étroite, ou en les faisant sucer par une personne bien portante.

DEUXIÈME PARTIE.

PHYSIOLOGIE DE L'ACCOUCHEMENT.

---

§ 13. — Définition et divisions de l'accouchement.

L'accouchement est cette fonction de l'organisme féminin par laquelle le fœtus, jusque-là renfermé dans la matrice, ayant acquis un certain degré de développement et pouvant vivre de sa vie propre, est séparé du sein de la mère, lui et ses annexes, c'est-à-dire, les membranes, le placenta, le cordon et les eaux. Si cet acte se termine autrement que par les seules forces de la nature, il se nomme *accouchement artificiel*. Si la fonction s'accomplit sans causer d'autres désordres que ceux démontrés normaux par l'expérience, l'accouchement est dit *régulier*. Il est, au contraire, défectueux, *irrégulier* ou *anormal*, quand il est accompagné d'anomalies pouvant mettre en danger la santé et la vie des deux êtres qui y participent.

Quand, dans un accouchement irrégulier, on emploie des moyens qui mettent les forces naturelles à même d'expulser le fœtus, l'accouchement est dit : *Réglé par l'art*. Mais si l'assistance de l'accoucheur ou une opération sont nécessaires, l'accouchement est dit : *Terminé par l'art*.

§ 14. — Conditions de l'accouchement normal.

Les *conditions* d'un accouchement normal sont les suivantes :

1° Un mode des forces expultrices proportionné à l'individualité de la mère, et à la consistance du fœtus.

2° Il faut que les obstacles présentés par les voies naturelles soient proportionnés au volume et à la forme du fœtus, et à l'intensité des forces expultrices.

3° Les voies naturelles doivent posséder un calibre et une élasticité proportionnés au volume de l'enfant.

4° Le volume et la position de ce dernier ne doivent pas être de nature à troubler l'acte de l'accouchement.

5° La texture anatomique, la position, le mode d'insertion du placenta, du cordon et des enveloppes, ne doivent point présenter d'anomalies.

6° Enfin, il est à souhaiter, sans que cela soit pourtant nécessaire d'une manière absolue, que la santé de la mère soit bonne.

§ 15. — Voies par lesquelles s'opère l'expulsion du fœtus.

1. *Bassin dépourvu des parties molles.* — On nomme ainsi l'anneau osseux formé par le sacrum, les deux os des îles et le coccyx. On divise le bassin :

1° En *grand bassin* qui forme un supplément à l'abdomen et un vestibule au petit bassin, dont le sépare la ligne innominée. Il n'a dans l'accouchement qu'une importance secondaire.

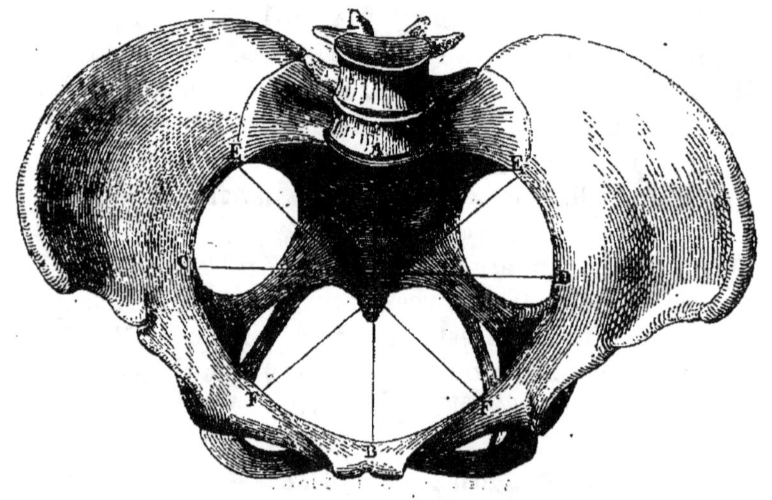

Fig. 26 (1).

Il nous suffira de savoir que les épines iliaques antérieures et supérieures sont distantes l'une de l'autre de 24 à 26 centim.; que les os iliaques sont éloignés l'un de l'autre de 28 à 30 centim.; que la profondeur du grand bassin est de 8 centim.; que sa circonférence est 65 de à 70 centim.

(1) Vue intérieure du grand et du petit bassin. — AB, diamètre sacro-pubien. — CD, diamètre transverse. — EF, EF, diamètres obliques.

2° Le *petit bassin* ou cavité pelvienne forme un canal très-court en avant et assez long en arrrière, large, recourbé, dont la concavité est tournée en bas et en avant, et présente les particularités suivantes :

A. *L'entrée du bassin* (*fig.* 26), ou *détroit supérieur*, *détroit abdominal*, est l'espace limité par le promontoire (endroit où la dernière vertèbre lombaire s'articule avec la première vertèbre sacrée), la ligne innominée, le bord supérieur du pubis et de la symphyse, et présente à peu près la forme d'un cœur de cartes à jouer. L'entrée du bassin présente à remarquer : 1° Le diamètre antéro-postérieur (sacro-pubien, petit diamètre *fig.* 26, AB), qui s'étend de l'angle sacro-vertébral à la partie supérieure de la symphyse du pubis. Il a de 11 centimètres à 11 cent. 1/2.

Le diamètre *transverse* ou grand diamètre est celui qui unit les deux milieux des lignes innominées. Il a 13 centimètres 1/2 de long (*fig* 26, CD). Les deux *diamètres obliques* : celui du côté droit s'étend du bord supérieur de la symphyse sacro-iliaque droite ; celui du côté gauche va du même point de la symphyse sacro-iliaque gauche, à l'éminence iléo-pectinée des côtés opposés. Ils ont 12 centimètres (*fig.* 26, EF).

B. *L'excavation du bassin* est l'espace situé entre l'entrée et la sortie du petit bassin. On peut la diviser en deux parties, une supérieure et une inférieure. La première, nommée « la *portion large du bassin*, » est limitée par une ligne circulaire, parallèle à la ligne innominée, s'étendant du milieu de la symphyse du pubis, jusqu'à l'endroit où se réunissent les 2e et 3e vertèbres sacrées, en passant par la partie inférieure de la région cotyloïdienne, et par la portion supérieure de la grande échancrure sciatique. La seconde partie se nomme *portion étroite du bassin*. On peut la représenter par une ligne partant du bas de la symphyse, passant sur la branche ascendante du pubis, sur la portion inférieure du trou obturateur, se rendant de là à l'apophyse ischiatique et à la réunion du sacrum avec le coccyx. Dans la portion large du bassin il y a un diamètre antéro-postérieur, s'étendant du point où la 2e vertèbre sacrée s'unit à la 3e, au milieu de la symphyse du pubis ; il a de 12 à 13 centim. Un diamètre *transverse* qui va du contour postérieur et inférieur de la paroi interne de la tubérosité de l'ischion (*acetabulum*), au même point du côté opposé ; il a 12 centim. Deux diamètres *obliques* qui ont également

3.

12 centim., et qui s'étendent du milieu du bord supérieur de la grande échancrure sciatique, au milieu de la circonférence supérieure du trou obturateur. Cette partie du bassin a la forme d'un ovale, dont le plus grand diamètre serait dirigé d'avant en arrière. — Dans la portion étroite du bassin on admet un

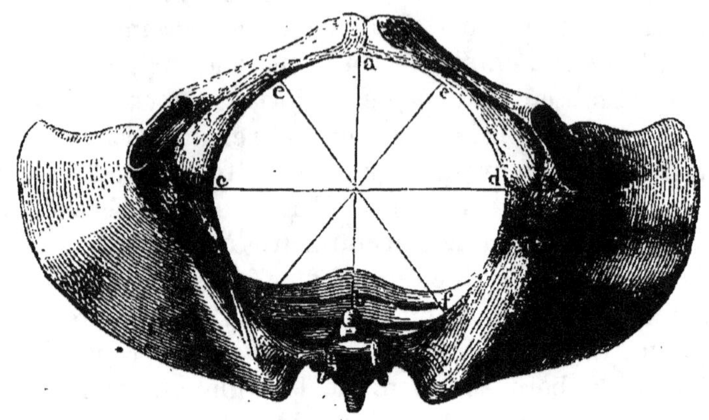

Fig. 27 (1).

diamètre *antéro-postérieur*, de l'épine du sacrum au bord interne de la symphyse du pubis ; un diamètre *transverse*, de l'apophyse ischiatique à celle du côté opposé, ayant 11 centim., et deux diamètres *obliques*, allant du milieu du ligament sacro-sciatique au milieu du bord inférieur du trou obturateur. Ils ont 11 centim. de longueur, mais peuvent s'allonger de 8 à 14 millim., par suite du relâchement du ligament sacro-sciatique. Cette portion du bassin a une forme circulaire.

C. Le *détroit inférieur* ou *sortie du bassin* est l'orifice inférieur du canal que forme le bassin, et il est soumis à des variations de forme et d'étendue par suite de la mobilité du coccyx et du relâchement des ligaments qui le circonscrivent en arrière.

Les diamètres du détroit inférieur sont (*fig.* 27) : le diamètre *antéro-postérieur* ou *droit*, s'étendant du bord inférieur de la symphyse pubienne jusqu'à la pointe du coccyx = 11 centim.; le diamètre *transverse*, qui va du milieu de la tubérosité ischiatique au même point du côté opposé, et les deux diamètres *obli-*

(1) Vue extérieure du bassin et de son détroit inférieur. — *ab*, diamètre coccypubien ; — *cd*, diamètre transverse ; — *ef*, *ef*, diamètres obliques.

ques qui s'étendent du milieu du ligament sacro-sciatique, d'un côté, au point où se réunissent les branches du pubis et de l'ischion du côté opposé ; ils ont 11 centim.

D. *Axe du bassin.* On nomme ainsi (*fig.* 28) une ligne parallèle au sacrum et au coccyx, qui traverse le bassin de manière à passer par tous les milieux des diamètres antéro-postérieurs. C'est d'abord une ligne droite, perpendiculaire au diamètre antéro-posté-

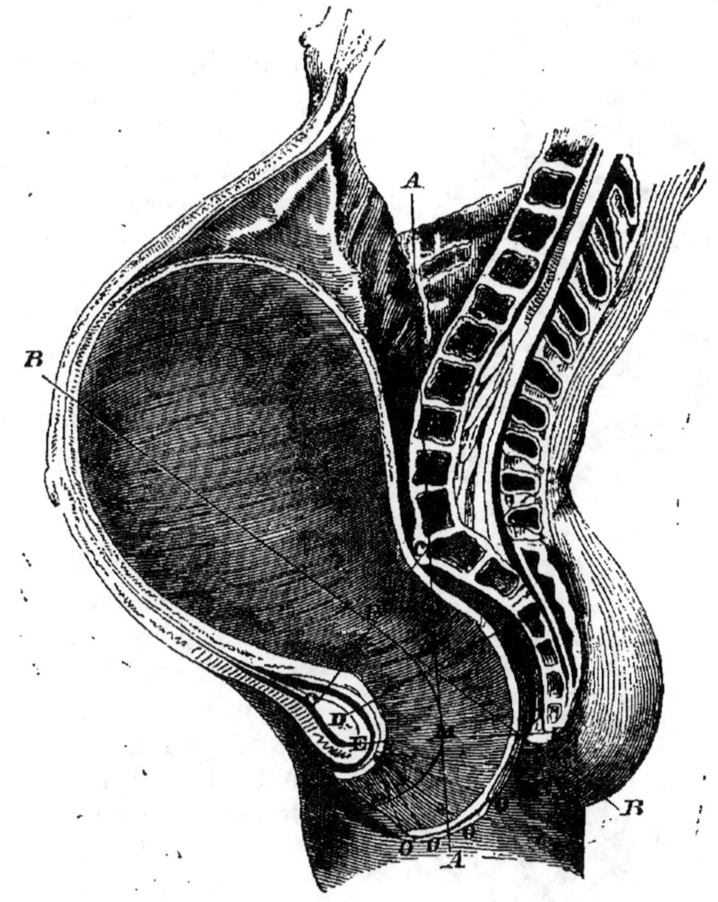

Fig. 28 (1).

rieur du détroit supérieur, et qui, prolongée, passerait en haut par l'ombilic, en bas par le coccyx. Dans l'excavation, elle se courbe,

(1) Axe du bassin. — *AA*, axe du corps. — *BB*, axe du détroit supérieur, — *CC* place du détroit supérieur. — *DD*, place de l'excavation. — *FMB*, ligne centrale du bassin. — *OOOOO*, vagin et parties molles du périnée convertis en un canal musculo-membraneux prolongeant le bassin.

devient concave en avant, en suivant l'incurvation du sacrum. A la sortie du bassin, l'axe est perpendiculaire sur le milieu du diamètre antéro-postérieur du détroit inférieur. Cette ligne, prolongée en haut, irait rencontrer le corps de la première vertèbre sacrée.

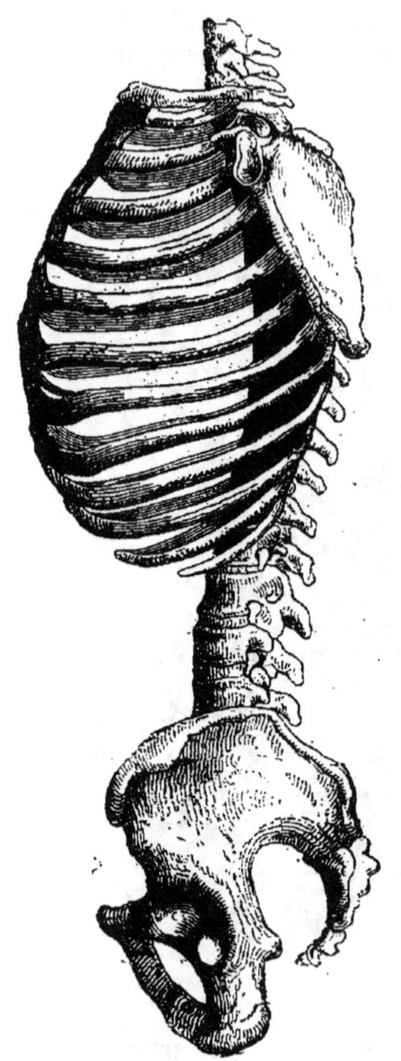

Fig. 29 (1).

L'axe véritable du bassin résulte donc de la réunion des axes des trois parties du bassin. Il est important pour la pratique de prolonger jusqu'à l'entrée du vagin l'axe du détroit inférieur. En supposant le coccyx repoussé, le vagin et le périnée dilatés, si l'on tire, des divers points de la symphyse, des lignes allant à la paroi postérieure du vagin, si on en prend le milieu et si on fait passer par ces points une ligne allant rejoindre l'axe du détroit inférieur, on aura l'axe du vagin.

E. *Inclinaison du bassin.* — L'anneau que forme le bassin n'est pas horizontal dans la station verticale (*fig.* 29). Il forme avec le plan horizontal sur lequel la femme repose un angle marqué, qui a reçu le nom d'*inclinaison* du bassin. Cet angle a 59 ou 60 degrés. Le promontoire est situé 9 centim. au-dessus du bord supérieur du pubis; et le corps étant dans la position horizontale, un fil à plomb attaché à la symphyse viendrait rencontrer la paroi pos-

(1) Squelette du tronc dans l'attitude verticale.

térieure du bassin à l'endroit où le sacrum se réunit au coccyx.

II. *Bassin revêtu des parties molles.* — Le bassin considéré dans ses rapports avec l'accouchement doit aussi être étudié revêtu de parties molles, tel qu'il est chez la femme vivante.

1° Le grand bassin, continu par sa circonférence avec l'abdomen, est recouvert d'une couche musculaire épaisse qui modifie la forme et l'étendue du détroit abdominal. Cette couche charnue est formée par les muscles iliaques qui recouvrent la fosse iliaque et par les muscles psoas qui s'étendent des côtés de la colonne lombaire aux petits trochanters. En dedans des faisceaux charnus formés par les psoas on voit : en arrière, les artères et les veines iliaques primitives, et sur les côtés, les artères et veines iliaques externes. Ces vaisseaux, de même que les nerfs cruraux situés en dehors des faisceaux musculaires et les nerfs sous-pubiens placés au-dessous, sont unis aux parties voisines par du tissu cellulaire; tout le plan charnu est recouvert par une toile fibreuse adhérant elle-même au péritoine par une couche de tissu cellulaire assez épaisse. Le détroit supérieur garni des parties molles représente un triangle curviligne dont la base est en avant. Le diamètre transverse est diminué d'environ un centimètre et demi; les diamètres obliques perdent peu de leur étendue, si ce n'est celui dont l'extrémité postérieure correspond à la symphyse sacro-iliaque gauche au-devant de laquelle descend le rectum. La vessie, dont les parois, à l'état de vacuité, peuvent facilement s'affaisser, raccourcit très-peu le diamètre sacro-pubien.

2° Les parties molles qui tapissent l'excavation pelvienne en changent peu la forme et l'étendue. Les muscles pyramidaux, en convergeant des parties latérales et inférieures du sacrum vers le grand trou sciatique, qu'ils contribuent à fermer, complètent le plan postéro-latéral; les branches du plexus sciatique situées au-devant de ces muscles suivent la même direction dans le bassin. En avant et en dehors de la symphyse des pubis les muscles obturateurs internes recouvrent de chaque côté la membrane obturatrice et convergent en dehors et en bas vers le petit trou sciatique. Les muscles dont nous venons d'indiquer la position, tapissent dans une assez grande étendue les parois de l'excavation et les complètent sur plusieurs points; ces muscles sont recouverts par des expansions fibreuses du *fascia pelvia.* La vessie en avant et le rectum à gauche diminuent plus ou moins sensiblement les diamètres correspondants et doivent toujours être, pendant le travail, l'objet d'une attention particulière.

3° Le détroit inférieur est fermé par des parties molles qui forment une espèce de plancher contractile, soutenant les viscères du bassin et de l'abdomen, et percé sur la ligne médiane de trous pour le passage du rectum, du vagin et de l'urèthre. La cloison périnéale est composé de deux plans musculaires : le premier est formé par les muscles releveur de l'anus et ischio-coccygien, le second par les muscles sphincter de l'anus, transverse du périnée, ischio-caverneux et constricteur du vagin. La peau, l'aponévrose inférieure, une aponévrose moyenne entre les deux plans musculaires, l'aponévrose pelvienne supérieure, dont une portion recouvre le releveur de l'anus, beaucoup de tissu cellulaire, les vaisseaux et les nerfs honteux complètent la cloison périnéale. Cette cloison se laisse distendre et amincir d'arrière en avant pour le passage du fœtus, de manière à former une gouttière profonde, dans la direction de la courbure sacro-coccygienne, qui se continue avec la circonférence du détroit inférieur et se termine à la vulve (*fig.* 28). L'étendue du périnée, de la pointe du coccyx à la commissure postérieure de la vulve, qui est de 7 centimètres environ, en a de 12 à 15 au moment où la tête franchit la vulve.

§ 16. — Forces concourant à l'expulsion du fœtus.

Les forces qui concourent à l'expulsion du fœtus sont de deux ordres : 1° Les contractions de l'utérus qui constituent la force expultrice principale et essentielle ; 2° les contractions des muscles abdominaux ne se manifestant qu'à une époque avancée du travail et ne formant qu'une force expultrice accessoire.

1° *Contractions de l'utérus.* — Au terme de la gestation, l'utérus est un muscle creux, volumineux, riche en nerfs et en vaisseaux, agissant et se comportant d'après les lois qui régissent les muscles organiques du corps vivant. La matrice, innervée par le grand sympathique, est par conséquent indépendante de la volonté. Ses mouvements sont dus aux effets reflexes, survenant à la suite d'irritations de sa face interne. Les efforts continus de ses fibres musculaires la forcent à se raccourcir, à s'applique plus directement sur le fruit qu'elle contient. Ses faces internes, venant en contact avec les parties du fœtus, subissent une irritation qui occasionne de nouvelles contractions, lesquelles amènent peu à peu l'accouchement, par suite de la surexcitation générale des nerfs parcourant le parenchyme de l'utérus. On se rappelle que chaque période menstruelle amène une irritation de tout le système nerveux; que la maturation de l'œuf s'accomplit régulièrement pendant la gestation. Il n'est donc point étonnant que le travail d'expulsion commence à l'époque d'une menstruation, la dixième à partir de la conception : à cette époque, l'utérus est aussi plein et dilaté que possible; et ses fibres réagissent déjà puissamment par leur seule élasticité contre le fœtus. La partie de l'utérus qui se développe le plus est le fond de l'organe. Cette circonstance, jointe à l'abondance des fibres musculaires longitudinales (en connexion avec les fibres transversales du col), que l'on rencontre vers le fond de l'utérus, rend facile à vaincre la résistance du segment inférieur de la matrice, moins développé et moins pourvu de fibres musculaires. Les violentes contractions du fond de la matrice tirent le col en arrière en le dilatant ; par suite de leurs pressions énergiques, le fœtus s'engage comme un coin dans l'orifice utérin, et tend à le dilater entièrement. Les fibres transversales de la moitié inférieure de la matrice ne subissent point ces efforts d'une manière passive. On sent avec le doigt, au commencement du travail, combien elles se contractent, et leur résistance cesse quand les contractions des autres parties de l'utérus sont arrivées à leur maximum d'intensité. La lutte n'est plus possible, et l'orifice utérin est violemment dilaté. Le segment inférieur de l'œuf s'y engage alors, et pénètre dans le vagin poussé par des douleurs pressantes et continues. La rupture de la poche des eaux permet aux parois utérines de s'appliquer plus exactement sur le fœtus qui, par ses inégalités, par ses mouvements propres, surexcite beaucoup plus les nerfs de l'utérus, que ne le faisait auparavant la surface lisse et unie des membranes de l'œuf distendues par les eaux. La conséquence naturelle de cette irritation est l'augmentation de l'intensité et de la fréquence des contractions, produites, nous l'avons dit, par effet reflexe (les nerfs de la sensibilité surexcités réagissent sur les nerfs moteurs), et d'une manière tout à fait indépendante de la volonté. Les contractions de l'utérus s'étendent simultanément à toutes les parties de l'organe ; leur direction est de haut en bas, elles pressent le fœtus contre l'orifice et parviennent à lui faire franchir ce point. L'utérus se raccourcit, ses parois deviennent plus volumineuses, et il s'élargit. La paroi abdominale subit en même temps une pression en avant. Chaque contraction amène une douleur, qui augmente en raison des obstacles s'opposant à l'expulsion du fœtus, et qui est causée en partie par l'action reflexe des nerfs utérins, effet augmenté par la participation des nerfs de la moelle épinière à la surexcitation générale. Ce sont surtout les nerfs spinaux qui produisent la douleur, quoiqu'on puisse l'attribuer en partie aux fibres nerveuses du grand sympathique.

La périodicité des douleurs provient de la reproduction des causes irritant la face interne de la matrice. Ces causes agissent en raison de leur intensité, mais n'ont qu'une influence momentanée sur la contraction des faisceaux musculaires. L'intervalle entre les douleurs est l'espace de temps nécessaire au fœtus pour faire renaître une nouvelle douleur, c'est-à-dire pour irriter les nerfs de la sensibilité, qui produisent les contractions par effet reflexe. La pression des parois abdominales aide vigoureusement les efforts de la matrice, et souvent on voit l'accouchement se terminer sans que les douleurs soient bien marquées, parce que le plancher musculaire de l'abdomen vient les aider et les compléter. La pression exercée sur la matrice par les muscles du bas-ventre peut provoquer et augmenter les contractions des fibres de l'utérus. Le vagin joue aussi dans l'accouchement un rôle important, comme organe pourvu de fibres musculaires lisses.

2° *Contractions des muscles abdominaux.* — L'intervention de cette force est très-tardive ; elle n'entre pas en jeu pour dilater l'orifice de la matrice, mais seulement pour déterminer l'expulsion du fœtus à laquelle elle contribue bien moins que les contractions utérines qu'elle ne fait que seconder. L'action des muscles abdominaux est d'abord subordonnée à la volonté de la femme ; ce n'est qu'à une période très-avancée du travail, lorsque les douleurs sont arrivées à un haut degré d'intensité, qu'elle se manifeste par une sorte de sympathie, et que la patiente ne peut guère s'abstenir dans ce moment d'exercer au moyen des muscles abdominaux un effort énergique d'expulsion, auquel prennent plus ou moins part presque tous les muscles volontaires.

§ 17. — Présentations et positions du fœtus.

I. *Présentations.* — Nous considérons d'abord , comme principe de classification, la direction de l'axe fœtal ; car la possibilité ou l'impossibilité d'un accouchement normal dépend du parallélisme ou de l'entre-croisement de l'axe utérin avec l'axe fœtal. Nous aurons donc deux divisions principales :

La présentation verticale ;

La présentation transversale.

1° *Présentation verticale.* — Une des deux extrémités du fœtus se trouve, au commencement du travail, dans la portion inférieure de l'utérus. Et comme on nomme les présentations d'après les parties du fœtus qui se trouvent le plus rapprochées de l'orifice externe, nous aurons deux subdivisions : la présentation verticale plus générale de la tête et la présentation verticale du pelvis.

A. *Présentation de la tête.* — On divise cette présentation, suivant que le crâne ou la face s'engage dans le bassin, en présentation du crâne ou de la face.— *a.* La *présentation du crâne* (*fig.* 30) est celle dans laquelle la partie de la tête que l'on nomme anatomiquement *crâne* se présente la première. La division en présentation du front ou de l'occiput n'ayant aucun avantage dans la pratique, nous lui préférons le nom de : présentation du crâne. — *b.* *Présentation de la face* (*fig.* 31). Une subdivision en présentation du menton, du nez, des yeux est inutile et sans importance. Nous nous contentons de cette désignation générale : Présentation de la face.

B. *Présentation du pelvis.* — Quand le bassin est la partie qui se présente, on distingue la présentation suivant que les membres inférieurs sont fléchis ou non sur la paroi abdominale du fœtus (*fig.* 32). Quand les pieds sont en avant, on a la *présentation des pieds,* qui est complète quand les deux pieds sont en avant ; incomplète, quand il n'y en a qu'un. Quand les jambes sont fléchies sur l'abdomen fœtal et que le siége est la partie la plus inférieure, on a la *présentation des fesses.* Il est indifférent que les membres soient fléchis ou non sur la paroi abdominale.

2° *Présentations transversales.* — Nous ne comprenons dans cette division que les seules présentations de l'une et de l'autre épaule (*fig.* 33), parce que, chez le fœtus à terme, il est rare qu'une autre partie soit située plus bas que l'épaule. Les présentations du cou ou de la poitrine ne sont que des variétés sans importance de la présentation de l'épaule ; les présentations latérales du bassin proviennent d'un déplacement d'une présentation du bassin, ou bien d'un changement naturel incomplet d'une présentation transversale en présentation des fesses. Les *présentations du ventre*, très-rares, nous paraissent être une présentation de l'épaule, dans laquelle la paroi abdominale s'est tournée en avant et est devenue plus profonde.

II. *Positions.* — Pour connaître le mécanisme de l'accouchément d'une manière plus détaillée, et pour être plus pratique, il faut diviser ces présentations en plusieurs sous-divisions. Notre point de départ est la situation du dos de l'enfant par rapport à certaines parties de la mère. Ainsi, 1° dans les présentations de la tête, nous recherchons si le dos se trouve dans la moitié droite ou gauche de la matrice. 2° Dans les présentations des fesses et dans les présentations des épaules, nous examinons si le dos est tourné du côté de la paroi utérine antérieure ou postérieure. Nous obtiendrons ainsi le tableau suivant :

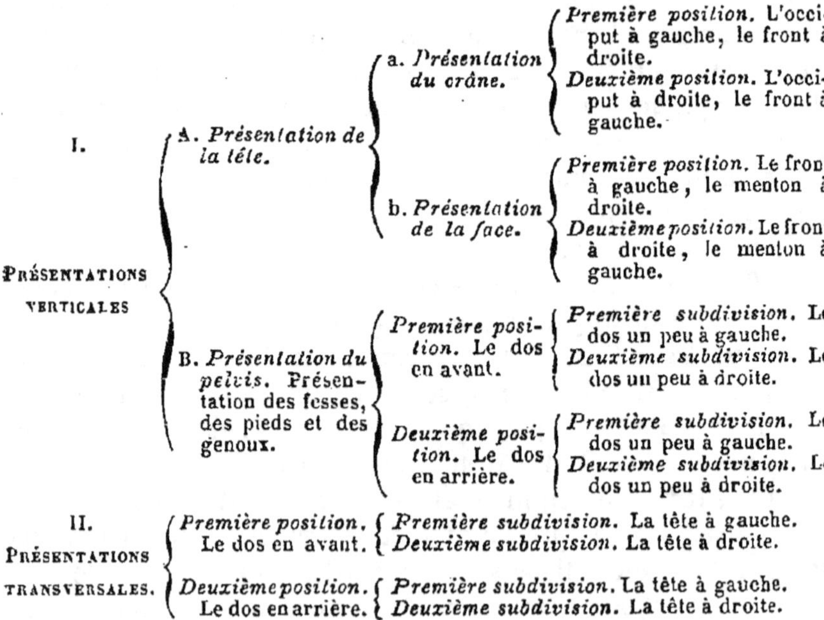

I. PRÉSENTATIONS VERTICALES	A. *Présentation de la tête.*	a. *Présentation du crâne.*	*Première position.* L'occiput à gauche, le front à droite.
			Deuxième position. L'occiput à droite, le front à gauche.
		b. *Présentation de la face.*	*Première position.* Le front à gauche, le menton à droite.
			Deuxième position. Le front à droite, le menton à gauche.
	B. *Présentation du pelvis.* Présentation des fesses, des pieds et des genoux.	*Première position.* Le dos en avant.	*Première subdivision.* Le dos un peu à gauche.
			Deuxième subdivision. Le dos un peu à droite.
		Deuxième position. Le dos en arrière.	*Première subdivision.* Le dos un peu à gauche.
			Deuxième subdivision. Le dos un peu à droite.
II. PRÉSENTATIONS TRANSVERSALES.		*Première position.* Le dos en avant.	*Première subdivision.* La tête à gauche.
			Deuxième subdivision. La tête à droite.
		Deuxième position. Le dos en arrière.	*Première subdivision.* La tête à gauche.
			Deuxième subdivision. La tête à droite.

§ 18. — Diagnostic des présentations et des positions du fœtus.

I. *Examen extérieur*. — Les signes fournis par l'examen extérieur du ventre sont appréciés par la vue et la palpation.

A. *Vue*. — Dans les présentations verticales, la matrice est plus longue que large. C'est le contraire dans les présentations en travers. On aperçoit souvent, dans ces dernières, la tête formant une tumeur ronde près d'un des os iliaques; dans les présentations de l'extrémité pelvienne, la tête est dans le fond de l'utérus où elle dessine quelquefois une saillie manifeste.

B. *Palpation*. — On peut toujours reconnaître par le palper une des parties du fœtus à travers les parois abdominales. On pourra, de cette manière, diagnostiquer une présentation transversale quand la tête est située au-dessus de l'os iliaque : les extrémités inférieures senties dans le fond de la matrice feront supposer une présentation de la tête. Une tumeur ronde, dure, volumineuse, siégeant dans le fond de l'utérus, ne pourra laisser aucun doute sur une présentation de l'extrémité pelvienne. On peut distinguer aisément la première position de la tête, de la seconde, suivant que les pieds sont à droite ou à gauche dans le fond de la matrice. Quand les parois utérines sont minces et souples, il sera souvent possible de distinguer la première position de l'extrémité pelvienne, de la seconde, en sentant les apophyses épineuses de la colonne vertébrale. On affirmera une première position quand on aura senti le rachis. Mais l'absence de ce signe n'est pas une preuve qu'on a affaire à une seconde position.

La 1re et la 2e subdivision des positions de l'épaule diffèrent entre elles suivant que la tête se trouve derrière la branche gauche ou droite du pubis. Quand l'utérus est dilaté par une grande quantité de liquide amniotique, quand il comprime violemment le fœtus, quand les parois abdominales sont épaisses, œdémateuses ou tendues, quand des anses intestinales sont interposées, le toucher extérieur est difficile et amène rarement un bon résultat.

C. L'*Auscultation* facilite aussi le diagnostic. Dans toutes les présentations de la tête, on entend les bruits de cœur dans la moitié inférieure de la matrice. Dans la présentation du pelvis, on les perçoit vers la partie supérieure de la paroi abdominale (le plus souvent près de l'ombilic). L'auscultation seule ne peut faire distinguer une présentation transversale d'une présentation de la tête ou du bassin, encore moins une présentation du crâne ou des fesses, d'avec une présentation de la face ou des pieds. Dans la première position du crâne, les bruits de cœur sont sensibles dans la partie gauche et inférieure du ventre, et on peut les y entendre pendant toute la durée de l'accouchement. Dans la deuxième position du crâne, on les entend mieux à droite ; ils peuvent pourtant être entendus à gauche, par suite de la torsion de la tête. Dans la présentation primitive de la face, les bruits de cœur se trouvent du côté où est le menton : à droite dans la première position, à gauche dans la seconde. On ne peut porter un diagnostic certain sur la position du dos, dans les présentations des fesses ou des pieds ; il est encore moins possible de reconnaître les positions et leurs subdivisions dans les présentations transversales du tronc.

II. *Examen interne.* — C'est surtout par le toucher vaginal, seul ou secondé par la palpation et l'auscultation abdominale, qu'on établit, vers la fin de la grossesse et pendant le cours du travail, le diagnostic de la présentation et de la position du fœtus.

1° *Diagnostic de la présentation de la tête.* — Si la tête est élevée et placée au-dessus du détroit supérieur, on introduit le doigt derrière la symphyse, et on va aussi haut que possible en suivant la voûte vaginale. Si l'on trouve en avant, une portion du fœtus qui ballotte aisément à la pression du doigt, et qui donne la sensation qu'occasionne la chute d'une boule dure, on peut être à peu près certain d'une présentation de la tête. Quand la tête est plus profondément engagée dans la cavité du bassin, et quand on peut arriver à en sentir un petit segment, on trouve un corps circulaire, et la pression du doigt fait reconnaître un os faiblement incurvé. Si on parvient à sentir une fontanelle, le nez, l'œil ou la bouche, le diagnostic de la présentation est aisé et l'on a des éléments suffisants pour établir qu'on a affaire au crâne ou à la face.

A. *Diagnostic de la présentation du crâne.* — On aura affaire à une semblable présentation quand le doigt rencontre un corps rond, à surface dure, lisse et unie ; quand on peut sentir les cheveux, les sutures ou les fontanelles. Le visage et les fesses présentent bien aussi une surface bombée quand ils se trouvent au détroit supérieur; mais la face est beaucoup plus molle, et on peut sentir le commencement de la grande fontanelle et la suture frontale. La sensation des paupières, du nez, de la bouche avec les gencives en arrière, et du menton, ne permet pas d'hésiter.

Il arrive plus fréquemment qu'une présentation des fesses soit prise pour une présentation du crâne. Quand le siége est volumineux et qu'il est très-élevé au-dessus du détroit supérieur, on peut aisément le prendre pour le crâne, surtout lorsque les fesses sont écartées l'une de l'autre, et que le sillon anal ne présente qu'un faible enfoncement longitudinal. L'ouverture anale, le coccyx serviront, dans ces cas, à éclaircir le diagnostic.

Pour reconnaître la position du crâne dans le bassin, il faut se guider sur la direction des sutures et par la position qu'occupe, dans le bassin, celle des fontanelles que l'on peut sentir. La direction de l'oreille, quand l'on parvient à la sentir du côté de la paroi antérieure du bassin, peut encore aider à tirer des conclusions positives. On recherchera surtout les sutures sagittale, lambdoïde et frontale, la petite et la grande fontanelle.

a. Première position du crâne. — Au moment où le crâne, de mobile qu'il était, se fixe en s'engageant dans le détroit supérieur, il est rare qu'on ne sente pas la suture sagittale, occupant exactement la direction du diamètre transverse du détroit supérieur. La petite fontanelle est près du milieu de la ligne innominée de l'os iliaque gauche. La grande fontanelle se trouve au même point de l'os iliaque droit. Pendant que les fontanelles sont à peu près sur le même plan, la portion du crâne qui est tournée vers la paroi antérieure

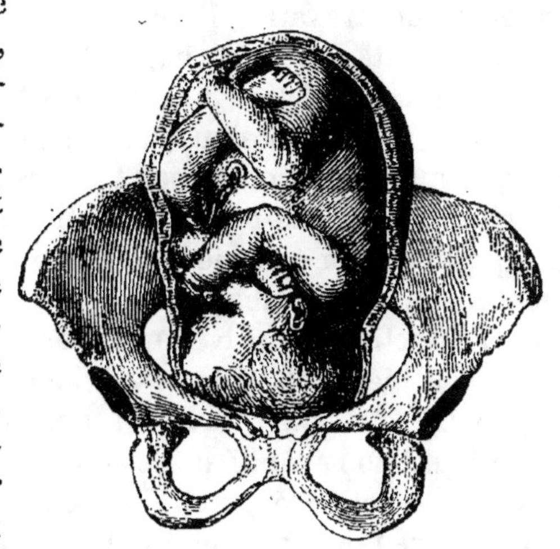

Fig. 30 (1).

du bassin prend une position beaucoup plus profonde. Ce rap–

(1) Présentation du crâne en première position.

port est dû simplement au parallélisme des axes du détroit supérieur et de l'utérus.

Dans les présentations normales du crâne , l'axe longitudinal du corps de l'enfant est parallèle avec l'axe de l'utérus, de sorte que l'extrémité fœtale, située dans la partie supérieure de la matrice, surplombe en avant. Le crâne ne pourra donc s'engager dans l'ouverture supérieure du bassin (qui, comme nous l'avons vu, possède un certain degré d'inclinaison), qu'à la condition de suivre l'axe du détroit supérieur; sa portion antérieure sera donc plus basse que sa portion postérieure. Le crâne ne pourrait jamais s'engager dans le détroit supérieur, si son axe longitudinal était vertical; sa moitié antérieure serait arrêtée par les pubis, à cause de l'inclinaison du bassin, et les douleurs n'aboutiraient qu'à enfoncer sa moitié postérieure dans l'excavation.

Le fond de l'utérus se penche d'autant plus en avant que l'inclinaison du bassin est plus prononcée. La direction du crâne en avant deviendra aussi de plus en plus évidente. C'est ce que fait reconnaître l'examen des parties, au moment où le crâne s'engage dans le petit bassin. Il est rare qu'on puisse suivre ce moment du travail : l'accoucheur est appelé auprès de la femme longtemps après l'apparition des douleurs, et après que le bassin de la mère a déjà modifié la position du crâne. Quoique nous nous proposions de revenir sur ce sujet à propos du mécanisme de l'accouchement, nous croyons pourtant utile de faire remarquer les importantes modifications qui peuvent faire diagnostiquer la première position du crâne. Le crâne, situé transversalement d'abord, peut (ce qui arrive rarement) conserver sa direction primitive, après son entrée dans le détroit supérieur; ou bien l'occiput, se déviant de sa position première, s'applique soit contre la paroi antérieure, soit contre la paroi postérieure du bassin. Dans le second cas, qui se présente le plus souvent, la petite fontanelle se trouve dans la moitié gauche du bassin, à peu près vers le milieu d'une ligne s'étendant du trou obturateur au milieu de la ligne innominée, tandis que la grande fontanelle est située à droite, au-devant de l'articulation sacro-iliaque. Quand l'occiput, situé dans la moitié gauche du bassin, s'est tourné en arrière, la petite fontanelle se trouve auprès du ligament sacro-iliaque gauche, et la grande fontanelle est placée derrière la branche horizontale du pubis, à une distance plus ou moins grande de la synostose iléo-pubienne. La suture sagittale prend à peu près la direction du diamètre transverse ou oblique gauche du détroit supérieur, sans garder pourtant d'une manière régulière la direction d'un de ces diamètres. Quand le crâne conserve sa position transversale dans la cavité du bassin, l'occiput est en rapport avec le milieu de la ligne innominée gauche, le front occupe le même point de la ligne innominée droite et la suture sagittale suit la direction du diamètre transverse de l'ouverture supérieure du bassin.

b. Deuxième position du crâne. — Ici encore, nous trouvons le crâne dirigé transversalement au moment où il s'engage dans le détroit supérieur. La suture sagittale a presque la même direction que le diamètre transverse. La petite fontanelle se trouve au milieu de la ligne innominée droite, le front dans la moitié gauche du bassin. Quand les douleurs ont poussé le crâne dans la cavité du bassin, il peut être placé de trois manières différentes : la petite fontanelle peut être : 1° près de la synostose iléo-pubienne ; 2° près du ligament sacro-iliaque droit ; 3° près du milieu de la ligne innominée droite.

2° *Diagnostic de la présentation de la face.* — Les points qui caractérisent cette présentation sont : le bord des orbites, le nez, la bouche, le menton. C'est seulement quand la face, enfoncée comme un coin dans l'excavation du bassin, subit un gonflement prononcé, qu'on peut prendre l'espace situé entre les deux joues tuméfiées pour la rainure anale, la bouche pour l'a-

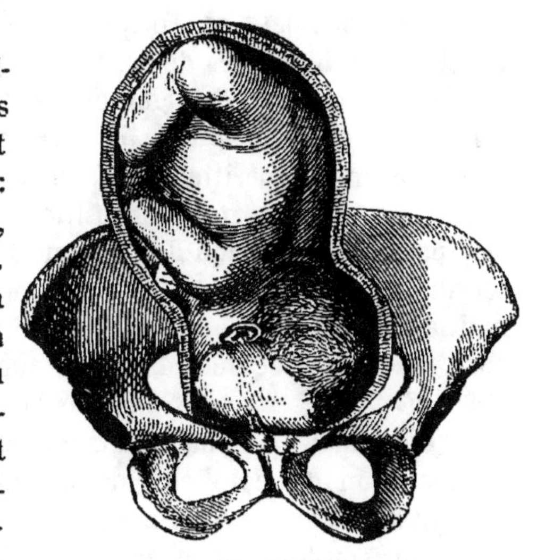

Fig. 31 (1).

nus, et confondre ainsi une présentation de la face avec

(1) Présentation de la face en première position.

une présentation des fesses. L'erreur cessera, si l'on passe le bout du doigt dans l'espace séparant les deux saillies. On reconnaît le nez, la bouche avec les gencives et la langue. Il est plus difficile de reconnaître une présentation de la face tout au commencement du travail, parce que c'est par le front que la face s'engage, comme nous le démontrerons plus tard, et que le doigt peut difficilement atteindre les autres portions du visage. Il se pourrait même qu'on prît cette présentation du front pour une présentation du crâne. Mais la voûte plus marquée formée par ce dernier, la présence des sutures, des fontanelles et des cheveux empêcheront cette erreur de diagnostic. Dans la présentation du front, on sentira la suture sagittale au moins jusqu'à la racine du nez, et le plus souvent on pourra arriver aux pourtours de l'orbite.

A. *Première position de la face.*— La face pénètre transversalement dans la cavité du bassin. On trouvera, quand elle se présente en première position, le front à gauche, les narines, la bouche et le menton à droite. Le dos du nez est dirigé en travers d'un côté à l'autre, et en avant, on sentira la joue et l'œil droits. Quand l'accouchement est plus avancé, la face peut prendre trois positions. Le front peut se trouver près de l'éminence iléo-pectinée gauche, ou bien près de la ligne innominée gauche; enfin il peut être rapproché du ligament sacro-iliaque gauche.

B. *Deuxième position de la face.*—C'est le même mécanisme que dans la première position. Le front se trouve seulement à droite, et peut prendre les mêmes positions par rapport à l'éminence iléo-pectinée, le milieu de la ligne innominée, le ligament sacro-iliaque droits. Dans les positions de la face, on trouve la moitié du visage qui regarde la paroi antérieure du bassin beaucoup plus profondément enfoncée que la moitié postérieure.

3° *Diagnostic des présentations de l'extrémité pelvienne.* — Il est quelquefois possible de diagnostiquer avec certitude, avant la dilatation du col, les portions inférieures du fœtus qui se présentent; mais ce n'est point la règle générale. Les extrémités inférieures du fœtus ne remplissent pas la portion inférieure de la matrice d'une manière aussi complète que sa tête. Elles occupent une position plus élevée, sont plus mobiles au-dessus du détroit supérieur et rarement accessibles au toucher. La difficulté cesse quand les eaux, plus abondantes dans ce cas que dans les présentations de la tête, se sont écoulées. Le diagnostic sera simplifié dans les présentations des fesses par la sensation du coccyx, des apophyses épineuses du sacrum, des tubérosités ischiatiques (que l'on sent à travers les fesses), de l'anus, des organes génitaux, et enfin par la possibilité d'atteindre l'articulation coxo-fémorale du fœtus. Dans les présentations des pieds, on sera guidé par les talons, les orteils et les deux malléoles, tandis que la rotule fera reconnaître une présentation des genoux. Un examen minutieux est nécessaire dans certains cas, pour ne point commettre d'erreurs. Un siége volumineux et tendu peut être pris pour le crâne, comme nous l'avons fait remarquer. Chez les fœtus morts, l'anus est ouvert; le doigt peut y être aisément introduit et faire croire à une présentation de la face. L'absence des maxillaires, le méconium qui s'attache aux doigts et qui est reconnaissable à sa couleur brune, devraient rendre la confusion impossible. Pour distinguer un membre inférieur d'un membre supérieur, on n'oubliera pas les talons, les orteils peu mobiles et également longs, à l'exception du gros orteil qui dépasse les autres, le volume plus considérable de la jambe, la présence des deux malléoles; la plante du pied est plus longue et plus étroite que la paume de la main, dont les bords sont également volumineux, tandis que le bord externe du pied est mince et convéxe, et le bord interne est épais et concave. Une confusion du pied avec le bras est facile, quand le talon se présente, et on peut aisément le prendre alors pour le coude. Mais en glissant le doigt dans l'articulation, on arrive dans un cas à sentir les genoux d'un côté, ou les orteils de l'autre, tandis que, si l'on a affaire au coude, on parviendra à la main, à l'aisselle ou au thorax. Si les deux talons se présentent, il est peu probable que l'on se trompe et que l'on croie à une présentation en travers, car la présentation des deux coudes est très-rare. Le genou se distinguera du coude par la rotule et les parties environnantes.

A. *Première position des fesses.* — On donne ce nom aux cas dans lesquels le dos du fœtus se trouve en avant. Les fesses s'engagent de manière à ce que leur largeur occupe un des diamètres obliques du bassin. Le dos peut aussi être dirigé à droite ou à gauche, de manière à ce que la hanche droite ou la hanche gauche se présente.

a. La hanche gauche se trouve généralement en avant, et le dos occupe alors la moitié gauche de la paroi utérine anté-

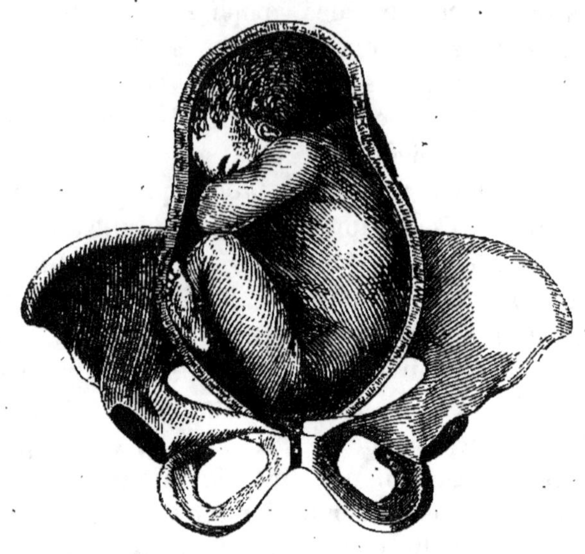

Fig. 32 (1).

rieure, et nous considérons ce cas comme la *première subdivision de la première position des fesses.* Le diamètre transverse du siége fœtal occupe alors le diamètre oblique gauche du bassin. La hanche gauche se trouve près de l'éminence iléo-pectinée droite, la hanche droite près du ligament sacro-iliaque gauche. On trouve le coccyx et les apophyses épineuses du sacrum de l'enfant dans le voisinage de la paroi postérieure de la cavité cotyloïde et du bord du trou obturateur gauches; les organes génitaux dans la partie postérieure du bassin, près de l'articulation sacro-iliaque droite, de manière à ce que le sillon anal ait à peu près la direction du diamètre oblique droit.

b. Dans la *deuxième subdivision de la première position des fesses* la hanche droite est tournée vers la paroi antérieure du bassin, le dos du fœtus est en rapport avec la moitié droite de cette paroi. La largeur des hanches occupe le diamètre oblique droit ; le sillon de l'anus, le diamètre oblique gauche ; le coccyx est en avant et à droite ; les organes génitaux, près du ligament sacro-iliaque gauche.

(1) Présentation du siége en première position.

B. *Deuxième position des fesses.* — On nomme ainsi toutes les présentations des fesses, dans lesquelles le dos du fœtus est tourné vers la paroi postérieure de l'utérus, et on distingue la première de la seconde subdivision, suivant que la hanche gauche ou la droite est dirigée en avant.

a. Dans la *première subdivision de la deuxième position des fesses,* la largeur des hanches occupe le diamètre oblique droit. Le coccyx est dans le voisinage du ligament sacro-iliaque gauche, le sillon anal est parallèle au diamètre oblique gauche.

b. Dans la *deuxième subdivision de la deuxième position des fesses,* la largeur des hanches a la direction du diamètre oblique gauche. Le coccyx se trouve dans la partie postérieure de la moitié droite du bassin. Le sillon anal occupe le diamètre oblique droit.

4° *Diagnostic de la présentation et des positions des pieds.* — Les mêmes principes qui nous ont aidé à diviser les positions des fesses, nous serviront pour classer les positions des pieds. Ici encore l'important est de s'assurer si le dos du fœtus se trouve en avant ou en arrière. On aura donc la première position des pieds si les talons sont tournés vers la paroi utérine antérieure, la deuxième s'ils regardent en arrière. Les pieds n'ont une direction fixe dans le bassin que quand les fesses se sont engagées dans le détroit supérieur. On ne peut donc point baser sur leur position, au commencement du travail, le diagnostic de la position du tronc. Et quand les hanches seront fixées, il sera aisé, d'après les principes énoncés ci-dessus, de reconnaître si l'on a affaire à la première ou à la seconde position des pieds, à la première ou à la seconde subdivision, etc.

5° *Diagnostic des présentations des épaules.* — Le toucher vaginal est nécessaire pour poser le diagnostic de ces présentations, et quoique l'examen extérieur puisse fournir des signes précieux, on ne sera sûr de son fait qu'après l'exploration interne. Il est néanmoins difficile d'obtenir un résultat certain avant la rupture de la poche des eaux; car il est difficile de sentir, à travers les membranes ou le segment utérin inférieur, les parties du fœtus; et quand on peut le faire, c'est sur une étendue si peu considérable, qu'il est impossible de se faire une idée nette de la partie explorée. On peut tout au plus diagnostiquer une présentation transversale, le col n'étant pas dilaté et la poche non rompue, dans les seuls cas où le doigt peut sentir une des extrémités supérieures de l'enfant, mobile au-dessus du segment inférieur de l'utérus, ou qu'on peut arriver à la reconnaître et à la distinguer d'avec les extrémités fœtales inférieures. — Quand la tête de l'enfant n'est point au-dessus du détroit supérieur, et qu'on peut sentir un bras, il est très-probable qu'on a affaire à une présentation transversale. En général, c'est l'épaule qui se présente après la rupture de l'amnios, ou bien une face latérale du thorax, le coude en avant. — Si l'épaule est en avant, le doigt rencontre une tumeur ronde et peut y sentir une petite éminence osseuse. Dans les cas où le dos est tourné en avant, on sent la crête de l'omoplate; quand il est tourné en arrière, le toucher fait reconnaître la clavicule. Sous cette dernière, sont les espaces intercostaux, qu'on peut facilement distinguer, et, au-dessous de la crête de l'omoplate, se fait sentir l'angle inférieur de cet os, qui s'écarte aisément de la cage thoracique, et permet au doigt de pénétrer profondément dans l'espace qui existe entre sa face antérieure et les côtes. Enfin, au-dessous de l'épaule, on sent le creux axillaire, et, au-dessus d'elle, la portion supérieure du cou. Le coude est reconnaissable à la présence des trois éminences formées par l'olécrane et les deux condyles de l'humérus, à la proximité du thorax, à la possibilité de suivre l'extrémité fœtale, d'un côté jusqu'à l'épaule, de l'autre jusqu'à la main. La clavicule et l'omoplate sont les meilleurs guides pour reconnaître si le dos est dirigé en arrière ou en avant : quand la tête se trouve élevée et qu'une moitié du thorax est enfoncée dans le bassin, on peut sentir la forme circulaire

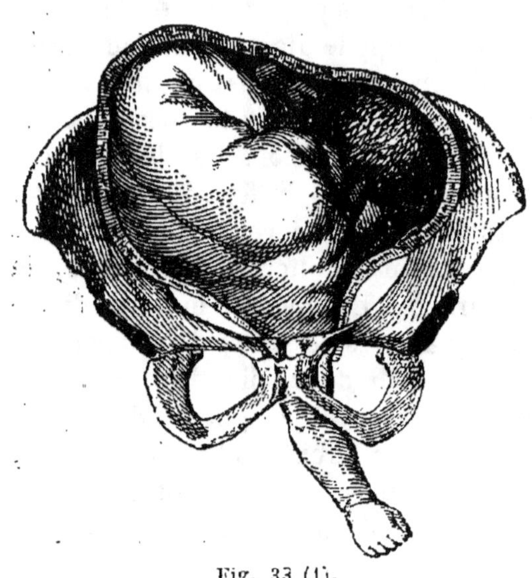

Fig. 33 (1).

(1) Présentation transversale en première position avec procidence du bras.

des côtes, et, par leur convergence, reconnaître le sternum. Les apophyses épineuses de la colonne vertébrale suffisent rarement pour préciser le diagnostic. Quand on a reconnu la position du dos par rapport aux parois de l'utérus, il est important de déterminer la position de la tête et du bassin de l'enfant. Le doute n'est pas permis, quand il est donné d'atteindre le creux axillaire, la clavicule ou la portion inférieure du cou. Si le bras procident est étendu, si la main pend dans le vagin ou même au dehors de la vulve, la position sera reconnue dès que l'on saura quel est le bras qui sort. Le dos de l'enfant étant en avant, et le bras droit en procidence, la tête du fœtus sera à gauche et son bassin à droite. On peut reconnaître une position inverse des extrémités de l'enfant, quand son dos est tourné en avant et que son bras gauche est dehors. Si son ventre regarde la face antérieure de la matrice, et si le bras droit est en avant, on conclura que la tête se trouve à droite et les pieds à gauche. Et réciproquement, on dira que la tête est à gauche et les pieds à droite, quand le bras gauche est sorti et que le dos est tourné en arrière.

§ 19. — Mécanisme de l'accouchement.

I. *Considérations générales sur le mécanisme de l'accouchement.* — Le mécanisme de l'accouchement est la série de mouvements réglés, que le fœtus, subissant l'influence des contractions de la matrice et des muscles abdominaux, fait pour sortir de l'utérus, pour s'engager dans le canal du bassin et vaincre les obstacles s'opposant à sa marche. Ce mécanisme est soumis aux quatre règles suivantes :

1° Les parties volumineuses du fœtus (tête, épaules, poitrine, siége) sont les seules qui aient des mouvements réglés et fixes, par rapport aux parois du bassin.

2° L'axe de ces portions fœtales se confond exactement avec la direction de l'axe des diverses parties du bassin que l'enfant traverse.

3° La moitié fœtale regardant la paroi antérieure du bassin occupe toujours une position plus déclive que la moitié qui se trouve dans la partie postérieure du bassin.

4° L'enfant vaincra d'autant plus aisément les obstacles présentés par l'étroitesse des parois du bassin, que les plus grands diamètres de ses parties se confondront plus exactement avec les plus grands diamètres des divers segments du bassin maternel.

II. *Mécanisme de l'accouchement dans la présentation du crâne.* — La tête se fléchit plus fortement sur le devant de la poitrine au moment où le crâne s'engage dans le bassin dont l'axe (dans une partie de son étendue), se rapproche de l'axe de l'utérus; le diamètre longitudinal du crâne primitivement dans la direction du diamètre transverse se rapproche de l'un des diamètres obliques, tandis que son diamètre transversal se rapproche de l'autre diamètre oblique qui sont les plus grands diamètres du bassin.

Parvenu dans le fond de l'excavation pelvienne, le crâne est arrêté par le plancher du bassin contre lequel il réagit, pendant que sa portion qui est située en arrière descend plus bas et que la tête subit un mouvement de rotation autour de son axe transverse, qui rapproche le diamètre longitudinal du crâne du diamètre coccy-pubien du bassin. Pendant ce temps-là l'occiput s'engage sous l'arcade pubienne, le périnée se distend, et la nuque en venant s'arcbouter sous la symphyse des pubis arrête le mouvement de descente. Au mouvement de progression interrompu, succède un mouvement d'extension par suite duquel le menton s'éloigne par degrés de la poitrine, et la tête passe de l'état de flexion à une extension progressive, à l'aide de laquelle sa partie postérieure se renverse au-devant des pubis, tandis que les autres parties apparaissent successivement au-devant de la commissure antérieure du périnée.

Après la sortie de la tête du détroit inférieur, le diamètre transversal des épaules quitte le diamètre oblique du bassin et s'engage dans le diamètre droit. La tête suit à l'extérieur ce mouvement de rotation du tronc; la portion qui était dirigée en avant au moment de sa sortie hors des organes génitaux, se tourne alors de côté, vers la cuisse de la mère, de manière à reprendre la direction qu'elle occupait dans la matrice. La tête subit donc un mouvement de rotation à l'extérieur analogue à celui qu'elle avait subi dans le bassin, et qui s'accomplit autour de son axe vertical, seulement il a lieu en sens inverse; il est appelé à tort mouvement de *restitution*, la tête libre, à l'extérieur, ne suivant que le mouvement des épaules qui s'engagent dans le détroit inférieur.

Étudions, maintenant que nous avons donné cet aperçu général, le mécanisme de l'expulsion dans les diverses positions du crâne.

1° *Mécanisme de l'accouchement dans la première position du crâne.* — Ce mécanisme doit être étudié suivant la marche de la tête pendant son expulsion.

A. La tête, dont l'occiput est tourné à gauche, subit, à la suite de douleurs puissantes, un mouvement de rotation autour de son axe transverse; le menton se rapproche de la poitrine, le front s'élève, l'occiput s'abaisse. Après ou pendant cette flexion, la moitié postérieure du crâne se tourne un peu en avant, de manière à ce que la petite fontanelle se trouve dans le voisinage de la cavité cotyloïde gauche. La suture sagittale et le diamètre longitudinal de la tête occupent le diamètre oblique droit du bassin, et conservent cette position pendant leur passage à travers le petit bassin. L'extrémité antérieure du diamètre oblique se rapprochant de plus en plus de la symphyse, au moment où il traverse le détroit inférieur, la petite fontanelle avance à mesure que la tête s'engage davantage dans ce détroit. Les faces internes de l'ischion, qui limitent transversalement cette région, doivent ne pas s'opposer au mouvement rotatoire de la tête autour de son axe vertical.

Quand la tête a atteint le plancher du bassin, la petite fontanelle se trouve derrière le trou obturateur gauche, la grande fontanelle est près de la grande échancrure sciatique droite. Les douleurs continuant, la tête cherche à se dégager sous les pubis. Le quart supérieur et postérieur du pariétal droit est la première partie qui devienne libre. La portion droite de la suture lambdoïde est en ce moment parallèle à la branche ascendante du pubis gauche, et la suture sagittale se croise avec le tiers inférieur de la grande lèvre droite. La tête conserve sa direction oblique pendant qu'elle sort du bassin.

Quand l'occiput est dégagé, il s'élève au dehors des parties génitales, jusqu'à la hauteur de la symphyse; et pendant que le front et la face pressent sur le périnée dilaté et aminci, la partie postérieure du cou s'arcboute contre l'arc du pubis, pendant que le front et la face se dégagent. A l'instant où la tête est sortie des organes génitaux externes, les épaules se sont engagées par leur largeur dans le diamètre oblique gauche du détroit inférieur, de sorte que l'épaule droite est près du pubis droit, et l'épaule gauche est tournée vers le ligament sacro-iliaque gauche. C'est là ce qui imprime à la tête la position qu'elle occupe au dehors (le visage est après son dégagement tourné vers le côté interne et postérieur de la cuisse droite de la mère). L'épaule droite exécute un mouvement de rotation autour de la symphyse, analogue à celui que la tête a exécuté.

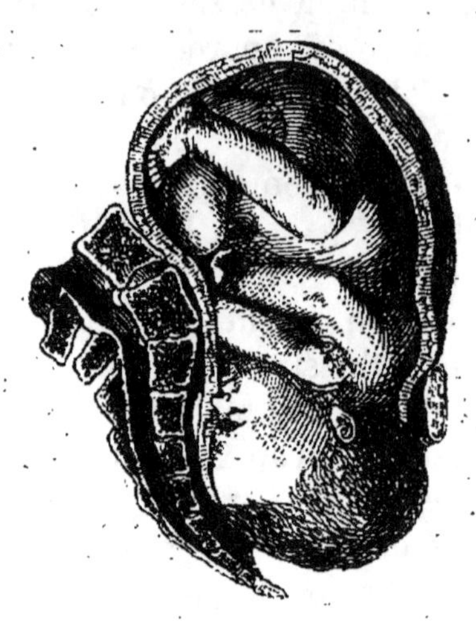

Fig. 34 (1).

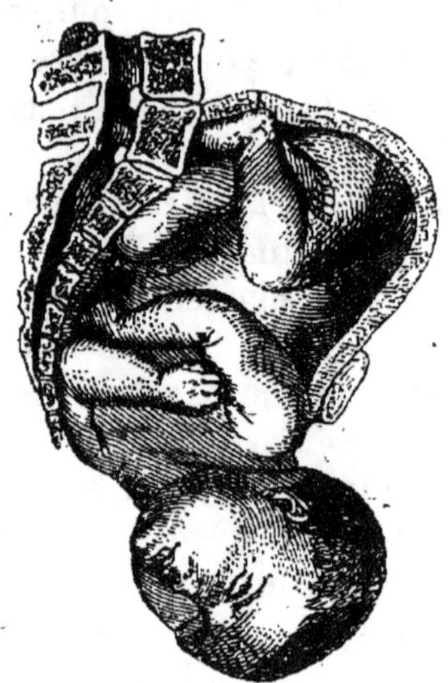

Fig. 35 (2).

L'épaule droite s'enfonce enfin sous l'arc du pubis, tandis que l'épaule gauche glisse sur le périnée. A mesure que le thorax s'engage dans le diamètre antéro-postérieur, la tête prend une direction différente de celle qu'elle occupait au moment où les épaules se sont engagées dans le bassin. Le visage se tourne tout à fait à droite, et au moment où les épaules sortent de la vulve, le visage regarde la face interne de la cuisse droite de la mère. Le reste du corps se dégage aisément, une fois que les épaules sont sorties. Les diamètres transverses du fœtus occupent toujours les diamètres obliques du bassin.

B. *Occiput à gauche en arrière.* — La sortie de la tête en première position ne s'effectue pas toujours de cette manière. L'occiput reste ou se dirige souvent, dès son entrée dans le bassin, contre l'articulation sacro-iliaque gauche. Le crâne peut alors se dégager de deux manières : 1° ou bien l'occiput, dirigé

____

(1) Expulsion de la tête à travers le détroit inférieur.
(2) Expulsion des épaules à travers le détroit inférieur.

en arrière, se tourne en avant pendant l'accouchement et vient
paraître sous le pubis; 2° ou bien il conserve sa position jusqu'à
ce que le front soit parvenu sous l'arc du pubis.

   a. Lorsque la tête s'engage dans le détroit supérieur, l'occiput se trouvant en arrière et à gauche, la petite fontanelle
est beaucoup plus inférieure que la grande. La flexion de la tête
est donc un mouvement qui a lieu la plupart du temps ; mais
en général, dans ces cas-ci, le front est situé plus bas que l'occipital, ce qui se rencontre moins souvent quand l'occiput est en
avant. Dès que la tête a atteint le plancher du bassin, la différence de hauteur entre la moitié antérieure et la postérieure du
crâne disparaît, et la petite et la grande fontanelle sont à peu
près sur le même plan. Le mouvement de rotation de la tête
est beaucoup plus étendu que dans le cas où l'occiput est dirigé en avant. Après de longs et pénibles efforts, ce dernier
abandonne la paroi postérieure gauche du bassin, et se tourne
en avant : la petite fontanelle se trouve derrière le bord antérieur de la région cotyloïde gauche, et la grande près du ligament
sacro-iliaque droit. La suture sagittale se trouve ainsi dans la
direction du diamètre oblique droit, tandis qu'elle occupait
d'abord le diamètre oblique gauche.

   Cazeaux explique de la manière suivante la raison de ce mouvement en arc de cercle : « L'utérus est à peu près placé dans
la direction de l'axe du détroit supérieur. La somme de ses forces expulsives, ou, pour parler plus clairement, la somme des
contractions peut être représentée comme s'exerçant suivant la
direction de l'axe de ce détroit supérieur. La tête étant placée
en position occipito-iliaque postérieure, l'occiput, poussé par la
contraction utérine que lui transmet le rachis, descend donc
dans la direction de l'axe du détroit supérieur, c'est-à-dire de
haut en bas et d'avant en arrière, et continue à descendre jusqu'à ce qu'il rencontre la résistance de la partie inférieure et
latérale du bassin ou des parties molles du plancher du bassin.
Là il est arrêté, pour peu que cette résistance soit considérable,
et, dès lors, la direction dans laquelle chemine l'occiput doit
nécessairement changer; cette résistance, en effet, peut être représentée par une force de direction perpendiculaire à la surface
heurtée, et qui serait appliquée à la tête du fœtus à son point de
contact avec le plan postérieur de l'excavation. » La tête se

trouve sous l'influence de deux forces, dont la résultante est une force dirigée de haut en bas et d'arrière en avant. La tête suit donc la direction que les deux forces lui impriment, c'est-à-dire qu'elle se dirige, avec l'occiput, suivant la résultante, de haut en bas et d'arrière en avant. L'extension et la rapidité de ce mouvement sont proportionnées à l'intensité des douleurs et à la résistance opposée par la paroi postérieure du bassin. C'est ce qui explique pourquoi la rotation s'opère subitement après s'être fait longtemps attendre, lorsqu'une violente contraction force le fœtus d'avancer, et pourquoi le travail marche lentement et insensiblement, quand les douleurs sont peu intenses.

Nous partageons l'opinion de *Kilian,* qui pense que la forme du bassin et la grosseur du fœtus ont une grande influence sur l'élévation plus ou moins grande de la région du bassin dans laquelle s'opère cette rotation de l'occiput en avant. Nous regardons comme juste sa manière de voir, quand il déclare que l'occiput subit rapidement sa rotation dans la portion supérieure du bassin, toutes les fois que ce dernier a une forme transversalement elliptique et que la tête est proportionnellement de petite dimension : c'est ce qu'on remarque surtout dans les bassins ronds, lorsque la tête est ronde et petite.

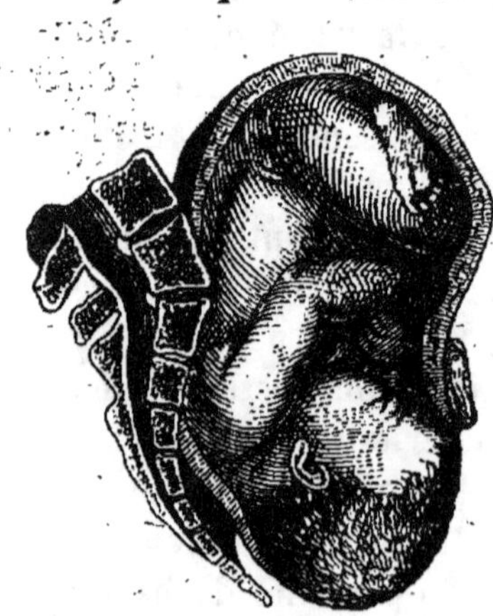

Fig. 36 (1).

Dès que l'occiput a opéré sa conversion, l'accouchement se termine, comme nous l'avons indiqué (1°, A). Nous n'avons donc pas besoin d'y revenir.

b. Si la rotation de la tête, dont l'occiput est tourné en arrière, ne peut avoir lieu, le mécanisme de l'accouchement diffère de celui que nous avons décrit. Le front reste, pendant tout le temps que la tête traverse le canal du bassin, appliqué contre le trou obturateur droit. Ce n'est qu'à son passage à travers le détroit inférieur qu'il se tourne en avant, et que la portion supérieure et antérieure du pariétal droit, ainsi que la moitié supé-

(1) La tête se dégageant, l'occiput tourné en arrière.

rieure droite du frontal, apparaissent sous la voûte pubienne.
L'occiput, cédant à la pression de la colonne vertébrale poussée
en avant par les contractions utérines, s'enfonce plus profondément en pressant sur le périnée. La pression agit sur le front,
qui remonte derrière le pubis, et ne s'abaisse qu'après le dégagement complet de l'occiput. Le front, puis le nez, la bouche,
et enfin le menton, dépassent l'arc du pubis, puis se tournent
après le dégagement complet de la tête vers la face interne et
supérieure de la cuisse droite de la mère.

L'épaule droite se présente derrière la branche ascendante du
pubis gauche, l'épaule gauche est près de la grande échancrure
sciatique droite. Au moment où les épaules sortent du bassin, la
face, qui regardait en haut et à droite, subit un mouvement de
rotation qui la met directement vis-à-vis de la portion interne
de la cuisse droite.

c. Dans la première position du crâne, la tête peut s'engager
transversalement dans le petit bassin. Ce fait s'observe d'ordinaire dans les bassins elliptiques, où les diamètres obliques sont
raccourcis. La tête ne les franchit, et par conséquent, n'opère
sa rotation, que lorsque ses diamètres antéro-postérieurs ont été
comprimés et que sa forme est devenue à peu près circulaire.
Lorsque le crâne conserve sa position transversale jusque dans
le détroit inférieur, on aperçoit d'abord la bosse pariétale droite.
La région temporale droite se fixe sous le pubis; le côté gauche
de la tête se dégage peu à peu du côté du périnée. Les épaules
s'engageant suivant le diamètre oblique droit, la tête subit la
rotation décrite (1°, A), et la face regarde la cuisse droite.

2° *Deuxième position du crâne.* — *Nœgelé*, et avec lui les accoucheurs modernes, croient que l'occiput en deuxième position se
dirige, dès son passage à travers le détroit supérieur, du côté du ligament sacro-iliaque droit, et qu'à ce moment du travail il est rare
de le voir se tourner en avant. Nous ne pouvons partager cette
manière de voir, et sommes pleinement convaincu que la rotation
de l'occiput en avant, comme dans la première position du crâne,
est un fait constant; que son long arrêt dans les portions postérieures du bassin est une exception et ne peut être prise comme
règle.

Les mouvements que la tête en deuxième position subit pendant son passage à travers le bassin, sont exactement les mêmes

que ceux décrits dans les subdivisions précédentes. Nous rappellerons, pour éviter les redites, que la moitié gauche du fœtus regarde la paroi abdominale antérieure, et que les parties du fœtus qui occupaient le côté droit, dans la première position, se trouvent du côté gauche dans la seconde.

Quand l'occiput se tourne en avant pendant l'accouchement, c'est le pariétal gauche qui surgit le premier, et le visage, tourné d'abord en arrière et à gauche, finit par être situé vis-à-vis de la face interne de la cuisse gauche maternelle.

Dans le cas où la rotation ne s'opère pas, la moitié du pariétal ou du frontal gauche paraît la première sous les pubis. Quand la tête est dégagée des organes génitaux externes, le visage regarde la face antérieure de la cuisse gauche de la mère ; après le dégagement des épaules, il est vis-à-vis de sa face interne.

III. *Mécanisme de l'accouchement dans la présentation de la face.* — Au début du travail, le front est la partie la plus basse. La portion inférieure du visage s'engage plus profondément lorsque les os et les parties molles l'empêchent d'avancer. La tête ne peut s'enfoncer qu'autant que la longueur et l'extensibilité du cou le lui permettent. Quand le menton est tourné de côté ou en arrière, il faudrait, pour permettre à la face d'arriver jusqu'au plancher du bassin, que la portion supérieure du thorax pût s'engager en même temps que la tête dans le bassin, ou que le cou s'allongeât de manière à égaler en longueur la paroi latérale ou postérieure du bassin. Comme ces deux hypothèses sont impossibles à l'état normal, le cou du fœtus doit se tourner vers la paroi antérieure de l'utérus, dont la faible hauteur permet au visage d'atteindre le plancher du bassin, sans que le cou subisse un allongement

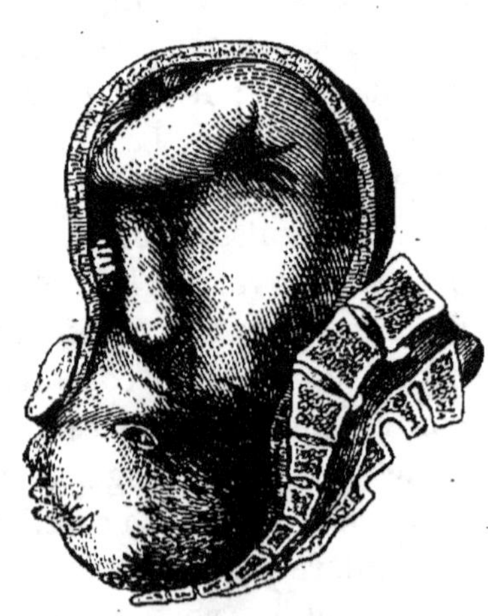

Fig. 37.(1).

trop considérable. Pour qu'une présentation de la face soit

(1) Face engagée dans le détroit inférieur.

suivie d'une heureuse délivrance, il faut que le menton, situé de côté et en arrière, puisse se tourner en avant, derrière les pubis. La moitié inférieure de la face, qui regarde en avant, apparaît alors la première sous l'arcade des pubis, et y reste engagée jusqu'à ce que le front, dirigé d'abord vers la paroi postérieure du bassin, ait franchi le périnée, par un mouvement de flexion de la tête. Les mouvements de rotation que subit la tête, après son dégagement, dépendent de la manière dont les épaules s'engagent et traversent le bassin.

1° *Première position de la face.* — Il est nécessaire, pour qu'une présentation de la face se termine heureusement, que le menton soit dirigé en avant, ou bien qu'il prenne peu à peu cette direction pour s'engager sous l'arcade des pubis. C'est ce qui arrive d'habitude, quand un manque d'espace ou des tractions intempestives ne viennent pas troubler le travail. Il est donc indifférent que le front soit au début tourné en avant, en arrière ou de côté.

Il serait superflu de considérer comme cas spécial les trois subdivisions des positions de la face, car chacun devinera que la rotation de la tête autour de son diamètre antéro-postérieur présente des degrés différents, suivant le rapport du front dans les régions antérieure, latérale ou postérieure du bassin. La tête décrit une rotation d'un quart de cercle quand le front est dirigé en avant et de côté au début du travail ; d'un huitième de cercle, quand il se trouve à l'extrémité d'un diamètre transverse du bassin, et tout au plus d'un seizième de cercle, quand il est près de la symphyse sacro-iliaque. Lorsque le front occupe la moitié gauche du bassin (1re position de la face), il se dirige, à mesure que le visage s'engage, de plus en plus en arrière, vers le ligament sacro-iliaque gauche ; le nez, le diamètre longitudinal de la face se confondent alors avec le diamètre oblique gauche du bassin. Peu importe, du reste, qu'ils aient occupé, au début, le diamètre oblique ou transverse du détroit supérieur. Il n'est pas rare de voir le visage prendre une direction transversale, lorsqu'il est engagé profondément dans le bassin.

Nous avons toujours observé que le front était situé plus bas que le menton, parce que ce dernier est retenu par le cou, qui est peu susceptible d'allongement et qui est arrêté en haut par les parois latérales du bassin. La présentation de la face s'est donc transformée en présentation du front, qui subit de nouveau un changement quand des douleurs plus intenses rendent complète l'extension forcée de la tête et poussent le menton en avant, derrière le pubis droit. Dès que ce mouvement s'est opéré, le menton est sur le même plan que le front, et il lui devient même inférieur à mesure qu'il s'engage plus profondément sous le pubis. De violentes douleurs font apparaître la joue droite et l'angle de la bouche, puis la moitié droite du maxillaire inférieur, qui s'avance, apparaît tout entier, mais reste arrêté sous la voûte pubienne par sa partie postérieure. A mesure que la bouche et le nez viennent faire saillie au dehors des grandes lèvres, le front, le crâne et l'occiput glissent sur la commissure antérieure du périnée. Le visage, après la sortie de la tête, se tourne vers la portion supérieure de la face interne de la cuisse droite de la mère, et fait face à cette partie quand les épaules ont traversé la cavité du bassin.

2° *Deuxième position de la face.* — Le mécanisme est le même qu'en première position. Le front se trouve seulement dans la moitié droite du bassin; la moitié gauche de l'enfant est dirigée en avant, et le menton, tourné vers le côté gauche de la matrice, opère sa conversion derrière le pubis gauche. La joue et l'angle gauche de la bouche apparaissent les premiers, et quand la tête est dégagée, le visage se trouve à gauche et en haut, puis en face de la cuisse gauche de la mère.

IV. *Mécanisme de l'accouchement dans les présentations des fesses, des pieds et des genoux.* — Les pieds ne remplissent pas exactement la moitié inférieure de la matrice, qui n'oppose à leur sortie aucun obstacle important; on ne peut, à proprement parler, décrire le mécanisme d'un accouchement par les pieds ou par les genoux. Ce n'est qu'au moment où les hanches s'engagent dans le détroit supérieur que le travail présente des conditions précises, et que le fœtus subit des mouvements réglés. Nous réunirons donc ces trois présentations en une seule, et donnerons comme type la présentation des fesses, qui ne diffère pas sensiblement, en ce qui regarde les mouvements opérés dans le bassin, de la présentation des pieds ou des genoux.

Le diamètre transverse du siége l'emporte de beaucoup sur son diamètre antéro-postérieur. Voilà donc une analogie avec la présentation des épaules, et l'on ne sera pas étonné de voir le diamètre transverse des hanches prendre, comme nous l'avons vu pour les épaules, dans la présentation de la tête, la direction des plus grands diamètres du bassin, c'est-à-dire celle des diamètres obliques. Le mécanisme est presque le même dans les deux cas, et celui qui aura étudié les mouvements des épaules comprendra aisément celui des fesses. Nous avons vu l'épaule située en avant prendre une position plus déclive que l'autre : la fesse la plus déclive est également en avant; de même, le diamètre transversé des fesses coïncidera avec le diamètre oblique du bassin. Enfin, la fesse antérieure s'engagera sous l'arc du pubis, et servira de point d'appui pour permettre à la fesse postérieure de comprimer et de franchir le périnée. Le ventre et le thorax suivent la voie ouverte par le siége, et leurs diamètres transverses se placent dans le sens du diamètre oblique du bassin qu'ont traversé les hanches. Les deux avant-bras sont ordinairement repliés sur le thorax, souvent un seul est fléchi et l'autre est étendu. Ce n'est que dans des cas rares et particuliers que nous mentionnerons plus tard, ou bien à la suite de tractions maladroites et violentes sur le tronc qu'on voit les bras s'étendre tous les deux en haut, sur les faces latérales de la tête. Cette dernière, pressée sur la poitrine, et par conséquent fléchie à la suite des contractions utérines, s'engage suivant le diamètre transverse du bassin, ou suivant celui des diamètres obliques que n'ont pas suivi les épaules. Le plus souvent, la tête, lorsque le dos est arrière, subit dans le bassin une telle rotation autour de son axe vertical, que l'occiput devient antérieur et s'engage derrière les pubis.

Il peut aussi arriver que l'occiput resté ou se dirige en arrière, et la face en avant, derrière la symphyse. L'occiput est en avant quand le dos, et dans quelques cas le ventre, sont dès le principe dirigés vers le côté antérieur de la matrice. La portion antérieure, quelle qu'elle soit du reste, s'engage toujours sous l'arc des pubis, tandis que la portion postérieure presse et glisse sur le périnée.

1° *Première position des fesses.* — Dans la présentation des fesses, il est indifférent que le dos soit tourné à droite ou à gauche. Pour éviter les répétitions, nous choisirons le cas dans lequel le dos occupe le côté gauche de la mère, et où la moitié gauche du fœtus regarde la portion antérieure de la matrice, position qui est de beaucoup la plus fréquente. La fesse gauche est ici la partie du fœtus qui est dirigée en avant. Elle s'engage sous les pubis et apparaît la première au dehors. Les hanches

conservent toujours leur position dans la direction du diamètre
oblique ; la fesse gauche s'engage au passage du détroit inférieur, au-dessous de la branche ascendante du pubis droit ; la
fesse droite presse sur le périnée et apparaît presque en même
temps que l'autre. Le reste du tronc suit rapidement le siége ;
l'abdomen du fœtus regarde à droite et un peu en arrière ; les
épaules s'engagent suivant le diamètre oblique gauche ; le coude
appartenant au bras, qui est appliqué sur les côtés de la poitrine,

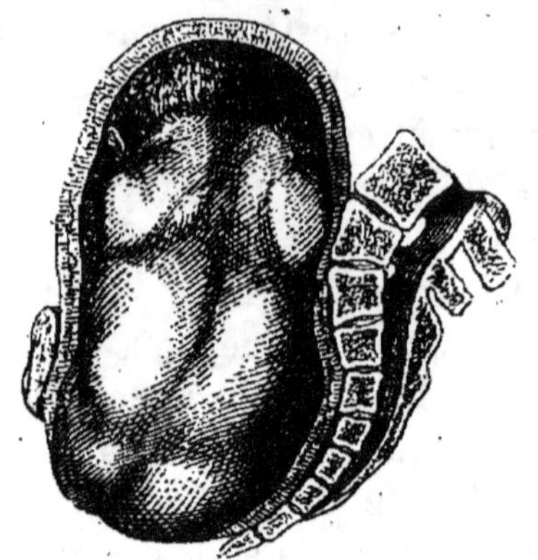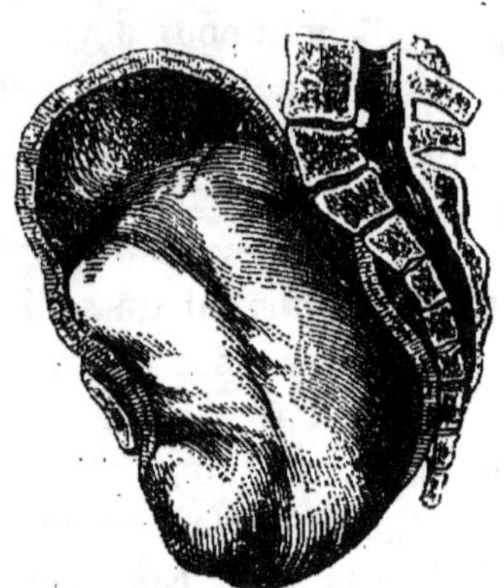

Fig. 38 (1).   Fig. 39 (2).

apparaît d'habitude en même temps que le thorax. La tête s'engage suivant son diamètre antéro-postérieur dans le bassin, et suit
la direction du diamètre transverse ou oblique du côté droit. Dans
sa descente, l'occiput se trouve en avant, sa moitié droite sous
la branche ascendante du pubis gauche, où elle s'arrête pendant
que le menton, le nez, le front, et enfin la portion supérieure de
la tête (parties qui occupent le côté droit), pressent sur le périnée
et se dégagent.

Le mécanisme de l'accouchement, dans la deuxième subdivision de la première position des fesses, où la moitié droite
du fœtus regarde en avant et où le dos est dirigé en avant
et à droite, diffère peu de la précédente. Les faces du fœtus ont
seulement des rapports différents avec les diverses portions du
bassin. La face antérieure de l'enfant se trouve dans la moitié
gauche du bassin, le diamètre transverse des hanches dans la

____

(1) Siége engagé dans le détroit inférieur.

(2) La hanche antérieure arrêtée sous l'arcade du pubis, tandis que la hanche
postérieure se dégage en arrière

moitié droite. La tête s'engage suivant le diamètre oblique gauche.

2° *Deuxième position des fesses.* — En général, les hanches s'engagent suivant le diamètre oblique droit toutes les fois que l'abdomen du fœtus est dirigé en avant. Le siége, et tout le tronc avec lui, subit une rotation telle que la hanche gauche, située d'abord derrière la paroi postérieure de la cavité cotyloïde gauche, finit par se trouver sous les pubis, tandis que la hanche droite presse sur le périnée. La face antérieure du tronc se dégage peu à peu, regarde d'abord la face supérieure et interne de la cuisse droite de la mère. Plus tard, sa direction et ses rapports dépendent de la position occupée par la tête. En général, cette dernière s'engage suivant le diamètre transverse du bassin; le visage, tourné en avant d'abord, occupe ensuite dans l'excavation pelvienne l'extrémité droite de ce diamètre, tandis que l'occiput en occupe l'extrémité gauche. Cette direction transversale de la tête est due à la rotation du tronc autour de son axe longitudinal, mouvement auquel la tête prend part d'ordinaire. La position de cette dernière devient bientôt oblique, à la suite d'une rotation autour de son axe vertical, et l'occiput se trouve derrière la cavité cotyloïde gauche, la face près de la symphyse sacro-iliaque droite. Le passage de la tête s'effectue ensuite comme nous l'avons indiqué dans la première position des fesses. Quand le cours naturel de l'accouchement est troublé par des tractions prématurées sur le tronc ou par des manœuvres inopportunes pour améliorer la position du fœtus, la torsion du tronc autour de son axe longitudinal n'est pas complète, et la tête n'accompagne pas ce mouvement. La face conserve alors sa position primitive, en avant et à droite, et elle peut sortir du bassin de trois manières:

1° Le menton s'arrête derrière la branche horizontale droite du pubis; l'occiput est fortement incliné sur le cou et comprime énergiquement cette région. La face regarde alors directement en haut, vers le fond de l'utérus. La portion du crâne qui est en contact avec la paroi postérieure du bassin s'abaisse de plus en plus vers l'articulation sacro-iliaque gauche, jusqu'à ce que l'occiput, qui occupait le milieu de la courbure sacrée, vienne appuyer sur le périnée. Le menton est relevé par ce mouvement. La face inférieure du maxillaire inférieur se trouve derrière les pubis ; le cou est parallèle à la symphyse pubienne.

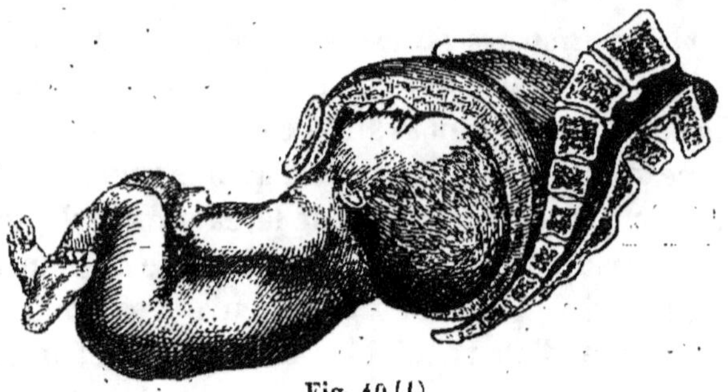

Fig. 40 (1).

L'occiput parvient alors sur le périnée, et le crâne se dégage par un mouvement d'extension forcée.

2° Il est plus rare que le menton, situé en avant, se dégage derrière les pubis. Le front restant appuyé contre leur face postérieure, l'occiput peut aisément glisser alors sur le périnée.

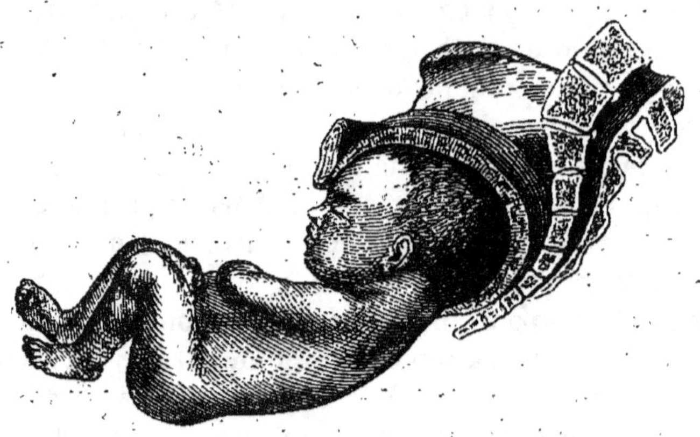

Fig. 41 (2).

Quelquefois le front se dégage le premier, et l'occiput suit naturellement. Nous avons observé quatre fois cette sorte de délivrance dans des cas où le petit volume de la tête coïncidait avec d'énergiques contractions.

3° Plus rare encore est le mode de dégagement dans lequel le

(1) Dégagement de l'occiput en arrière par un mouvement forcé d'extension de la tête.

(2) Dégagement du front en avant par un mouvement de flexion de la tête.

visage, regardant d'abord en avant et un peu de côté, opère un
arc de cercle sous l'impulsion d'une violente douleur, abandonne la symphyse et arrive dans la portion opposée du bassin. Il
occupe alors l'extrémité postérieure du diamètre oblique dont il
occupait d'abord l'extrémité antérieure. Le fœtus subit une conversion d'un demi-cercle; sa face abdominale, située dans le
principe à droite et en avant, se trouve en arrière et à gauche.
Nœgelé, qui le premier a décrit ce mécanisme, prétend l'avoir
observé dans les cas où les fœtus étaient petits et non à terme,
ainsi que dans les grossesses gémellaires. Nous avons eu deux
fois l'occasion de voir des faits analogues; mais les enfants
étaient gros et à terme.

V. *Mécanisme de l'accouchement dans les présentations transversales du fœtus.* — Les anciens accoucheurs pensaient qu'un fœtus
à terme, se présentant en travers, nécessitait toujours l'intervention de l'art. Des observations plus récentes et plus complètes ont démontré que la nature pouvait, par ses seules forces,
terminer l'accouchement, soit par la version spontanée, soit par
l'évolution spontanée.

1° *Version spontanée.* — Dès que le travail est commencé, les
parois utérines se contractent, perdent de leur mollesse, et l'u-
térus reprend sa forme normale, celle d'un ovoïde; son axe longitudinal l'emporte alors sur son axe transversal.

Pour que cet effet se produise, il faut que le fœtus soit mobile;
les contractions, agissant alors sur ses extrémités (la tête et
le siége), forcent le diamètre longitudinal du fœtus à devenir
parallèle avec le diamètre longitudinal de l'utérus. La partie la
plus inférieure du fœtus est repoussée et fait place à la tête ou
au siége.

La présence d'une grande quantité de liquide amniotique
facilite ce mouvement du fœtus autour de son axe transversal:
on l'observe rarement après la rupture de la poche. Cette version n'a pas d'influence fâcheuse sur la vie du fœtus, même
quand elle se produit après l'écoulement des eaux. Il est bien entendu que des douleurs trop fortes, longtemps prolongées, se
succédant coup sur coup, sont nuisibles à cette version de l'enfant. Ce sont ces douleurs qui, comprimant le cordon, gênant la
circulation, amènent la mort du fœtus.

2° *Évolution spontanée.* — Quand la version spontanée ou l'art ne viennent pas améliorer une présentation transversale, il peut arriver, dans des bassins très-spacieux et sous l'action d'énergiques douleurs, surtout quand le fœtus est déjà mort, de le voir s'engager dans l'excavation, replié sur lui-même. Le mécanisme de l'évolution spontanée est le suivant : le dos étant dirigé en avant, la tête à gauche, l'épaule droite s'enfoncera de plus en plus sous l'influence de fortes douleurs. L'utérus, se contractant concentriquement, tend à rapprocher l'une de l'autre les deux extrémités du fœtus. La tête s'infléchit fortement, et le menton s'applique sur la poitrine, tandis que les extrémités inférieures se replient sur l'abdomen. L'action des fi-

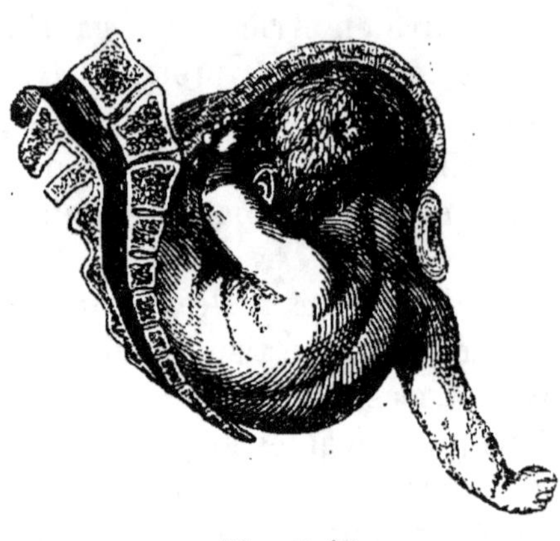

Fig. 42 (1).

bres latérales de la matrice oblige en même temps la fesse et l'épaule gauches à se replier sur les fausses côtes de la moitié fœtale gauche.

Le fœtus est donc pelotonné sur lui-même, son grand axe est raccourci ; et, les douleurs augmentant, l'épaule droite s'engage de plus en plus profondément dans l'excavation, et sans l'obstacle que la tête oppose à un avancement plus considérable, l'épaule droite viendrait presser sur le plancher du bassin. Mais, de même que le menton dans les présentations de la face, l'épaule est retenue dans sa marche par le peu de longueur du cou ; elle ne s'approche du détroit inférieur qu'au moment où le cou s'applique contre la paroi la plus courte du bassin, c'est-à-dire contre la paroi antérieure ; l'épaule peut alors parvenir jusqu'au-dessous de l'arc pubien, mais est néanmoins retenue par le cou, dont le côté droit est engagé sous les pubis. Les douleurs, devenant de plus en plus fortes, agissent alors sur les extrémités abdominales qui sont situées au haut de l'utérus, les compriment le long de la courbure sacrée et les font arriver sur le

____

(1) Évolution spontanée en première position de l'épaule droite en voie d'exécution.

plancher du bassin ; et l'épaule restant toujours engagée sous les pubis, on voit apparaître la moitié latérale droite supérieure, puis la moitié latérale droite inférieure du thorax, la hanche droite et le siége, qui se dégagent en pressant sur le périnée.

Les parties inférieures du fœtus étant libres, la tête s'engage naturellement, comme nous l'avons décrit dans la présentation de l'extrémité pelvienne.

§ 20. — Influence des présentations et positions du fœtus sur le pronostic.

Dans les présentations du crâne, de la face, du bassin, les forces de la nature peuvent terminer l'accouchement sans aucun inconvénient pour la santé de la mère ou de l'enfant. La présentation du crâne est des plus favorables. Dans celle de la face, il peut arriver, à la suite d'obstacles à la rotation du menton ou de retards apportés à ce mouvement, que le cou soit tiraillé, les gros vaisseaux comprimés, enfin que la vie du fœtus soit mise en danger par des efforts prématurés de respiration. Dans la présentation des fesses, les épaules et la tête se dégagent aisément quand le siége est volumineux. On doit craindre la compression du cordon et des efforts respiratoires prématurés, quand les épaules sont enclavées et se dégagent lentement. Quand l'occiput ou le menton sont (dans les présentations du crâne ou de la face) dirigés en avant dès le principe, on voit souvent l'accouchement se terminer avec bonheur. L'enfant n'a pas besoin de faire le mouvement de rotation, qui nécessite toujours de violentes contractions. Quand, dans la présentation du crâne, le front est dirigé en avant, il arrive souvent des lésions du périnée : le front reste longtemps arc-bouté derrière le pubis, et la pression brusque et violente de l'occiput contre le périnée amène souvent des déchirures de cette région. Dans les présentations de l'extrémité pelvienne, les positions les plus heureuses sont celles dans lesquelles le dos de l'enfant est tourné en avant. S'il est, au contraire, tourné en arrière et si la rotation ordinaire n'a pas lieu, le visage regarde en avant, le menton peut s'accrocher derrière les pubis et ralentir l'accouchement. En ce qui touche les présentations transversales, il est rare de rencontrer la version spontanée ; on ne doit donc pas beaucoup y compter, et l'art doit terminer l'accouchement. Dans l'évolution spontanée, l'enfant à terme est mort d'ordinaire. Même dans les accouchements prématurés, la pression et la tension subies par le corps du fœtus suffisent pour lui ôter la vie, quand elle n'est pas éteinte dès le commencement du travail. Les cas heureux cités par certains accoucheurs sont presque toujours des erreurs : on a pris une version spontané par le siége pour une évolution spontanée. Toutes ces circonstances sont de mauvais augure pour la mère, que fatigue et qu'épuise un travail pénible et douloureux. La compression des parties molles occasionne trop souvent des inflammations violentes, entraîne le sphacèle des parties génitales, est suivie enfin de troubles puerpéraux et de diverses maladies chroniques des organes génitaux. On portera, dans les cas d'évolution spontanée, un pronostic favorable, quand le fœtus sera petit et peu résistant, éloigné du terme de la gestation, quand le bassin aura de grandes dimensions et que les parties molles cèdent aisément ; enfin, quand les douleurs seront intenses.

§ 21. — Marche et périodes du travail de l'accouchement.

L'accouchement normal peut se diviser en plusieurs périodes ou temps. Nous en admettons trois :

1º Le *travail insensible*, ou période de préparation, commence chez les primipares de 4 à 6 jours, chez les femmes déjà mères quelques heures seulement avant les contractions douloureuses de la matrice. Le segment utérin inférieur est alors ramolli, ainsi que le col, le vagin et la vulve. L'orifice du museau de tanche est ouvert ou se laisse aisément dilater avec le doigt. Les femmes sont surexcitées, ont même un peu de fièvre, des selles répétées et des envies fréquentes d'uriner.

2º La *période de dilatation* dure généralement au plus 6 à 8 heures. Les organes génitaux sont dilatés par degrés au point de permettre au fœtus d'abandonner la matrice, et n'opposent plus, à la fin de la période, d'obstacle à sa sortie. Cette période se termine quand le col est dilaté au point d'être entièrement effacé.

Les douleurs nommées *dolores præsagientes* ne sont pas très-pénibles au début. C'est un sentiment de tension, de plénitude et de pression en avant. Elles reviennent toutes les dix ou quinze minutes, et conservent ce caractère pendant 2 à 3 heures.

A mesure que l'orifice du col se dilate , les douleurs deviennent plus vives et plus violentes, et les femmes présentent quelques troubles gastriques. Le vagin sécrète beaucoup de mucus, mêlé de stries sanguinolentes, ce qui fait dire que *la femme marque*. Le sang provient de déchirures des bords du col. Les membranes s'engagent dans ce dernier à mesure qu'il s'élargit (*la poche des eaux se présente*) : elles sont tendues pendant les douleurs, et s'affaissent quand ces dernières cessent. Mais, dès que l'utérus presse d'une manière plus intime sur le fruit qu'il contient, la poche reste tendue et saillante, même dans l'intervalle des contractions. Elle se crève enfin, souvent avec un bruit que peut entendre l'assistance, quand, à la suite d'une énergique douleur, l'œuf est poussé avec force dans le vagin. Quand la contraction est violente, que le col est entièrement ouvert, que les eaux sont abondantes, on les voit s'écouler subitement en jet puissant. C'est lentement, goutte à goutte, presque en bavant, que la poche se vide, au contraire, quand elle s'est rompue avant l'entière dilatation du col, quand la douleur a été faible, et quand les membranes trop minces ne lui ont point opposé d'obstacle assez grand.

3o *Période d'expulsion.* — Après l'écoulement des eaux , les contractions douloureuses cessent et ne reparaissent qu'après une demi-heure ou une heure de repos. Elles sont alors plus intenses, se succèdent plus rapidement, durent plus longtemps et forcent les muscles abdominaux à se contracter. La portion du fœtus qui est en avant, dépasse alors les bords de l'orifice. Dès qu'elle est arrivée dans le vagin, les fibres musculaires de cet organe se contractent, et leurs anastomoses avec les fibres du rectum font croire au besoin illusoire d'aller à la selle. L'activité des muscles de l'abdomen est alors augmentée. La malade demande qu'on lui comprime la région sacrée, qui est très-douloureuse ; elle cherche un point d'appui pour ses pieds et ses mains : pendant les douleurs, elle fait de profondes inspirations et retient son haleine pour aider à la pression qu'exercent les parois abdominales. A la suite de douleurs énergiques et se succédant avec rapidité, la tête apparaît entre les grandes lèvres. Ces dernières s'ouvrent et se referment, de sorte qu'entre deux douleurs on voit la tête se retirer; mais, quand le crâne s'est complétement dégagé des pubis, les grandes lèvres restent ouvertes. Les douleurs déterminent alors des efforts auxquels tout le corps de la patiente prend part; on les nomme douleurs *conquassantes*. Elles poussent au dehors la tête de l'enfant, en arrachant des plaintes et des cris à la mère. Une portion des eaux s'écoule alors. Après la sortie de la tête, la mère se sent momentanément soulagée. Elle prend de nouvelles forces, pendant ce temps de répit, pour expulser le reste du tronc, ce qui arrive après deux ou trois contractions violentes, mais moins douloureuses. Il est rare qu'un intervalle de plus de 2 heures sépare l'instant où l'orifice du col est complétement dilaté du moment où le fœtus est expulsé au dehors.

Chez les femmes qui ont eu plusieurs enfants, cette partie de la troisième période est beaucoup moins longue.

4° *Délivrance naturelle.* — Peu de temps après l'expulsion du fœtus commence la *période d'expulsion du délivre.* Immédiatement après la sortie du fœtus, on voit s'écouler une petite quantité de sang; il provient du placenta, en partie décollé de la paroi utérine par les contractions qui ont expulsé le fœtus. Cette perte s'arrête dès que les fibres utérines ont la force nécessaire pour se raccourcir complétement, pour s'appliquer exactement contre les parties de l'œuf qui sont encore dans la matrice, et pour oblitérer ainsi les vaisseaux béants situés près de l'insertion du placenta, et qui ont été rompus par les premières douleurs. Les contractions ne sont pas douloureuses, tant que le contenu de l'utérus ne leur oppose aucune résistance. Mais quand la matrice s'est contractée au point d'embrasser exactement par toutes ses parois les annexes du fœtus qu'elle contient encore, ses fibres rencontrent un obstacle chaque fois qu'elles tendent à se raccourcir. Ces contractions deviennent douloureuses et portent le nom de douleurs *consécutives.* Elles rompent entièrement les adhérences existant entre le placenta et la matrice, et expulsent les annexes du fœtus (placenta, membranes, cordon). Le toucher fait connaître, avant la production des contractions douloureuses, la présence de la face fœtale du placenta près de l'orifice utérin. Son expulsion amène le renversement des membranes, et on trouve après la délivrance que l'amnios est situé à la partie extérieure, et que le chorion, avec le reste de la caduque utéro-placentaire, forme la portion interne des membranes, tandis que la face utérine du placenta se trouve à l'intérieur de l'espèce de sac formé par les enveloppes de l'œuf. Il suffit généralement de trois ou quatre contractions douloureuses de l'utérus pour expulser le délivre hors de la cavité utérine ; car, dans les cas ordinaires, il éprouve peu de résistance pour franchir le col ramolli. Mais il reste plus longtemps dans le vagin, les fibres de cet organe ne pouvant se contracter assez énergiquement pour l'expulser avant 2 à 3 heures. L'utérus se débarrasse promptement du placenta, en détruisant les adhérences que cette portion de l'œuf a contractées avec ses parois. Quand le placenta est poussé dans le vagin, ce qui arrive d'ordinaire une demi-heure après l'expulsion de l'enfant, il est bon de l'extraire artificiellement. A la suite de cette extraction, on voit s'écouler une quantité plus ou moins grande de sang fluide ou coagulé, qui s'était amassé derrière le placenta : c'est ainsi que se termine la période d'expulsion, et avec elle tout l'accouchement.

§ 22. — Accouchement gémellaire.

Il est souvent impossible de diagnostiquer, avant l'accouchement, la présence de deux fœtus ; cela est même difficile pendant la naissance du premier fœtus. Nous allons donc énumérer brièvement les signes qui peuvent faire supposer la présence d'un second enfant dans la matrice, après l'expulsion du premier :

1° La quantité d'eau s'écoulant après la rupture des membranes ;

2° Le faible volume du premier fœtus, disproportionné avec l'énorme volume de l'utérus.

3° La matrice est plus inégale, plus dure, quand elle contient un second fruit, que lorsqu'elle ne renferme que le délivre.

4° Il est souvent possible de reconnaître une des parties de l'enfant à travers les parois de l'abdomen. Le toucher ou simplement la vue font souvent percevoir les mouvements du fœtus.

5° L'auscultation permet de reconnaître les bruits de cœur d'un second fruit, et enfin le diagnostic est confirmé, quand, à travers une nouvelle poche des eaux, on peut sentir les parties fœtales qui se présentent.

Les présentations sont ordinairement deux présentations de la tête ; quelquefois une présentation de la tête et une des fesses, plus rarement deux présentations des fesses. Le second fruit peut aussi se présenter en travers, ce qui arrive moins rarement qu'on ne le suppose. Cette présentation est consécutive à l'expulsion du premier enfant, et est favorisée par la mollesse et la dilatation des parois utérines.

Quand chaque fœtus a une enveloppe propre, celle du second reste intacte jusqu'à ce que le premier soit expulsé. On observe alors, dans le second cas, une poche des eaux proéminente, comme dans le premier. Le délivre est extrait après les deux naissances. Quand, par extraordinaire, un des placentas est expulsé après le premier fœtus, on peut être sûr que les deux œufs étaient entièrement séparés l'un de l'autre.

Les anomalies des douleurs, et, par suite, les retards dans l'accouchement, les hémorragies, la difficulté d'expulsion du placenta sont plus ordinaires dans les grossesses gémellaires que dans les grossesses simples. Le pronostic de ces dernières sera donc plus favorable.

§ 23. — Règles à observer par le médecin quand il est appelé auprès d'une femme en travail.

1° *Précautions à prendre pendant l'accouchement normal.* — On cherchera, par l'appréciation des phénomènes physiologiques du travail, par le toucher interne et externe, à préciser le temps que doit durer l'accouchement. La nature des douleurs indiquera si le travail est déjà commencé. Le degré de dilatation de l'orifice externe de la matrice indiquera la période dans laquelle se trouve l'accouchement. On devra chercher à reconnaître la présentation et la position du fœtus, et on s'assurera s'il est mort ou bien s'il vit encore. On constatera, surtout chez les primipares, l'état rigide ou ramolli des voies que le fœtus doit traverser pour sortir.

Le médecin fera préparer les linges nécessaires pour envelopper l'enfant, plusieurs serviettes, un bassin pour laver le fœtus, un vase pour recevoir le délivre, et plusieurs autres pleins d'eau chaude ou tiède.

Le meilleur appareil pour accoucher est un lit ordinaire, dans lequel on élèvera le siége de la mère. On couvrira le lit de toile cirée ou simplement de draps, de manière à ce qu'il ne soit pas sali par les liquides. On mettra au bout du lit un coussin dur, pour servir de point d'appui aux pieds. Au milieu, on attachera un drap solide, fixé de manière à permettre aux mains d'exécuter de violentes tractions.

On aura soin de faire vider de temps en temps l'intestin et la vessie.

Dès que l'orifice du col aura atteint la grandeur d'une pièce de cinq francs, on fera mettre la femme sur le lit. Pendant la période de dilatation, on défendra toute pression extérieure ou tout moyen pouvant provoquer les douleurs. Pour éviter qu'une des extrémités ou le cordon ne s'engage dans l'orifice, on laissera la femme dans le lit jusqu'à ce que la poche se soit rompue. Comme cela peut arriver, même pendant le décubitus, on pratiquera le toucher immédiatement après l'expulsion des eaux, et on s'assurera de la position de la partie qui se présente. On peut alors permettre à la femme d'aider ses douleurs.

Quand la tête apparaît, il faut donner la plus grande attention au périnée. Pour le protéger et prévenir ses ruptures, on fera coucher la femme sur le côté, surtout dans les accouchements rapides, et quand l'orifice vaginal est étroit; dans cette position, les douleurs sont moins violentes, la tête s'avance plus lentement, et les parties génitales cèdent plus aisément. Mais quand ces dernières sont suffisamment préparées, on peut faire conserver le décubitus dorsal. Nous conseillons de soutenir le périnée, non point tant pour empêcher des ruptures que pour épargner à l'accouchée d'atroces douleurs, et pour se préserver des reproches du vulgaire. On soutient le périnée comme suit : La femme étant couchée sur le dos, l'accoucheur se place du côté droit du lit, passe par-dessus la cuisse droite et appuie sa main droite, enveloppée d'un linge fin et chaud, derrière la commissure inférieure des grandes lèvres, les doigts étant étendus sur le périnée. Quand la femme est couchée sur le côté gauche, l'accoucheur, placé derrière elle (par conséquent à droite du lit), appuie à plat sa main droite, couverte comme ci-dessus, sur le périnée qui fait saillie. Le pouce est près de la grande lèvre droite, les autres doigts près de la grande lèvre gauche, et l'espace entre le pouce et l'indicateur est parallèle avec le bord antérieur du périnée. De quelque manière qu'on soutienne le périnée, il convient de ne point presser trop fortement quand la tête s'engage. On pressera doucement d'arrière

en avant, proportionnant l'effort au plus ou moins d'intensité
de la douleur. Quand il n'y a pas de contractions, on laissera la main tranquille dans la position indiquée sans opérer de
pression. Dès que la tête se trouve dans le vagin, le périnée est
tendu et saillant. Il faut alors appuyer d'une manière continue,
d'arrière en avant et de bas en haut, jusqu'à ce que la tête ait
dépassé le bord antérieur du périnée : même alors la pression
doit être modérée. Car on pourrait comprimer d'une manière
fâcheuse la portion fœtale qui se présente, et gêner son expulsion. D'un autre côté, on pourrait pincer ou blesser les parties
molles situées sous l'arc pubien. Quand la plus grande partie de
la tête a dépassé les grandes lèvres, et qu'elle n'a point de tendance à rétrograder, il est bon de soutenir et de soulever, au-
dessus du bord périnéal, les portions inférieures du crâne, avec
l'indicateur et le médius de la main qui n'est pas apposée sur le
périnée, et cela pendant tout le temps que durent les douleurs.
A mesure que la tête se dégage, l'accoucheur doit prendre soin
d'accompagner avec la main toutes les contractions utérines,
et de ne point quitter sa position jusqu'à ce que les épaules soient
dégagées; car c'est souvent à ce moment que surviennent les
déchirures du périnée.

Quand le cordon entoure le cou, on exerce une légère traction
sur l'extrémité du cordon qui se rend au placenta, de manière
à agrandir l'anse et à permettre le passage du tronc à travers
l'anneau formé par le cordon. Quand ce dernier fait plusieurs
tours, et qu'on ne peut parvenir à diminuer la pression qu'il
exerce sur le cou, ou à le faire passer au-dessus de la tête, il ne
faut pas hésiter et le couper où l'on pourra sans plus tarder:
on n'oubliera pas auparavant de lier la portion du cordon qui
se rend à l'ombilic, afin d'éviter les hémorragies de l'artère
ombilicale, et, dans le doute, il est préférable de lier les deux
extrémités.

Les contractions violentes et rapprochées perdant de leur intensité après la sortie de la tête, on cesse alors d'appuyer
sur le périnée et on attend patiemment une nouvelle douleur. Si elle se fait attendre plus d'une à deux minutes, on
cherche à la provoquer par de douces frictions sur le fond de la
matrice, et dès que les douleurs apparaissent, on n'oubliera pas
de tenir la tête soulevée et de la tourner vers le côté qui fait

face au visage. La tête se dégage aisément quand on prend ces précautions. Dès que les épaules sont sorties, l'on abandonne le périnée, et la main qui le comprimait saisit le tronc de l'enfant, tandis que la tête est soutenue et relevée par l'autre main.

Quand le cordon est dégagé du cou, et que les contractions ne suffisent pas pour expulser les épaules, on peut faciliter leur sortie, en introduisant dans le creux axillaire fœtal l'indicateur recourbé de la main restée libre, et favoriser ainsi, par de douces tractions, le dégagement du tronc. On pose l'enfant sur le lit, de manière à ce que la bouche soit libre et que le cordon ne soit point tendu. Dès que ce dernier cesse de battre, on le lie à 10 centim. au-dessus de l'ombilic, et on le coupe à 4 centim. au-dessus de la ligature. Si un second fœtus se trouve dans l'utérus, on liera aussi l'extrémité placentaire.

2° *Précautions à prendre dans la délivrance naturelle.* — Il peut

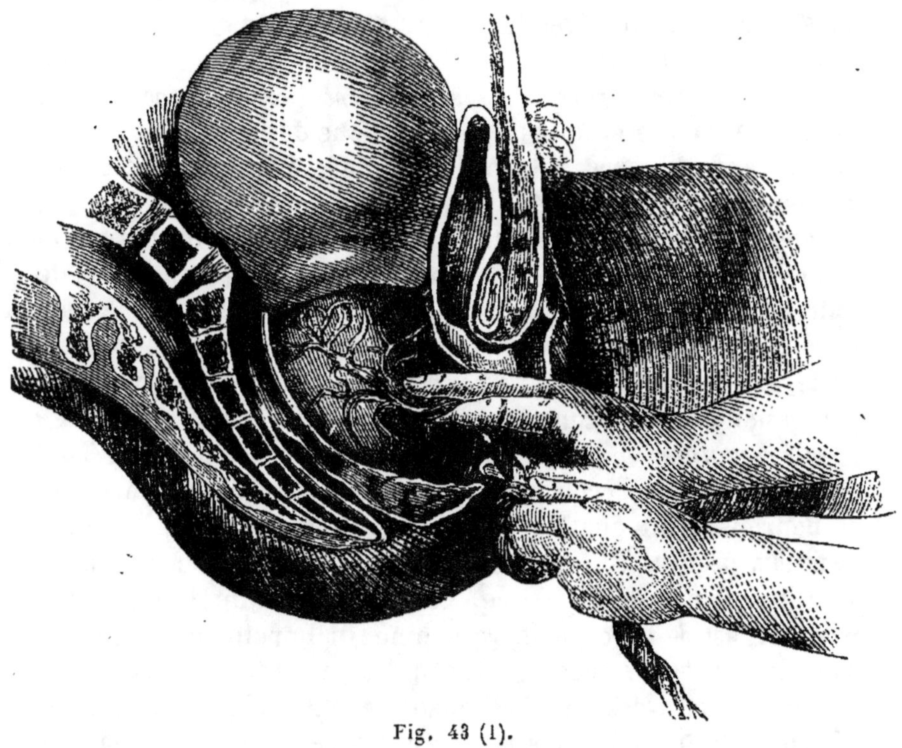

Fig. 43 (1).

arriver que les contractions de l'utérus et du vagin suffisent

(1) Manière d'exercer des tractions sur le placenta par l'intermédiaire du cordon.

seules pour expulser le délivre. Mais, en général, les douleurs ne parviennent qu'à le faire entrer dans le vagin, où il reste plus ou moins longtemps, et il est à souhaiter que le médecin l'éloigne artificiellement de cette partie, pour faire cesser les douleurs intenses causées par l'insuffisance des contractions vaginales, pour expulser l'arrière-faix.

Dès que les douleurs consécutives deviennent plus violentes et plus pénibles, que le volume de l'utérus est diminué de manière à faire supposer l'expulsion complète du placenta hors de la matrice, l'accoucheur, placé à droite de la femme, introduira l'index et le médius de la main droite dans le vagin, et essaiera d'atteindre le point où s'insère le cordon. Quand il saura à quoi s'en tenir sur ce sujet, il saisit de la main gauche la portion extérieure du cordon et tire dessus, tandis que la main droite pousse doucement le placenta en arrière et en haut dans la courbure sacrée, on conseille en même temps à la femme de faire quelques efforts. Le délivre extrait est mis dans un vase qu'on fait couvrir et emporter.

3° *Précautions à prendre dans la présentation de la face.* — On évitera de rompre prématurément la poche des eaux et de léser le visage par le toucher. Si le menton tarde à opérer la rotation ordinaire, on se contentera de favoriser ce mouvement en faisant coucher la femme sur le côté où se trouve le front du fœtus. On défendra tout effort à la femme au moment où le visage sort de l'utérus. On ne pressera pas trop sur le périnée, et on ne le relèvera pas outre mesure, car l'accouchement serait d'abord retardé, et ensuite la vie de l'enfant pourrait être compromise par la pression des pubis sur la face antérieure du cou.

4° *Précautions à prendre dans les présentations de l'extrémité pelvienne.* — Ces accouchements se faisant d'autant plus vite et heureusement que les voies d'expulsion sont plus dilatées et mieux préparées, il conviendra de conserver la poche des eaux aussi longtemps que possible. Une précaution qu'il ne faut pas négliger, est de faire porter la femme sur le petit lit dès que les eaux sont près de s'écouler, car on ne peut savoir à l'avance si le travail subira des retards pendant l'expulsion des portions supérieures du tronc et de la tête, ce qui nécessiterait, pour sauver la vie de l'enfant, des manœuvres chirurgicales qui ne peuvent se faire promptement et sûrement que sur le petit lit.

. On se gardera bien d'opérer la moindre traction sur les parties de l'enfant qui sont parvenues au dehors. On gênerait par cette manœuvre maladroite le mouvement de rotation que subit le tronc du fœtus et qui est si désirable ; on s'exposerait aussi à voir les bras rester en arrière, s'élever au-dessus des épaules et gêner ainsi la sortie de la tête.

Quand le cordon est tendu, quand l'ombilic fait saillie après le dégagement des membres inférieurs, il est bon d'essayer de diminuer cette tension par des tractions opérées sur la partie du cordon qui se rend au placenta. Si une traction faible et modérée ne réussit pas à diminuer la tension, et quand celle-ci tend au contraire à augmenter, enfin quand le cordon est court et entortillé, on liera immédiatement le cordon et on le coupera au-dessus de la ligature ; on se hâtera alors de terminer l'accouchement. Si l'enfant est à cheval sur le cordon, c'est-à-dire si ce dernier passe entre ses jambes, on tirera la partie qui passe sur le dos et va au placenta, et on agrandira l'anse jusqu'à ce qu'elle puisse se dégager en passant par-dessus les fesses et les jambes.

On soutiendra avec soin le périnée au moment où la tête se dégage. Pour éviter des ruptures, on soulèvera doucement le tronc du fœtus, et on l'élèvera vers l'abdomen de la mère. On entourera les portions du fœtus qui sont déjà au dehors avec un linge, moins pour protéger l'enfant du froid que pour empêcher les mains de l'accoucheur de glisser sur le corps visqueux.

Si la tête tarde plus de 3 minutes à se dégager après que les épaules sont sorties, il faut immédiatement avoir recours à l'extraction au moyen des mains ou d'instruments.

5° *Précautions à prendre dans les accouchements multiples.* — On cherchera d'abord à déterminer la présentation de l'enfant qui se trouve dans l'utérus. On s'efforcera, par la position donnée à la femme et par des pressions extérieures modérées, de changer la présentation transversale en présentation verticale. Comme l'espace de temps qui s'écoule entre les deux naissances est très-variable, on devra s'assurer si rien d'anormal ne vient retarder le deuxième accouchement, et alors on peut attendre avec patience. Si les douleurs n'apparaissent pas après la naissance du premier fœtus, il est permis de les provoquer par de douces frictions sur l'abdomen, par la rupture artificielle de la poche des eaux. Si des complications surviennent, des hémorrhagies, par exemple, il faut se hâter de terminer l'accouchement. Il est désirable aussi que la version par les pieds ne soit pas retardée au delà d'une demi-heure après la première naissance, quand on a affaire à une présentation en travers, parce que cette manœuvre serait gênée ensuite par les contractions plus vives de la matrice. On doit, quand des accidents spéciaux ne forcent pas d'agir immédiatement, laisser à la nature le soin d'expulser l'enfant qui a subi la version, et en général abandonner à ses seules forces la plupart des présentations des pieds.

TROISIÈME PARTIE.

PHYSIOLOGIE DES SUITES DE COUCHES.

§ 24. — **Phénomènes puerpéraux qui se passent dans la matrice et dans le reste de l'organisme.**

L'accouchement est terminé par l'expulsion du délivre : alors commencent les suites de couches, pendant lesquelles les organes génitaux reviennent sur eux-mêmes et reprennent leur état normal, tandis que les glandes mammaires se développent. Dès que le placenta est expulsé, les contractions normales de l'utérus le pressent en bas, vers l'entrée du petit bassin, de sorte qu'il dépasse la portion horizontale des pubis de 10 centim. environ.

1° *Retour de l'utérus à l'état normal.* — Deux heures après la délivrance, le fond utérin est néanmoins de 15 ou 20 centim. au-dessus des pubis. Vingt-quatre ou trente-six heures après, l'organe commence à diminuer progressivement de volume, et trois ou quatre jours après la délivrance, il ne dépasse la symphyse que de 6 centim. A partir de ce moment, le retrait marche d'une manière plus irrégulière, et il n'y a rien d'étonnant de pouvoir sentir le fond de l'utérus à travers les parois abdominales quinze jours après la naissance. En général, il est impossible de le sentir, au moyen du toucher abdominal, trois semaines après la délivrance. La matrice est redevenue complétement normale dans le quatrième mois après les couches.

Le col ne revient pas si rapidement sur lui-même. C'est, après l'expulsion du fœtus, un anneau mou, déchiré en plusieurs endroits, plus ou moins dilaté, faisant saillie dans le vagin et se laissant aisément traverser par le doigt. Il est plus ou moins étroit, selon que les contractions utérines ont été plus ou moins fortes.

Pendant les vingt-quatre premières heures, on peut enfoncer le doigt jusqu'à l'endroit où existait l'orifice interne du col : on peut s'assurer que le col n'a pas participé à la diminution de volume subie par le corps utérin , car la distance entre l'orifice interne et l'orifice externe est, à cette époque, de 6 centim. environ. A partir du cinquième jour, le col commence à se raccourcir, et quinze jours après la naissance il a 4 centim. de longueur, et la portion vaginale 1 centim. de long.

Pendant les suites des couches, la muqueuse de l'utérus subit une exfoliation continuelle et se dénude peu après en plusieurs endroits.

2° *Tranchées utérines*. — Les douleurs consécutives contribuent beaucoup à diminuer le volume de l'utérus, quand le fœtus et ses annexes ont été expulsés; elles diminuent le calibre des vaisseaux et empêchent notablement l'afflux du sang. Les douleurs sont très-marquées trois à cinq jours après l'accouchement et disparaissent après huit à dix jours. Elles sont d'autant plus violentes que l'accouchement a été plus rapide et l'utérus plus développé. C'est pour cela que les femmes qui ont eu plusieurs enfants en souffrent plus que les primipares, chez lesquelles l'accouchement est plus difficile.

3° *Lochies*. — On nomme *lochies* la sécrétion qui s'écoule par le vagin après les couches. Après le décollement et l'expulsion du placenta, il s'écoule une quantité plus ou moins grande de sang pur, provenant des vaisseaux rompus, déchirés et comprimés. Quelques jours après la délivrance, on voit s'écouler un liquide muqueux, rouge-brun, sanguinolent (*lochia cruenta*), contenant des flocons albumineux, sans odeur spéciale et à réaction neutre.

A partir du troisième ou quatrième jour, cette sécrétion se trouble, devient d'un brun pâle, a une odeur repoussante et devient alcaline (*lochia serosa*). Après le cinquième ou sixième jour, le liquide diminue, devient plus clair, plus transparent, et perd son odeur nauséabonde et sa réaction alcaline (*lochia lactea vel alba*). D'ordinaire, les lochies durent six semaines; mais souvent nous les avons vues cesser après la quatrième semaine.

4° Les *organes génitaux externes* tuméfiés, mous et faciles à déprimer après l'accouchement, montrent promptement de la tendance à revenir à leur état normal. La partie inférieure des grandes lèvres est seule béante six heures après la délivrance.

Le *vagin* ne revient pas aussi complétement sur lui-même : la portion cervicale, surtout dans sa partie la plus rapprochée du fond du vagin, reste plus large ; les plis palmés ne sont plus aussi marqués, et les parois conservent une laxité plus grande qu'avant la grossesse.

La sécrétion de la muqueuse vaginale est augmentée pendant quatre à six semaines. Les *ligaments* de l'utérus se raccourcissent pendant les couches, en partie par suite de la contraction de leurs fibres, et en partie par la diminution de l'afflux sanguin. Il en est de même pour les trompes et les ovaires.

5° Les *seins*, déjà soumis pendant les dernières semaines de la gestation à une hypérémie notable, se tuméfient après l'accouchement, surtout après le troisième et le quatrième jour ; ils deviennent douloureux et sécrètent une grande quantité de lait, dont la qualité dépend de l'état général de l'accouchée, de la manière dont elle se nourrit et du mode de succion de l'enfant. Chez les femmes bien portantes, la sécrétion du lait dure d'ordinaire aussi longtemps que le sang est attiré vers les seins par l'allaitement continu de l'enfant. L'analyse chimique fait reconnaître dans le lait des femmes la réaction alcaline ; un poids spécifique de 1,032 ; de la caséine, du sucre de lait et de la graisse comme parties constituantes, et une assez grande quantité de sels (de 0,16 à 0,25 pour 100). Les sels solubles sont les chlorures de sodium et de potassium, les phosphates alcalins, la potasse et la soude combinées avec la caséine ; les sels insolubles sont les phosphates de chaux, qui appartiennent surtout à la caséine (Lehmann).

6° Les *organes thoraciques et abdominaux*, comprimés et déplacés par l'utérus en état de gestation, reprennent leurs rapports normaux. Les organes de l'abdomen ne reviennent que peu à peu, et d'autant plus difficilement que la femme a eu plus d'enfants. Les ruptures des couches inférieures de la peau, causées par le développement du ventre, peuvent ne pas se cicatriser et causer des hernies ombilicales, inguinales ou crurales. La coloration de la peau, due à un dépôt de pigment, disparaît en grande partie ; mais il arrive souvent que l'aréole conserve pour toujours sa coloration brunâtre. Les déchirures profondes de la peau forment, quand elles se cicatrisent, des espèces de raies (*vergetures*) luisantes et bleuâtres, visibles surtout dans la région inguinale.

7º La femme transpire beaucoup après l'accouchement : la sueur, qui du reste ne présente rien de remarquable, survient aisément; elle est due aux efforts nécessités par l'accouchement et à la fatigue qui en est la suite. Ce phénomène est analogue à celui qui se produit pendant la convalescence de maladies peu graves, et n'a pas d'autre importance. L'œdème de la peau des extrémités inférieures, causé par la compression exercée sur les vaisseaux du bassin par la matrice en état de gestation, disparaît peu à peu. Les varices dues à la même cause sont plus opiniâtres; elles persistent souvent après l'accouchement. L'hypérhémie des parois de la vessie disparaît avec la diminution de l'afflux sanguin vers les organes du bassin, et avec elle, le catarrhe vésical qui donnait à l'urine des propriétés caractéristiques. Le peu de mouvements qu'opère une accouchée, l'abondante sécrétion de la peau, le peu de force qu'ont les muscles du bas-ventre et du rectum, expliquent suffisamment pourquoi la femme est constipée deux à trois jours après la délivrance.

§ 25. — Premiers soins à donner et régime à suivre après l'accouchement.

Dès qu'on s'est assuré que le placenta a été expulsé, que la matrice est suffisamment revenue sur elle-même, on doit laisser une demi-heure ou une heure de repos à l'accouchée. Elle doit être couverte avec une couverture légère et conserver une position horizontale, pour prévenir une hémorrhagie, un évanouissement qui peuvent arriver quand on fait trop rapidement changer le lit ou les draps souillés pendant l'accouchement. On ne permettra à la femme de s'endormir qu'après s'être assuré que rien ne présage une hémorrhagie prochaine. Dès que l'accouchée se sera reposée quelque temps et aura repris des forces, on nettoiera les cuisses avec une éponge fine, imbibée d'eau tiède, et on remplacera les linges salis par des linges propres et préalablement chauffés, en ayant soin de ne point trop remuer ou agiter l'accouchée, et en lui laissant autant que possible conserver la position horizontale.

Dans les premiers jours qui suivent les couches, il est bon de relever la tête avec des coussins, en conseillant le décubitus dorsal, cette position empêchant les déviations de la matrice.

Pour que les draps soient moins vite salis, on placera un linge en plusieurs doubles au-devant des organes génitaux. Il ne faut pas changer avant le troisième jour des couches les vêtements que la femme portait pendant le travail; l'accouchée pourrait s'enrhumer ou se trouver mal de mouvements trop violents. On ne permettra à la mère de quitter le lit que plus ou moins de temps après les 8me ou 9me jours.

La *nourriture* de la patiente doit être peu abondante pendant les trois premiers jours : elle saura se contenter de soupes légères mucilagineuses, avec quelques tranches de pain rôti. Si l'appétit augmente, comme cela arrive vers le 4me jour, on permettra des mets plus nourrissants, des pâtes, du laitage, des viandes légères, etc., le tout en petite quantité : la femme ne reprendra son régime ordinaire que vers le 15e jour. La meilleure boisson est l'eau pure.

Le médecin devra surtout porter son attention sur la *lactation* et sur l'*allaitement*. Nous sommes intimement convaincus que la mère, dans son intérêt, comme dans celui de son enfant, doit l'allaiter elle-même. Les femmes qui nourrissent sont moins sujettes aux affections de l'utérus que celles qui ne nourrissent pas. D'un autre côté, le nombre des enfants qui succombent est beaucoup plus grand, quand c'est une nourrice qui les nourrit, que lorsqu'ils sucent le sein maternel. Nous approuvons les règles que pose *Kilian* à ce sujet :

1° La mère ne doit donner son sein à l'enfant que 6 à 8 heures après l'accouchement. L'utérus serait irrité sympathiquement, et des douleurs seraient la suite d'une trop grande précipitation.

2° On ne doit pas, dans les deux premiers mois, faire têter l'enfant d'une manière réglée; il vaut mieux lui offrir les seins toutes les fois qu'il les veut.

3° Plus tard, il faut allaiter régulièrement toutes les deux ou trois heures : la mère, qui est trop facile à cet égard, se prépare des tourments inutiles et n'a point un seul instant de repos.

4° Il ne faut pas laisser têter après un repas ou après une émotion vive; quand un sein ne suffit pas pour rassasier l'enfant, il faut lui donner l'autre à sucer.

5° Il ne faut pas accoutumer l'enfant à une seule mamelle :

car il arrive qu'il s'accoutume à ne prendre que celle-là et ne
veut plus l'autre; on doit nécessairement alterner d'une manière régulière.

6° Il faut éviter avec soin les chocs et les pressions sur les
seins pendant l'allaitement. On les entourera de coton et les
couvrira chaudement.

7° La mère ne doit point allaiter couchée, ou du moins ne pas
garder près d'elle son enfant pendant qu'elle dort. (D'après *Osiander*, 40000 enfants ont été étouffés pendant leur sommeil, en
Angleterre, de 1686 à 1799.) Elle devra se mettre sur son séant,
et ne pas sommeiller pendant qu'elle tend son sein à l'enfant.

8° Toutes les fois qu'une femme sera sujette aux ulcérations
du mamelon ou de son aréole, elle devra se laver avec de l'eau
fraîche après chaque allaitement.

Les obstacles qui accompagnent le début de la lactation sont
les suivants : La quantité de lait sécrétée pendant les premiers
jours peut ne pas suffire à l'entretien de la vie de l'enfant. Mais
on ne doit point se rebuter, l'irritation que cause la succion étant
le meilleur moyen pour augmenter et pour entretenir la sécrétion du lait. Généralement la quantité de lait sécrétée au troisième ou quatrième jour suffit pour entretenir la vie de l'enfant.
Quand le lait vient trop abondamment et trop rapidement, il peut
arriver que les seins se gonflent, que le mamelon ne fasse plus
saillie et ne puisse être saisi par le nouveau-né. Il faut alors donner à têter à un enfant plus âgé, à un jeune chien, appliquer des
ventouses qui dégorgent la glande, fassent saillir le mamelon et
permettent de l'introduire plus profondément dans la bouche de
l'enfant. Si le mamelon ne fait pas saillie, on le fera sucer par
une personne plus âgée, avec un bout de sein artificiel, formé
d'un pis de vache, long de 4 centim., creusé à l'intérieur et
adapté à un cercle de caoutchouc.

Quand les mamelles sont tuméfiées et douloureuses, on sou-
lagera la mère en les soutenant au moyen d'une bande passée
au-dessous des seins et allant se nouer derrière les épaules.
On ne doit pas laisser têter plus de dix mois, même quand la
mère jouit de la plus parfaite santé. L'état maladif de la mère,
l'influence marquée des règles sur la qualité du lait, une nouvelle conception, devront faire cesser l'allaitement avant ce
terme. On agira de même quand la mauvaise composition du

lait aura une action nuisible sur la santé de l'enfant. La mère habituera peu à peu l'enfant à ne pas têter si souvent, quand elle aura décidé de le sevrer : c'est le moyen de diminuer insensiblement la sécrétion lactée. Les seins se tuméfient et deviennent généralement douloureux dans le principe; il convient alors d'éloigner le surcroît de lait en le faisant sucer par un autre enfant ou une personne plus âgée. On peut aussi se servir du procédé indiqué plus haut.

Les défaillances qui surviennent sans causes connues, chez les mères qui nourrissent, contre-indiquent l'allaitement : elles indiquent une mauvaise disposition et par suite l'insuffisance ou la mauvaise qualité du lait, qui est défavorable à l'enfant, sans compter l'action nuisible exercée sur la santé de la mère. On empêchera de nourrir toutes les mères qui auront, à la suite des couches, des symptômes plus ou moins intenses de désordres puerpéraux ; celles dont le sang est vicié par une maladie organique (syphilis, phthisie, pyémie, etc.). Dans ces cas, il faut, autant que possible, si les moyens de l'accouchée le permettent, conseiller de prendre une nourrice. On tiendra compte, dans le choix de cette dernière, de son âge, de sa santé, de ses mœurs, et on s'efforcera de choisir, autant que possible, celles qui ont accouché en même temps que la mère.

On examinera la forme de leurs seins et la qualité de leur lait; enfin les nourrices de taille et d'embonpoint moyens, aux mamelons sans excoriations et saillants, auront la préférence.

On examinera attentivement les lochies et la matrice, pour pouvoir soigner, dès le début, une maladie qui attaquerait l'utérus. On entretiendra le vagin propre au moyen de lavages et d'injections faites avec de l'eau tiède, et répétées plusieurs fois par jour. On ne s'occupera pas de la constipation dans les trois ou quatre premiers jours qui suivent la délivrance. Si cet état se continuait, on le combattrait par des lavements ou des purgatifs salins. — On évitera les refroidissements et tout ce qui pourrait supprimer la transpiration cutanée.

§ 26. — Premiers soins à donner à l'enfant né bien portant.

On lavera le nouveau-né avec une éponge imbibée d'eau tiède. Des frictions trop fortes pour enlever l'enduit gluant et le froissement du cordon seront interdites. On fixera le reste du cordon en le renversant à gauche et en l'attachant avec un bandage : l'enfant sera enveloppé, couché sur un coussin et porté dans son berceau. La meilleure nourriture de l'enfant est le lait de la mère, et, en son absence, le lait d'une nourrice. L'allaitement artificiel est fait avec un lait animal de bonne qualité et coupé avec de l'eau. Le lait d'ânesse est préférable, mais on se sert en général du lait de vache. Si ce mode d'alimentation causait quelques coliques dès le début, il serait bon d'y mêler de l'eau de fenouil ou d'anis.

Après quatre à cinq semaines, on peut donner une nourriture plus substantielle, de l'arrow-root, une bouillie faite avec du biscuit, du riz, etc., trempés dans du lait sucré. Plus tard, on peut donner de petits morceaux de viande. Il faut habituer l'enfant à manger à des intervalles réglés, d'autant plus éloignés qu'il pourra supporter une plus grande quantité de nourriture à la fois. — On surveillera avec soin toutes les fonctions du nouveau-né ; la respiration, la digestion, l'état de la sécrétion de la peau et le sommeil devront être surtout l'objet d'une attention spéciale.

§ 27. — Soins à donner à l'enfant né dans un état de mort apparente.

L'enfant est souvent expulsé ou extrait dans un état de mort apparente qui deviendrait le plus souvent réelle, si des soins appropriés ne lui étaient immédiatement administrés. Cet état de mort apparente se présente sous deux formes généralement désignées sous les noms d'*apoplexie* et d'*asphyxie* du nouveau-né.

Dans la première, la congestion extérieure est portée à un degré extrême : coloration violacée de la peau, plus prononcée à la partie supérieure du tronc ; face et lèvres gonflées et d'un aspect bleuâtre foncé, yeux saillants, langue collée à la voûte palatine, absence de mouvements respiratoires, et faibles battements du cœur et du cordon ombilical.

Dans la seconde forme, l'aspect de l'enfant est tout autre : décoloration de la peau, flaccidité des membres, lèvres pâles, mâchoire inférieure pendante, écoulement de méconium, battements du cœur à peine perceptibles ou nuls, écoulement sanguin par le bout du cordon, peu abondant et peu rapide, etc.

Ces deux états d'aspects si opposés ne diffèrent, sauf les cas rares de déchirure du cordon ombilical et de décollement du placenta avec lacération de l'organe vasculaire, que par les apparences ; le second, dans lequel les sources de la vie sont plus profondément atteintes, n'est qu'un degré plus avancé du premier, c'est-à-dire de l'asphyxie propre au fœtus, qui résulte de l'interruption de la circulation fœto-placentaire.

Les premiers mouvements respiratoires recevant directement et par voie réflexe une impulsion notable de l'impression de l'air froid dans lequel passe subitement le nouveau-né, toutes les circonstances qui tendent à paralyser l'action des centres nerveux, et par suite, la sensibilité générale, deviennent autant de causes de mort apparente. A l'exception des mucosités accumulées dans le nez, la bouche et les voies aériennes, ces causes exercent généralement leur action fâcheuse pendant les derniers temps du travail : 1° il faut placer en première ligne la diminution ou la suspension de la circulation placentaire ; le cordon ombilical peut prendre une foule de positions qui ont pour résultat, après la division de l'œuf, sa compression et par suite la gêne ou la suspension de la circulation fœto-placentaire ; la rétraction prolongée des parois utérines, le décollement du placenta peuvent agir de la même manière ; 2° la mort apparente est souvent le résultat de la compression de l'encéphale, des tiraillements de la moelle allongée : dans ces cas, si la lésion n'a pas été portée trop loin, la sensibilité générale peut n'être que momentanément suspendue. 3° La mort apparente par suite de la déchirure du cordon, de lacérations du placenta, est rare, et l'état morbide qui en résulte diffère essentiellement des états morbides précédents : ce n'est point une asphyxie, mais un *état syncopal* consécutif à une hémorrhagie fœtale.

Quelque désespéré que paraisse l'état de mort apparente, il ne faut jamais négliger d'employer avec persévérance les moyens les plus propres à provoquer la respiration. Ils ont fréquemment été couronnés de succès même après une heure employée à en varier l'action, et tant qu'on perçoit quelques frémissements à la région précordiale, on ne doit pas perdre espérance.

Dans la première forme, c'est-à-dire lorsque l'enfant présente un aspect bleuâtre des téguments, le gonflement violacé de la face, on coupe rapidement le cordon, et on laisse s'écouler deux ou trois cuillerées de sang; on enlève avec les barbes d'une plume les mucosités du nez, de la bouche et du pharynx; on plonge l'enfant dans un bain chaud, etc. Si les signes de la vie tardent à se manifester, on passe aux moyens que réclame la seconde forme.

Ces moyens ont principalement pour but de réveiller par des excitations multipliées et variées la sensibilité des centres nerveux. L'application alternative et brusque du froid et du chaud doit être considérée comme un des plus efficaces. A cet effet on plonge l'enfant dans un bain chaud, puis dans un bain froid; on l'asperge vigoureusement avec de l'eau froide, puis avec de l'eau chaude; on a recours à des flagellations sur les épaules et les fesses, les mains, les pieds, à des frictions sèches ou avec des liquides excitants; on porte des excitations dans le nez, le fond de la gorge avec les barbes d'une plume trempée dans du vinaigre ou un liquide spiritueux. On exerce sur les côtés de la poitrine des pressions alternatives qui simulent les mouvements de la respiration et font arriver de l'air jusque dans les bronches. Enfin on pratique l'insufflation pulmonaire bouche à bouche, ou mieux avec le tube laryngé imaginé à cet effet.

Le retour à la vie s'annonce par le changement de la couleur foncée ou pâle de la peau qui tend à devenir rosée, par la diminution de la flaccidité des membres, par le retour des battements du cœur et du cordon ombilical, par des mouvements comme convulsifs des lèvres et de la poitrine, par quelques inspirations sanglotantes et accompagnées de râles, enfin par des mouvements des membres et des cris. Il faut encore surveiller l'enfant avec soin pour prévenir les rechutes qui sont fréquentes, et continuer par intervalles quelques-uns des moyens simples indiqués plus haut; on l'enveloppe de linges chauds, on instille dans sa bouche quelques gouttes d'eau sucrée aromatisée.

QUATRIÈME PARTIE.

PATHOLOGIE DE LA GESTATION ET DE L'ACCOUCHEMENT

PREMIERE SECTION.

MALADIES DE LA MÈRE POUVANT TROUBLER LA GROSSESSE ET L'ACCOUCHEMENT.

§ 28. — Maladies du sang, de l'appareil circulatoire et respiratoire.

A. *Chlorose.* — Les causes ordinaires de cette maladie du sang, sont d'un côté l'appauvrissement du sang par l'œuf qui se développe dans l'utérus, et de l'autre les troubles apportés dans la digestion et l'assimilation par la grossesse. Les effets de la chlorose sont à peu près les mêmes chez les femmes enceintes que chez les femmes qui ne le sont pas. Ils durent quelquefois opiniâtrément pendant toute la durée de la gestation et disparaissent après l'accouchement. Les chlorotiques sont plus spécialement attaquées pendant les épidémies de fièvres puerpérales et présentent surtout la forme septique. Le fer est le meilleur remède contre cette affection.

B. *Pléthore.* — Cette anomalie du sang est causée par une augmentation dans l'assimilation, par une nourriture succulente, par une vie tranquille et la suppression des menstrues. Elle peut, en causant l'hypérhémie du cerveau, de la moelle, des poumons, du foie et de l'utérus, produire des symptômes menaçants (apoplexie). Les obstacles mécaniques apportés à la circulation, peuvent aussi produire des hypérhémies locales dans les divers organes. Le traitement consiste en une nourriture végétale, un exercice convenable, des purgatifs légers; dans les cas menaçants, on ouvrira la veine.

C. *Crase fibrineuse* (hypérinose). — La fibrine du sang peut être augmentée au point de produire de vastes épanchements. La quantité plus ou moins grande de la fibrine enlevée au sang, peut mettre obstacle à l'accomplissement de certaines fonctions importantes, causer des crases secondaires, comme l'anémie et l'hydropisie, et troubler par là le cours de la gestation.

D. L'*hydrohémie* occasionne l'accumulation de nombreux épanchements dans les séreuses, dans le tissu cellulaire sous-cutané, dans le parenchyme des divers organes, la cavité de l'œuf, hydropisie de l'amnios dans la paroi interne de l'utérus (hydrorrhée) et cause des symptômes douloureux et fâcheux pour la mère et l'enfant. Nous parlerons plus tard de la valeur symptomatique et pronostique de l'œdème des femmes grosses, par rapport aux attaques d'éclampsie.

E. La *cholhémie*. — Comme cette affection ne se manifeste que dans la seconde moitié de la grossesse, on peut supposer qu'elle est due à la compression exercée sur le foie par l'utérus dilaté. Les éléments de la bile se mêlent d'abord au sang de la veine porte et peu à peu à tout le système circulatoire. Si la compression devient trop intense, elle peut même produire l'atrophie aiguë du foie. La cholhémie, souvent peu intense, s'accompagne dans certains cas d'ictère grave, de douleurs dans la région du foie, de fièvre, d'accidents nerveux, devient rapidement dangereuse et ne peut être combattue que par l'accouchement prématuré artificiel.

F. Nous parlerons de l'*urhémie* à propos des convulsions des femmes grosses et en travail.

G. L'*affection typhique* est plus commune dans la première que dans la seconde moitié de la grossesse qu'elle trouble souvent. Quand la dissolution du sang a atteint un degré élevé, l'œuf est expulsé et des métrorrhagies abondantes causent bientôt la mort de la mère.

H. Les *fièvres exanthématiques* (petite vérole, scarlatine, rougeole) ont, dans les cas sérieux, non-seulement une action funeste sur la vie du fœtus, mais encore peuvent provoquer les contractions de la matrice et le travail.

J. Le *choléra* est plus souvent mortel chez les femmes enceintes, que chez les autres malades. Dans les cas intenses, il provoque prématurément la parturition.

K. La *syphilis constitutionnelle* se manifeste chez les femmes grosses, par de larges condylomes aux grandes lèvres. Pendant la gestation, elle résiste opiniâtrément à tout traitement antisyphilitique, cause ordinairement la mort et l'expulsion du fœtus dans la deuxième moitié de la grossesse.

L. *Troubles de la circulation.* — La compression exercée par l'utérus gravide sur les veines du bassin, entraîne la production des *varices des veines* des membres inférieurs, de la vulve, du vagin et du rectum. Tantôt ces tumeurs ne causent que des douleurs insignifiantes, tantôt elles produisent l'œdème, l'inflammation, l'induration, la suppuration du tissu cellulaire, et même la rupture d'un vaisseau variqueux. On combattra ces dispositions par la position horizontale, des bandages appropriés, l'éloignement de tous les vêtements gênant la circulation. L'inflammation cédera à des saignées locales, des frictions belladonées, opiacées et mercurielles *loco dolenti*. La compression, les sutures, la ligature arrêteront les hémorrhagies : quand le vaisseau sanguin est situé dans le vagin, on pratiquera le tamponnement. Une des conséquences de la compression de la veine iliaque, est l'*œdème* des membres inférieurs, de la vulve, du vagin et du segment inférieur de l'utérus. En général ces lésions sont sans importance, et il est rare de voir se produire des inflammations érysipélateuses, suivies de gangrène. On calmera les douleurs par le repos au lit, l'application de linges chauds, des frictions aromatiques sèches et des fomentations. Quand le ventre est très-développé, l'utérus comprime les veines épigastriques et cause l'infiltration de la paroi abdominale antérieure. Nous reviendrons plus tard sur l'œdème causé par les altérations du sang.

M. *Troubles de la respiration.* — La pression exercée sur les poumons par l'utérus dilaté, causant des troubles respiratoires même chez les femmes bien portantes, on comprendra aisément quelle influence cette compression pourra avoir sur les mères affectées d'une maladie chronique des poumons, du cœur, etc. Des symptômes sérieux pourront se présenter et nécessiter la prompte provocation d'un accouchement prématuré artificiel.

C'est surtout l'œdème des poumons auquel sont le plus exposées les femmes grosses.

§ 29. — **Affections du tube digestif.**

Dès que le médecin s'apercevra de troubles de cette nature, il devra rechercher s'ils sont dus à l'altération du sang ou à la compression mécanique des intestins par l'utérus et ses annexes. Les troubles ordinaires sont :

A. *Névralgie dentaire.* — Elle survient dans les premiers mois de la grossesse, elle est bornée ordinairement au maxillaire inférieur, et les douleurs ont souvent le caractère intermittent. L'hypérhémie des gencives cause en général cette névralgie, que l'on combat par les dérivatifs, la quinine, la morphine et le fer.

B. Le *ptyalisme* se montre dans les premiers mois : son peu d'importance et sa courte durée réclament rarement le médecin. Si l'on jugeait convenable d'intervenir, on recommanderait de garder dans la bouche et de sucer de petits morceaux de gomme arabique; dans les cas plus sérieux, on prescrira des gargarismes d'alun ou d'acétate de plomb; on ordonnera le fer à l'intérieur quand on soupçonnera la chlorose.

C. Les *troubles de l'estomac* sont causés, soit par la relation intime qui unit l'estomac à l'utérus, soit par l'altération du sang, soit par la compression que l'utérus exerce sur le ventricule dans les derniers mois de la grossesse. Le secours du médecin est réclamé d'ordinaire contre les *vomissements* opiniâtres, résistant souvent à tous les moyens de l'art. On les observe d'habitude dans les trois premiers mois de la gestation. A son lever ou à ses repas, la femme vomit une quantité plus ou moins grande d'un liquide clair et visqueux, mélangé à la bile quand les efforts pour vomir ont été violents. Les vomissements ne sont pas seulement dus à des troubles sympathiques ou dyscrasiques : ils peuvent être provoqués par l'étranglement d'une anse intestinale, survenant à la suite d'une péritonite partielle, qui a eu pour effet de former des adhérences dans diverses parties du péritoine; enfin par des positions anormales de l'estomac, à la suite des tractions faites par l'utérus développé. Les maladies chroniques de l'estomac, le catarrhe et les tumeurs stomacales, etc., peuvent aussi provoquer les vomissements, sans que la grossesse y ait la moindre part. Quand, au contraire, ils sont causés par la grossesse, ils cessent d'eux-mêmes vers le 4ᵉ mois : il vaut mieux exhorter la malade à la patience, lui faire pressentir la fin prochaine et naturelle de son mal, que de la tourmenter par des moyens thérapeutiques sans effet la plupart du temps. Si pourtant elle insiste, si les vomissements deviennent excessifs, si l'amaigrissement survient et si les forces décroissent, le médecin ordonnera, avec une diète appropriée, l'acétate de morphine($\frac{1}{12}$ de grain chaque matin): quand l'anémie est plus avancée, on recourra aux préparations ferrugineuses légères, aux frictions belladonées sur l'estomac, à l'usage des préparations de morphine par la méthode endermique. Les petits morceaux de glace dans la bouche, le vin de Champagne, les boissons glacées produisent souvent d'heureux résultats. Enfin, dans les cas désespérés, quelques accoucheurs conseillent de provoquer soit l'avortement, soit l'accouchement prématuré artificiel, moyens couronnés de succès dans quelques cas.

L'*anorexie* peut être, soit un manque complet d'appétit, soit une répulsion invincible contre certains mets, le bœuf par exemple. On la remarque dans les premiers temps de la gestation, et elle disparaît un peu plus tard. Elle résiste opiniâtrément à tous nos moyens thérapeutiques et cède d'ordinaire d'elle-même. L'anorexie accompagnée de constipation disparaît, quand on emploie des purgatifs (rhubarbe ou sels).

Le *catarrhe de l'estomac* est causé par les troubles circulatoires du bas-ventre, suites de la grossesse, et réclame les moyens ordinaires. Nous avons vu souvent l'application de 10 à 12 sangsues sur l'estomac être suivie de la disparition de cette ennuyeuse affection. Les *renvois* aigres et désagréables des premiers mois, sont combattus par des doses élevées de carbonate de magnésie. Il n'y a aucun moyen pour réprimer les *envies* que certaines femmes ont pour des mets immondes et repoussants.

D. La *constipation* opiniâtre s'observe dans les 3 derniers mois, quand l'utérus, dont le segment inférieur est de plus en plus développé, descend plus profondément dans la cavité du bassin, presse sur le rectum et empêche les fèces d'être expulsées. On prescrira des purgatifs doux (sels, ricin, etc.), les lavements. Quand la pression utérine empêchera le jet du clyso-pompe de pénétrer profondément dans le rectum, on fera accroupir la femme sur les coudes et sur les genoux, et on poussera le lavement, en introduisant une longue canule élastique aussi haut que possible dans le rectum.

E. La *diarrhée* due aux troubles circulatoires, à la congestion des organes du bas-ventre, à l'irritation causée par les matières fécales durcies, diminuera et disparaîtra sous l'influence par un régime convenable, par l'usage de vêtements chauds, par une vie tranquille et par l'emploi de la poudre deDower.

F. *Hernies.* — Les hernies crurales et inguinales disparaissent vers le 3ᵉ ou le 6ᵉ mois de la grossesse, parce que les portions herniées suivent le mouvement ascensionnel de l'utérus : on les voit cependant subsister pendant la gestation et devenir très-dangereuses. Les hernies abdominales, survenant à la suite des ruptures ou de l'écartement des fibres de la ligne blanche, sont plus nombreuses chez les multipares que chez les primipares.

Nous n'avons jamais observé de hernies étranglées pendant la grossesse. Nous avons souvent vu des hernies ombilicales survenir chez les femmes ayant eu plusieurs enfants. Une seule fois, nous avons vu cette dernière variété s'étrangler et être suivie de mort. C'était une primipare chez laquelle la hernie se forma vers le 8ᵉ mois. Le traitement consiste dans l'application d'un bandage approprié. Nous conseillons de provoquer l'accouchement toutes les fois qu'une hernie ombilicale s'étranglera. L'expulsion du fœtus est en effet le seul moyen propre à favoriser le relâchement des parois abdominales et la réussite du taxis.

§ 30. — Troubles des voies urinaires.

Chez beaucoup de sujets, la pression exercée par l'utérus sur la vessie empêche cette dernière de se dilater convenablement : il suffit de quelques gouttes d'urine pour provoquer la miction. Cette lésion cesse quand on fait garder la position horizontale dans les premiers temps de la gestation, et lorsqu'on recommande l'usage d'une ceinture hypogastrique, pouvant repousser l'utérus en arrière et le soutenir quand la grossesse est plus avancée.

L'utérus pressant sur le col de la vessie, cause des douleurs pendant la miction ; plus tard la tête de l'enfant descendant dans le bassin vient encore augmenter cette pression. Si on ne parvient pas à faciliter l'expulsion des urines en soulevant le fond de l'utérus, on aura recours au cathétérisme.

Nous nous servons d'ordinaire d'une sonde d'homme métallique ; quand le cathétérisme est impossible dans le décubitus dorsal, nous faisons accroupir la femme sur les coudes et sur les genoux, pour pouvoir mieux pénétrer dans la vessie. Une compression faible, mais continue, peut causer la paralysie du sphincter de la vessie : l'urine coule alors goutte à goutte et continuellement. Nous avons mieux réussi en introduisant plus souvent la sonde et la laissant plusieurs heures à demeure. Il n'est pas rare d'observer, à une époque avancée de la gestation, le catarrhe aigu de la muqueuse vésicale. Des boissons délayantes, des bains, le nitre et l'opium seront employés dans ces cas. Dans les accouchements laborieux, on voit souvent l'urine s'amasser dans la vessie, la dilater d'une manière excessive, et causer par là des douleurs du bas-ventre et des anomalies dans les contractions utérines. On reconnaîtra ce phénomène par la sensation d'une tumeur limitée, petite, fluctuante au-devant de l'utérus, et on la fera disparaître aisément par le cathétérisme. Si la position avancée de la tête empêche la réussite de cette opération, la vessie court le risque de se rompre, et il faut hâter l'accouchement par une prompte application du forceps.

§ 31. — Anomalies et maladies de l'utérus, et de leur influence sur la gestation et l'accouchement.

1. *Vices de conformation de l'utérus.*

A. *Développement rudimentaire.* — Le cours de la grossesse est rarement normal quand l'utérus est rudimentaire. L'épaisseur insuffisante des parois provoque d'ordinaire une fausse couche, un accouchement prématuré, la rupture rapidement mortelle de l'organe. En supposant même que l'accouchement puisse avoir lieu au terme normal, on observe dans les cas d'utérus rudimentaire : la faiblesse des contractions, les ruptures de la matrice, les hémorrhagies profuses à la suite des couches. Il est presque impossible de diagnostiquer cette anomalie pendant la grossesse ou pendant l'accouchement, car le seul signe qui puisse guider l'accoucheur, l'état rudimentaire du vagin, accompagnant d'ordinaire celui de l'utérus, n'existe plus quand la conception a eu lieu : la grossesse nous prouve en effet qu'une communication existe entre le vagin et la cavité utérine.

Il est donc difficile de savoir si l'on a affaire à une atrésie incomplète du vagin, ou bien à un état rudimentaire de ce canal.

B. *Utérus bicorne et utérus biloculaire.* — Dans les deux cas, l'anomalie de l'utérus empêche la portion qui renferme le fœtus d'atteindre le développement et la force convenables pour produire une contraction énergique. Déjà, pendant la grossesse, cette faiblesse des fibres musculaires produit des fausses couches, des accouchements prématurés, des hémorrhagies ; pendant l'accouchement, elle cause aussi des obstacles à l'expulsion du fœtus, des douleurs trop faibles, des hémorrhagies dangereuses, des ruptures plus ou moins étendues. Le diagnostic de l'utérus bicorne ou biloculaire est entouré de grandes difficultés : le rôle de l'accoucheur se borne donc à combattre les complications dangereuses produites par ces anomalies. Quand la cloison charnue se prolonge jusqu'à l'entrée du col utérin, empêche la dilatation de cette partie et le passage de l'enfant, on peut et on doit opérer pour prévenir la rupture du segment inférieur de la matrice. L'opération consiste à diviser cette cloison, soit avec le bistouri boutonné introduit sur le doigt, soit avec des ciseaux à longues branches.

C. *Incurvations de l'utérus.* — Elles peuvent se rapporter à trois formes principales.

1° L'axe longitudinal du corps de l'utérus est parallèle à l'axe du détroit inférieur, tandis que l'axe du col s'éloigne de cette direction.

2° L'axe du corps de l'utérus s'écarte (en avant d'ordinaire) de la direction de l'axe du bassin avec lequel la portion cervicale est entièrement parallèle.

3° Les axes du corps et du col utérin s'écartent de la direction de l'axe du bassin. Mais le fond de la matrice est situé sur le prolongement d'un plan passant par le col.

Ces trois anomalies, bien connues des anciens, occasionnent souvent des positions fâcheuses du fœtus, empêchent la dilatation du museau de tanche : enfin le segment utérin inférieur, dilaté outre mesure, se rompt souvent et occasionne la mort. Le diagnostic de ces vices de conformation est aisé, quand on pratique avec soin et attention le toucher vaginal et le palper abdominal. On pourrait tout au plus les confondre avec les déviations et les inclinaisons de l'utérus, dont nous parlerons plus lard; mais on évitera toute erreur en se souvenant que dans ces cas les axes du col et du corps utérin sont parallèles et ne s'écartent que de la direction de l'axe du détroit inférieur. Le traitement des incurvations utérines, au moment de l'accouchement, doit avoir pour but de rétablir le parallélisme des axes du corps et du col. On y parviendra en fixant le fond de l'utérus d'un côté, et de l'autre en rendant au col utérin sa position normale. L'ouverture de l'orifice externe ne tardera pas alors à se dilater. Le traitement détaillé sera décrit à propos des obliquités de la matrice. L'obliquité de l'utérus empêche l'enfant de s'engager; il faudra, dans ce cas, opérer la version par les pieds et faire l'extraction de l'enfant.

D. *Hypertrophie de tout le col ou d'une seule lèvre du museau de tanche.* — Ces anomalies peuvent troubler l'accouchement,

1º Parce que les bords durs, épais, rigides de l'orifice en empêchent la dilatation;

2º Parce que la partie hypertrophiée ne se retire pas en arrière de la tête, qu'elle est serrée entre le bassin et cette dernière et se tuméfie d'une manière considérable à la suite de cette pression;

3º Parce qu'elle occasionne un véritable obstacle mécanique;

4º Parce qu'elle est déchirée par la pression du fœtus. Nous n'avons remarqué cette hypertrophie que chez les femmes qui avaient eu plusieurs enfants, ce qui se comprend aisément, vu que ce vice de conformation est ordinairement la suite des déchirures ou autres lésions du col survenues pendant l'accouchement.

Le *diagnostic* ne sera pas douteux après un examen attentif. On pourrait tout au plus confondre l'hypertrophie du col avec l'œdème ou le cancer de cette partie. On se souviendra que l'œdème du col n'est pas limité à cette portion de l'utérus, mais qu'il s'étend au corps, au vagin, aux parties génitales externes, et même aux membres inférieurs, et l'erreur sera impossible quand le col hypertrophié aura conservé sa consistance dure et cartilagineuse. Dans ce cas, il serait possible de confondre l'hypertrophie avec le cancer du col; nous donnerons plus tard le diagnostic différentiel. Il faut aussi distinguer l'hypertrophie de la lèvre antérieure de la tuméfaction causée pendant l'accouchement même, par la pression de la lèvre entre la tête de l'enfant et la paroi du bassin: tuméfaction qui peut s'augmenter considérablement, quand le travail est lent et la circulation longtemps gênée. Dans ce cas, la lèvre présente une surface lisse et égale, et quand on peut la voir, elle est d'un rouge foncé et la moindre pression cause la plus violente douleur. Dans l'hypertrophie, la tumeur est dure, rugueuse, inégale, cartilagineuse, peu douloureuse au toucher, et nous n'avons jamais vu la couleur de la muqueuse se distinguer de celle des tissus environnants.

On s'efforcera pendant la grossesse de diminuer la tension et la dureté de la partie indurée par des bains locaux et généraux, par des injections fréquentes d'eau tiède dans le vagin, enfin par l'introduction dans l'orifice d'une éponge molle, trempée dans l'huile. Si l'on est appelé auprès de la femme quand le travail est déjà commencé, il faut recourir à un moyen plus énergique, comme les injections au moyen de la douche ascencendante ou du clysopompe, ce qui nous a très-bien réussi. Pour empêcher la lèvre antérieure hypertrophiée du museau de tanche d'être pressée contre la symphyse, on introduira deux doigts dans le vagin et on soutiendra la lèvre jusqu'à ce que quelques douleurs aient poussé la tête du fœtus au delà de la lèvre, dont la compression sera alors impossible. Quand le volume de la portion hypertrophiée et tuméfiée empêche cette manœuvre, on pratiquera quelques scarifications superficielles pour la dégorger un peu; si cette opération n'amène pas de soulagement, on empêchera la patiente d'aider ses douleurs et on soutiendra la tumeur avec l'index et le médius pendant le travail. Quand les douleurs sont précipitées et que l'on craint que la tête du fœtus ne déchire le segment utérin inférieur engagé derrière la symphyse, le mieux sera d'appliquer le forceps, d'extraire la tête lentement et avec précaution, tandis qu'un aide soutient et repousse la lèvre hypertrophiée au-dessus de la tête du fœtus.

E. *Agglutination de l'orifice externe.* — Ce vice de l'utérus est causé par un épanchement survenu pendant la gestation et par l'adhérence des bords externes du museau de tanche, qui semble fermé par un tissu fibrineux. On reconnaîtra cette anomalie quand le segment utérin inférieur, situé profondément dans le bassin ne présentera aucune espèce d'orifice, ou seulement un repli, une petite fosse, avec une excavation au milieu, ou simplement un petit enfoncement, qui est d'ordinaire très-éloigné de la ligne médiane du bassin. La partie inférieure de la matrice est poussée de plus en plus en bas et en avant, arrive même jusqu'à l'entrée du vagin ; elle est amincie, tendue, et menace à tout instant de se rompre. L'orifice externe reste toujours fermé, et ce n'est que dans quelques rares cas heureux qu'il finit par s'ouvrir. Si cette solution naturelle n'arrive pas, on y suppléera par l'art, et on dilatera l'orifice soit avec l'ongle, soit avec un cathéter droit, soit avec la sonde utérine.

F. *Atrésie de l'utérus.* — L'oblitération complète du col, peut survenir après la conception, et elle est, comme l'agglutination, le résultat d'un épanchement produit pendant la grossesse, par suite d'une inflammation de l'utérus. La membrane obturatrice est seulement plus épaisse et plus résistante. Le danger de ces atrésies provient de ce qu'il est impossible à la nature, au doigt, à un instrument mousse de rompre ce tissu de nouvelle formation. Les symptômes que cette anomalie cause pendant l'accouchement, diffèrent peu de ceux que nous avons décrits plus haut : seulement il ne faut pas attendre que les forces de la nature rompent la membrane ; et si l'incision avec un instrument tranchant n'est pas faite, l'atrésie utérine cause de nombreuses et larges déchirures du segment inférieur.

II. *Déplacements de l'utérus.* — On comprend sous ce nom l'obliquité, la chute et le prolapsus de l'utérus.

A. *Obliquités utérines.* — On peut les diviser, 1° En obliquité par rapport à la position (*obliquitas uteri quoad situm*) : le col et le fond de l'utérus sont alors situés sur la même ligne, mais leur axe forme avec celui du détroit inférieur un angle plus ou moins grand ;

2° En obliquité par rapport à la forme (*obliquitas uteri quoad formam*), quand l'axe du fond de l'utérus forme un angle avec celui du col. Les obliquités par rapport à la position se distinguent d'après la direction du fond de l'organe. Il y aura donc une obliquité antérieure, postérieure, latérale droite, latérale gauche.

a. *Antéversion ou obliquité antérieure de l'utérus.* — On ne la rencontre que rarement tant que l'utérus se trouve dans la cavité du bassin. On comprend que les parois abdominales qui se dirigent obliquement en haut, que la concavité du sacrum dirigée en bas, que le gonflement de la vessie qui tend à refouler l'utérus en arrière, que l'expulsion des matières fécales, nécessitant des efforts de haut en bas et d'avant en arrière, doivent empêcher le fond de la matrice de tomber en avant et de prendre une position horizontale. L'antéversion est peu marquée pendant la gestation, et ne se rencontre que dans les premiers mois, où la compression du col de la vessie cause de la dysurie. On peut reconnaître cette déviation par la position plus élevée et plus postérieure du col utérin, et par la direction et la palpation du corps de la matrice qu'on peut toujours sentir à travers le vagin. Les antéversions disparaissent d'elles-mêmes quand l'utérus s'élève dans la cavité abdominale. Elles ne réclament d'autre traitement qu'un décubitus dorsal plus ou moins prolongé. Dans les derniers mois de la grossesse, l'*obliquité utérine antérieure* n'est pas rare, et a reçu le nom de ventre en bissac (*venter propendulus*). On l'observe chez les multipares, dont les parois abdominales sont lâches et dilatées par des grossesses antérieures, et chez lesquelles l'inclinaison du bassin est trop prononcée. L'antéversion occasionne un sentiment de pesanteur et de tension sur les parois abdominales antérieures et comprime la vessie, en la poussant contre les pubis. A un degré plus élevé, cette déviation empêche les femmes de faire aucun mouvement; la compression des vaisseaux du bassin cause l'œdème des membres inférieurs, quelquefois le ramollissement de la ligne blanche et l'éventration de l'utérus. L'usage d'une ceinture hypogastrique maintenant l'utérus à sa place, empêchera la production de ces symptômes. Pendant le travail, l'inclinaison antérieure de l'utérus empêche la dilatation de l'orifice externe, qui est alors situé en haut et en arrière; et, par un examen superficiel, on peut prendre cette affection pour une atrésie utérine. Pour ne pas tomber dans cette erreur, nous conseillerons de chercher le col dans la portion postérieure du bassin, où il est quelquefois très-élevé et difficile à atteindre. On le trouve souvent appliqué contre la face antérieure du sacrum. Quand le fœtus n'est pas encore descendu profondément dans le bassin, le mieux est de relever le fond de l'utérus en comprimant les parois abdominales avec une main ; si on introduit l'autre dans le vagin, il est rare qu'on ne trouve pas le col à peu près dans la direction de l'axe du bassin. L'antéversion à un faible degré cause peu de troubles pendant la gestation. On n'aura donc pas besoin d'intervenir, dans la grande majorité des cas, d'autant plus que l'on sait par expérience que le décubitus dorsal suffit, quand les fortes douleurs arrivent, pour combattre ce vice de position. Si cela ne suffit pas, on cherchera, soit avec la main, soit avec un bandage, à remettre et à fixer l'utérus dans sa direction normale. Enfin, si la patiente n'est pas soulagée, on ira chercher avec précaution l'orifice du col en arrière ; on le saisira avec deux doigts, et on l'amènera peu à peu vers le milieu du détroit inférieur où il est bon de le maintenir pendant l'intervalle de quelques douleurs. Ce moyen nous a toujours réussi, et nous n'avons pas eu besoin de recourir à l'hyterotomie vaginale, comme on l'a fait dans plusieurs cas analogues.

b. *Rétroversion de l'utérus.* — Elle se présente sous deux formes. 1° La *rétroversion partielle,* affection spéciale aux derniers mois de la grossesse, est plutôt un vice de conformation qu'une déviation. La paroi postérieure du fond de l'utérus prend la forme d'un sac et s'enfonce dans les replis de Douglas. Nous n'avons observé cette anomalie que dans les deux derniers mois de la grossesse, alors que le fœtus devient plus résistant, tandis que les parois utérines sont moins épaisses, plus lâches et cèdent plus facilement. On comprend en effet que cette anomalie serait impossible dans les premiers mois, quand l'utérus oppose une plus grande résistance, et quand le fœtus est trop faible et trop peu développé pour déformer ainsi la matrice. Cette affection n'a jamais par elle-même une influence fâcheuse sur la gestation. C'est tout au plus si nous avons observé les symptômes décrits plus haut dans l'antéversion, et quelquefois la compression du gros intestin. On reconnaîtra cette maladie quand on trouvera, chez une femme dont la grossesse est avancée, la partie postérieure du bassin remplie par une portion du fœtus, qui, repoussant en arrière la paroi postérieure de l'utérus, vient former une tumeur ronde, et quand le col sera anormalement rapproché de la symphyse. Le traitement sera symptomatique, et on apaisera les symptômes causés par la compression des parties environnantes.

2° Quand la *rétroversion* est *complète,* tout le corps de l'utérus se renverse dans le repli de Douglas. Le fond de la matrice se trouve dans la courbure du sacrum, le col (quand la texture du vagin le permet) se trouve en face ou même derrière la symphyse, l'utérus fait une sorte de bascule, s'appuyant sur les ligaments larges et sur les portions latérales du vagin. On observe ordinairement cette forme dans le troisième ou le quatrième mois de la gestation. Elle ne saurait se produire lorsque l'utérus est sorti du petit bassin. On peut distinguer plusieurs degrés.

Premier degré : Quand l'axe longitudinal de l'utérus tend à se rapprocher de l'horizontale, le fond conservant néanmoins une position plus élevée que le col.

Deuxième degré : L'axe de l'utérus est entièrement horizontal, le fond est dans la courbure sacrée, sur le même plan que le col qui est au-dessous de la symphyse pubienne ou derrière les pubis.

Troisième degré : L'utérus ne trouvant pas un espace suffisant dans les replis de Douglas, repousse le péritoine et s'enfonce de plus en plus entre le vagin et le rectum. Le toucher pratiqué par l'un ou l'autre de ces conduits donne la sensation d'une tumeur ronde, tendue, remplissant la moitié postérieure du bassin. Le col se trouve en haut, derrière les pubis. Le renversement total de l'utérus, occasionné soit par une trop grande mobilité de l'organe, soit par des dimensions exagérées du bassin, peut se produire tout d'un coup ou peu à peu, et dans les deux cas, donner naissance à des symptômes fâcheux (compression du rectum et de la vessie, incarcération de l'utérus), accidents qu'il faut combattre avant de réduire la matrice. Les meilleurs moyens pour y parvenir sont l'introduction dans la vessie d'un cathéter d'homme (la femme étant accroupie ou couchée), des lavements, des saignées locales ou générales, des bains tièdes et des injections.

Pour réduire la matrice, on s'y prendra de la manière suivante : On fait agenouiller la femme, de manière à ce que le haut du corps soit aussi courbé que possible en avant, et que le poids du corps porte sur les coudes. On introduit l'index et le médius enduits d'huile, aussi avant que possible dans le rectum, et le pouce dans le vagin. Les deux doigts introduits dans l'anus pressent doucement et graduellement la portion de l'utérus qui leur fait face, et repoussent le fond de l'utérus en lui faisant suivre autant que possible la direction de l'axe du bassin, d'arrière en avant. Comme le rectum des femmes enceintes est assez large d'ordinaire, on introduira peu à peu toute la main, ce qui présente l'avantage de pénétrer plus profondément dans l'intestin, et d'opé-

rer avec la face interne de la main une pression plus convenable,
s'étendant à toute la face de la matrice. Le replacement ne s'o-
père pas toujours à la première tentative. On fait alors conserver aussi longtemps que possible à la femme la position age-
nouillée, on tâche, par des injections et des lavements froids,
par l'application des sangsues à l'anus et à la vulve, de diminuer
le gonflement de l'utérus, et on recommence la manœuvre
décrite ci-dessus, après avoir chloroformé la patiente. Dès que
le fond de l'utérus est revenu au-dessus du promontoire, le reste
de l'organe suit ce mouvement et reprend tout d'un coup sa
position normale. Quand le redressement n'a pu s'effectuer après
plusieurs tentatives, et que les symptômes ne sont pas menaçants, on peut attendre : si l'on craint quelque accident, il faut
en venir à l'avortement artificiel. On le pratique par la rupture
des membranes, en introduisant la sonde utérine dans le col : si
l'élévation de l'orifice empêche d'arriver au museau de tanche,
on pratiquera la ponction de l'utérus et des membranes au
moyen du trocart, soit par le vagin, soit par le rectum; après
l'écoulement des eaux, la matrice se contracte et diminue de
volume. Il est rare que la manœuvre pour redresser l'organe
ne soit pas alors suivie de succès, quand elle est faite d'une
manière convenable.

c. *Obliquité latérale de l'utérus.*—Elle ne peut atteindre un grand
degré d'intensité, vu l'obstacle que présentent les parois latérales
du bassin. Par la même raison, les troubles que cause ce déplacement sont peu importants. Nous ne voulons pas nier que plusieurs anomalies de la position du fœtus ne soient dues à la
déviation latérale de l'utérus; mais nous n'avons jamais vu cette
affection troubler ou retarder l'accouchement.

B. *Hernies de l'utérus gravide.* — Les cas dans lesquels l'utérus,
faisant hernie par l'anneau inguinal ou crural, par le trou ovalaire
ou l'échancrure sciatique, a pu être fécondé, sont très-rares. Si
la réduction n'a pas été faite en temps convenable, l'utérus se
développe dans sa position anormale et l'étranglement qu'il subit
provoque l'avortement. Il existe quelques cas où l'utérus a néanmoins atteint la seconde moitié de la gestation, tout en restant
hernié. La délivrance nécessite l'opération césarienne ; quelquefois on a été assez heureux pour conserver la vie de la mère
et celle de l'enfant.

C. *Chute et prolapsus de l'utérus gravide.* — Chez les multipares dont le bassin est large et peu incliné, il n'est pas rare d'observer, dans les derniers mois de la gestation, une descente peu marquée de la matrice. Le prolapsus utérin existe avant la conception, et la grossesse produit ordinairement une guérison temporaire, limitée à la durée de la gestation. L'utérus s'élève peu à peu au-dessus du bassin et occupe sa position normale sans causer la moindre douleur. Quand la matrice ne s'élève pas, qu'elle se développe dans la cavité du bassin, quand la courbure sacrée est profonde et le promontoire saillant, en un mot quand la cavité du petit bassin est trop grande par rapport au détroit supérieur, la matrice s'étrangle, comprimant la vessie et le rectum. En général, la grossesse parvient à son terme normal, parce que l'utérus dépasse le détroit supérieur, entraîne avec lui le segment inférieur et reprend sa position normale. Mais si cette terminaison n'arrive pas, la compression de la matrice entraîne l'avortement et une violente métrite. Enfin nous citerons les cas où l'utérus fécondé sort en totalité ou en partie par la vulve. On a même vu la grossesse se continuer jusqu'au 9ᵉ mois dans ces conditions, et l'accouchement se faire sans danger pour la mère et l'enfant : il est vrai qu'on a aussi observé dans ces circonstances des accouchements prématurés et des ruptures de l'utérus, dont l'issue fut fatale à la mère. On peut dire, toutes les fois que le col seul fait saillie au dehors, qu'il n'y a aucun danger pour la mère.

Le traitement consiste à vider la vessie et le rectum au moyen du cathétérisme et de lavements, et à empêcher la matrice de descendre plus bas, en introduisant dans le vagin une éponge fine enduite d'huile et en la maintenant au moyen d'un bandage. Les pessaires sont inutiles et dangereux; ils causent l'inflammation du segment utérin inférieur et provoquent l'avortement. Quand la réduction de l'utérus faisant saillie en totalité ou en partie est impossible, on s'efforcera de maintenir l'organe élevé au moyen d'une ceinture appropriée, mais dès que les symptômes deviendront inquiétants, on s'empressera de provoquer l'avortement ou l'accouchement prématuré. Pendant l'accouchement, il faut combattre les obstacles dus à l'hypertrophie du col ou à son éloignement de l'axe du bassin. On se servira, dans ce but, de bains chauds, d'affusions chaudes et de la douche utérine;

on attirera le col dans la direction de l'axe du bassin et on le dilatera soit avec le doigt, soit avec un instrument. Tant que durera l'accouchement, on soutiendra l'utérus au moyen d'un bandage, qui, fixé au dos, passera entre les jambes, viendra s'attacher au ventre, et sera percé d'une ouverture suffisante pour permettre le passage de l'enfant. L'extraction du placenta demande de grandes précautions, car une inversion de la matrice peut se produire aisément. L'accouchement fait, on tentera de replacer l'utérus et on le maintiendra dans sa position au moyen d'une éponge introduite dans le vagin et changée plusieurs fois par jour.

III. *Solutions de continuité de l'utérus.* — L'utérus peut se déchirer de deux manières pendant la gestation ou l'accouchement, c'est-à-dire soit par causes internes, soit par suite de violences extérieures, indépendantes de la mère.

Étiologie. — 1° *Ruptures spontanées de l'utérus.* — Quoique les ruptures de l'utérus gravide se produisent surtout dans le corps et le fond de l'organe, il arrive souvent pendant l'accouchement que les bords de l'orifice, le col, le segment inférieur soient lésés. Les déchirures spontanées du fond et du corps utérin ne surviennent en général, pendant la gestation, qu'à la suite d'une modification pathologique des parois et tissus de l'organe (inflammation par suite de l'incarcération ou du prolapsus, dégénérescence graisseuse et atrophie de ses parois, vices de conformation congénitaux, pseudoplasma contenu dans les tissus, cicatrices à la suite de l'opération césarienne.) Il est très-rare de voir l'utérus entièrement sain se déchirer. Quant à la profondeur de la rupture, elle peut commencer à l'enveloppe péritonéale et s'étendre jusqu'à la couche musculaire externe : dans certains cas, le parenchyme de l'organe se déchire seul, et l'enveloppe séreuse est respectée. Les *ruptures complètes* sont plus fréquentes que les *ruptures incomplètes*. Une des conséquences ordinaires de ces déchirures est l'épanchement d'une certaine quantité de sang dans la cavité péritonéale. L'œuf reste intact dans l'intérieur de la matrice, quand la rupture n'est pas très-étendue. Il peut aussi, à la suite de vastes déchirures, pénétrer en totalité ou en partie dans la cavité péritonéale, ou bien les membranes font hernie au dehors de l'organe, la poche des eaux se rompt, et le liquide amniotique s'épanche dans l'abdomen. Les ruptures spontanées du segment inférieur sont plus fréquentes pendant l'accouchement, que celles du corps et du fond de l'utérus. Elles sont plus souvent incomplètes, ne s'étendant pas à l'enveloppe péritonéale, probablement parce que cette dernière n'est pas aussi intimement unie avec le tiers inférieur de la matrice, qu'avec les deux tiers supérieurs. Quand le péritoine a été respecté, le sang s'épanche dans les replis de cette séreuse et forme des bourrelets volumineux, gonflés de sang et s'étendant jusqu'aux organes voisins. Les ruptures du segment inférieur peuvent s'étendre au corps de la matrice, au vagin, à la vessie et au rectum. Quand la déchirure est complète, le sang s'épanche dans l'abdomen, dans les replis péritonéaux, enfin au dehors, à travers le vagin. D'ordinaire, l'hémorrhagie interne se joint à l'hémorrhagie externe. Les causes les plus générales des ruptures sont sans contredit les obstacles à la dilatation régulière du col. Les contractions deviennent intenses et poussent de plus en plus vigoureusement le fœtus vers le segment inférieur; l'enfant cède d'abord à ces efforts, diminue de volume et finit par déchirer la paroi qui s'oppose à son passage. Les pressions exercées sur l'utérus par les parois dures plus ou moins anguleuses du bassin, peuvent aussi faire rompre l'organe. La perforation peut ne venir qu'après l'accouchement; la pression n'a pas été assez violente pour percer l'organe, mais elle a déterminé une inflammation. La partie se sphacèle, l'eschare est expulsée, et la matrice se perfore. Les ruptures spontanées de la portion vaginale sont de beaucoup les plus fréquentes. Sans parler de la petite déchirure sèche des bords du museau de tanche, qu'on peut regarder comme une lésion presque constante pendant l'accouchement, il n'est pas d'accoucheur qui n'ait observé des lésions plus ou moins graves de la portion du col qui fait saillie dans le vagin. Les parties internes des parois se ramollissent et se dilatent beaucoup plus vite que les parties externes, et la déchirure est d'autant plus considérable qu'elle suit plus exactement la direction des fibres musculaires. C'est pour cela que les lésions qui sont dirigées dans le sens des fibres transverses sont complètes, tandis que la solution de continuité longitudinale ne comprend que l'épaisseur des fibres verticales, et par conséquent ne cause que des ruptures incomplètes du parenchyme utérin. Les hémorrhagies qui surviennent après les ruptures sont rarement dangereuses : cela tient au petit nombre et au faible calibre des vaisseaux contenus dans les parois de la matrice, lesquels du reste sont soumis à une extension et à une compression très-grande de la part du fœtus avant de se déchirer. Après l'accouchement, cette compression cesse et l'hémorrhagie peut devenir plus sérieuse. Elle est presque toujours externe : cependant il peut se faire que le sang s'épanche dans le tissu cellulaire du vagin ou même dans la cavité péritonéale, ce qui peut arriver quand la déchirure s'étend jusqu'au corps de l'utérus. Les ruptures spontanées du col sont causées par les obstacles qui empêchent la dilatation normale de l'orifice externe.

2º *Solutions de continuité de l'utérus par causes traumatiques.* — Pendant les trois premiers mois, l'utérus se trouvant entouré par la ceinture osseuse du bassin, est de cette manière protégé contre les violences extérieures qui pourraient léser son parenchyme, mais à partir du 4e mois, il s'élève au-dessus des pubis et devient exposé à ces dangers extérieurs. Ces derniers sont : la perforation des parois abdominales ou utérines par un instrument tranchant ou piquant, les blessures de la matrice, une pression, un choc violent et brusque sur le bas-ventre amenant la rupture de l'utérus. Les plaies qui surviennent pendant l'accouchement, siégeant à la surface interne, ou traversant tout le parenchyme, sont en général causées par des aides maladroits. Mais l'accoucheur ne mérite pas toujours le blâme : il existe des exemples d'états pathologiques des parois utérines, certaines circonstances difficiles à prévoir, qui occasionnent, même quand l'accouchement est conduit par des mains habiles et que toutes les règles de l'art ont été observées, des ruptures de l'utérus.

Symptômes. — La rupture spontanée du corps de l'utérus arrive presque toujours brusquement, sans qu'aucun symptôme puisse la faire prévoir. A l'instant où la rupture se produit, la femme ressent une douleur très-vive, qui ébranle tout le corps; elle crie et prétend que quelque chose s'est déchiré dans son ventre: la face fortement colorée, pâlit, les yeux perdent leur éclat, tout le corps se couvre d'une sueur froide et visqueuse; un frisson glacial, un tremblement convulsif des extrémités, des syncopes répétées signalent une violente hémorrhagie interne. Peu à peu la malade revient à elle; de temps en temps tout son corps est agité par une douleur fixé à la région lombaire et inguinale, et le sentiment d'un liquide chaud s'épanchant dans l'abdomen, vient encore augmenter l'anxiété de la patiente. Quand le fœtus est sorti de l'utérus, elle sent des mouvements dans un lieu inusité; mais bientôt ces mouvements cessent et font place à la sensation d'un poids lourd et d'un corps étranger dans l'abdomen. Quand les contractions existaient avant la rupture, elles ne se produisent plus ou perdent au moins de leur intensité, dès que la solution de continuité s'est opérée. Elles deviennent partielles et durcissent à peine le parenchyme utérin. Les faibles douleurs peuvent pousser le fœtus en totalité ou en partie dans la cavité abdominale, quand la rupture est complète; la partie de l'enfant qui était en avant, remonte; une hémorrhagie plus ou moins intense survient et le sang s'écoule par le vagin. Quand il est possible d'introduire la main jusque dans la cavité utérine, il est facile de s'assurer du siége et de l'étendue de la déchirure. Les symptômes ne sont pas toujours ceux que nous avons décrits. La rupture peut se produire sans lésions aussi effrayantes. Un déchirement peu étendu ou incomplet peut ne pas permettre au fœtus de sortir de l'utérus, surtout quand la tête est déjà engagée. Plusieurs auteurs ont même cité des cas où une anse intestinale s'est engagée dans une déchirure sans présenter les symptômes qui suivent une rupture ou un étranglement de l'intestin.

Les ruptures spontanées de la portion vaginale, sont toujours précédées des symptômes qu'on observe, lorsque le col ne se dilate pas. Pressée par le fœtus, la portion vaginale s'élève dans le bassin, se tend et s'amincit tellement qu'on a peine à distinguer si le fœtus est nu ou s'il est recouvert par le parenchyme de l'utérus. Ce dernier est déchiré enfin et la femme ressent une douleur vive. Quand la déchirure n'est pas assez grande pour permettre la sortie de l'enfant, elle augmente à mesure que l'enfant s'avance. L'hémorrhagie, même dans les ruptures du corps utérin, est d'ordinaire peu importante; mais quand ces ruptures sont étendues, quand de nombreux vaisseaux ont été lésés, il peut survenir une perte de sang assez inquiétante, qui peut même être mortelle si de prompts secours ne sont pas administrés. Les symptômes des lésions traumatiques de l'utérus diffèrent peu de ceux que nous venons de décrire. Il faut faire remarquer que les plus grandes lésions peuvent survenir sans que la femme les ressente au moment où elles sont produites. L'hémorrhagie dépend, comme on peut très-bien le penser, du siége, de la profondeur, de l'étendue de la solution de continuité, et c'est souvent seulement par la perte sanguine que l'on en est averti.

Pronostic. — Les ruptures de l'utérus, qu'elles soient ou non spontanées, sont un des accidents les plus sérieux qui puissent troubler l'accouchement; car les cas où la mère survit à une telle lésion sont très-rares. La guérison s'opère de deux manières, suivant que le fœtus est sorti ou non de l'utérus. Dans le premier cas, quand les forces de la nature ont suffi pour l'expulser, soit par les voies naturelles, soit par les voies artificielles, la guérison s'opère par une inflammation adhésive à laquelle prennent part le péritoine et même les parois abdominales. Quand le fœtus a pénétré en totalité dans l'abdomen, il cause une violente péritonite. Une exsudation se forme, enveloppe le fœtus, le sépare des parties environnantes en l'entourant d'une espèce de sac fibreux, à parois plus ou moins épaisses. Le fœtus subit alors les mêmes métamorphoses que dans la grossesse extra-utérine. Il est rare, en général, que la mort suive immédiatement la lésion; il s'écoule de 24 à 48 heures avant qu'elle arrive, ce qui tient beaucoup moins aux suites de la solution de continuité qu'aux modifications anatomiques, à l'hémorrhagie, à l'inflammation consécutive et à l'étranglement d'une anse intestinale qui l'accompagnent.

Il arrive souvent que la secousse nerveuse et son influence sur l'organisme amènent la mort bien avant l'hémorrhagie ou l'inflammation du péritoine. Le fœtus, qu'il soit resté ou non dans l'utérus, périt presque toujours dans les ruptures du corps de la matrice. On conservera quelque espoir de le sauver lorsqu'on pourra l'extraire au moment où la déchirure se produit. Les solutions de continuité du col sont moins dangereuses pour la mère et pour l'enfant. Nous avons vu des déchirures assez étendues de la portion vaginale se guérir sans présenter de symptômes inquiétants, même quand la plus grande partie du col était déchirée. Ces lésions n'en sont pas moins dangereuses, soit par les graves hémorrhagies qu'elles peuvent causer, soit par les métrites et les péritonites qui les accompagnent, surtout pendant les épidémies. La vie de l'enfant est rarement menacée, quand la lésion ne se complique pas.

Le *traitement* des ruptures de l'utérus dans les premiers mois de la grossesse est analogue à celui que réclame la grossesse extra-utérine. Les deux accidents présentent les mêmes symptômes. Quand la rupture se produit à une époque avancée de la gestation ou pendant l'accouchement, on s'efforcera de favoriser les contractions de la matrice, de diminuer ainsi l'étendue de la déchirure : c'est le seul moyen d'empêcher l'épanchement de sang dans l'abdomen et toutes les suites fâcheuses de l'hémorrhagie. Pour atteindre ce but, le moyen le plus efficace est d'extraire promptement de la cavité utérine le fœtus et ses annexes. Les procédés diffèrent suivant que le fœtus est dans l'abdomen ou dans l'utérus. S'il est entièrement contenu dans la cavité de la matrice, on l'extraira avec le forceps ou avec les mains après avoir pratiqué la version. Quand la conformation du bassin rend impossible le passage du fœtus vivant à travers les voies naturelles, ou qu'il s'élève des difficultés qui mettent en question la vie de l'enfant, on pourra inciser la paroi abdominale et extraire l'enfant en agrandissant la déchirure utérine.

Cette opération n'est indiquée que dans les cas où le fœtus vit. Quand sa mort sera certaine, on diminuera les diamètres de sa tête par la perforation, et l'extraction se fera au moyen du forceps ou du céphalotribe. Quand une partie du fruit se trouve dans la cavité abdominale, on tâchera de terminer l'accouchement par les voies naturelles : soit au moyen de la version par les pieds, quand la tête est en avant et ne peut être saisie avec le forceps : soit au moyen de la version céphalique, quand les pieds sont dans la cavité abdominale; quand les fesses sont en avant, on ira chercher les pieds avec la main ou avec le crochet mousse. Si les portions du fœtus qui sont sorties de l'utérus ne peuvent y rentrer sans agrandir la rupture, la gastrotomie est le seul procédé qui présente quelques chances de succès.

On retirera le placenta de l'utérus quand le fœtus est entièrement passé dans l'abdomen : cela suffit en général pour permettre à l'utérus de revenir sur lui-même, pour fermer la déchirure et pour arrêter l'hémorrhagie. Cela fait, quand on sera sûr de la mort du fœtus, on se tiendra dans l'expectative : si l'enfant donne encore des signes certains de vie, on pratiquera la gastrotomie. Le reste du traitement consiste à diminuer l'éréthisme nerveux, à empêcher l'hémorrhagie de se reproduire et à modérer la réaction inflammatoire. Nous avons toujours vu l'acétate de morphine faire cesser plus ou moins les accidents nerveux, qui se présentent dans ces cas malheureux. Dès que ce médicament a été administré, la malade se tranquillise peu à peu, l'angoisse cesse, le sentiment d'une mort prochaine fait place à l'espérance, le pouls se relève, les défaillances ne se représentent plus : la sueur froide et visqueuse est remplacée par une chaude moiteur de la peau, par une transpiration qui soulage la malade : enfin arrive un profond sommeil qui relève visiblement les forces de la femme. Pour arrêter les hémorrhagies, et pour empêcher leur reproduction, on emploie les applications glacées sur l'abdomen, on introduit de petits morceaux de glace dans l'utérus, on injecte de l'eau froide sur le point où elles semblent se produire : il faut faire les injections avec beaucoup de prudence, de peur que le liquide ne pénètre dans le péritoine. Quant au tamponnement de l'utérus, recommandé par quelques auteurs, nous le rejetons, parce que nous trouvons ce procédé peu sûr, douloureux, parce qu'il irrite les parois internes de l'utérus, inconvénients qui sont plus sérieux que les avantages qu'on peut en retirer. La compression de l'aorte abdominale n'a pas d'effet bien marqué dans les hémorrhagies peu abondantes : c'est néanmoins une précaution qu'on ne doit pas négliger. Pour que l'inflammation de l'utérus et du péritoine ne dépasse pas le degré nécessaire à la guérison, on emploiera les affusions froides sur le ventre, et à l'intérieur on donnera en même temps de faibles doses d'opium et de calomel. Quand une constipation opiniâtre, des vomissements, des coliques, une prostration subite des forces, indiquent qu'une anse intestinale s'est engagée dans la rupture, on introduit la main dans l'utérus pour s'en assurer et on procède le plus vite possible au dégagement de l'intestin. Quand le fœtus est resté dans l'abdomen, et que l'organisme tend à l'éloigner par la suppuration, il faut aider ces efforts de la nature par une opération : lorsque la portion vaginale est déchirée, il faut arrêter l'hémorrhagie et diminuer l'inflammation. Pour arrêter le sang, on fait dans le vagin une injection styptique (vinaigre, alun, seigle ergoté en poudre), et si cela ne suffit pas, on introduit de petits morceaux de glace dans le vagin, on tamponne soit avec des balles de charpie, soit avec des éponges imbibées d'eau froide. On peut retirer le tampon après 24 heures : l'hémorrhagie se reproduit rarement après ce laps de temps. On lavera plusieurs fois par jour le vagin avec de l'eau tiède, et si l'écoulement utérin est de mauvaise nature, a une odeur fétide et dénote une inflammation septique, on remplacera l'eau pure par des infusions aromatiques. Si le sang s'est épanché dans le tissu cellulaire du vagin, on emploiera le traitement propre à l'œdème du vagin.

IV. *Inflammations de l'utérus gravide et de ses annexes.* — Les inflammations du parenchyme, des vaisseaux sanguins et lymphatiques de l'utérus, de même que les inflammations du péritoine, des ovaires, des trompes et du tissu cellulaire du bassin, se rencontrent plus rarement qu'on ne croit pendant la gestation. Les symptômes qui manifestent ces troubles de l'appareil génital sont : une fièvre intense précédée de frissons, de météorisme, la constipation ou une diarrhée violente, une douleur vive dans l'hypogastre pendant les premiers mois. Plus tard elle se limite à l'endroit affecté ou s'étend à tout le bas-ventre. Comme la péritonite est une complication ordinaire, la percussion permet de reconnaître l'épanchement qui se produit alors.

La matrice, qu'on pouvait précédemment sentir d'une manière distincte, est alors masquée par l'exsudation fibrineuse, qui s'étend, se coagule et empêche de distinguer la matrice d'avec les parties qui l'entourent. C'est une chose remarquable de voir la grossesse se continuer, malgré la présence de métrites et de péritonites violentes, qui produisent pourtant des épanchements volumineux et douloureux. Ce n'est pas cependant une règle générale; l'avortement et l'accouchement prématuré peuvent être la suite de ces inflammations. Dans tous les cas, l'accouchement est toujours très-douloureux : le péritoine enflammé est tendu et tiraillé fortement par les contractions utérines, le placenta est difficile à extraire, vu les adhérences anormales, et l'utérus a de la peine à revenir sur lui-même. La thérapeutique consiste à employer les moyens antiphlogistiques locaux et généraux dans les cas graves ; à donner des évacuants légers, et à diminuer les douleurs dues aux contractions utérines par des préparations opiacées, des cataplasmes et des bains chauds.

V. *Tumeurs des parois utérines.* — A. *Tumeurs fibreuses.* — Elles empêchent l'utérus de se dilater et de se contracter régulièrement : pendant la grossesse, elles produisent des fausses couches et des ruptures spontanées de la matrice ; pendant l'accouchement, elles causent des anomalies dans les douleurs, quelquefois des hémorrhagies, des déchirures du parenchyme utérin, et opposent des obstacles mécaniques plus ou moins grands à la sortie de l'enfant. Le traitement est symptomatique.

B. *Polypes fibreux*. — Ils compriment l'œuf, empêchent la dilatation normale de l'utérus et peuvent causer l'expulsion prématurée du fœtus. Leur influence sur l'accouchement est très-importante. Si les polypes sont situés sur le fond ou le corps de l'utérus, si leur pédicule n'est pas assez long pour dépasser ou atteindre la portion du fœtus qui se présente, ils ne produisent d'autres troubles que ceux qu'on observe dans les cas de tumeurs fibreuses. Quand, au contraire, ils naissent sur le segment inférieur de l'utérus et que leur pédicule est long, ils opposent à l'accouchement un obstacle mécanique, ils compriment le fœtus ou rétrécissent tellement les voies naturelles, que la délivrance ne peut se faire avant l'ablation de ces tumeurs. La nature se charge ordinairement de ce soin, et les pédicules longs et minces se déchirent sans opération. Quand le polype est mou et lorsqu'il reste en haut, tandis que le fœtus descend de plus en plus dans le bassin, l'accouchement ne présente pas d'accidents. Lorsque la tumeur est volumineuse et empêche le fœtus de s'engager dans le détroit supérieur, il faut appliquer une ligature au col du polype si cela est possible, le couper avec de longs ciseaux courbes et l'extraire avec la pince. Si le volume de la tumeur empêche la main d'arriver jusqu'à sa base, il faut en couper les parties extérieures, en diminuer le volume jusqu'à ce que l'opérateur puisse parvenir au pédicule de la tumeur et l'exciser. Quand la tête de l'enfant, après s'être engagée, ne peut plus avancer, on pratiquera alors la perforation, la céphalotripsie, ou simplement l'application du forceps suivant le volume et la dureté de la tumeur. L'accouchement terminé, il faut pratiquer l'excision du polype, après en avoir préalablement lié la base. Cette époque est favorable à cette opération; car la dilatation et la mollesse de l'utérus permettent d'atteindre aisément le pédicule de la tumeur. Quand la malade a été épuisée par une hémorrhagie abondante, on se contentera de lier la tumeur sans l'exciser : il peut arriver en effet que les vaisseaux des pédicules soient très-développés et que leur section occasionne une nouvelle perte de sang, très-dangereuse pour l'accouchée.

C. *Cancer de l'utérus.* — La conception n'est possible que dans les cas où l'infiltration cancéreuse est récente et non ramollie. La gestation accélère la marche destructive du cancer. Si ce dernier se ramollit dès les premiers mois de la grossesse, il produit en général une fausse couche. Elle est due en partie à l'altération locale, à la congestion qui en est la suite et à l'action pernicieuse que le sang vicié servant à la nourriture de l'œuf exerce sur ce dernier. La gestation atteindra son terme normal quand l'infiltration cancéreuse se produira du 5me au 9me mois, et qu'elle aura une marche moins rapide. Le pronostic pour la mère n'en sera pas meilleur, parce que l'accouchement est, dans ces cas, accompagné de profondes déchirures du segment inférieur, d'hémorrhagies abondantes, de complications puerpérales ; même quand la malade triomphe de tous ces dangers, le cancer prend après la délivrance une marche si rapide, qu'il est rare de voir l'accouchée résister plus de quelques semaines à cette terrible affection. L'infiltration cancéreuse compliquant l'accouchement au point que les plus grands dangers en résultent pour la vie de la mère, et l'enfant lui-même conservant rarement la vie, nous pensons qu'il convient d'interrompre la grossesse par un accouchement prématuré ou un avortement artificiel. On n'en viendra pourtant à cette extrémité que lorsque le mal aura une grande intensité ; car autrement il serait possible d'attendre un accouchement normal et de conserver la vie de l'enfant, qu'on ne doit sacrifier que sur des indications précises. Pendant le travail on s'efforcera d'arrêter les hémorrhagies et de vaincre la résistance opposée par les bords indurés. Pour remplir ces indications, on injectera de l'eau froide dans le vagin, on y introduira des morceaux de glace, on appliquera le tampon, qu'on peut tremper dans une solution de perchlorure de fer, d'ergotine, d'alun, de vin rouge ou d'un astringent quelconque.

Toutes les fois que le col se dilatera difficilement, qu'on craindra une rupture de l'utérus, par suite de violentes contractions, il sera bon d'agrandir l'orifice externe par une incision faite avec le bistouri boutonné. Si une hémorrhagie survient alors, on se hâtera de terminer l'accouchement. Quand on voudra sauver la mère, et que la tumeur opposera un obstacle invincible à la sortie de l'enfant, on n'hésitera pas à pratiquer une opération qui diminue le volume de ce dernier. On se souviendra que, la plupart du temps, l'enfant n'a pas survécu à la métrorrhagie intense.. L'opération césarienne n'est indiquée que dans les cas où la tumeur sera si développée et le bassin si rétréci, qu'une diminution artificielle du volume de l'enfant est impossible.

VI. *Anomalies des sécrétions.* — A. *Hydrorrhée.* Un accident qui n'est pas rare chez les femmes enceintes, est l'écoulement d'un liquide séreux, incolore, jaunâtre ou sanguinolent, ayant beaucoup d'analogie avec les eaux de l'amnios, et que l'on désigne sous le nom d'hydrorrhée. La quantité de liquide varie depuis quelques grammes jusqu'à 500 grammes; l'écoulement peut se faire subitement ou goutte à goutte. L'hydrorrhée se produit une seule fois pendant la gestation, et alors la quantité de liquide est considérable; ou bien elle apparaît à plusieurs reprises différentes, et à des intervalles plus ou moins rapprochés. L'opinion générale est que le liquide provient de la face interne de l'utérus. Il s'accumule entre la paroi de la matrice et les membranes, les décolle à mesure qu'il est en quantité considérable, s'approche de l'ouverture externe, se fraye une voie à travers le vagin, et une sérosité plus ou moins sanguinolente s'écoule au dehors. Nous n'avons jamais vu l'hydrorrhée exercer une fâcheuse influence sur la grossesse : on a pourtant cité des cas où les contractions survenant à la suite de la diminution de volume de l'utérus ont provóqué un travail prématuré. Comme on ne connaît aucun moyen de diminuer ou de supprimer cette sécrétion anormale, le traitement se bornera à combattre les contractions utérines au moyen de la morphine et de lavements opiacés, moyens qui suffisent d'habitude.

B. *Menstruation pendant la grossesse.* — De puissants motifs nous forcent à admettre, que la maturation périodique et la séparation de l'œuf dans l'ovaire, actes physiologiques qui sont les causes principales des règles, se produisent pendant la gestation.

On ne sera donc pas étonné de voir certaines conditions favoriser le symptôme extérieur de ce travail de la nature, nous voulons parler de l'écoulement du sang au dehors. — Il est difficile de diagnostiquer un écoulement menstruel dans les deux ou trois premiers mois de la gestation. Ce n'est que plus tard, quan d d'au

tres signes viennent rendre la grossesse certaine, que le flux revient à des intervalles réguliers, sans causes appréciables, quand
on l'a observé dans des grossesses précédentes ; qu'il augmente
pour diminuer peu à peu, disparaît ensuite, s'accompagne de contractions utérines : alors on peut sûrement affirmer un écoulement menstruel. Le pronostic ne sera pas défavorable quand la
mère aura dépassé la première moitié de la gestation : dans les
premiers mois, au contraire, on ne peut nier la fréquence des
fausses couches, causées par la congestion que cette perte menstruelle produit dans l'utérus. Le diagnostic n'étant certain qu'à
une époque où cette anomalie n'est plus dangereuse, on n'aura
pas à employer les ressources de ia thérapeutique. Si l'hémorrhagie était par trop abondante, et si elle avait, dans une grossesse
antérieure, gravement troublé la gestation, il faudrait pratiquer
une saignée de précaution : sans cela, une diète appropriée suffit
dans la majorité des cas.

VII. *Hémorrhagies utérines pendant la grossesse.*

A. *Hémorrhagies pendant la première moitié de la grossesse. —
Avortement.* — Les *causes* principales des pertes sanguines
pendant la gestation sont :

1° La rupture d'une partie des vaisseaux qui unissent l'œuf à
la matrice.

2° Le sang peut provenir de vaisseaux serpentant dans les parois utérines et venant s'ouvrir dans la matrice.

3° Enfin le sang peut provenir d'une solution de continuité du
parenchyme utérin.

Les ruptures des vaisseaux unissant l'œuf à la matrice peuvent survenir partout où les villosités du chorion sont en rapport avec les vaisseaux de la caduque réfléchie : à une époque
plus avancée, elles ne surviennent que là où le placenta est séparé prématurément des parois utérines. Une trop grande réplé-
tion des vaisseaux utérins, utéro-placentaires ou déciduaux, les
contractions de la matrice, les violences traumatiques sont les
causes ordinaires de cette lésion. On peut rapporter l'hypérhémie
utérine : 1° A des causes provenant de l'organisme maternel : pléthore générale, maladies aiguës accélérant la circulation et causant la fièvre, maladies du cœur, des valvules, des gros
vaisseaux ; troubles circulatoires causés par de vastes pneumonies ou par la phthisie pulmonaire.

2o Les causes provenant de l'utérus sont les déviations et incurvations de la matrice qui, comprimant les vaisseaux de l'utérus et du bassin, empêchent la libre circulation du sang et produisent l'hypérhémie ; la métrite, l'inflammation des parties génitales externes, les emménagogues (sabine, rue, seigle ergoté, safran), toutes les causes physiques et morales qui entraînent la congestion utérine, produisent l'avortement.

Les causes des contractions prématurées pendant la gestation sont : des grossesses gémellaires, des utérus unicornes, bicornes, biloculaires, des brides fibreuses unissant l'utérus aux organes voisins, des fibroïdes volumineux, logés dans le parenchyme, des infiltrations cancéreuses, etc., des parois utérines ayant perdu leur extensibilité, des fibres utérines devenues rigides, comme on les trouve chez les multipares, à la suite d'inflammations chroniques et de catarrhes anciens de la matrice.

L'utérus entièrement sain peut aussi se contracter quand des influences extérieures (frictions, compressions, corsets trop serrés), viennent irriter sa face externe, quand ses nerfs sont surexcités par la rétroversion, les tumeurs du bassin ou de l'ovaire, l'irritation des mamelles : quand l'organisme maternel est secoué par des accès hystériques, épileptiques, ou que des maladies morales troublent la raison de la femme enceinte ; quand le fœtus est mort, et que l'utérus ne peut plus garder ce corps étranger. Certaines causes peuvent aussi agir mécaniquement sur la matrice, soit directement à la suite d'un coup violent ou d'une chute sur l'abdomen, soit indirectement, par suite de l'ébranlement causé aux parties voisines et se communiquant à la matrice, comme cela a lieu à la suite d'un grand saut, d'une promenade en voiture sur un chemin inégal, d'une toux ou de vomissements violents, d'efforts musculaires considérables. Ces causes sont bien plus dangereuses dans la première moitié de la grossesse que dans la seconde, parce que l'utérus, moins développé et d'une consistance plus ferme, est plus gravement affecté par des forces extérieures, que l'utérus développé et presque mollasse. Ces actions mécaniques peuvent causer directement la rupture des vaisseaux utéro-placentaires, ou le décollement total des parties du placenta ; ou bien l'action traumatique cause une hypérhémie de la paroi utérine qui a été lésée, et par suite la rupture des vaisseaux et l'hémorrhagie.

Le *diagnostic* de l'avortement se base sur la métrorrhagie et les contractions survenant pendant la gestation. Il faut s'assurer si la femme est vraiment enceinte, si le sang qui s'écoule par les organes génitaux provient bien de la cavité utérine, enfin si les douleurs ressenties dans le bas-ventre sont causées par les contractions utérines. Un examen attentif permettra de reconnaître si le sang provient de l'utérus, ou bien s'il sort d'une déchirure du vagin, ou d'une veine variqueuse qui s'est rompue. Le toucher aidera à reconnaître la présence d'un cancer ou d'une affection tuberculeuse de la portion vaginale, de polypes, d'altérations pouvant provoquer l'hémorrhagie.

Quoique toute perte sanguine provenant de l'utérus doive faire craindre un avortement, il y a pourtant certains signes qui rendent le diagnostic certain. On distinguera le flux menstruel d'avec les hémorrhagies qui précèdent ou qui suivent une fausse couche, par la dilatation plus ou moins grande du col, qui dans le premier cas ne permettra pas l'introduction du doigt ; par la cessation des douleurs qui précèdent les règles, et qui disparaissent dès que le sang commence à s'écouler, ce qui n'arrive pas dans l'avortement. Dans ce dernier cas, les contractions augmentent d'intensité, la portion vaginale se ramollit et se raccourcit, l'orifice se dilate peu à peu, le doigt peut pénétrer dans le col, on peut reconnaître ce que contient la matrice, et le travail qui commence. L'hydrorrhée sanguinolente se distingue de l'hémorrhagie qui nous occupe, en ce que le sang ne peut se coaguler, et que la sécrétion séreuse succède à la perte sanguinolente. Enfin l'état du col et de l'orifice, la faiblesse des contractions accompagnant l'hydrorrhée empêcheront toute confusion. Pour s'assurer si l'œuf a été entièrement expulsé ou s'il en reste encore une partie dans la cavité utérine, on se souviendra que l'œuf intact se tend à chaque contraction, devient plus grand et s'allonge dans le vagin, son extrémité dirigée en bas est large et arrondie. Un caillot sanguin est aplati, chaque contraction le comprime, mais ne le tend pas ; il a une forme conique, la portion antérieure est pointue, sa partie postérieure contenue dans la matrice est beaucoup plus large. On reconnaît que le placenta est resté dans la matrice à la présence du cordon, à sa texture spéciale, à sa consistance, aux douleurs que toute traction causera, quand il sera encore uni avec l'utérus. Le col peut être contracté et ne pas permettre l'introduction du doigt ; on sera autorisé à supposer qu'une partie de l'œuf est encore contenue dans la matrice, quand les douleurs cessent pour reprendre après certains intervalles, quand l'utérus présente une dilatation anormale et que des hémorrhagies se répètent de temps en temps. Si le travail de l'avortement est déjà commencé, on tâchera de savoir si l'œuf pourra être entièrement expulsé et l'on s'efforcera de prévenir les suites fâcheuses pour la santé de la mère. On doit surtout tenir compte de l'époque dans laquelle se trouve la gestation. Dans les deux premiers mois qui suivent la conception, les faibles adhérences de l'œuf avec l'utérus rendent l'avortement très-facile. L'œuf est même expulsé en entier et sans déchirures. Dans le 3e et le 4e mois, l'avortement ne peut survenir qu'après une dilatation du col suffisante pour laisser passer l'œuf plus développé. Les membranes se rompent d'ordinaire avant la dilatation de l'orifice externe. Le peu de force qu'ont à cette époque les fibres utérines, occasionne la rétention du placenta et par là des hémorrhagies qui mettent en danger la vie de la mère. Dans le 5e et le 6e mois, les adhérences de l'œuf aux parois utérines sont plus résistantes, et réclament pour se rompre une cause plus puissante. L'utérus est du reste assez développé pour que l'avortement diffère peu d'une délivrance normale.

On n'oubliera pas que le *pronostic* sera favorable, toutes les fois que l'avortement sera provoqué par les causes qui se rencontrent le plus souvent (comme l'hypérhémie utérine, les contractions prématurées), surtout quand ces dernières ne causent pas de notables hémorrhagies. Les fièvres et inflammations puerpérales suivent rarement l'avortement ; il n'en est pas de même des affections chroniques des organes génitaux, des déplacements et engorgements utérins qui en sont souvent le résultat, et provoquent de nouveau la fausse couche dans les grossesses subséquentes.

Toutes les fois qu'on rencontrera les symptômes d'une congestion utérine, ou que des fausses couches précédentes feront craindre un nouvel avortement, on recommandera la plus grande tranquillité de corps et d'esprit, et on s'efforcera d'éloigner tout ce qui peut augmenter l'hypérhémie de la matrice. Chez les femmes robustes et pléthoriques, on ordonnera les saignées locales et générales, une diète rigoureuse, l'ingestion des laxatifs légers et susceptibles de diminuer la stase des organes abdominaux. Les saignées générales sont surtout bienfaisantes. Beaucoup de femmes qui perdaient leur enfant à la suite de la congestion provoquée par l'évolution cataméniale, ont pu atteindre le terme de leur grossesse, quand une saignée a été faite à propos, peu de temps avant l'époque où les règles auraient dû apparaître. Quand les déviations de l'utérus sont la cause de cette hypérhémie, il faut tout d'abord replacer l'utérus, et tâcher de lui rendre sa forme normale. La métrite et la péritonite des femmes enceintes réclament un traitement antiphlogistique énergique, consistant en saignées locales, cataplasmes émollients, etc. Quand les contractions de l'utérus se produiront sans cause apparente, sans extravasation sanguine dans la cavité utérine, on les fera cesser par le repos au lit, des bains généraux, des applications chaudes sur l'abdomen, par quelques prises d'acétate de morphine à l'intérieur, et par des lavements à la teinture d'opium : ces moyens réussissent surtout quand l'irritation utérine est le résultat d'une action reflexe causée par l'irritation d'autres parties du système nerveux. On comprend qu'il faut approprier ce traitement aux forces de la malade. Les modifications du parenchyme utérin et des organes abdominaux qui causent des contractions prématurées, peuvent difficilement être guéries. Dès qu'on est assuré de la mort du fœtus (et le diagnostic ne peut être certain que dans les derniers mois de la gestation), tous les moyens employés pour retenir l'œuf dans l'utérus sont non-seulement inutiles, mais encore nuisibles. On peut souvent réussir à prévenir l'avortement, en combattant les causes qui font périr le fœtus. On arrive à ce but en rendant des forces à la mère, quand elle a une maladie épuisante, et cela en ordonnant un régime fortifiant et nutritif, des toniques; chez les femmes anémiques, on prescrira le fer, des bains froids, etc. Après les coups et chocs qui ont lésé l'utérus, on conseillera tous les moyens pouvant diminuer l'hypérhémie de l'organe, comme des saignées locales, le repos au lit, des affusions froides ; on renoncera à ces remèdes, dès que les contractions de l'utérus se seront rétablies. Quand ces dernières se produiront avec ou sans hémorrhagie, il ne faudra jamais désespérer d'arrêter l'avortement. Pour arrêter les contractions utérines, on peut se servir de tous

les composés opiacés, qu'on formule, soit sous forme d'acétate
de morphine, soit en lavements, avec vingt ou trente gouttes de
teinture d'opium qu'on peut répéter trois ou quatre fois par
jour. Si le sujet est robuste et pléthorique, tout mouvement fébrile
sera combattu par une saignée générale. Si la congestion est
localisée dans les organes abdominaux, on préférera l'application
de sangsues. Il faut bien se garder d'ordonner les applications
froides sur le ventre; quoi qu'on ait dit de ce moyen, notre
pratique nous a montré qu'il augmentait les contractions utérines, ce qui est le contraire du but qu'on se propose, quand
on veut arrêter un avortement. Quand les contractions seront
spasmodiques ou douloureuses, on couvrira le ventre avec des
linges chauds et secs qu'on éloignera dès qu'une hémorrhagie se
joindra aux douleurs. Si l'on voit la perte sanguine devenir intense, et si l'on renonce à arrêter le travail, il sera bon d'employer les affusions froides sur l'abdomen, qui réveillent et
surexcitent l'utérus. On trouvera dans les bains, à une température moyenne, un excellent remède contre les contractions qui
ne dépendent pas d'une hypérhémie des organes du bas-ventre, et
qui ne sont pas accompagnées d'hémorrhagies. Quand ces dernières sont opiniâtres, il faut mettre en usage tous les moyens qui
peuvent débarrasser l'utérus de tout ce qu'il contient. Le seigle
ergoté nous a rendu dans ces cas les meilleurs services, surtout
sous forme de lavements renouvelés de deux en deux heures.
Les irritations faites directement sur la matrice ont incontesta-
blement une grande valeur thérapeutique. On retirera un grand
avantage des frictions méthodiques sur le fond de l'utérus, d'affusions froides sur l'abdomen, d'injections froides dans le vagin
et même dans la cavité utérine, et quand on pourra y atteindre,
on recourra à l'introduction de petits morceaux de glace, et enfin
au tamponnement. Si le col se dilate sans qu'on ait eu besoin de
recourir au tampon, et si l'œuf tarde à être expulsé, on introduira
un ou deux doigts dans la matrice, et on fera l'extraction manuelle. Il peut arriver que le fœtus ne puisse être extrait que
par morceaux. Quand on se décidera à cette opération, on n'oubliera pas de retirer ensuite artificiellement les membranes et
le placenta, lorsque ce dernier aura des adhérences trop intimes.
De cette manière on préviendra les hémorrhagies et les suites
funestes causées par l'abandon de portions du fœtus dans la

cavité utérine. Dans les cas où le placenta ne pourrait être détaché, on emploiera tous les moyens connus pour l'extraire au plus vite, sous peine d'exposer la malade à une hémorrhagie mortelle. On devra laisser le placenta le moins de temps possible dans la matrice après l'expulsion du fœtus ; et on le détachera avec la main si son point d'insertion peut être atteint avec le doigt. Quand cette manœuvre est impossible, on cherchera à faire dilater le col au moyen du seigle ergoté, des affusions froides sur l'abdomen, des injections froides dans le vagin, du tamponnement. Cela suffit d'ordinaire pour provoquer les contractions des fibres musculaires, dilater l'ouverture externe, et permettre l'entrée du doigt dans la matrice.

B. *Hémorrhagies survenant dans la seconde moitié de la gestation, et causées par le décollement du placenta.*

1° *Placenta normalement inséré sur la partie supérieure du corps ou sur le fond de l'utérus.* — La plupart des hémorrhagies qui surviennent du 4e au 5e mois, ont pour origine le décollement du placenta, et on peut sans craindre de se tromper les attribuer à cette cause dans le plus grand nombre des cas, surtout quand la perte a été précédée de contractions de l'organe. Un examen attentif des symptômes empêchera de confondre le détachement du placenta avec le placenta prævia, les ruptures de la matrice, les règles et l'hydrorrhée sanguinolente. Il n'y a danger pour la vie de la mère et de l'enfant dans les cas d'hémorrhagie qui nous occupent, que lorsque le placenta a été subitement détaché, dans toute son étendue, de la paroi utérine. Il n'est presque pas de grossesses qui ne présentent des décollements très-limités de l'arrière-faix : c'est un accident très-commun et de peu d'importance, et ne causant aucun dommage à la mère et à l'enfant. Le placenta peut se détacher par sa partie centrale, le sang s'amasse alors dans l'espace compris entre la face externe du placenta et la face interne de l'utérus. La perte peut être très-considérable et pourtant rester inaperçue. Mais quand les douleurs sont violentes, le sang se fait jour à travers les obstacles et s'échappe par le vagin. Le pronostic sera funeste, quand l'anémie se révélera par des défaillances et des convulsions, quand le segment utérin ne sera pas suffisamment dilaté pour permettre d'extraire promptement le fœtus, seule manière d'arrêter l'hémorrhagie ; ou bien quand l'épuisement rendra l'opération manuelle très-dangereuse. Les hémorrhagies peu intenses et qui s'apaisent en peu de temps sont causées par les décollements partiels du placenta, qui permettent au sang de s'écouler au dehors. Elles peuvent se reproduire plusieurs fois pendant la gestation, sans causer de symptômes fâcheux. Dans ces cas, on se contentera d'ordonner le repos dans un lieu bien aéré, le décubitus dorsal, des boissons acides et rafraîchissantes. Si la matrice porte les traces d'une violente congestion, on emploiera les saignées générales et locales; on les rejettera quand la violence de l'hémorrhagie ôtera tout espoir de pouvoir l'arrêter avant d'avoir entièrement débarrassé l'utérus. On emploiera l'opium à l'intérieur et en lavements, quand l'hémorrhagie sera due aux contractions prématurées des fibres utérines. Quand la perte sera menaçante, on provoquera l'accouchement au moyen d'affusions froides sur le ventre, par la rupture des membranes, en irritant le segment inférieur avec des injections froides, et, en désespoir de cause, en dilatant le col au moyen d'incisions des bords de l'orifice et en pratiquant l'accouchement forcé. On rejettera l'usage du tampon qui pourrait faire amasser le sang à l'intérieur de la matrice.

2° *Hémorrhagies causées par le décollement du placenta, inséré anormalement sur le segment utérin inférieur (placenta prævia).* — L'anomalie peut être complète ou incomplète. *Complète*, quand le placenta s'insère entièrement sur l'orifice interne du col, et s'étend de 5 à 8 centimètres autour de cette ouverture. *Incomplète*, quand cette dernière n'est recouverte que par un bord ou quelques cotylédons de l'arrière-faix. La cause ordinaire de cette position vicieuse est le ramollissement du parenchyme utérin, se joignant à l'augmentation de la cavité utérine, par suite de leucorrhées aiguës et de nombreuses grossesses.

Le symptôme le plus grave que cause le placenta prævia est sans contredit l'hémorrhagie. Dans les trois derniers mois de la gestation, l'orifice interne se dilate, décolle le placenta et cause ainsi la perte. On reconnaît aisément une hémorrhagie qui a pour cause un placenta prævia, par les signes suivants qui sont caractéristiques : La perte survient tout d'un coup, quelquefois pendant le sommeil, sans qu'aucun symptôme prodromique l'ait révélée. Quand elle a lieu pendant l'accouchement, elle n'est pas précédée de contractions, fait important qui permet de ne

pas la confondre avec les hémorrhagies qui précèdent les fausses
couches, et qui sont causées par un décollement prématuré du
placenta. La quantité de sang perdu avant l'accouchement est
peu considérable : la perte survient sans causes apparentes et
s'arrête de même, pour reparaître huit à quinze jours après ;
elle est d'autant plus forte qu'elle se produit à une époque plus
rapprochée du terme normal de la gestation. Quand elle paraît huit jours avant l'accouchement, ou pendant le travail, elle
est très-intense et ne peut s'arrêter qu'après l'expulsion de l'œuf
et de ses annexes hors de la cavité utérine, et après la rétraction complète de la matrice. — Quand il est impossible d'introduire le doigt dans le col, on tiendra compte des circonstances
suivantes : Le système vasculaire du vagin subit la même augmentation de volume que les vaisseaux du segment utérin inférieur ; on sent, dans les cas de placenta prævia, les artères du
vagin battre avec force ; le segment inférieur est, ainsi que le
col, presque mollasse et turgescent, et le doigt introduit dans
le vagin sent très-bien la pulsation des artères. Malgré cette
abondance extraordinaire de vaisseaux, malgré le volume du
segment inférieur et des parties qui l'environnent, le col est
très-élevé, et il est impossible de reconnaître celle des parties de
l'enfant qui se présente. C'est surtout le cas, quand le placenta
recouvre la partie inférieure de l'utérus qui est accessible au
doigt. On n'oubliera pas, quand on pratiquera le toucher pour reconnaître comment l'enfant se présente, que l'anomalie qui
nous occupe s'accompagne souvent de présentations anormales
du fœtus.

On aura une certitude complète de la position vicieuse du
délivre, quand le doigt, pénétrant à travers le col, viendra heurter une face du placenta. Quant au pronostic, on devra tenir
compte de la vie de la mère et de celle du fœtus. L'issue dé-
pendra de la position du placenta, par rapport à l'orifice interne, de la présence, de la durée, de l'intensité des hémorrhagies. Une perte de sang abondante, mais de peu de durée, est
moins dangereuse qu'une hémorrhagie peu considérable qui
dure longtemps. Les présentations en travers et celles des fesses,
sont plus défavorables que les présentations de la tête. Le crâne
peut souvent comprimer les vaisseaux qui donnent du sang. On
espérera peu de sauver la vie de la mère et celle de l'enfant, quand

on sera forcé de recourir à une opération chirurgicale avant
que le col ne soit entièrement dilaté.

Avant tout, il faut s'occuper d'arrêter l'hémorrhagie. Quand
elle apparaît pendant la grossesse, qu'elle est modérée et se produit pour la première fois, quand il n'y a point de contractions
utérines, ni de signes indiquant le commencement du travail,
on doit attendre, relever le moral, ordonner le repos au lit, des
boissons acides et rafraîchissantes. Si l'hémorrhagie se produit
au contraire à plusieurs reprises et avec intensité, si la malade
est déjà affaiblie par les pertes précédentes, il y a danger, et on
doit se hâter de provoquer l'accouchement. Deux moyens
peuvent permettre d'arriver à ce but : l'un est peu violent, peu
dangereux, mais il agit lentement : c'est le tamponnement ;
l'autre est plus héroïque et donne un résultat plus prompt ; mais
il est difficile et dangereux : c'est l'accouchement forcé. Dans le
plus grand nombre des cas, nous préférons le tamponnement, et
c'est seulement quand il y aura urgence et indication précise,
qu'on peut recourir à la dilatation forcée du col non dilaté.
Le tampon agit de deux manières : par l'irritation qu'il cause
au segment inférieur de l'utérus, il produit la contraction des
muscles de cet organe et provoque le travail : de plus il sert
comme hémostatique, comme obstacle mécanique à l'écoulement
sanguin. Nous procédons de la manière suivante pour tamponner
le vagin : nous introduisons un cylindre de toile, fermé par le
bout, enduit d'huile à sa partie externe ; nous l'enfonçons
aussi loin que possible dans le vagin, au moyen du spéculum bivalve de Ricord, ou quadrivalve de Charrière. On ouvre l'instrument et on remplit sa cavité de boulettes de charpie trempées dans de l'eau froide, dans du vinaigre, dans une
solution d'alun. On maintient et on enfonce la charpie au
moyen d'un petit morceau de bois, tandis qu'on retire petit à
petit le spéculum. Quand il est entièrement sorti, on fixe le
tampon par un bandage en T, on le recouvre d'un linge blanc
pour être averti de la présence de l'hémorrhagie, et on attend
jusqu'à ce que les contractions devenant plus actives aient
expulsé le tampon, ou bien jusqu'à ce que l'intensité de la perte
force l'accoucheur à recourir à un procédé plus énergique.

Une violente hémorrhagie, l'impossibilité d'introduire le
tampon ou de le laisser longtemps à demeure, indiqueront

l'accouchement forcé (dilatation forcée du col, version et extraction du fruit), quand le col ne sera pas dilaté. C'est, du reste, le meilleur moyen pour combattre l'hémorrhagie et pour sauver dans ces circonstances la vie de la mère et celle de l'enfant : en ne l'employant pas, on perdrait aussi un temps précieux. On doit pourtant reculer devant son emploi, quand la malade est épuisée par les pertes et qu'elle donne tous les signes d'anémie prononcée (pouls insensible, perte de sentiment); l'opération s'achèverait sur un cadavre. Dans ces tristes circonstances, on essayera de modérer l'hémorrhagie au moyen du tampon; on donnera à la patiente des analeptiques pour relever ses forces; si cela est possible, on attendra que la nature opère par elle-même l'expulsion de l'œuf; si le temps presse, on fera revenir la femme à elle, on tâchera de lui rendre promptement des forces, et on commencera l'accouchement forcé. Dans les cas de placenta prævia, cette opération présentera peu de difficultés, parce que le col est ramolli et lâche; s'il est dur au contraire et si les lèvres sont résistantes, on sera forcé de dilater en incisant le museau de tanche. Quand le travail est déjà commencé, la violence de l'hémorrhagie, sa reproduction plus ou moins fréquente pendant l'accouchement, le mode d'insertion du placenta, la consistance de l'orifice externe, la position du fœtus et l'état général de la mère, devront guider dans le choix du procédé. Si la malade a perdu beaucoup de sang, si le col est large comme une pièce de cinq francs, il ne faut pas hésiter et terminer l'accouchement par l'art, faire la version et extraire le fœtus. On tamponnera dans les cas où la matrice ne sera pas assez préparée, quand la tête de l'enfant se présente la première, même lorsque l'hémorrhagie est violente, si toutefois les forces de la mère ne sont pas trop abattues.

On pourra être tranquille dans les cas où la tête se présente ; cette portion du fœtus est le meilleur mode de compression, et son action sur les vaisseaux rompus arrête souvent l'hémorrhagie. Dans les présentations du tronc et des fesses, on devra aussi recourir au tamponnement : quoique l'action hémostatique du tampon soit moins prononcée que dans le cas précédent, il prépare le segment inférieur à la distension et dilate le col visiblement; quand le tampon a été une ou deux heures à demeure, il est possible d'introduire la main et de faire l'accouchement artificiel. Dans les cas où l'ouverture externe de la matrice est suffisamment dilatée, où la tête est mobile, où le placenta n'occupe qu'une partie de l'orifice interne, où l'hémorrhagie est nulle et où la malade a encore toutes ses forces, on peut rompre les membranes : c'est un bon moyen pour faire descendre la tête dans le bassin et comprimer les vaisseaux qui donnent du sang. On laissera à la nature le soin de terminer l'accouchement, et si cela ne suffit pas on appliquera le forceps.

Il arrive souvent que le tamponnement ne suffit pas pour arrêter l'hémorrhagie, et cette dernière se reproduit dès que le tampon est retiré. On doit alors, même quand le col est peu dilaté, aller à la recherche d'un pied et procéder immédiatement à l'extraction. On se servira de la main qui répond au côté de l'utérus où le placenta n'est pas inséré, et en tous cas, de la main correspondant à la portion de la matrice sur laquelle est implantée la plus petite portion du délivre. On évitera de cette manière le danger d'en détacher une trop grande partie, et de causer par là des hémorrhagies toujours gênantes pendant l'opération, et qui peuvent souvent amener une mort subite. En général, il est bon d'extraire l'enfant de suite après la version. On a bien vu, dans quelques observations, l'engagement des fesses dans le bassin suffire pour comprimer les vaisseaux et arrêter le sang ; mais c'est l'exception, et il vaut mieux ne pas perdre un temps qui est précieux pour sauver la vie de la mère et celle de l'enfant. Si la moindre hémorrhagie survient après l'accouchement, il ne faut point hésiter; on extraira immédiatement le placenta, et on injectera des liquides froids ou astringents dans l'utérus. Après avoir arrêté le sang, on tamponnera le vagin et on comprimera la matrice au moyen d'une ceinture, tant pour arrêter l'hémorrhagie du col et du segment inférieur, que pour empêcher la dilatation de la matrice. On renouvellera le tamponnement et la compression pendant deux ou trois jours, et chaque fois que le sang reparaîtra.

C. *Hémorrhagies utérines pendant l'accouchement.*

1º *Hémorrhagies causées par le décollement prématuré du placenta inséré normalement.* — On sait, à n'en pas douter, que les contractions utérines destinées à expulser le fruit, peuvent occasionner des décollements du placenta. Les hémorrhagies ne sont pas très-abondantes ; cela tient à ce que l'utérus se contractant violemment, revient sur lui-même, comprime et ferme les vaisseaux béants et empêche ainsi toute perte dangereuse. Dans certains cas les parois utérines ne peuvent conserver leur cohésion. Après la douleur, l'utérus se relâche et se ramollit : le sang jaillit alors de nouveau dans la cavité utérine. C'est surtout ce qu'on remarque dans les douleurs vives, se suivant rapidement, et quand le segment inférieur est peu préparé ou qu'un obstacle quelconque s'oppose à l'expulsion du fœtus : ces pertes se remarquent aussi dans le cas contraire, quand le fruit est trop rapidement chassé et que les parois utérines n'ont pas le temps de revenir sur elles-mêmes et de s'appliquer rapidement et intimement sur le reste de l'œuf. De faibles contractions peuvent aussi causer ces hémorrhagies. On les remarque aussi à la suite des contractions produites par les crampes : le placenta est décollé, et les parties les moins résistantes de l'utérus subissent un spasme violent qui les déchire. Les contractions nécessaires pour fermer les vaisseaux déchirés sont souvent rendues impossibles par la grande adhérence du placenta aux parois internes de la matrice. Des actions purement mécaniques peuvent décoller le placenta, en totalité ou en partie. Ainsi, quand les membranes sont épaisses et résistantes, elles accompagnent le fœtus jusque dans le vagin, et font même saillie hors de la vulve avant de se déchirer. Le placenta est alors tendu fortement, et ses bords se déchirent. Quand le cordon est court, ou qu'il fait plusieurs fois le tour du corps de l'enfant, il peut se faire que le placenta se sépare pendant l'accouchement et que l'hémorrhagie survienne alors.

Symptômes. — Les douleurs qui accompagnent le décollement prématuré du placenta peuvent présenter les différences les plus variées. Tantôt elles sont violentes et se succèdent rapidement, tantôt ce sont des crampes partielles ; enfin elles peuvent être très-faibles. L'intensité des douleurs diminue en raison de la violence et de là durée de l'hémorrhagie. Il est vrai que cet affaiblissement des contractions augmente par cela même l'écoulement du sang ; d'un autre côté la violence de l'hémorrhagie prostre les forces, diminue l'irritabilité nerveuse de l'utérus, et affaiblit ainsi les contractions. L'anémie de tout l'organisme est d'autant plus prononcée que la perte est plus considérable. Cette dernière peut ne pas se manifester extérieurement; des caillots de sang, qui s'amassent dans le corps utérin ou dans le vagin, la tête de l'enfant fermant exactement l'entrée du vagin, peuvent mettre obstacle au passage du sang ; il s'écoule dans l'utérus, remplit cet organe, le dilate outre mesure et diminue l'intensité de ses contractions. Il n'est pas rare de voir des femmes succomber à la perte, sans qu'une hémorrhagie trop considérable ait été observée extérieurement. Les symptômes de cette *hémorrhagie interne* sont les suivants : les signes de l'anémie augmentent à chaque instant, les douleurs sont faibles ou cessent entièrement, l'utérus est mou et relâché, les excitations faites sur le fond de la matrice ne produisent pas de réaction, et la dilatation devient à vue d'œil plus considérable, surtout si l'on n'y porte pas un prompt remède. Dès qu'on repousse la partie de l'enfant qui se présente, il se produit un écoulement sanguin extérieur considérable. Même lorsqu'il est impossible de repousser la tête, lorsqu'elle s'est engagée plus avant dans le bassin, il est possible de s'assurer d'une hémorrhagie interne, en essayant de faire pénétrer la main entre la tête et la paroi interne ; alors il s'écoule du sang par cet orifice artificiel ou bien la main se teint de sang, de manière à ce que le diagnostic ne puisse être douteux.

Pronostic. — Outre l'intensité et la durée du flux sanguin, il importe, quand on veut poser un pronostic sérieux, de tenir compte de l'époque du travail à laquelle se produit l'hémorrhagie. Les parois de la matrice ne pouvant se contracter entièrement qu'après l'expulsion totale de l'œuf, l'hémorrhagie durera d'autant plus, et l'espoir de la voir cesser sera d'autant plus faible, que la mère est plus éloignée du moment de l'accouchement ; lorsque la métrorrhagie se manifeste. Un second point à considérer est le mode des contractions utérines. Lorsqu'elles sont faibles pendant l'expulsion du fœtus, qu'elles sont séparées par de longs intervalles, on a tout droit de supposer qu'elles conserveront ce caractère après l'accouchement et qu'elles ne pourront faire cesser l'écoulement de sang après la délivrance. Quand la trop grande violence des douleurs a causé le décollement prématuré du placenta, surtout dans les cas où des obstacles empêchent pendant longtemps la sortie de l'enfant et où l'accouchement n'a pas été rapide, il peut se faire que des contractions énergiques continuent à avoir lieu après l'expulsion du fœtus et puissent arrêter l'hémorrhagie. Toutes les fois que la cavité utérine se vide brusquement, il arrive que des douleurs faibles succèdent à des contractions violentes, et que l'hémorrhagie continue pendant et après la sortie du délivre. Les contractions spasmodiques sont surtout à craindre, parce qu'elles durent longtemps après l'accouchement, parce qu'elles peuvent produire l'enchatonnement, la rétention des annexes du fœtus et amener des métrorrhagies internes ou externes plus ou moins considérables. Les métrorrhagies internes sont bien plus dangereuses que celles qui se manifestent au dehors. D'abord on ne les reconnaît en général que longtemps après leur début et lorsqu'une grande quantité de sang s'est déjà épanchée ; d'un autre côté, l'accumulation du sang dans la cavité utérine démontre toujours un très-faible pouvoir contractile, un degré peu considérable d'irritabilité des fibres utérines ; car le sang, s'épanchant dans l'utérus et y jouant le rôle de corps étranger, devrait, en irritant les parois internes de la matrice et en y provoquant des contractions, être naturellement expulsé.

Traitement. — Les vaisseaux béants ne peuvent se fermer qu'à la condition d'une contraction violente et permanente dans la portion de la matrice où s'insérait le placenta ; l'accoucheur doit donc éloigner tout ce qui pourrait troubler et arrêter ces douleurs hémostatiques. Il devra donc combattre d'abord les anomalies des douleurs que nous avons vues être la cause de ces hémorrhagies : c'est pour cela qu'il faut être bien certain de la période dans laquelle se trouve l'accouchement. Dans les deux premières périodes, ce sont les contractions spasmodiques qui provoquent le décollement anormal du placenta. Lorsque l'hémorrhagie n'est pas excessive et qu'on peut espérer la prompte dilatation complète du col, quand la femme est forte et ne ressent pas d'influence trop fâcheuse de la perte sanguine, on fera bien de ne pas troubler l'accouchement d'une manière active et de se borner à ordonner un régime convenable. L'hémorrhagie continuant et s'accompagnant de symptômes d'anémie, tandis que l'orifice du col ne se dilate pas, l'indication est précise : il faut employer les antispasmodiques. Nous avons vu les meilleurs effets être produits par la poudre de Dower, ou bien, si la femme a des dispositions à vomir, on préférera le sous-acétate de morphine. Tous les autres moyens nous ayant beaucoup moins réussi que ceux-là, nous conseillons de s'y tenir exclusivement. Nous rejetons complétement la saignée que quelques-uns ont conseillée, parce qu'il est évidemment peu judicieux de tirer du sang d'un côté pour empêcher qu'il ne s'en écoule d'un autre. Le tamponnement qui éveille des douleurs générales plus intenses et accélère la dilatation du col, ne doit être appliqué qu'avec la plus grande prévoyance, dans les cas où le décollement du placenta dans la moitié supérieure de l'utérus est la cause de la perte sanguine ; le tampon empêche bien le sang de s'écouler au dehors, mais il ne l'empêche pas de s'écouler dans l'utérus. Nous l'employons surtout à contre-cœur, parce que, outre le manque d'indications précises, nous pouvons retirer les mêmes avantages (sans les inconvénients) de la douche froide ou des bains froids. C'est en effet un moyen beaucoup moins dangereux et aussi actif pour augmenter la force des douleurs et activer la dilatation du col utérin et qui peut enfin servir de moyen hémostatique, lorsqu'il est possible de diriger le jet dans la cavité utérine. Si tout cela est inefficace et que l'hémorrhagie continue plus fort, si les symptômes menaçants de l'anémie apparaissent et si le col ne se dilate pas, le seul moyen héroïque est un accouchement forcé, qui vide rapidement la cavité utérine. Par bonheur, c'est très-rarement qu'on est obligé d'avoir recours à ce moyen extrême.

Toutes les fois que la métrorrhagie se produit dans la période d'expulsion, elle a pour cause tantôt des douleurs très-fortes et irrégulières, ou bien au contraire des contractions trop faibles ; tantôt une adhésion partielle trop solide du placenta, enfin un décollement de ce dernier par un cordon trop court et trop tendu. Quand les douleurs sont trop énergiques, les moyens employés pour arrêter l'hémorrhagie qu'elles causent, n'ont pas de valeur, car avant qu'ils aient pu manifester leur action, l'accouchement est terminé. C'est seulement quand le danger est très-menaçant, quand des obstacles mécaniques s'opposent à la sortie de l'enfant, qu'il faut activer l'accouchement suivant les circonstances, soit en employant le forceps, soit en pratiquant la version par les pieds suivie de l'extraction, et lorsque le bassin est rétréci, en diminuant le volume de l'enfant ; enfin en pratiquant l'opération césarienne. On renforcera les douleurs par tous les moyens connus, quand leur faiblesse sera cause de l'hémorrhagie.

2° *Hémorrhagies causées pendant l'accouchement par insertion anormale du placenta.* — Nous avons déjà parlé longuement de cette espèce d'hémorrhagie, nous n'y reviendrons pas.

D. *Métrorrhagies survenant pendant ou peu après l'expulsion du délivre.* — *Étiologie.* — Il y a deux espèces d'hémorrhagies se produisant à ce moment de l'accouchement : l'une est causée par le manque complet des contractions nécessaires pour oblitérer les vaisseaux béants; l'autre se produit, bien que le pouvoir contractile de l'utérus existe, lorsque les efforts des contractions ou les contractions elles-mêmes ne peuvent, par suite de diverses circonstances, oblitérer la lumière des vaisseaux béants. Nous avons dit, en parlant de l'anomalie des douleurs, et en énumérant les causes étiologiques des hémorrhagies pendant l'expulsion du fœtus, ce qui produit l'atonie absolue du parenchyme utérin. Cet état se remarque après la délivrance lorsque la matrice a été épuisée par un travail pénible et long, ou bien qu'elle a été affaiblie par une évacuation subite de l'utérus après des douleurs vives et se succédant rapidement. On voit aussi très-fréquemment la faiblesse des contractions durer après la délivrance et même s'accroître, parce que toutes les forces de l'utérus ont été employées à terminer l'accouchement. La seconde espèce d'hémorrhagie, celle qui provient de l'atonie relative de l'utérus, provient de ce que des obstacles divers s'opposent à l'efficacité des contractions de la matrice.

Ces obstacles sont : l'adhérence trop intime de quelques parties du placenta avec la face interne de l'utérus (ce qui rend difficile, quand les douleurs sont normales, l'entier décollement du placenta); l'accumulation d'une trop grande quantité de sang; le volume trop considérable du placenta et toutes les anomalies de l'utérus que nous avons vues être la cause de la faiblesse des douleurs. Une autre cause des hémorrhagies qui nous occupent, est le siége du placenta à un endroit où le pouvoir contractile est faible. Quand le placenta ou une de ses parties est inséré sur un endroit de la matrice, où d'ordinaire le tissu musculaire est peu développé, il peut arriver que l'organe se contracte normalement, sans toutefois s'opposer à l'hémorrhagie. Ces points sont ordinairement le voisinage des trompes et la paroi antérieure de la matrice. L'hémorrhagie se produit, bien que les contractions soient régulières, bien que l'insertion du placenta soit favorable, lorsque les vaisseaux utérins se sont anormalement développés pendant la gestation. C'est ce que l'on remarque surtout chez les personnes dont la circulation abdominale est entravée, comme chez les femmes dont les valvules sont insuffisantes, chez celles qui ont une maladie des organes respiratoires, etc. Les compressions causées par une déviation de la matrice, par diverses tumeurs des organes voisins, peuvent causer la dilatation des vaisseaux, surtout des veines et en troubler la circulation. Enfin chez divers sujets, tout le système veineux montre un développement anormal; sans causes appréciables, on voit des varices se développer aux membres inférieurs, aux parties génitales externes, aux parois du vagin; chez ces personnes le calibre des veines utérines est considérablement augmenté et les contractions les plus fortes ne suffisent pas pour arrêter l'hémorrhagie causée par leur rupture.

Symptômes. — Après l'expulsion de l'enfant, l'utérus se retire sur lui-même et peut alors être senti dans l'hypogastre, où il forme une tumeur ronde et dure, qui, pendant les contractions qui doivent expulser le délivre, se tend et devient douloureuse. Mais si l'organe n'a pas l'énergie suffisante, cette tumeur est moins dure, comme ramollie, flasque et mollasse au moins en quelques endroits, et même quand les parois abdominales sont peu épaisses, il est difficile de la sentir. Si quelque contraction spasmodique partielle ne rend pas impossible l'introduction de la main dans l'utérus, on sent que les parois de cet organe n'opposent aucune résistance; elles paraissent amincies, molles, s'affaissant l'une sur l'autre, et cédant aisément à la pression.— Tel est l'état de l'utérus dans les cas d'hémorrhagies causées par l'atonie absolue de ses parois. Dans sa cavité, on rencontre du sang fluide ou coagulé. Le procédé suivant est le meilleur pour reconnaître les causes de l'atonie relative :

Toutes les fois que le placenta tarde à se détacher, malgré les efforts de l'art, quand les contractions de l'utérus sont plus ou moins insuffisantes, enfin, quand le cas est pressant, on s'efforcera, par des manipulations extérieures, de diriger autant que possible vers l'axe du bassin, l'utérus, qui dans ces occasions est très-élevé. Quand il aura cette position, on le comprimera peu à peu, et pendant la douleur on exercera une traction sur le cordon. On peut diagnostiquer avec vraisemblance une adhérence du placenta avec les membranes (et nous conseillons de faire l'examen interne toutes les fois que ce sera possible, afin d'en avoir la certitude), lorsque l'on sent une résistance à la traction, lorsque la femme se plaint de tiraillements, et qu'à ces symptômes se joint une contraction spasmodique, reconnaissable par le palper abdominal, au moyen duquel l'on sent la matrice divisée en deux parties dont l'une est molle et l'autre dure. L'examen interne est rendu difficile par l'enchatonnement spasmodique du placenta : l'utérus se contracte si fortement au-dessous de l'adhérence qu'il est presque impossible de faire pénétrer même un seul doigt. C'est d'ordinaire la portion inférieure du corps utérin, qui se rétracte avec le plus de violence : la portion qui avoisine les trompes se contracte moins énergiquement. Nous parlerons plus tard d'une manière spéciale de l'inversion de l'utérus vide, des changements de position de cet organe, des fibroïdes, des adhérences péritonéales, et nous donnerons dans un chapitre particulier les moyens de reconnaître ces lésions, qui peuvent empêcher la contraction régulière des parois de la matrice. On reconnaîtra que la dilatation vasculaire anormale est la cause de l'hémorrhagie, quand l'utérus a la dureté et la consistance ordinaires, qu'il se contracte avec force et d'une manière suivie, et que la perte de sang continue malgré ces douleurs; lorsqu'on sera certain, en outre, que l'hémorrhagie provient de la matrice et non du vagin ou des organes génitaux externes. Les symptômes généraux qu'on remarque dans les hémorrhagies qui suivent la délivrance varient suivant la durée et l'intensité de l'écoulement sanguin, suivant un état particulier, souvent incompréhensible, des nouvelles accouchées. On voit en effet, que des femmes faibles en apparence, peuvent, sans présen-ter de trop grands désordres généraux, perdre plusieurs litres de sang, tandis que dans d'autres cas, l'anémie se prononce et devient menaçante après une perte d'une à deux livres de sang.

Néanmoins on peut dire qu'en général, l'épuisement est proportionné à la quantité du sang perdu, à la rapidité de l'écoulement et à la constitution de la malade.

Ces hémorrhagies peuvent s'arrêter sans le secours de l'art, lorsque l'utérus se contracte de lui-même assez fortement pour oblitérer les vaisseaux qui donnent passage au sang. Mais dans la pratique, il ne faut pas compter sur cette circonstance, et on doit se souvenir de ce principe, que le danger est d'autant plus grand que les moyens de répression ne sont pas appliqués aussi tôt que possible et à l'instant voulu, car nul ne peut déterminer exactement la quantité de sang que peut perdre une femme sans être en péril. Plusieurs femmes sont mortes, après avoir perdu du sang pendant un quart d'heure, et en supposant même que la mort ne soit pas instantanée, l'anémie résultant d'une trop grande perte peut l'amener après un temps plus ou moins grand, ou rendre au moins la convalescence difficile. Quand on porte remède assez tôt, il est rare de ne pas devenir maître de l'hémorrhagie.

Traitement. — La première et la plus indispensable condition que le médecin doive remplir pour arrêter le sang qui s'écoule des vaisseaux utérins, c'est de réveiller et de provoquer la contraction utérine, qui seule peut les oblitérer. Les moyens employés dans ce but doivent tendre, pour être efficaces, soit à combattre les obstacles empêchant la contraction, soit à exciter médiatement ou immédiatement les nerfs moteurs qui produisent la contraction des fibres musculaires de l'utérus. Avant la délivrance, la cause des hémorrhagies est le plus souvent l'insuffisance des contractions qui ne peuvent parvenir à expulser hors de l'utérus le placenta partiellement ou entièrement décollé. Souvent la seule présence du délivre dans cet organe entretient la métrorrhagie. Le médecin doit donc, avant tout, éloigner ces obstacles à la rétraction de l'utérus sur lui-même, et pour cela, il ne doit pas craindre de recourir à des moyens plus énergiques, quand les procédés ordinaires n'ont pas suffi. Voici l'ordre dans lequel nous employons ces moyens. Quand le placenta est décollé et ne peut être expulsé, vu les faibles contractions de la matrice, on voit souvent réussir les tractions sur le cordon, combinées avec la pression simultanée sur l'hypogastre. Le placenta éloigné, la matrice revient sur elle-même et l'hémorrhagie cesse alors. Avant de faire cette manipulation, il faut s'assurer, en introduisant la main dans le vagin, qu'il n'existe point de rétrécissement spasmodique dans la portion utérine inférieure. On renoncera aussi à cette manœuvre lorsque la résistance sera trop grande, que la mère se plaindra de douleurs trop vives, et qu'en appuyant la main sur l'abdomen, on sentira l'utérus céder facilement à la pression. Ce qui cause cette résistance c'est l'adhérence intime du placenta et des membranes, le rétrécissement spasmodique de la partie utérine inférieure ou bien la présence simultanée de ces deux anomalies. Lorsque l'hémorrhagie n'est pas trop abondante, qu'elle ne dure pas depuis longtemps, que son effet sur l'organisation n'est pas trop débilitant, on se contentera d'employer les moyens qui provoquent les contractions de la matrice et de déterminer de cette manière le décollement complet et l'expulsion du placenta. Ceux qui réussissent alors sont les suivants : On frictionne et pétrit, pour ainsi dire, la paroi abdominale antérieure, on la mouille avec de l'eau froide, on y verse goutte à goutte du naphte ou de l'éther, on donne à l'intérieur une forte infusion de seigle ergoté qu'on peut aussi faire prendre en lavements ; enfin on injecte de l'eau froide dans la veine du cordon. Quand, à la suite de ces moyens, on parvient à provoquer une contraction un peu vive, il est bon de faire un nouvel essai d'extraction du placenta, et d'opérer quelques tractions sur le cordon, en même temps que la main appuie et presse sur le fond de la matrice. Si malgré cela le délivre ne sort pas et si la stricture spasmodique ne peut être surmontée, si l'hémorrhagie est toujours aussi violente, il n'y a pas à hésiter et il faut procéder au décollement manuel du placenta et à son extraction. Cette conduite doit être aussi tenue lorsque l'accoucheur arrive longtemps après le début de l'hémorrhagie ou que l'accouchée donne des symptômes inquiétants d'épuisement. Le placenta une fois éloigné, il faut, si l'hémorrhagie extérieure continue, ou bien lorsqu'on suppose une hémorrhagie interne, s'assurer que des caillots de sang restés dans la cavité utérine n'empêchent pas les contractions. Pour cela, on commencera à frictionner et à presser le corps utérin pour l'exciter à se débarrasser de son contenu. Si cette manœuvre est infructueuse, on pénètre avec la main dans la cavité utérine, on enlève les caillots et on laisse la main quelque temps immobile, car il arrive souvent que des douleurs violentes et des contractions énergiques soient provoquées par l'irritation mécanique que subit, de cette manière, la face interne de la matrice. L'effet de ce moyen sera plus marqué, si on pratique simultanément avec l'autre main restée libre, des frictions sur la matrice. Si tout cela ne réussit pas à arrêter le sang, il faut recourir à des moyens plus énergiques, surtout aux injections d'eau froide dans la cavité utérine ; malgré les accidents qu'on leur a attribués ; ces injections n'en sont pas moins utiles dans le plus grand nombre des cas, et du reste leurs inconvénients ne se manifestent que très-rarement. On a souvent remplacé l'eau, dans ces injections, par divers astringents, par des dissolutions d'alun, d'ergotine, des décoctions de tannin, de ratanhia, de vin rouge, d'eau-de-vie, du vinaigre, etc., etc. D'après notre expérience, nous pouvons assurer que l'eau froide agit sinon plus rapidement, du moins aussi sûrement et promptement. Dans les quelques cas où ce procédé ne suffit pas pour arrêter l'hémorrhagie, nous avons employé comme moyen désespéré le perchlorure de fer (15 grammes pour 500 grammes d'eau), qui est alors un très-bon hémostatique. Après l'usage d'un de ces médicaments, l'accoucheur doit s'efforcer d'empêcher que l'hémorrhagie ne se reproduise. C'est ce qu'on fait au moyen du seigle ergoté et de la compression de l'utérus à travers la paroi abdominale. On fera cette dernière au moyen de larges bandes de linge, plusieurs fois repliées autour du corps et contenant dans leur intérieur un corps dur et solide (une assiette, un plateau) répondant à l'endroit de la région hypogastrique où se trouve l'utérus. Tout l'appareil est fixé solidement : il exerce alors une irritation permanente de la face externe et antérieure de la matrice et empêche ses parois de se relâcher. Il ne faut pourtant pas l'appliquer avant d'avoir la certitude de la contraction utérine; sans cela, la bande solide et résistante empêcherait le retrait de l'organe sur lui-même. On trouvera dans les traités de thérapeutique, le mode de traitement pour les symptômes généraux accompagnant l'hémorrhagie et nous nous contentons d'y renvoyer les lecteurs.

VIII. *Renversement de l'utérus.* — Le renversement ou l'inversion de l'utérus est un accident qui se produit pendant la délivrance ou dans les premiers jours qui la suivent, et par lequel le fond de l'organe s'abaisse et, suivant le degré de l'anomalie, vient se rapprocher de l'orifice du col ou se présenter à la vulve. Il y a trois degrés de renversement : dans le premier, le fond ne présente qu'un enfoncement semblable à un cul de bouteille; le second degré est caractérisé par son enfoncement au-dessous du col de la matrice, qui conserve sa position et entoure les parties herniées; dans le troisième, toute la partie située au-dessus du col s'est renversée et pend dans le vagin ou hors de la vulve, entraînant quelquefois avec elle le cul-de-sac du vagin. Pour que cet accident puisse se produire, il faut nécessairement

que les parois de l'utérus soient très-relâchées et que sa cavité soit
considérablement dilatée. Ces deux conditions se rencontrent à
un degré bien plus complet pendant la délivrance et les premières
heures qui la suivent, qu'à tout autre moment. C'est là ce qui explique la fréquence du renversement à cette période. A part les
violences extérieures, il est évident que le degré de l'inversion
dépend du relâchement de l'organe tout entier ou de quelques-unes de ses parties seulement. Il est donc rare de voir le
troisième degré se former tout d'un coup, et en général il n'est
que la conséquence du second. Quand l'utérus se trouve par sa
mollesse et le peu d'épaisseur de ses parois prédisposé au renversement, la moindre cause tendant à l'attirer ou à le pousser
vers l'orifice du col suffit pour déterminer l'anomalie. Or, à nulle
époque de l'accouchement, la possibilité d'une inversion n'est
plus évidente que pendant ou peu après la délivrance. D'un côté,
les parois utérines sont flasques et amincies, la cavité utérine
est presque vide; d'un autre côté, les tractions nécessaires sur
le placenta, qui peut adhérer fortement, les efforts violents et
brusques des parois abdominales, la compression imprévoyante
du fond de l'utérus, tout, à cette époque, tend à réunir les causes
occasionnelles à la prédisposition organique. N'oublions pas de
dire que quelques auteurs ont regardé l'inversion comme possible pendant l'accouchement, lorsque le cordon est trop court.

Le premier degré peut passer presque inaperçu, à moins qu'il
ne provoque une hémorrhagie plus ou moins intense, si l'accoucheur n'a soin d'examiner avec soin la conformation de la matrice peu de temps après la délivrance. Si cet examen est fait,
l'on sent (lorsque le renversement partiel a eu lieu), à travers les
parois abdominales, surtout lorsqu'elles sont minces, une certaine
inégalité dans les contours de l'utérus, et un creux là où d'ordinaire se trouve le fond. Le toucher intérieur, fait avec un ou
plusieurs doigts, peut donner la certitude du degré de l'anomalie
par la palpation des parties renversées. Dans le cas où le renversement atteint le col utérin ou le dépasse, les symptômes varient suivant le degré du mal et la rapidité de sa production. La
femme ressent un tiraillement douloureux dans les régions
inguinales, sacrées et lombaires, un poids dans le bassin la forçant à presser ses parois abdominales. Par le palper abdominal
on reconnaît vide la place qu'occupe d'ordinaire l'utérus; si les

parois du ventre sont minces et relâchées, on peut sentir le degré
de l'inversion, dont on acquiert la certitude par l'examen interne. Quand l'inversion est complète, qu'elle se produit subitement, les symptômes que nous venons de décrire s'exaspèrent.
La patiente se plaint de ce qu'on lui arrache quelque chose
dans le bas-ventre, et tombe dans un collapsus nerveux; des
syncopes inquiétantes se produisent, les extrémités sont le siége
de soubresauts convulsifs, le visage devient pâle et tiré, le pouls
est petit et très-fréquent. La mort arrive parfois à la suite
de ces accès : ces derniers s'apaisent pour se reproduire lorsqu'on essaie de réduire la tumeur. Les trois degrés de renversement étant précédés d'une grande atonie de l'utérus, on ne
s'étonnera pas de voir cet accident être accompagné de métrorrhagies, qui sont d'autant plus intenses que le placenta n'est
point séparé de l'utérus. L'hémorrhagie est beaucoup plus violente que dans les cas où l'inversion se produit après l'expulsion
du placenta. On comprend en effet que l'utérus situé normalement puisse, malgré son atonie, se contracter et fermer les vaisseaux qui causent l'hémorrhagie, bien mieux qu'après son renversement. — La littérature nous donne assez de preuves de la
difficulté du diagnostic. Bien souvent on a méconnu un renversement au premier degré, parce que le placenta était encore
adhérent à l'utérus; et les tractions faites sur le cordon augmen-
taient le degré du renversement commençant. L'accoucheur
prudent cherchera toujours les contours utérins après la délivrance, et il s'assurera minutieusement par la palpation, de la
présence des globes utérins au-dessus des pubis. On distinguera la
lésion qui nous occupe d'un polype fibreux par l'absence de
l'utérus dans la cavité abdominale, par la sensibilité de la tumeur extérieure, par la présence du placenta ou de son point
d'insertion, enfin par la réductibilité de la tumeur. Dans la chute
de la matrice, le col et son orifice viennent apparaître entre les
grandes lèvres. Les différences sont trop caractéristiques pour
permettre une erreur.

Après ce que nous avons dit de l'étiologie de l'inversion utérine, on comprend que le premier devoir de l'accoucheur sera
d'arrêter les progrès de l'anomalie. Si le renversement est complet, on réduira au plus tôt la tumeur. Pour cela, on fera placer
la patiente dans le décubitus dorsal, le bassin élevé, les cuisses

fléchies et écartées, on videra la vessie et l'intestin, et on aura soin de relever les forces, en général très-épuisées, par l'administration de quelques analeptiques puissants. On procède au plus tôt à la réduction, car il est démontré qu'elle se fait d'autant plus aisément qu'elle est tentée peu de temps après la production de l'inversion. Si l'on a affaire au premier degré, on introduira la main dans l'utérus, en lui donnant la forme d'un cône, et on repoussera doucement la partie enfoncée, qui cède aisément et reprend sa position primitive. On ne décolle le placenta que si une adhérence trop forte ou une hémorrhagie en donnent l'indication pressante; car son extraction ne ferait qu'augmenter l'inversion. Les accoucheurs s'accordent à conseiller aussi de réduire d'abord la tumeur dans le cas où le renversement parvient jusqu'au col : la réduction se fait, dans ce cas, de la même manière que dans le premier degré. Le troisième degré présente à la réduction de graves difficultés, qui dépendent de l'étranglement du segment inférieur, du volume de l'organe et du temps qui s'est écoulé depuis la formation de la tumeur. On ne peut guère poser de règles pour cette réduction du troisième degré, et le médecin peut choisir entre deux procédés. Ou bien il comprimera un seul point de la matrice, le fond, d'ordinaire, ou la partie qui fait le plus saillie; ou bien il pressera en masse sur la tumeur, faisant rentrer les premières, les parties qui sont sorties les dernières. La contraction spasmodique du segment utérin inférieur s'oppose souvent à la réduction de tout l'utérus. On peut y remédier en donnant de l'opium à hautes doses, et quand il n'existe pas d'hémorrhagie, on fait des injections d'eau froide dans le vagin, ou l'on pratique une saignée. Si l'obstacle provient de l'orifice externe, on le débridera avec le bistouri. Enfin, dans les cas où tous les essais de réduction sont restés infructueux, on appliquera un bandage, qui, comprimant fortement la tumeur, la forcera à rentrer peu à peu. La réduction une fois faite d'une manière ou de l'autre, on s'efforcera de prévenir les récidives, et le moyen le plus sûr est l'introduction d'une petite vessie en caoutchouc dans l'utérus.

IX. *Anomalies des douleurs.*

A. *Faiblesse anormale des contractions de l'utérus.* — Sous le nom de « lenteur ou faiblesse des contractions, » on désigne ordinairement cette anomalie de la contractilité utérine par laquelle les fibres musculaires de la matrice sont incapables par leur rétraction de surmonter les obstacles physiologiques qui s'opposent à l'expulsion normale du fœtus. Les parois utérines n'ont point le degré de tension propre à cette période de la gestation : elles n'ont ni l'épaisseur ni la dureté ordinaires, et s'appliquent d'une manière tout à fait flasque sur le corps de l'enfant ; l'intervalle entre deux douleurs a une durée trop longue, la malade sent à peine les douleurs peu intenses qui ne la forcent point à faire des efforts simultanés. Le col se dilate très-lentement, la poche se tend à peine, et l'enfant avance lentement et péniblement à travers les voies d'expulsion, normales du reste. Au point de vue de la thérapeutique et du pronostic, il est nécessaire de distinguer deux sortes de douleurs faibles. La première, que nous désignerons sous la dénomination de *douleurs primitivement faibles*, s'applique aux cas où la matrice, soit par cause anatomique ou dynamique, ne possède pas dès le commencement du travail l'énergie nécessaire pour terminer seule l'accouchement. Dans la *faiblesse secondaire des douleurs*, l'utérus peut avoir eu et manifesté dans le principe un pouvoir contractile suffisant ; mais, à la suite de diverses influences, dont quelques-unes même sont étrangères à l'utérus, ces forces se sont abattues de telle sorte, qu'en ne considérant les symptômes que superficiellement, on pourrait croire à une faiblesse primitive.

a. *Faiblesse primitive des douleurs.* — Les périodes de préparation et de dilatation s'accomplissent avec une grande lenteur. La femme ressent un poids un peu lourd dans le bassin, sans pourtant être forcée par là de renoncer à ses occupations ordinaires : de temps en temps ce sentiment pénible se change en faible douleur ; la matrice est molle et flasque, et l'enfant se remue aisément dans son intérieur. Quand la dilatation commence à se produire, elle avance lentement et les bords de l'orifice se tendent à peine pendant la contraction. La poche se présente enfin, mais elle est molle même pendant la douleur et reste longtemps entière : lorsqu'elle se rompt, c'est presque à l'insu de la mère. Les eaux sont peu abondantes et s'écoulent goutte à goutte. La portion de l'enfant qui se présente reste des heures entières à la même hauteur, sans se tuméfier ni se rapetisser, comme cela se voit d'ordinaire dans les accouchements normaux, à la suite du chevauchement des os du crâne les uns dans les autres. Les bords de l'orifice utérin complétement dilaté ne se retirent pas entièrement au delà de la portion qui se présente, et qui semble être entourée d'une ceinture molle et peu résistante. La femme ne ressent presque pas de douleur, elle n'est point amenée à aider ses contractions, son esprit est tranquille, elle peut dormir sans être réveillée par le travail. A part cette mollesse, l'organisme ne semble point troublé; absence de tout mouvement fébrile, et un observateur non prévenu ne pourrait croire que la femme se trouve réellement sur le point d'accoucher.

b. *Faiblesse secondaire des douleurs.* — Les périodes de préparation et de dilatation ont été régulières, ou bien les causes qui ont épuisé le pouvoir contractile se sont manifestées pendant ce temps. Les contractions sont très-intenses, elles se succèdent énergiquement et rapidement, et sont localisées, pour ainsi dire, dans certaines portions de l'organe. Les douleurs qu'elles causent font beaucoup souffrir la mère. Les parois utérines sont dures comme de la pierre, elles embrassent le fœtus très-étroitement, et les modifications du segment inférieur démontrent aussi l'énergie des contractions. Si ces dernières ne peuvent expulser le fœtus, elles deviennent moins douloureuses, s'espacent de plus en plus; les parois de l'utérus s'assouplissent et se ramollissent; le fœtus peut très-bien être senti, et souvent on observe une hémorrhagie, provenant du décollement du placenta pendant les violentes contractions. La mère s'effraie et a peur de ne pouvoir achever l'accouchement, de violentes douleurs n'ayant pu amener la délivrance. D'après les causes de l'anomalie des douleurs, on voit se produire un mouvement fébrile, des syncopes, des convulsions, sous l'influence desquelles l'énergie des contractions s'amoindrit de plus en plus, et ces dernières deviennent enfin très-faibles et très-éloignées. Ici les douleurs ont perdu de leur intensité, parce qu'un obstacle insurmontable pour elles s'oppose à l'expulsion du fœtus. C'est le contraire de ce qui se passe dans le cas de faiblesse primitive des douleurs, où la mère ne peut accoucher, que parce que les contractions n'ont pas le degré d'énergie nécessaire.

Les causes les plus ordinaires de la faiblesse primitive des douleurs sont : le développement imparfait de l'utérus, le peu d'épaisseur et la trop grande dilatation de ses parois, comme cela se remarque lorsque les eaux sont trop abondantes, ou dans les cas de grossesse gémellaire. C'est une erreur de croire que chez les femmes mal constituées, affaiblies par les maladies, se nourrissant mal et d'une manière insuffisante, cette anomalie soit plus fréquente que chez les mères robustes, bien constituées et bien nourries. Les personnes les plus faibles ont souvent des contractions très-énergiques, tandis qu'il n'est pas rare de voir l'accouchement entravé par des douleurs insuffisantes, chez des sujets vigoureux et sains ; l'expérience a démontré en effet que le développement plus ou moins grand des fibres musculaires de l'utérus et la consistance de cet organe, peuvent gêner l'énergie des contractions. Il est certaines femmes qui ont à chaque grossesse des contractions trop faibles, et plusieurs familles montrent une prédisposition héréditaire à cette anomalie. Enfin nous rappellerons qu'on la remarque en même temps chez un grand nombre de femmes sur le point d'accoucher. Nous avons surtout observé ce fait dans les temps où règnent des épidémies de fièvres puerpérales, lorsque la plupart de ces femmes ont subi l'influence épidémique. Nous en concluons que l'hypérhémie, l'inflammation, l'exsudation des parois utérines, avant ou pendant l'accouchement, ont été la cause de cette faiblesse des contractions ; et, à l'appui de notre opinion, nous mentionnerons l'arrêt des contractions et de l'évolution normale de la matrice après l'accouchement dans le cas de métrite ou d'endométrite.

Après ce que nous avons dit plus haut de la faiblesse secondaire des contractions et de leurs symptômes les plus essentiels, il ne sera pas bien difficile d'en déterminer la cause. C'est d'ordinaire la présence d'un obstacle assez puissant pour que des douleurs très-intenses ne puissent le surmonter et s'épuisent à lutter contre lui. Cette résistance peut se trouver au dehors ou au dedans de l'utérus. A l'intérieur, lorsque le fond de l'organe se contracte prématurément, et que le segment inférieur n'étant pas préparé suffisamment, il est impossible au fœtus de franchir le col et l'orifice externe ; lorsque la force de contraction atteint un degré élevé, et que la matrice est fermée, pathologiquement ou physiologiquement par des crampes, une induration, une position anormale, etc., on voit les douleurs cesser soit avant d'avoir triomphé de l'obstacle, soit après l'avoir surmonté ; même

dans ce dernier cas, elles peuvent être insuffisantes pour achever normalement l'accouchement. Bien souvent la faute doit en
être attribuée à la mère, qui, n'écoutant ni les conseils ni les
exhortations, veut se hâter de terminer l'accouchement et fait
des efforts prématurés. Les solutions de continuité dans le
tissu utérin, qu'elles soient spontanées ou causées par la violence,
sont aussi une des causes qui produisent la faiblesse des contractions. Joignons-y aussi l'hypérhémie et l'inflammation de
l'utérus se produisant pendant l'accouchement, les anomalies
du bassin, en tant qu'elles s'opposent à l'expulsion naturelle du
fœtus. Tantôt les douleurs vives, précipitées, s'épuisent en vains
efforts pour les surmonter, puis elles s'affaiblissent et disparaissent, surtout quand les parois utérines se sont déchirées ou
que les fibres musculaires sont réellement paralysées. Il en est
de même de certaines présentations qui rendent la sortie de
l'enfant difficile ou impossible. C'est ainsi qu'on voit, dans les
présentations transversales, dans celle de la face, survenir une
faiblesse des contractions, après de très-fortes douleurs, insuffisantes néanmoins pour surmonter l'obstacle mécanique. Enfin,
comme cause de l'anomalie qui nous occupe, il faut mentionner certains troubles moraux (crainte, appréhension) qui dépri-
ment l'organisme.

La conséquence immédiate de la faiblesse primitive ou secondaire des contractions, est le ralentissement de l'accouchement.
Si les contractions faibles primitives se montrent dans les deux
premières périodes de la parturition, il faut s'attendre à un accouchement lent, mais on ne pourra porter de pronostic certain
qu'autant que les eaux se seront écoulées. En effet, il arrive souvent, qu'après un retard assez grand des deux premières périodes de l'accouchement, la rupture des membranes suffise pour
faire appliquer d'une manière plus intime les parois utérines sur
le corps du fœtus. La face interne de la matrice est alors plus
fortement irritée, le parenchyme de l'organe augmente d'épaisseur, et on voit souvent les douleurs qui en résultent accélérer
de telle manière l'expulsion de l'enfant, que la durée absolue de
l'accouchement n'est que peu ou point augmentée par le ralentissement des deux premiers temps. On observe surtout cette fin
heureuse après une expulsion succédant rapidement à la rupture de
la poche des eaux. Quand les douleurs ont été normales dès le

début et lorsqu'elles n'ont perdu de leur intensité que pendant
la troisième période, on ne peut espérer, par un traitement
convenable, de leur rendre leur intensité primitive, et de faire
cesser le ralentissement de l'expulsion du fruit. Cet arrêt est
d'autant plus à craindre et on doit d'autant moins compter
sur les remèdes diététiques ou pharmaceutiques, que l'énergie
primitive de l'utérus a vainement lutté contre un obstacle mécanique important. Dans ces cas, il arrive souvent que la mère
est d'autant plus épuisée que le travail est plus avancé, et que
les contractions primitives ont été plus intenses et plus nombreuses. La faiblesse des contractions qui se produit pendant
l'accouchement, se prolonge, il ne faut pas l'oublier, pendant et
après la délivrance. Les faibles douleurs sont insuffisantes pour
décoller et expulser le placenta, et souvent surviennent des
hémorrhagies plus ou moins abondantes. Les suites des couches
se ressentent aussi du manque de l'énergie utérine pendant le
travail. D'un côté, les débris de l'œuf se putréfient, les caillots de
sang, etc. ne sont expulsés que lentement et incomplétement
hors de l'utérus, les vaisseaux dilatés des parois se rétrécissent d'une manière insuffisante, et ces causes produisent des
hémorrhagies, des endométrites puerpérales, des phlébites, l'inflammation des lymphatiques. L'insuffisance et la lenteur des
contractions mettent aussi en danger la vie de l'enfant, en
ralentissant le cours du sang dans les parois utérines, et empêchant la circulation utéro-placentaire; souvent la mort du
fœtus n'a pas d'autre cause que la compression prolongée du
cordon.

Dans les cas où les contractions sont peu affaiblies, un régime
diététique convenable parviendra à leur rendre leur énergie.
Leur force et leur fréquence augmentent souvent par le changement de position, la marche et l'exercice. On peut conseiller à
la malade de quitter le décubitus dorsal si elle l'a longtemps
gardé et de se coucher sur le côté, de marcher dans sa cham-
bre, lorsque la période du travail le permet, en la préser-
vant avec soin de tout refroidissement. On relèvera les forces
en donnant des aliments légers ou des boissons un peu exci-
tantes. Nous avons dans ces cas observé les meilleurs effets d'un
vin bon et léger, donné en petite quantité. On laissera dormir
la mère dès qu'elle en manifestera le désir, car il arrive souvent

que le réveil soit suivi de contractions plus énergiques. Les moyens employés pour renforcer les douleurs sont le seigle ergoté, le borax, l'opium, le camphre, la teinture de cinnamome, la liquor ammoniaci succini, l'éther sulfurique. Nous donnons la préférence au seigle ergoté, et nous conseillons de l'employer exclusivement dans les cas que nous indiquerons plus tard. Il peut se faire, il est vrai, qu'il ne parvienne pas à donner aux fibres de l'utérus, le degré de force nécessaire pour expulser le fœtus, mais il tend à prévenir les hémorrhagies consécutives à l'accouchement et à la délivrance. Jamais nous n'avons vu ce médicament exercer une influence pernicieuse sur la vie de la mère, mais nous ne nous dissimulons pas que les moindres doses, données sans des précautions indispensables, peuvent mettre en danger la vie de l'enfant. Voilà pourquoi nous posons la règle de ne donner le seigle ergoté que dans les cas où l'expulsion du fruit peut s'effectuer peu de temps après l'administration du médicament. On se gardera bien de l'employer lorsque le retard de l'accouchement proviendra d'un obstacle mécanique, lorsque le bassin sera rétréci de manière à ne pouvoir être franchi que lentement, lorsque la rigidité du col ou son peu de dilatation opposeront une résistance trop grande; en un mot, ce médicament est contre indiqué toutes les fois que l'orifice externe ne sera pas assez dilaté pour permettre, à l'occasion, un accouchement artificiel. L'effet du seigle ergoté est le même, qu'on le donne en dissolution ou sous la forme de poudre. Nous ne préférons ce dernier mode d'administration qu'à cause de la facilité de transport dans la pratique privée. Quand il provoque le dégoût ou les vomissements, nous l'ordonnons en infusion (5 grammes pour 250 grammes de véhicule), et nous avons toujours été très-satisfait de son action. Les autres remèdes que nous avons énumérés ci-dessus, sont bien loin de valoir leur réputation et leur éloge ne se trouve que dans la bouche de ceux qui les ont proposés.

Beaucoup d'accoucheurs ont vanté l'influence de la saignée, quand l'insuffisance des contractions a pour cause une hypérhémie de l'utérus. N'ayant jamais observé des douleurs plus violentes après l'usage de ce moyen, nous le croyons contre-indiqué tant que l'utérus n'est pas très-douloureux, et encore avant d'avoir recours à la saignée faut-il essayer l'application du froid sur la région abdominale. On le fait d'ordinaire au moyen d'un linge trempé dans l'eau froide, plié en plusieurs doubles et étendu sur le ventre. On le recouvre d'un linge sec, et on ne le retire que lorsque la portion de la peau qu'il recouvre transpire abondamment. Le pouvoir contractile semble être surexcité par l'action du froid sur les nerfs de la peau, et la chaleur et la sueur qui lui succèdent ont un bon effet sur la production de douleurs normales. L'aspersion du ventre avec l'huile de naphte, l'éther sulfurique, les onctions avec le liniment volatil, l'Opodeldoch, l'esprit-de-vin, etc., agissent de la même manière que le froid. Un moyen vanté récemment, comme provoquant de fortes contractions par l'irritation des nerfs du segment utérin inférieur, est l'injection dans le vagin, faite au moyen de la douche utérine. Il suffit d'ordinaire de deux à trois injections faites pendant dix à douze minutes avec de l'eau à 30 à 35° R., pour stimuler la contractilité utérine. Il n'est pas rare de voir les douleurs se déclarer même pendant les injections, et on a à peine le temps de faire prendre à la mère la position convenable pour accoucher. La dilatation du col au moyen de l'index et du médius peut causer une déchirure et ne vaut pas la douche utérine. Les frictions sur le fond de la matrice n'ont pas une action durable et ne conviennent que dans les cas où les douleurs cessent dans les derniers moments de l'accouchement. La rupture artificielle des membranes est indiquée lorsque le pouvoir contractile de l'utérus est diminué par une dilatation trop grande et lorsqu'on a affaire à un amincissement des parois de la matrice, dont la cause est l'accumulation trop considérable des eaux. Mais on ne doit rompre la poche qu'au moment où le col est assez dilaté pour permettre un accouchement artificiel ou une manœuvre opératoire; car dès que les eaux se sont écoulées le cordon peut devenir procident, ou bien le décollement du placenta peut causer une violente hémorrhagie. L'accouchement artificiel est enfin indiqué, lorsque l'enfant n'avance pas et qu'un retard plus considérable mettrait en danger sa vie ou celle de sa mère. Quel que soit le moyen choisi, on doit prendre garde de ne pas trop hâter l'évacuation de l'utérus, parce que les parois se contractant lentement ne pourraient suivre aussi rapidement, et la délivrance serait troublée par des hémorrhagies. Il faut faire des pauses pendant l'extraction, agir pendant que l'organe se contracte, ou pendant qu'un aide l'excite à se contracter par des frictions douces et méthodiques sur son fond.

B. *Contractions spasmodiques de la matrice.*

1° *Spasme général des parois utérines.*

a. *Spasme clonique général.* — Il est caractérisé par des contractions rapides et violentes s'étendant à tout l'organe, donnant à ses parois un degré considérable de tension et de dureté, s'accompagnant de vives douleurs, cessant par intervalles et se reproduisant peu après avec une nouvelle force. Lorsque cette espèce de crampe survient pendant les deux premières périodes de l'accouchement (ce qui arrive rarement), on peut sentir l'intensité des contractions en appuyant la main sur l'abdomen et en introduisant le doigt dans le col plus ou moins dilaté. Mais comme le fond et le corps de l'utérus ont des fibres musculaires très-développées pouvant se contracter plus violemment que les autres, il se produit quelque chose d'analogue à l'accouchement physiologique. Ces fibres l'emportent sur les fibres circulaires de l'orifice et du segment inférieur et causent la dilatation complète de l'orifice, qui n'oppose plus alors aucun obstacle à l'expulsion de l'enfant.

Si les contractions des parties supérieures de l'utérus continuent à se manifester avec la même intensité, le fœtus sera expulsé en peu de temps, si des anomalies de structure ne viennent s'y opposer, et l'accouchement sera seulement ce que l'on nomme un accouchement précipité.

La mère se plaint et pousse des cris, la douleur lui fait presque perdre le sentiment ; le pouls est tantôt très-lent ou d'une fréquence exagérée ; tantôt très-plein ou à peine sensible. Le visage est d'un rouge foncé, tuméfié, brûlant ; les yeux saillants ; la mère est involontairement portée à faire des efforts ; enfin un cri violent, le grincement des dents, l'expulsion de l'urine, des fèces ou de vents suivent l'apparition du fœtus. Il n'est pas rare de voir des crampes dans les diverses parties du corps, souvent même des convulsions éclamptiques se joindre aux symptômes précédents.

Généralement on observe le spasme utérin chez les femmes bien musclées, mais petites de taille : on le remarque aussi chez des sujets faibles, ayant subi de longues maladies. Nous n'osons pas attribuer à telle complexion plutôt qu'à telle autre cette anomalie des douleurs : dans toutes les crampes cloniques générales qu'il nous a été donné d'observer, il était difficile de reconnaître exactement les causes ; nous les avons vues survenir le plus souvent dans les cas où le col tardait à se dilater, et où les eaux s'étant écoulées prématurément, le fœtus se trouvait directement en contact avec les parois internes de l'utérus. Les suites de cette anomalie sont loin d'être innocentes : le cas le plus favorable est celui où le fœtus ne rencontre rien qui s'oppose à sa sortie, et alors l'accouchement, quoique très-rapide, peut n'avoir aucune conséquence fâcheuse pour la mère et l'enfant, surtout lorsque l'accoucheur sait prendre les précautions convenables. Le pronostic est fâcheux, au contraire, lorsque des obstacles s'opposent à la sortie de l'enfant ; il se produit alors des ruptures de l'utérus, du vagin et du périnée, des hémorrhagies, des convulsions générales, ou tout au moins un grand épuisement. La vie de l'enfant court aussi des risques ; elle est mise en question par les contractions réitérées et prolongées qui suspendent la circulation, par la compression du cordon, par le décollement prématuré du placenta.

Dans le traitement, il faut tenir compte de la période à laquelle se trouve l'accouchement. Lorsque l'orifice du col est suffisamment dilaté et qu'aucun vice de structure ne fait obstacle au fœtus, on se bornera à quelques précautions diététiques. La malade gardera le lit ; on la consolera par quelques mots d'encouragement, et on lui défendra toute compression volontaire, pour l'empêcher d'aider la nature déjà trop puissante ; on la fera se coucher sur le côté, et on retirera tout ce qui pourrait lui permettre d'arcbouter ses pieds. Tout remède pharmaceutique est inutile, car, dans ce cas, l'accouchement serait terminé avant que les médicaments eussent pu manifester leur action. Ils seront utiles, au contraire, lorsque le col ne sera pas encore dilaté. On emploiera surtout avec avantage la saignée et l'opium, la première surtout, lorsque la mère est robuste et sanguine et le pouls rapide et plein. Nous nous contentons de tirer de 180 à 245 grammes de sang, car, si la saignée était trop copieuse, elle prédisposerait à l'anémie qui pourrait survenir après les métrorrhagies communes à la suite de ces couches. L'opium est indiqué dans les crampes peu violentes chez les sujets hystériques et faibles, ou bien, lorsque l'hypérhémie générale et locale étant diminuée par une émission sanguine, les douleurs continuent à se montrer avec la même intensité. Les inhalations de chloroforme, que nous employons souvent dans ce cas, ont pour effet de diminuer l'intensité des douleurs et d'empêcher la femme d'aider aux contractions. On fera bien de joindre à l'emploi de l'opium et de la saignée, un bain tiède ; sous l'influence de ce dernier, il n'est pas rare de voir l'intensité des douleurs diminuer; le col se dilate, et la crampe utérine disparaît souvent après une sueur abondante. Lorsque la complication qui nous occupe a résisté à tous ces moyens, que le col est resserré, qu'une rupture de l'utérus est à craindre, il ne faut pas hésiter à se servir de l'instrument tranchant pour dilater le col.

b. *Spasme tonique général de l'utérus.* — Il est caractérisé par une raideur permanente, une contraction continue des parois de l'utérus. On doit considérer cette variété suivant que l'inflammation de la matrice s'y joint ou non. On donne le nom de *constrictio uteri spastico-inflammatoria* à la première, et de *tetanus uteri* à la seconde. Lorsque la crampe proprement dite, le *tetanus uteri,* subsiste depuis longtemps, il se peut que la pression des parois utérines sur l'enfant, les troubles apportés à la circulation dans les vaisseaux utérins par des contractions trop violentes, produisent une congestion de l'organe, qui se manifeste par les symptômes généraux et locaux décrits plus haut. Nous ne prétendons pas que la *constrictio uteri spastico-inflammatoria* résulte toujours du *tetanus uteri* ; mais, dans la majeure partie des cas, on voit des symptômes inflammatoires se joindre à une crampe clonique durant depuis longtemps.

Nous regardons la constriction tétanique comme le premier degré, la constriction inflammatoire comme le second degré du spasme général de l'utérus. La seconde complication est très-rare ; cela tient à ce que les causes dont elle est l'effet se rencontrent rarement. On n'observe cette forme de crampe que dans les cas où les obstacles mécaniques, s'opposant à l'accouchement, ne peuvent être surmontés par les contractions utérines ; le plus souvent, dans les présentations transversales du fœtus, plus rarement, à la suite d'anomalies dans la structure du bassin. Les manœuvres intempestives, les traumatismes utérins, qui peuvent en résulter, viennent souvent aggraver encore cette anomalie.

Le pronostic est plus fâcheux dans le spasme tonique de l'u-

térus que dans la forme clonique ; en effet, les obstacles apportés à l'accouchement par la première forme nécessitent l'emploi
de moyens énergiques, sans compter qu'ils mettent en danger
la vie de la mère et celle de l'enfant. Presque toujours il en résulte, pour la première, des inflammations graves de l'utérus
pendant les suites de couche, et souvent on voit des ruptures de
l'organe, qui a la dureté et la fragilité du verre, survenir pendant
le travail, soit spontanément, soit à la suite de manœuvres maladroites. Enfin, il se peut que la crampe générale se transforme
en crampe partielle et cause pendant l'accouchement et la délivrance des troubles dont nous parlerons plus bas. N'oublions
pas, à propos du pronostic, de mentionner l'impossibilité où l'on
peut se trouver de débarrasser l'utérus de son contenu, lorsque
le spasme a duré trop longtemps ; fâcheuse complication, puisqu'il est souvent nécessaire de terminer instantanément l'accouchement. Il est inutile de dire en quels périls se trouve l'existence du fœtus, comprimé violemment, et dont la circulation
intérieure est arrêtée. Ici encore la saignée, l'opium et les bains
seront d'une grande utilité. *Busch* a recommandé comme spécifique du tétanos utérin, la teinture de musc ambrée ; dans deux
cas où nous eûmes l'occasion de l'employer, la crampe fut bien
un peu diminuée, mais il fallut attendre quatre et six heures
pour la voir cesser, et encore nous n'atteignîmes ce résultat
qu'après une large saignée et une forte dose d'opium. Trois fois
nous essayâmes les inhalations de chloroforme précédées d'une
saignée, et une fois seulement l'utérus se ramollit au point de
nous permettre de faire la version. L'extrait de belladone, tant
vanté, fut employé par nous en frictions sur le bas-ventre et
sur le col ; nous l'avons toujours trouvé sans action, et nous concluons que c'est jouer la vie humaine que de s'éloigner, dans
ces cas, des trois remèdes que nous avons recommandés plus
haut : la saignée, l'opium et les bains.

2° *Contractions spasmodiques partielles des parois utérines.*

a. *Forme clonique des contractions spasmodiques partielles.* —
On désigne ainsi toutes les variétés d'anomalie des douleurs
dans lesquelles les contractions, au lieu de s'étendre régulièrement à tout l'organe, restent bornées à quelques régions,
tout en présentant de temps en temps des rémissions, et alors
la partie qu'elles affectaient reste inerte. Ces contractions ne

se distinguent pas des contractions physiologiques par leur intensité, mais elles en diffèrent par leur mode de production; elles sont subites, courtes et cessent brusquement. Elles n'ont que peu ou point d'action sur la dilatation du col et sur l'expulsion de l'œuf, et elles causent une très-vive douleur. Le siége de ces contractions *cloniques* partielles est d'ordinaire le corps de l'utérus, et les contractions affectent aussi bien les fibres longitudinales que les fibres transversales, tandis que, dans la crampe *tonique* partielle, ce sont seulement ces dernières qui se contractent.

Il est souvent possible de sentir la portion contractée de l'utérus à travers les parois abdominales; d'autres fois, il faut s'en rapporter à la malade, qui peut alors désigner l'endroit où siégent les douleurs, et qui le limite assez bien. Cette douleur est un sentiment brusque et particulier de condensation et d'expansion, s'exaspérant à la pression. Ces contractions partielles peuvent se répéter souvent et pendant longtemps, sans que pour cela le col s'efface ni l'orifice se dilate. Elles se produisent avec moins d'intensité, il est vrai, pendant la grossesse et sont spéciales aux périodes de préparation et de dilatation du col pendant le travail. Si elles se manifestent pendant la période d'expulsion, on voit, malgré l'absence d'obstacles, l'enfant avancer lentement et la partie qui se présente rester longtemps à la même hauteur. La mère s'impatiente de ces retards, se plaint de ces douleurs vives, répétées, et pourtant sans action sur l'accouchement; elle cherche à les aider par des efforts violents, mais inutiles, et demande en grâce une opération pour la délivrer de ses souffrances. Cette forme spasmodique, plus commune que le spasme général, se produit moins souvent que la rétraction tonique partielle : les primipares, les femmes sujettes à des accès d'hystérie et surtout celles qui, à l'époque de leurs règles, ont souffert de dysménorrhée, de coliques, etc., en sont plus particulièrement atteintes. Comme causes prédisposantes, il faut citer certaines maladies organiques des parois utérines : inflammations de la matrice, et de son enveloppe péritonéale, fibroïdes des parois, etc. Des adhérences trop intimes du placenta avec l'utérus, certaines positions du fœtus, dilatant outre mesure telle ou telle partie de l'organe, peuvent aussi les provoquer. Souvent, dans le cours de l'accouchement, lorsque l'œuf s'est prématurément déchiré, on voit les parois utérines être irritées par la portion inégale du fœtus sur laquelle elles s'appliquent.

Les crampes cloniques partielles sont celles dont le pronostic est le plus favorable, parce que d'ordinaire elles se transforment spontanément en contractions générales, et parce qu'elles cèdent rapidement aux moyens ordinaires. Lorsqu'elles se prolongent longtemps et ralentissent le travail, elles provoquent des inflammations qui peuvent devenir dangereuses dans les suites des couches ; quand elles augmentent d'intensité, elles peuvent se transformer en crampe clonique rebelle. L'œuf peut se déchirer et le placenta se décoller sous l'influence de ces rétractions spasmodiques des fibres musculaires. Elles peuvent ensuite changer la position de l'enfant, faire remonter la partie qui s'engageait d'abord.

Les moyens que nous employons, et qui nous ont toujours réussi, sont : les bains entiers, l'injection d'eau chaude dans le vagin, l'application de linges chauffés ou trempés dans l'eau chaude sur le bas-ventre, de petites doses d'opium à l'intérieur ou en lavement; enfin, dans les crampes rebelles, compliquées d'accidents inflammatoires, nous employons la saignée générale peu copieuse.

b. *Forme tonique des contractions spasmodiques partielles de l'utérus.* — Cette forme est caractérisée par la rétraction violente et permanente d'un certain nombre de fibres de l'utérus, et surtout des fibres transverses ; on les remarque donc principalement à la portion inférieure du corps, aux orifices interne et externe du col, à l'ouverture utérine des trompes ; en général, partout où les fibres circulaires sont plus prononcées que les fibres longitudinales. Au bas de la matrice, la main peut sentir, soit par la palpation du ventre, soit par le toucher vaginal, comme un bourrelet circulaire plus ou moins large ; ce phénomène survient aussi bien pendant l'expulsion du fœtus que pendant l'expulsion du délivre. La *stricture spasmodique* se présente fréquemment à l'orifice interne du col, parce qu'il est très-riche en nerfs et réagit vigoureusement contre toute cause irritante. Nous ferons remarquer, néanmoins, que l'orifice interne du col est moins souvent rétracté pendant l'expulsion du fœtus que pendant celle du placenta. Cette forme de spasme présente d'ordinaire les symptômes suivants : La première période du travail s'étant accomplie sans troubles et la portion vaginale s'étant entièrement effacée, on remarque tout d'un coup que les douleurs changent de nature : elles deviennent pénibles et précipitées ; la mère, patiente jusqu'alors, se désespère, se lamente, se jette de côté et d'autre et ne veut rien entendre ; des douleurs violentes et continues la forcent à contracter ses muscles abdominaux. Par le toucher vaginal, on trouve le vagin chaud et sec ; le col enfoncé dans le bassin, dur et tendu, même pendant l'intervalle des douleurs ; les bords du museau de tanche sont minces et comme tranchants ; la partie du fœtus qui se présente est comprimée avec force contre le segment utérin inférieur, et si on peut la sentir à travers le col plus ou moins dilaté, on aura aisément conscience de la tuméfaction qu'y produit la constriction utérine. Ces crampes sont accompagnées de symptômes nerveux se produisant dans d'autres organes ; il survient des besoins illusoires de miction et de défécation, des hoquets, des vomissements, des convulsions générales. Lorsque la rétraction utérine dure longtemps, il survient ordinairement des signes de surexcitation générale. A l'endroit où les trompes communiquent avec l'utérus, on voit, pendant la délivrance, survenir des contractions violentes des fibres circulaires : cela donne une forme étrange à l'utérus, qui a l'air d'être surmonté par deux cornes. Nous ne reviendrons pas, pour ne pas nous répéter, sur l'étiologie de la rétraction utérine spasmodique partielle : les mêmes causes produisent à peu près toutes les douleurs pathologiques. Il suffira de dire que la présentation transversale, l'écoulement prématuré des eaux, les lésions traumatiques, concourent à produire d'ordinaire la variété qui nous occupe ; qu'elle peut se présenter comme complication des contractions morbides déjà existantes ; enfin, qu'elle peut régner épidémiquement. Quand on l'observe pendant l'expulsion du placenta, elle peut résulter de l'adhérence trop grande de ce dernier avec l'utérus, de tractions sur le cordon ou sur les débris placentaires, de frictions trop violentes sur le fond et le corps de l'utérus, etc.

Les strictures de l'utérus sont plus à redouter que les contractions cloniques, à cause de leur opiniâtreté et des obstacles qu'elles opposent à l'accouchement. Lorsque la portion supérieure de l'utérus n'a pas assez de force pour vaincre la résistance de l'orifice interne, on verra la partie qui se présente être poussée de plus en plus vers le bas du bassin, et si l'accoucheur n'emploie des moyens prompts et énergiques, on risque de voir le segment inférieur dilaté et mince comme une feuille de papier, se rompre pour livrer passage au fœtus. L'action de la stricture des fibres du col ne se borne pas seulement à empêcher la sortie du fruit ; elle peut produire la compression du cordon, des vaisseaux du cou et causer la mort du fœtus ; de plus, dans la présentation transversale, elle empêche toutes tentatives d'opérations, ou les rend au moins très-difficiles. Dans la délivrance, on voit les strictures produire l'enchatonnement des annexes du fœtus et les métrorrhagies qui l'accompagnent.

Les strictures de l'utérus peuvent être combattues de deux manières : ou bien on empêche la contraction particulière des fibres et on les force à se relâcher, ou bien on oblige toutes les fibres de l'utérus à se contracter. Il faut tenter de provoquer le relâchement immédiat toutes les fois que la rétraction occupe les parties les plus élevées de l'utérus ; car, dans ce cas, on ne peut espérer que la contraction des fibres longitudinales l'emportera sur celle des fibres circulaires (comme cela se voit quelquefois pour les spasmes du col) ; de même, dès qu'une opération nécessitant l'introduction de la main dans l'utérus sera indiquée (*version, décollement du placenta*), on recourra aux moyens que nous avons indiqués plus haut : inhalations de chloroforme, saignée générale, bain chaud prolongé, injections d'eau chaude (faites sans violence) dans le vagin. Dans le cas où la constriction occupe le col et où la présentation est normale, lorsque les eaux se sont écoulées et que tout semble favoriser un accouchement rapide, on tâchera de développer ou d'activer les contractions du corps et du fond de l'utérus, et le moyen le plus énergique pour arriver à ce résultat est l'emploi de la douche chaude. Dans la pratique privée, on peut se servir du clysopompe au lieu de la seringue à injection ordinaire. On aura de cette manière un jet plus vigoureux et plus continu. La dilatation (sans opération sanglante) du col contracté a été recommandée par plusieurs auteurs ; elle a l'inconvénient de faire augmenter le spasme, de causer d'assez vives douleurs à la mère, d'avoir pour résultats la déchirure du museau de tanche ou une inflammation traumatique. Quand les moyens que nous avons proposés se montrent sans action, on recourra aux incisions multiples du col, qui sont expressément indiquées lorsqu'on craint une rupture du segment inférieur. Dans la période de la délivrance, on n'aura recours à ce procédé que dans le cas où une hémorrhagie, l'adhésion trop intime du placenta nécessiteront l'introduction de la main dans la cavité utérine.

§ 32. Troubles de l'accouchement causés par des anomalies du vagin ou des parties externes des organes génitaux.

I. *Chute du vagin.* — La chute du vagin existant avant la conception et étant, comme cela se voit si souvent, compliquée, de prolapsus ou d'inflexion de la matrice, peut, pendant la gestation, disparaître par suite de l'élévation de l'utérus dans la cavité abdominale, et être alors très-difficile à diagnostiquer; mais pendant l'accouchement, on voit fréquemment la partie procidente du fœtus pousser les parois vaginales allongées et ramollies, jusqu'au dehors de la vulve. Comme la compression sur la paroi antérieure du bassin est beaucoup plus considérable que sur la paroi postérieure, il arrive ordinairement que c'est la paroi antérieure qui apparaît entre les petites lèvres, sous forme de tumeur molle, volumineuse, rouge, devenant livide et augmentant de volume lorsque la tête reste longtemps engagée, diminuant par conséquent l'étendue des diamètres du bassin, occasionnant, par les dimensions qu'elle acquiert, un obstacle assez important à l'accouchement. A part cela, l'inversion du vagin peut être suivie d'un prolapsus persistant, si la circulation est arrêtée pendant longtemps, il survient une gangrène des parties prolabées. En outre, la pression exercée par la tête du fœtus peut amener la rupture des vaisseaux trop engorgés et causer ainsi de graves hémorrhagies. Pour éviter ces complications toujours funestes de l'accouchement, il faut les prévenir et agir pour cela à une période antérieure à l'accouchement; on s'efforcera de repousser les parties qui sont prolabées avant que la tête ne soit descendue dans la portion inférieure du bassin. Cela peut se faire avec les doigts. On les trempera dans l'huile, et on s'efforcera (sans employer la violence néanmoins) d'empêcher le pli vaginal de se former, en repoussant les parois sur la tête pendant qu'elle s'engage. Lorsque ces tentatives sont infructueuses,

l'indication est de terminer rapidement l'accouchement avec le
forceps.

II. *Solution de continuité du vagin et des parties génitales externes.*
A. *Déchirure complète des parois vaginales et des parties génitales
externes.*

Les déchirures spontanées de la *partie supérieure du vagin*,
sont, dans le plus grand nombre des cas, la suite des ruptures de
la portion inférieure de la matrice et résultent des mêmes causes
que nous avons énoncées à propos de l'étiologie de ces dernières.
Les traumatismes de la voûte supérieure du vagin sont dus, pour
la plupart, à l'introduction maladroite du forceps ou de la main
pour opérer la version dans l'utérus dont l'orifice n'est pas suffisamment dilaté. Souvent le péritoine et la vessie sont lésés simultanément. L'hémorrhagie varie suivant le calibre et le
nombre des vaisseaux rompus : il est rare pourtant de voir une
grande quantité de sang se répandre dans la cavité péritonéale :
il s'écoule au dehors ou s'infiltre dans le tissu cellulaire voisin de
la solution de continuité. Le peu de contractilité des parois vaginales explique pourquoi l'on trouve pendant longtemps les bords
de la plaie béants et écartés. Les déchirures de la partie moyenne
du vagin intéressent rarement le canal dans toute son épaisseur :
elles sont consécutives et résultent de la pression exercée par la
tête du fœtus sur la paroi antérieure du bassin, qui est rigide et
inextensible. Les parois du vagin comprimées entre ces deux
parties se sphacèlent et la mortification peut s'étendre à toute
l'épaisseur des parois et jusqu'à la cavité vésicale. Mais comme
nous l'avons dit, les traumatismes résultent le plus souvent de
la manière maladroite ou grossière dont on introduit le forceps,
dont on se sert des divers instruments piquants ou tranchants,
nécessaires pour pratiquer la perforation ou l'embryotomie. On
voit souvent des esquilles d'os (après l'embryotomie, la céphalotripsie, la perforation), déchirer les parois vaginales.

Dans les parties inférieures du vagin, les ruptures complètes
ne s'observent qu'à la paroi postérieure, comme le périnée est
plus ou moins intéressé, on les désigne sous le nom de « *ruptures du périnée.* » On en distingue deux espèces : 1° celles
qui sont *moyennes* ou *centrales*, c'est-à-dire qui sont limitées à
l'espace situé entre la commissure postérieure des grandes lèvres
et l'anus sans intéresser ces deux parties; 2° celles connues sous

le nom de « *vulvo-périnéales,* » qui partent des grandes lèvres et s'étendent jusqu'au rectum. Parmi les causes des ruptures centrales, nous signalerons la faible courbure du sacrum, la projection de son sommet en arrière (circonstances qui augmentent le diamètre antéro-postérieur du détroit inférieur); la surface oblique que présente quelquefois la partie inférieure du sacrum, circonstance par laquelle la tête du fœtus est poussée en bas et non en avant, vers le périnée plutôt que vers la vulve. La hauteur des symphyses et l'étroitesse anormale de l'arc des pubis, peuvent aussi provoquer l'accident qui nous occupe. Enfin nous parlerons des présentations du fœtus dans lesquelles une portion volumineuse de la tête presse sur le périnée pendant longtemps sans pouvoir s'engager dans l'intervalle pubien trop étroit, présentations qui prédisposent aux ruptures centrales : c'est pour cela que ces dernières ne sont pas rares dans les accouchements où l'occiput, tourné en arrière, n'opère pas rapidement sa rotation en avant. C'est d'ordinaire le raphé périnéal qui se déchire le premier : la rupture peut être longitudinale, ou bien le périnée se déchire en plusieurs lambeaux; il est rare que la rupture soit transversale. Une des formes ordinaires est la rupture en Y; la déchirure médiane du périnée se divise en deux parties suivant la direction des fibres du sphincter de l'anus ou du constricteur du vagin. Dans ce cas, il peut se faire que l'enfant se dégage, sans déchirer ni le sphincter, ni le constricteur; autrement la rupture s'étendrait jusqu'au vagin ou jusqu'au rectum et deviendrait vulvo-anale.

Les *ruptures vulvo-périnéales* se divisent en trois degrés. La première variété comprend celles qui intéressent seulement le pli muqueux, le frein des lèvres, sans s'étendre à la substance périnéale. On les remarque chez presque toutes les primipares et elles ne sont pas dangereuses. En second lieu viennent les ruptures qui intéressent le constricteur du vagin, suivent plus ou moins la direction du raphé périnéal et s'arrêtent aux fibres circulaires du sphincter externe de l'anus. Le doigt introduit dans la solution de continuité sent le tissu cellulaire depuis la commissure postérieure jusqu'à l'anus, mais il trouve sans déchirures le muscle constricteur de l'anus. Ces déchirures sont longitudinales : à leurs extrémités elles peuvent se diviser en Y; les bords de la plaie sont lisses et nets d'ordinaire. Le troisième degré des ruptures vulvo-anales comprend la déchirure des muscles constricteur du vagin et sphincter de l'anus ; elles s'étendent jusqu'au tissu cellulaire situé dans l'excavation recto-vaginale. Les trois degrés se produisent au moment du passage de la tête à travers le vagin : on les voit plus rarement survenir au moment où les épaules et les fesses se dégagent, ce qu'explique le volume moins considérable de ces parties. Nous parlerons plus tard des ruptures du périnée causées par des tractions violentes exercées sur le fœtus, soit avec les mains, soit avec le forceps. Les ruptures totales et spontanées du vagin sont, comme nous l'avons dit, le résultat d'une déchirure du segment inférieur de l'utérus et sont précédées par tous les symptômes qui annoncent les retards dans la dilatation du col. C'est après des douleurs très-vives et très-aiguës, siégeant surtout dans la région sacrée, que la mère sent tout à coup une violente secousse, et la résistance opposée par l'orifice du col fortement contracté, cesse subitement ; l'enfant avance aussitôt, et il se fait pour la vulve une hémorrhagie plus ou moins abondante.

Quand la rupture est étendue, l'entrée de l'air dans la cavité abdominale peut produire les symptômes d'une péritonite et lorsque l'ouverture n'a pas été immédiatement bouchée par la portion procidente du fœtus, on voit dans le vagin des paquets d'épiploon ou d'intestin hernié. Il est possible, dans certains cas, de sentir la rupture avec le doigt pendant l'accouchement ; mais le plus souvent on n'y parvient que pendant la période d'expulsion du délivre. Les ruptures de la portion médiane du vagin sont dangereuses à cause des hémorrhagies qui les accompagnent et qui sont souvent abondantes ; mais ce qu'elles ont de plus grave, c'est leur pénétration dans les organes voisins, la vessie ou le rectum. Cette complication, quel que soit le moment de l'accouchement, peut, dans la suite, devenir la source de douleurs et d'ennuis intolérables causés par l'incontinence d'urine et des matières fécales. Il est rare de voir l'enfant s'engager dans l'ouverture qui s'est formée dans la partie postérieure du vagin, pénétrer dans le rectum et sortir par l'anus : dans ces cas, la rupture s'étend en haut, et il se forme un véritable cloaque. Il sera toujours possible, si l'on soutient le périnée pendant le travail, de reconnaître immédiatement sa déchirure, et les hémorrhagies provenant des bords de la plaie ne sont jamais très-importantes. Le doigt introduit dans le vagin ou le rectum, la simple inspection suffiront pour faire connaître à l'accoucheur l'étendue et la profondeur d'une rupture du périnée.

Les ruptures du fond du vagin feront porter un pronostic fâcheux, parce qu'elles sont la suite de ruptures de l'utérus. Celles de la portion moyenne du vagin peuvent causer des hémorrhagies rarement mortelles, il est vrai, mais elles sont dangereuses à cause des fistules vésico et recto-vaginales qui peuvent en être la suite. Leur guérison est très-lente et la suppuration est inévitable à cause de la consistance lâche des parois du vagin et des lochies qui empêchent une prompte réunion. Les ruptures du frein des lèvres et de la portion antérieure du périnée qui leur fait suite, ne guérissent pas toujours spontanément, il est vrai, mais elles ne causent pas des affections pouvant aggraver les suites de couches ou des lésions persistant pendant le reste de la vie.

On voit rarement les ruptures du périnée qui n'entament pas le sphincter de l'anus, se réunir par première intention. D'habitude la portion antérieure de la solution de continuité se recouvre d'un tissu analogue aux muqueuses, tandis que la partie postérieure se réunit assez bien. Les grandes lèvres sont attirées en arrière par la rétraction du tissu cicatriciel et la commissure postérieure se rapproche de l'ouverture anale.

Quant aux déchirures qui vont jusqu'à l'intestin, elles causent presque toujours les douleurs et les infirmités les plus insupportables. Lorsque la cicatrice se forme, elle est calleuse, en gouttière, formant entre l'anus et le vagin une sorte de cloaque dans lequel s'accumulent les sécrétions utérines, vaginales, l'urine, les matières fécales, etc.

Quand les solutions de continuité siégent sur la partie moyenne du vagin, il faut recourir à une délivrance artificielle, soit avec le forceps, soit au moyen de l'extraction manuelle; sans cela on est menacé d'hémorrhagies qui mettent en danger la mère et l'enfant. Dès que ce dernier et le placenta sont extraits, on s'assurera attentivement si une anse intestinale ne s'est pas engagée dans la plaie; on la repoussera et on arrêtera l'hémorrhagie en introduisant des morceaux de glace dans le vagin; si on craint de voir la glace s'engager dans une plaie trop étendue, on tamponnera le vagin au moyen d'une vessie remplie d'eau froide.

Ce sera le seul moyen d'arrêter les hémorrhagies de la portion médiane du vagin.

Le reste du traitement sera le même que pour les ruptures de l'utérus. Il est bon de laisser la vessie d'eau froide à demeure jusqu'à ce qu'on soit certain que le canal vaginal ne sera ni rétréci, ni obturé par suite de la cicatrisation.

Le traitement des grandes plaies du périnée a été le sujet de nombreuses controverses entre les divers accoucheurs. Quelques-uns veulent attendre que la nature répare seule la lésion ; d'autres veulent que la réunion soit tentée immédiatement après la délivrance, ou pendant les suites de couches.

Nous pensons qu'il faut réunir le plus tôt possible les ruptures occupant les deux tiers du périnée ; on doit aussi remédier immédiatement aux ruptures plus étendues et plus compliquées. Le délivre expulsé, l'accoucheur lavera le vagin avec de l'eau fraîche, s'assurera qu'aucune métrorrhagie n'est plus à craindre, il arrêtera l'hémorrhagie des lèvres de la plaie ; cela fait, il posera deux à quatre points de suture avec une aiguille courbe, ayant bien soin de piquer à deux ou trois lignes de la plaie et d'enfoncer assez profondément pour que toute la hauteur des bords puisse bien s'affronter. Il faut, pour mettre ces points de suture, être bien éclairé et se servir d'un fil mis en quatre doubles; tous les fils étant passés, on lave de nouveau la plaie, on exerce sur chaque fil une pression modérée et on les noue. Les plus grands soins de propreté sont nécessaires pour le traitement ultérieur, et il ne faut pas craindre de faire plusieurs fois par jour des injections d'eau chaude dans le vagin. On n'emploiera les affusions froides que dans les cas d'inflammation intense : le plus souvent la chaleur sèche est suffisante. Les points de suture ne doivent pas être éloignés trop tôt. Dès qu'ils seront enlevés, on recommandera le repos à la malade et on continuera les soins de propreté, faute de quoi, la réunion n'étant pas assez solide, ne pourrait résister.

Lorsque la plaie sera irrégulière, mais que les déchirures accessoires seront peu considérables, le mieux sera de régulariser les bords. Si elles sont trop importantes, on les réunira par des points de suture spéciaux pour chaque branche. Pour les plaies des intestins, il faut les réunir de leur côté. On commencera par les solutions de continuité du rectum. On se sert, à cet effet, d'aiguilles fines et d'un fil simple ; les points de suture devront être assez rapprochés pour obtenir une réunion bien exacte, et pour ne pas produire le renversement des bords de la muqueuse rectale, si molle d'habitude, on aura soin de ne pas enfoncer l'aiguille trop loin de la plaie. La réunion de la déchirure périnéale sera faite ensuite, comme il a été dit plus haut.

B. *Déchirures incomplètes du vagin et des parties génitales externes.*

1° On peut rencontrer les déchirures de la *muqueuse vaginale* et du tissu sous-muqueux dans tous les points de son étendue. Mais elles se montrent de préférence à l'entrée et à la portion supérieure de la vulve et sur les côtés du clitoris.

Elles sont le résultat de la tension trop grande, de pressions et de frottements trop violents causés soit par la tête du fœtus, soit par des instruments divers. Elles ne causent que des hémorrhagies insignifiantes d'habitude, mais nous les avons vues, dans certains cas, être rebelles à l'action des hémostatiques les plus énergiques.

Le diagnostic est aisé, lorsque la lésion occupe un point que l'œil peut découvrir. Mais il deviendra plus scabreux, lorsqu'on pourra supposer une hémorrhagie utérine ; lorsqu'on ne pourra trouver la lésion du vagin ; lorsque l'hémorrhagie ne sera pas très-abondante et que rien ne pourra faire supposer la rupture d'une veine des parois du vagin.

Lorsque la déchirure sera extérieure, il suffira d'un styptique, d'une éponge trempée dans l'eau froide pour arrêter l'écoulement du sang. Si cela ne suffit pas, on réunira les lèvres de la plaie avec un simple fil de soie. Les serres-fines m'ont été d'un grand secours dans ces cas-là. Si la plaie se trouve plus profondément située dans le vagin, on injectera de l'eau froide, on introduira des morceaux de glace dans le vagin ; enfin dans les cas les plus opiniâtres, on le tamponnera avec une vessie pleine d'eau.

2° La rupture des *vaisseaux veineux*, qui parcourent les parois du vagin et des petites lèvres est d'une importance beaucoup plus grande que les déchirures de la muqueuse dont nous venons de parler.

Lorsqu'une veine superficielle s'est rompue et que la communication avec le vagin est possible, le sang s'écoule en dehors. Dans les cas où la déchirure est située très-profondément dans

le vagin, la rupture veineuse se différenciera de la déchirure de
la muqueuse par la quantité plus considérable de sang qui s'é-
panche au dehors.

On sera disposé à admettre le premier accident toutes les fois
que les veines des parties génitales externes présenteront une
dilatation variqueuse. Car il est rare que cette anomalie ne s'é-
tende pas aux veines des parois vaginales. Lorsque ces veines se
rompent, il n'est pas rare de voir une infiltration hémorrhagique
des parois du vagin et des parties génitales externes en être le
résultat.

Nous l'avons déjà dit, les hémorrhagies produites par les ruptures des veines sont bien plus abondantes que celles qui résultent d'une déchirure de la muqueuse. Si l'on joint à cela la possibilité d'une infiltration hémorrhagique, on verra que le pronostic est bien plus grave dans le premier cas que dans le second.
La thérapeutique est du reste la même.

3° La rupture d'une ou de plusieurs veines profondes du vagin
et des organes génitaux externes s'accompagne ordinairement
d'une infiltration de sang dans le tissu cellulaire voisin, et de la
formation d'une tumeur plus ou moins volumineuse, désignée
sous le nom de *Thrombus du vagin et de la vulve.*

On ne les observe qu'après l'accouchement, et la raison s'en
comprend aisément quand on songe à la compression et à la dilatation forcée produites par le passage de la tête du fœtus à
travers le vagin. S'il n'y a eu qu'un seul vaisseau lésé, le sang
s'écoule lentement et infiltre peu à peu le tissu cellulaire; ce qui
explique pourquoi le thrombus peut n'apparaître que vers le moment de la délivrance. Au contraire, on verra se former rapidement une tumeur volumineuse, lorsque plusieurs vaisseaux auront été blessés et que la rupture des parois vaginales sera assez
considérable pour permettre une libre communication avec les
mailles du tissu cellulaire.

Le diagnostic est aisé, car la tumeur s'étend d'ordinaire jusqu'aux grandes lèvres et la patiente s'en aperçoit elle-même. La
tumeur se forme très-rapidement; cependant il existe des cas
où elle s'accroît lentement pendant 6 à 15 heures. La muqueuse
qui la recouvre est tendue, lisse, et on peut voir au-dessous d'elle
la couleur noirâtre du sang épanché; suivant que le sang contenu dans le tissu cellulaire s'est coagulé ou non, la tumeur est

dure et résistante ou bien molle et fluctuante. Si au thrombus du vagin viennent se joindre des éraillures de la muqueuse, les accidents indiqués plus haut se compliquent d'une hémorrhagie dont la source demande, pour être reconnue, un examen intérieur très-attentif.

Le volume de la tumeur est très-variable, mais il est rare qu'elle soit assez considérable pour mettre obstacle à la sortie du fœtus.— Les tumeurs sanguines survenant soit pendant l'accouchement, soit immédiatement après la naissance, sont très-dangereuses dès qu'elles sont volumineuses. C'est beaucoup moins l'hémorrhagie en elle-même qui est redoutable, que la décomposition consécutive du sang, la formation d'abcès étendus, de clapiers, circonstances qui favorisent le développement de l'infection purulente. — Cette terminaison fatale est presque inévitable lorsque l'hémorrhagie a été abondante, et qu'il a été impossible de frayer un passage pour permettre l'écoulement du sang à l'extérieur. — Nous pensons que la meilleure manière de prévenir la formation d'abcès, de clapiers, etc., est de dégorger les cavités qui contiennent du sang. Il est certain qu'on a vu de petits épanchements être rapidement résorbés, tandis qu'il est très rare de voir les grands thrombus l'être complétement. Si le thrombus se forme pendant le travail, il faut se hâter d'extraire l'enfant; car la compression que ce dernier exerce sur les vaisseaux empêche la libre circulation du sang, et la dilatation que sa présence fait subir aux téguments tient le tissu cellulaire à découvert et favorise l'infiltration. Cette indication est d'autant plus précise qu'on pourrait voir la tumeur augmenter de volume au point d'opposer un obstacle mécanique considérable à la sortie du fruit. — Enfin il est impossible d'agir efficacement sur le point où se produit l'hémorrhagie tant que l'enfant est engagé dans le conduit vaginal. On doit aussi tenir compte de l'influence fâcheuse d'une hémorrhagie prolongée sur la vie de l'enfant. Dès que l'accouchement est fini, ou bien dès que le placenta est sorti (dans les cas où le thrombus se formerait pendant la délivrance), on peut faire cesser l'hémorrhagie et arrêter le développement de la tumeur par des injections d'eau froide, par l'introduction de morceaux de glace dans le vagin, par la compression des parois vaginales avec des linges trempés dans de l'eau très-froide, par l'application d'un tampon solide (et il ne faut se servir de ce dernier procédé que dans les cas où le placenta a été expulsé et où l'utérus s'est manifestement contracté et commence à revenir sur lui-même).

Tant que la tumeur augmente de volume, il faut bien se garder de l'ouvrir; car on pourrait bien être hors d'état de maîtriser l'hémorrhagie, qui se ferait jour par la plaie. Nous avons coutume d'attendre quelques heures, pendant lesquelles nous appliquons les hémostatiques dont nous avons parlé plus haut, et ensuite nous faisons l'incision de la partie tuméfiée. A cet effet, on emploie un bistouri pointu ordinaire. On enlève les caillots contenus dans la tumeur avec les doigts. L'hémorrhagie peut bien se présenter, mais elle est peu importante et s'arrête aisément à l'aide de quelques injections d'eau froide, ou par l'introduction de quelques morceaux de glace, d'une vessie renfermant de l'eau froide, dans le vagin. Si on craint de nouvelles hémorrhagies, il est bon de laisser à demeure dans le vagin, pendant six à huit heures, la vessie remplie d'eau, dont nous avons souvent parlé. Si par malheur l'hémorrhagie se reproduisait dans la tumeur, et que les injections d'eau froide fussent insuffisantes pour l'arrêter, il faudrait remplir toute la cavité précédemment occupée par des caillots, avec des boulettes de charpie trempées dans l'eau froide et tamponner solidement le vagin.

§ 33. — Tumeurs de l'ovaire pouvant mettre obstacle à l'accouchement.

Ces tumeurs peuvent mettre obstacle à l'accouchement, toutes les fois qu'elles occupent une grande partie ou la totalité du petit bassin. Il est vrai qu'une tumeur volumineuse de l'ovaire peut gêner le développement de l'utérus pendant la grossesse et provoquer un accouchement prématuré.

De même, en repoussant l'utérus du côté opposé, elle peut modifier la position de la matrice et causer de nombreux troubles pendant la gestation; mais considérée comme un obstacle mécanique, elle n'aura d'action sur l'accouchement que par la diminution des dimensions du petit bassin.

C'est pour cela que les tumeurs très-volumineuses de l'ovaire sont moins à craindre que celles qui sont d'un petit volume. Lorsque les premières n'ont point d'adhérences trop intimes avec le péritoine qui les retiennent en bas, elles sont repoussées en haut et maintenues fixées par l'utérus qui se développe, tandis que les secondes, de la grosseur de la tête d'un enfant, peuvent être placées en arrière et au-dessous de l'utérus dans l'excavation recto-utérine. Au moment de l'accouchement, le fœtus qui est au-dessus d'elles tend à les pousser en bas et à les refouler dans l'excavation du petit bassin, et là, suivant leur volume, elles opposent à l'accouchement un obstacle plus ou moins considérable. Il faut renoncer à une opération toutes les fois qu'on aura la moindre chance de terminer heureusement l'accouchement; si la tumeur est mobile et si la partie du fœtus qui se présente ne s'est pas engagée dans le bassin, on tentera, en introduisant la main dans le vagin ou le rectum, de repousser en haut la tumeur; on la maintiendra au-dessus du bassin jusqu'à ce que l'enfant se soit engagé et on se fera aider par la mère, en la faisant coucher sur le côté où se trouve la tumeur. Si celle-ci montre de la tendance à redescendre dans l'excavation, on attirera l'enfant dans le bassin (lorsque les parties génitales paraîtront suffisamment préparées) en rompant la poche des eaux, et on terminera artificiellement l'accouchement en faisant l'extraction par les pieds, ou par le forceps.

Quand il est impossible de repousser la tumeur, et que son contenu est liquide, on réduira son volume, et par conséquent l'obstacle qu'elle opposait au fœtus, par la ponction et l'évacuation du liquide qu'elle renferme.

L'indication est précise, lorsqu'on a affaire à un kyste et qu'on est certain du diagnostic. Et lorsqu'on aura des doutes sur la nature et sur la consistance de la tumeur, il sera bon d'assurer le diagnostic par une ponction exploratrice. Lorsque le kyste est unique et que son contenu est liquide, on obtiendra par la ponction une telle diminution dans le volume de la tumeur, qu'elle n'opposera plus d'obstacle à l'accouchement. Mais quand les kystes sont multiples, que leur contenu est consistant, une simple ponction devient insuffisante, et il faut, pour les vider, leur pratiquer une incision plus ou moins grande.

Les cas les plus fâcheux sont ceux où le bassin est rétréci par une tumeur solide, volumineuse et résistante, fibreuse ou cancéreuse. La ponction n'amène point de diminution dans son volume, et l'accoucheur doit choisir entre l'extirpation partielle ou totale, l'embryotomie, l'opération césarienne. Notre opinion est que l'opération césarienne est moins dangereuse que l'extirpation, et nous l'entreprendrions immédiatement, si la tumeur était assez volumineuse pour empêcher le passage d'une tête de fœtus, même petite. La perforation, la céphalotripsie, l'embryotomie sont indiquées, lorsqu'on aura la certitude que le fœtus, diminué de volume par ces opérations, pourra traverser le bassin rétréci.

§ 34. — Maladies et vices de conformation du bassin.

1° *Description anatomique des difformités du bassin, eu égard à leurs causes.*

I. *Bassin vicié par étroitesse générale.* — Nous considérons cette anomalie comme un arrêt de développement ; tantôt l'arrêt porte sur tout le squelette à la fois, tantôt le squelette présente le développement normal et l'anomalie est limitée au bassin. Son caractère principal consiste dans un raccourcissement régulier de tous les diamètres : le bassin semble donc, à première vue, avoir tous ses caractères normaux et sa forme ordinaire.

En comparant ces bassins avec attention, on parviendra à en distinguer deux genres : les bassins trop étroits, qui appartiennent à un squelette developpé normalement, et ceux qui proviennent d'individus dont le reste du système osseux s'est arrêté dans son développement.

Faisons remarquer que, jusqu'à présent, on n'a pas observé sur les divers diamètres un raccourcissement de plus de $0^m,027$ dans les bassins dont l'étroitesse est générale.

II. *Bassin vicié par amplitude générale.*— Ici encore nous avons deux variétés à considérer. Quoique le principal caractère de ces deux variétés soit une augmentation dans la longueur des diamètres, des caractères importants, comme la force, la solidité, certaines modifications dans les contours, permettent de les différencier. Quand la femme présente une taille très-élevée, et que le squelette s'est développé d'une manière excessive, le bassin a subi le même développement, les os qui le composent sont volumineux et solides, les éminences, les apophyses sont fortement marquées, mais il conserve tous les caractères du bassin féminin.

Lorsque le reste du squelette ne présente pas un développement considérable et que le bassin seul est anormalement ample, les os sont d'ordinaire minces, moins solides et moins compactes que dans la première variété; les crêtes, les saillies, les rugosités pour les insertions musculaires sont moins prononcées, ce qui permet de différencier ces deux variétés à première vue.

III. *Étroitesse et amplitude partielles du bassin, résultant d'un vice de développement.* — On observe souvent des bassins dans lesquels quelques parties sont plus larges, tandis que d'autres conservent leurs dimensions normales, ou bien sont rétrécies.

Voici quels sont les groupes parmi lesquels on peut classer ces bassins :

1° Le détroit supérieur du bassin éprouve une amplification visible, tandis que la partie inférieure et le détroit inférieur conservent leurs dimensions ordinaires.

2° Le détroit supérieur semble amplifié; la partie inférieure du bassin et le détroit inférieur étant rétrécis, le bassin ressemble à un entonnoir dont la large circonférence serait en haut.

3° Le détroit supérieur a les dimensions normales, et le détroit inférieur est rétréci.

4° Le diamètre antéro-postérieur du détroit supérieur est diminué, le détroit inférieur du bassin étant normal.

5° Le détroit supérieur est normal, le détroit inférieur est plus considérable que d'habitude.

6° Le détroit supérieur est rétréci, le détroit inférieur amplifié.

La genèse de ces déformations n'est pas connue jusqu'à présent. On avait pensé qu'elles étaient produites par des influences extérieures, agissant sur le bassin au moment où il se développait; comme les efforts faits pour soulever et porter des fardeaux trop lourds sur les reins, la position assise, les jambes croisées, etc.

Si parfois on est parvenu à prouver l'influence de causes semblables, il est des cas nombreux dans lesquels l'étiologie a été impossible à démontrer. Nous en conclurons donc que ces anomalies tiennent à des modifications survenant pendant le développement et produites par des causes internes, qui nous sont inconnues.

IV. *Synostose congéniale.*

A. *Bassin rétréci obliquement (oblique ovalaire).* — Les caractères de cette difformité sont :

1° Fusion complète du sacrum avec un os des îles.

2° Incurvation ou développement incomplet de la moitié latérale du sacrum, avec diminution dans le calibre des trous sacrés antérieurs, du côté où se trouve la synostose.

3° Du même côté, largeur moindre de l'os innominé, et dimension moins considérable de son échancrure sciatique ; enfin hau-

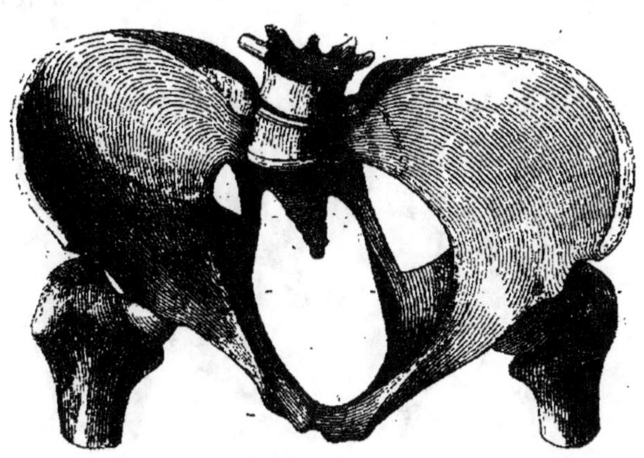

Fig. 44 (1).

teur moins grande de la partie postérieure de la face interne de l'os des îles soudé, qu'on le compare soit à celui du côté opposé, soit à un os iliaque normal.

4° Le sacrum semble poussé du côté de la synostose et sa face antérieure la regarde plus ou moins, tandis que le pubis correspondant est porté du côté opposé, ce qui fait que la symphyse n'est pas en face du promontoire, mais lui est obliquement opposée.

5° Du côté où se trouve la synostose, on voit que la face interne de la paroi latérale et la moitié latérale de la paroi antérieure du bassin sont moins excavées, plus aplaties qu'à l'état normal.

6° L'autre moitié latérale du bassin diffère des bassins normaux en ce que la ligne partant du milieu du promontoire, suivant la ligne innominée de l'os des îles, la crête pectinéale du pubis et allant jusqu'à la symphyse, est très-fortement incurvée dans sa

(1) Bassin rétréci obliquement, vu de face. (Collection anatomique de la faculté de Würzburg.)

moitié antérieure et est plus aplatie qu'à l'état normal, dans sa moitié postérieure.

7° Le bassin est donc oblique, c'est-à-dire rétréci suivant la ligne qui unirait la symphyse sacro-iliaque saine à l'acétabulum du côté opposé. La ligne qui joint la synostose à l'acétabulum opposé est normale ou même élargie dans les cas d'obliquité exagérée du bassin. L'ouverture du bassin a donc la forme d'un

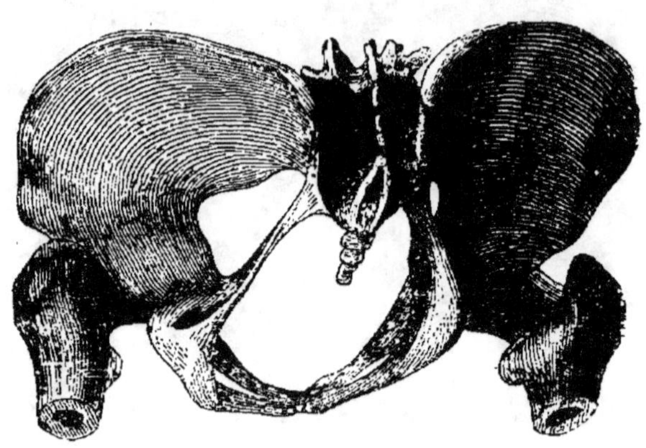

Fig. 45 (1).

ovale un peu oblique, d'où la dénomination donnée à cette sorte de bassin de *pelvis oblique ovata*, bassin oblique ovalaire. Le bassin a l'air d'avoir subi une pression extérieure, qui se serait exercée sur la moitié latérale de la paroi antérieure du bassin, sur la cavité cotyloïde, et qui aurait été dirigée de bas en haut, tandis qu'une autre pression aurait poussé la partie postérieure de l'autre moitié du bassin de dehors en dedans.

Quant au mode de production de cette difformité, l'opinion n'est point encore fixée. Nægelé pense qu'elle n'est produite ni par des causes extérieures, ni par un état morbide intérieur, mais qu'elle est le résultat d'un vice primitif de développement. Stein, Martin, Danyau, Rosshirt, etc., attribuent cette anomalie à un travail inflammatoire. Hohl cherche à concilier ces deux opinions. D'après lui, il y a :

1° Des bassins obliques ovalaires congénitaux, produits par un arrêt de développement ou par un développement incomplet

____

(1) Le bassin de la fig. 44 vu par derrière. Les deux figures sont le quart des dimensions naturelles.

des points d'ossification d'une des ailes du sacrum, avec ou sans ossification (et sans inflammation toutefois) de l'articulation sacro-iliaque de ce côté.

2º Il y a des bassins obliques ovalaires qui se produisent dans la première enfance, et qui sont le résultat d'un développement incomplet des ailes du sacrum, soit par suite des mêmes causes que dans la vie fœtale, soit à la suite des maladies internes comme le rachitisme, la scrofule, l'atrophie, maladies auxquelles peut se joindre l'ossification de l'articulation sacro-iliaque, sans pour cela qu'il y ait eu inflammation.

3º Enfin il se forme dans la première enfance des bassins obliques ovalaires, par la soudure de l'articulation sacro-iliaque, à la suite d'une inflammation.

B. *Bassin rétréci transversalement.* — Cette déformation, connue depuis ces derniers temps, est caractérisée :

1º Par l'augmentation de tous les diamètres droits et par le raccourcissement des diamètres obliques; le bassin semble appartenir à ceux qui présentent l'anomalie d'étroitesse absolue et se rapproche par sa forme du bassin des fœtus humains et de celui des mammifères;

2º Par la fusion complète du sacrum avec les deux os innominés, de sorte que ces trois pièces forment un anneau osseux d'un seul morceau, interrompu seulement vers la symphyse du pubis. Le sacrum a un aspect tout spécial. Il n'a plus la forme d'une pyramide renversée; sa face antérieure ne diminue pas de haut en bas, mais sa largeur est la même, à la dernière comme à la première fausse vertèbre sacrée. Sa longueur

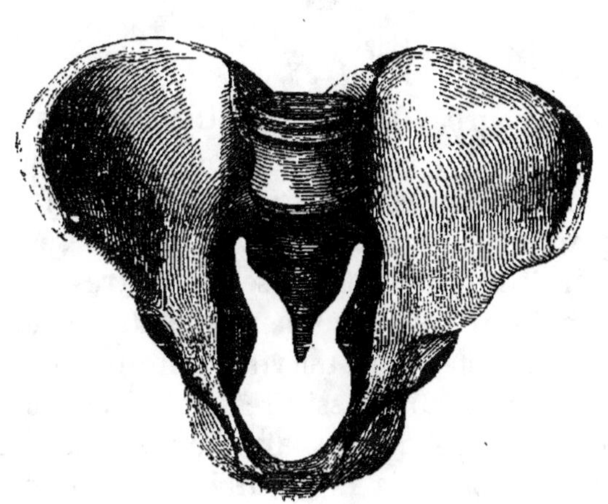

Fig. 46 (1).

(1) Bassin rétréci transversalement. Les figures 46 et 47 représentent les détroits supérieur et inférieur d'un bassin décrit par Robert et appartenant à la clinique obstétricale de Würzburg.

a augmenté considérablement, et il a la forme d'un parallélo-
gramme. Les ailes du sacrum n'existent pas. Les deux os des
îles sont symétriques, très-élevés ; ils ont une étendue antéro-postérieure plus considérable que dans les bassins normaux. Ils sont
beaucoup plus rapprochés de la verticale, et leur inclinaison
vers l'horizon est sensiblement moindre. Les symphyses sacro-
iliaques sont tellement bien ossifiées, que les trois os semblent

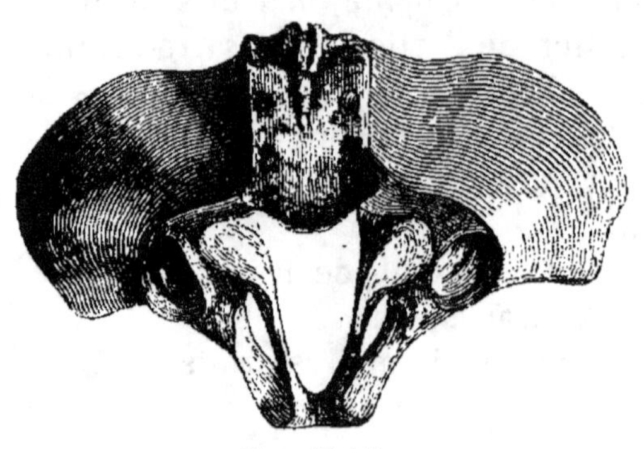

Fig. 47 (1).

n'en faire qu'un. La
synostose a la hauteur
normale. Sa largeur
est beaucoup moindre
que dans un bassin
régulier. La cavité du
bassin ressemble à un
cœur de carte à jouer.
La pointe serait vers la
symphyse pubienne,
l'échancrure vers le
promontoire, et les

deux courbes latérales le long des os iliaques. C'est l'extension postéro-antérieure des os des îles qui a influé sur la
forme de la cavité pelvienne. Elle a la forme d'un parallélo-
gramme. Son axe est vertical et se courbe subitement au
détroit inférieur. Tous ses diamètres obliques sont notablement
diminués. Nous pensons, avec divers auteurs, que la cause de
cette anomalie est un vice primitif de conformation. Comme
cette espèce de bassin ressemble beaucoup à la moitié soudée
du bassin oblique ovalaire, on pourrait admettre que les causes
ayant produit la difformité dans une moitié du bassin oblique
ovalaire, ont agi des deux côtés à la fois pour produire la déformation du bassin rétréci transversalement.

V. *Exostoses du bassin.*

Les exostoses qui se forment dans le bassin sont de deux espèces : les exostoses compactes, les exostoses spongieuses.

1° L'exostose compacte est dure, plus dure que l'os sur lequel elle s'est développée ; elle a presque la densité de l'ivoire.
Son volume varie depuis celui d'un grain de blé jusqu'à celui

____

(1) Détroit inférieur du bassin décrit par Robert.

d'une noisette, et dépasse rarement ce volume. Elle forme une
nodosité convexe. Son pédicule est si étroit que, dans certains
cas, elle prend la forme d'un champignon. Sa surface est lisse,

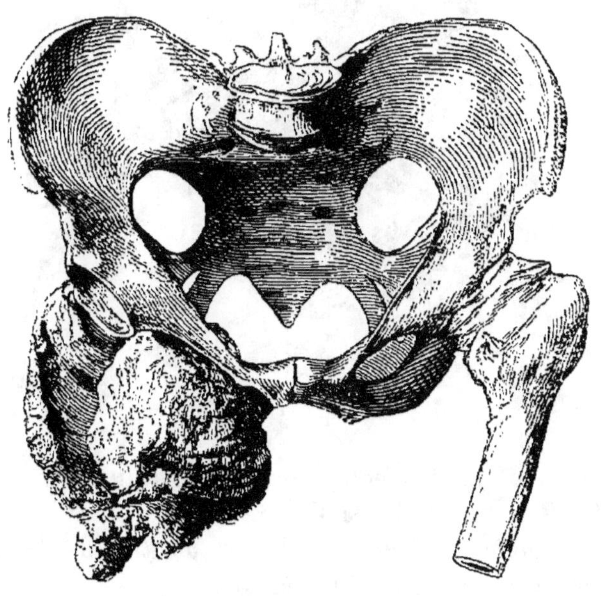

Fig. 48 (1).

sa couleur jaune ou d'un blanc brillant. Il est rare de pouvoir trouver la cause de son développement. Car nous ne pouvons
admettre cette ancienne opinion que les exostoses ne sont dues
qu'à des affections syphilitiques et à des dyscrasies. Ces hypothèses ne tiennent pas devant les faits.

2o La tumeur spongieuse atteint souvent un volume bien plus
considérable. Elle forme une tumeur convexe et bombée; sa texture est lâche, poreuse; dans certains cas elle se transforme
en sclérose, soit en totalité, soit en partie. Et pendant que
l'exostose se durcit ainsi, il se forme simultanément du tissu
spongieux, et la tumeur atteint un volume énorme (quoiqu'on

(1) Les figures 48 et 49 représentent un bassin régulier remarquable par une exostose du volume d'une tête d'enfant siégeant sur l'ischion droit et ayant pénétré
dans le petit bassin par le trou ovalaire.

ne doive pas donner le nom d'exostose à une foule de pièces

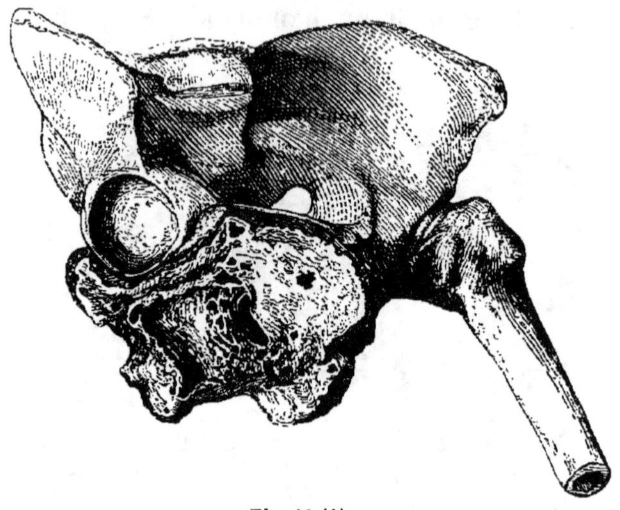

Fig. 49 (1).

pathologiques désignées sous ce titre). La tumeur peut alors occuper toute la cavité du bassin.

VI. *Bassin vicié consécutivement à la luxation de l'articulation coxo-fémorale à la suite d'une coxalgie.*

Voici les caractères que présente un bassin dans lequel la luxation de la hanche n'a eu lieu que d'un seul côté : Atrophie de tous les os du côté malade. Direction verticale de l'os des îles. Inclinaison plus prononcée de ce côté. Torsion du sacrum, de manière à ce que sa face antérieure regarde la paroi postérieure de la cavité cotyloïde affectée. Déviation compensée (torsion et lordose) de la colonne vertébrale du côté de la cavité cotyloïde malade. Enfoncement de la cavité cotyloïde affectée.

Le détroit supérieur du bassin se trouve donc élargi par l'aplatissement de la ligne innominée du côté malade. Mais ensuite il est diminué par l'aplatissement et l'enfoncement d'une des cavités cotyloïdes. Le diamètre oblique, dont l'extrémité postérieure répond au côté sur lequel s'est produite la luxation, se trouve toujours raccourci. Le diamètre qui répond par son extrémité antérieure à la paroi postérieure de la cavité coty-

(1) Même bassin que le précédent. Section verticale de l'exostose.

loïde, peut être aussi raccourci dans les coxalgies, lorsque l'os se sclérose, lorsqu'il se produit des ostéophytes, de la carie, et qu'il se forme une cicatrice osseuse avec saillies et prolongements anguleux. Le détroit inférieur du bassin est toujours dilaté, lorsqu'on a fait usage du membre après la luxation. Il est rétréci si la luxation n'a pas été réduite. Il n'en est pas de même lorsque la coxalgie se guérit par ankylose complète. Dans ces cas, l'aplatissement de la

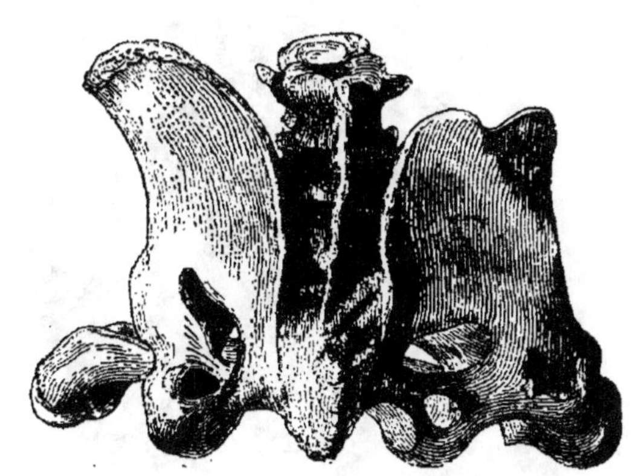

Fig. 50 (1).

linea arcuata et du fond de la cavité cotyloïde, produit un élargissement angulaire. La cavité est donc tirée en dehors, et l'os iliaque prend une position encore plus perpendiculaire; il est de plus en plus tiré en avant et en dedans, tandis que l'ischion bascule en arrière et tend à se rapprocher du sommet du sacrum. Ce mouvement fait faire à ce dernier une torsion sur lui-même, au point que sa face antérieure regarde la paroi postérieure de la cavité cotyloïde saine. La symphyse pubienne se penche du côté ankylosé. La forme du détroit supérieur est comme étirée, et le diamètre oblique aboutissant à la cavité cotyloïde malade se trouve augmenté de longueur. Le défaut de symétrie est encore rendu plus considérable par l'aplatissement et l'enfoncement de la cavité cotyloïde du côté sain, ce qui résulte de la pression exercée par le fémur.

Lorsque la coxalgie a existé des deux côtés, tout le bassin est dilaté quand la malade a pu se servir des extrémités inférieures. Le détroit supérieur est élargi par l'aplatissement de la ligne innominée. La cavité pelvienne l'est aussi par suite de l'espèce de traction exercée sur les deux cavités cotyloïdes; et enfin il en est de même pour le détroit inférieur du bassin, par suite de l'ac-

(1) Les figures 50 et 51 représentent le même bassin remarquable par l'ankylose survenue dans l'articulation coxo-fémorale droite à la suite d'une coxalgie.

11.

tion exercée par les muscles rotateurs de la cuisse. Les deux
moitiés du bassin sont régulièrement atrophiées. Le bassin

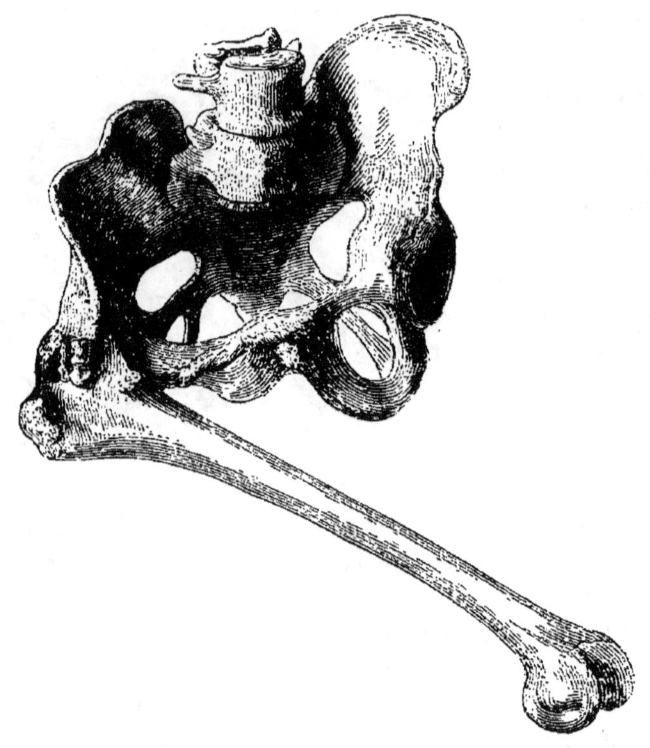

Fig.   1).

s'affaisse sur lui-même et s'incline en avant, en déterminant
par là une lordose compensée de la colonne vertébrale.

VII. *Difformités du bassin, causées par le ramollissement des os.*

A. *Étroitesse du bassin sans courbures, produite par le ramollissement des os.* — Quand le ramollissement se produit
dans la première enfance et qu'il se guérit avant que l'enfant
n'ait commencé à se servir des extrémités inférieures, que par
conséquent le bassin n'a pas eu à supporter le poids du tronc,
les os ramollis du bassin ne s'incurvent pas, et la seule modification qu'ils éprouvent est une étroitesse anormale du bassin, dont la hauteur et la largeur sont moins considérables, et

(1) La moitié droite du bassin présente l'atrophie consécutive à l'ankylose.

qui présente toutes les modifications dues à la sclérose des os,

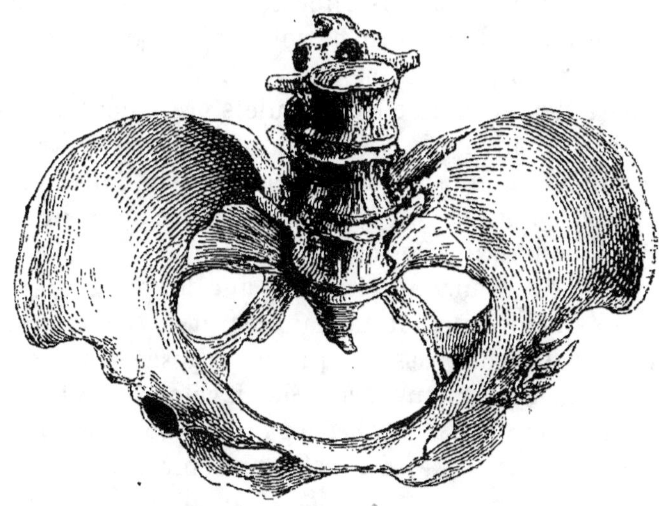

Fig. 52 (1).

survenant après leur ramollissement. Les os paraissent minces et

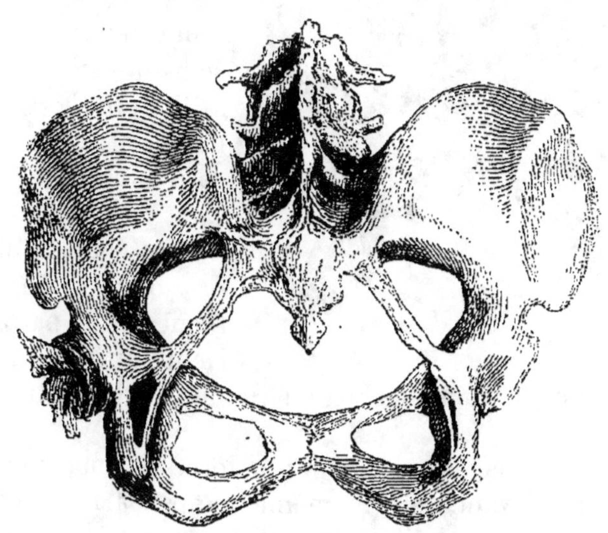

Fig. 53 (2).

petits; cependant on trouve que leurs parties spongieuses sont

(1) Détroit supérieur d'un bassin symétrique, déformé par l'ostéomalacie.
(2) Détroit inférieur du même bassin remarquable par son amplitude et par l'inflexion du sacrum à la hauteur de la troisième vertèbre sacrée.

augmentées, épaissies, ce qui est dû à l'ostéoporose que l'on peut souvent observer sur des os sclérosés. Du reste, les altérations de volume et de texture ne sont pas toujours également visibles sur tous les os du bassin.

On sait parfaitement que chez les sujets présentant des bassins étroits, mais non incurvés, les extrémités inférieures n'offrent d'autre anomalie qu'un arrêt de développement dans le sens de leur longueur, ce qui est dû à l'absence des causes produisant d'ordinaire l'incurvation des os.

Cette variété est beaucoup plus rare que les anomalies survenant après le rachitisme. Il ne faut point la confondre avec l'étroitesse absolue du bassin, qui est causée non par une maladie des os, mais par un arrêt de développement.

B. *Déformations du bassin causées par le ramollissement des os.*

1° Le bassin symétrique, du reste, présente un raccourcissement du diamètre antéro-postérieur, tandis que le diamètre transverse est augmenté de longueur; le raccourcissement est dû à une saillie plus considérable de la base du sacrum dans l'intérieur du bassin.

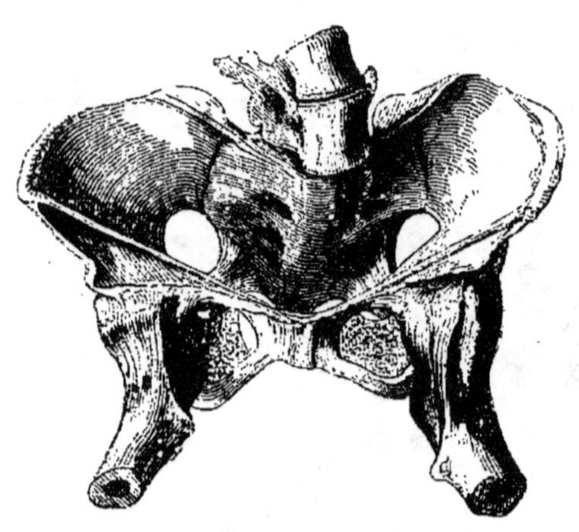

Fig. 51 (1).

2° A cette saillie peut se joindre l'aplatissement de la paroi antérieure du bassin.

3° La symphyse pubienne peut faire un angle rentrant dans le bassin.

Dans ces trois cas, il semble qu'une force ait poussé le bassin soit d'arrière en avant, soit en même temps d'arrière en avant et d'avant en arrière, soit enfin d'avant en arrière. Les parois antérieures et postérieures se sont rapprochées, tandis que les parois latérales s'écartaient, par conséquent le diamètre transverse du bassin a augmenté. La force qui agit d'arrière en

(1) Bassin rachitique. (Musée Dupuytren.)

avant est le poids du corps reposant sur le sacrum par la colonne vertébrale. En effet, pendant la période de ramollissement du rachitisme, les articulations du bassin présentent un certain degré de relâchement et peuvent facilement céder aux efforts qui les distendent. Il serait donc possible qu'une force, agissant sur la base du sacrum, changeât sa position sans changer sa forme, et la fît proéminer dans la cavité pelvienne. Le sacrum éprouve un mouvement de bascule. En faisant saillie en avant, la base force le sommet du sacrum, et avec lui le coccyx, à reculer en arrière. Le diamètre antéro-postérieur du détroit supérieur se trouve donc raccourci; celui du détroit inférieur est au contraire augmenté. La colonne vertébrale peut aussi être atteinte de ramollissement. Sa courbure s'exagère en avant près du sacrum. La dernière vertèbre lombaire fait tellement saillie dans le bassin qu'à première vue on la prendrait pour la première vertèbre sacrée. Le refoulement de la paroi pelvienne antérieure en arrière peut aussi diminuer le diamètre antéro-pos-

térieur du détroit supé-
rieur. Le cas le plus
ordinaire est celui où
les pubis perdent leur
courbure normale et
s'aplatissent.

Il est beaucoup plus
rare de voir la symphyse
du pubis et les parties
environnantes faire sail-
lie dans le bassin, et
donner à son entrée la
forme d'un 8 couché (∞),
dont les deux parties

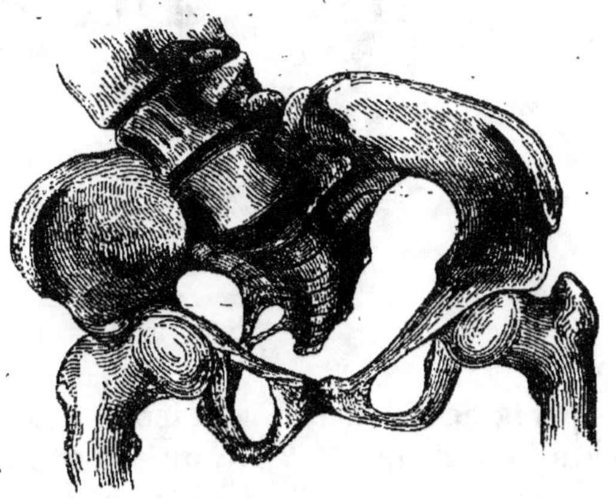

Fig. 55 (1).

latérales, symétriques et très-développées, sont réunies par un isthme médian rétréci.

4° Les déformations du bassin (suite du ramollissement de ses os), dont il vient d'être fait mention, n'altèrent pas la symétrie des deux moitiés du bassin. Cette symétrie est détruite lorsque le sacrum, cédant à l'effort qui le presse, se dévie laté-

(1) Bassin d'une femme sur laquelle Kiwisch pratiqua, en 1846, l'opération césarienne.

ralement. Dès qu'il subit cette torsion et cette incurvation latérale, celui des os iliaques dont la face antérieure tend à s'éloigner, se trouve soulevé de bas en haut dans l'articulation sacro-
iliaque. L'os des îles du côté opposé est, au contraire, refoulé en

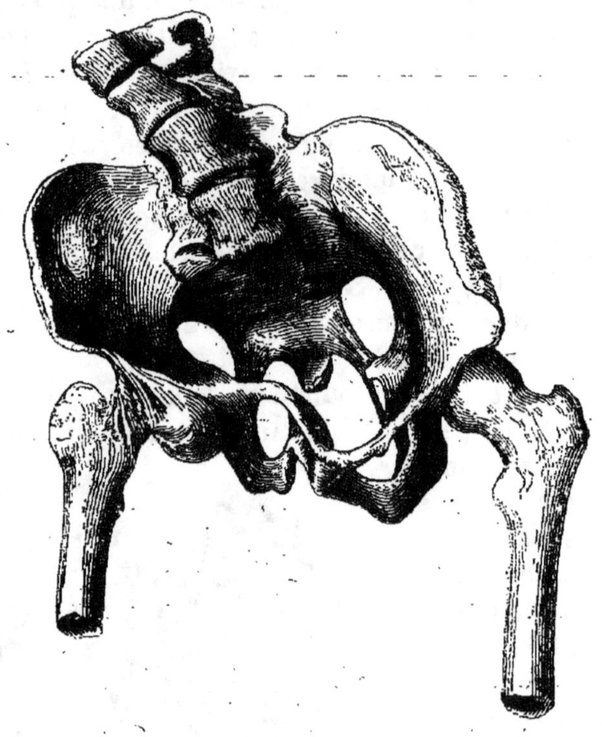

Fig. 56 (1).

bas par la face du sacrum, qui tend à s'enfoncer dans le bassin. Le
sacrum est donc dévié suivant son axe : une de ses moitiés s'é-
lève hors du bassin, l'autre s'y enfonce d'autant. Les os des îles
étant fixés en avant, et étant en arrière repoussés en sens inverse par le sacrum, sont forcés de céder à cette pression et de
se déformer; l'os des îles, correspondant à la moitié du sacrum
qui s'est enfoncée, se coude près de l'articulation sacro-iliaque
suivant la ligne innominée. Le poids du corps pèse spécialement sur le membre inférieur opposé au promontoire. La
pression exercée sur la cavité cotyloïde correspondant au fémur

(1) Bassin rachitique donné par Wenzel à la collection de Würzburg.

de ce membre, sera plus considérable que la pression exercée
sur la cavité cotyloïde du côté opposé, et, par suite de cette
pression, on verra s'aplatir la moitié de la paroi antérieure de l'os
des îles; comprimé, il présentera une incurvation presque angulaire à sa partie interne, au lieu du demi-cercle qui existe
normalement entre l'articulation sacro-iliaque et la symphyse.
Mais en même temps que le détroit supérieur se trouve rétréci
par l'aplatissement d'un pubis, par la bascule latérale du sacrum, par le soulèvement d'un os iliaque et l'abaissement de

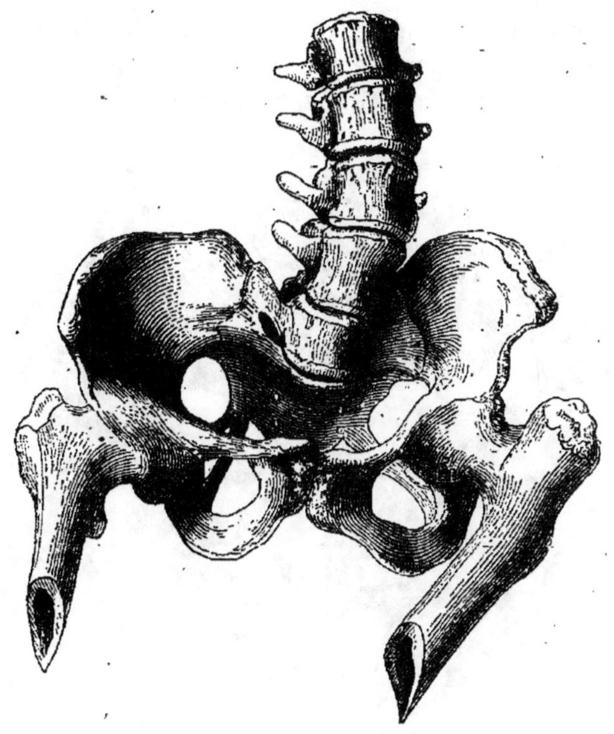

Fig. 57 (1).

l'autre, le détroit inférieur s'élargit. Car, tandis que l'os des îles
soulevé est poussé en dedans, le pubis est rejeté en dehors, l'arc
des pubis se trouve donc élargi et le diamètre transverse du bassin augmenté. La bascule du sacrum n'a pas seulement une
influence funeste sur le bassin, mais elle modifie encore la co-

(1) Bassin rachitique. Collection de Würzburg.

lonne vertébrale. La base du sacrum se dévie en avant et de côté, la colonne vertébrale le suit, et il se produit ainsi une lordose combinée avec une scoliose, ce qui amène une kyphoscoliose compensée de la colonne dorsale.

Le promontoire se trouve de plus en plus dévié, et le poids du corps, presque tout entier, repose sur la tête du fémur qui lui est opposée, d'où une pression plus considérable exercée sur le pubis répondant à ce fémur, et par suite l'aplatissement de l'axe antérieur de ce côté, et le rétrécissement de cette moitié du bassin.

5° Lorsque la paroi antérieure des deux moitiés du bassin se trouve aplatie (ce qui peut se produire d'une manière tout à fait symétrique, excepté lorsque le sacrum a éprouvé une torsion

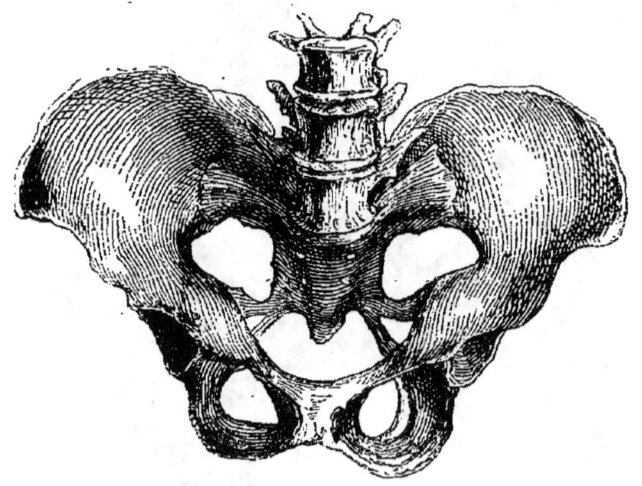

Fig. 38 (1).

considérable et que l'aplatissement est plus prononcé d'un côté que de l'autre), le détroit supérieur du bassin prend la forme d'un triangle plus ou moins régulier. Le sacrum en représente la base ; les côtés sont légèrement convexes en dehors, suivant le degré d'aplatissement ; les angles, représentés par les articulations des os entre eux, sont assez mousses. Les deux régions cotyloïdiennes peuvent faire une saillie convexe dans le bassin

____

(1) Bassin ostéomalacié

et se rapprocher du promontoire, le touchant presque par les deux arcs qu'elles forment. Les os des îles semblent courbés par une pression exercée d'arrière en avant; ils forment une gouttière dirigée de haut en bas, de dehors en dedans, ce qui fait ressembler l'os à un morceau de carton recourbé. La symphyse du pubis proémine au dehors comme un bec. Le sacrum et la dernière vertèbre lombaire s'enfoncent dans le détroit supérieur du bassin, de telle

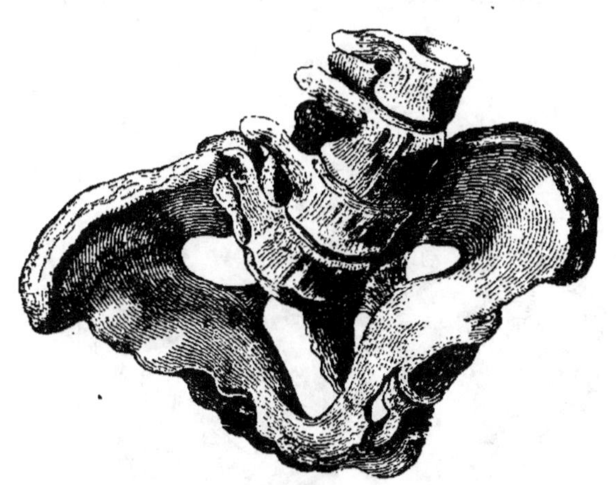

Fig. 59 (1).

sorte que le bord supérieur du pubis est bien plus élevé que le promontoire, ce qui détruit l'inclinaison normale du bassin. Le sacrum est fortement courbé suivant sa face antérieure, qui peut même devenir anguleuse. Les ischions sont si rapprochés, qu'ils sont à peine séparés l'un de l'autre par une distance d'un pouce et demi.

VIII. *Tumeurs du bassin de nouvelle formation.*

Ce sont les plus rares anomalies des os du bassin. On ne connaît que quelques cas d'acéphalocystes, de tumeurs fibreuses, d'enchondromes des os du bassin, et l'accoucheur a donc peu à s'en préoccuper. Les nouvelles formations les plus fréquentes de ces os sont les dégénérescences tuberculeuses.

Elles se manifestent d'abord sous forme d'inflammation tuberculeuse de l'articulation coxo-fémorale, et de là elles s'étendent suivant leurs divers modes de terminaison, plus ou moins loin, sur la partie correspondante de l'os des îles. Leur influence sur le travail est très-pernicieuse; d'abord à cause de la difformité du bassin, qui résulte de la coxalgie, ensuite à cause de la cicatrice osseuse, protubérance saillante, rugueuse, sclé-

---

(1) Bassin d'une femme rachitique.

rosée, qui se forme sur la partie intérieure de l'os iliaque correspondant à l'articulation coxo-fémorale.

Parmi les tumeurs cancéreuses, on rencontre surtout les cancers médullaires, qui forment des masses volumineuses pénétrant dans la cavité pelvienne, et qui peuvent rendre impossible la terminaison de l'accouchement par les voies naturelles.

IX. *Anomalies du bassin résultant de causes traumatiques.*

A. *Fractures.* — Comme dans les fractures du bassin, il est très-difficile ou même impossible de bien réduire les fragments, la guérison se produit sans qu'ils se trouvent

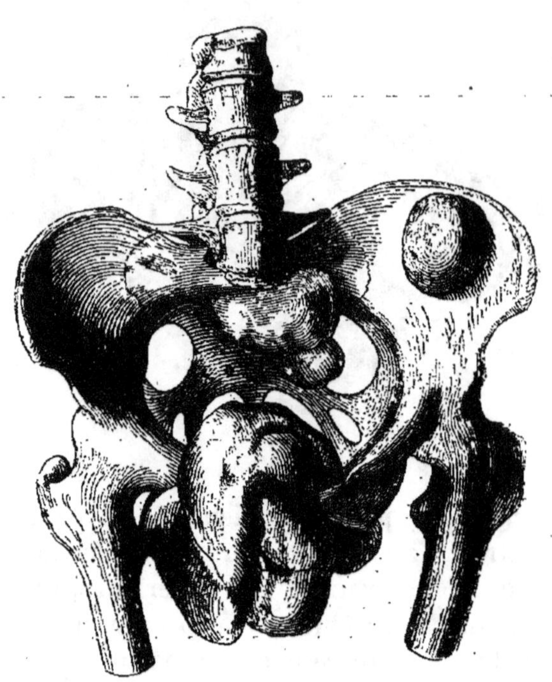

Fig. 60 (1).

en contact parfait. Il en résulte que la forme du bassin est modifiée. L'ilium et le pubis se fracturent généralement par suite d'une violente secousse ou du passage d'un corps pesant sur le bassin ; le sacrum et les ischions, par suite d'une chute d'un lieu élevé sur le siége. Il est rare de voir le coccyx se fracturer dans ces circonstances. Dans les fractures du pubis et de l'ilium, c'est le grand bassin et le détroit supérieur qui prennent des modifications dans leurs formes et leurs dimensions; dans les fractures du sacrum et des ischions, les altérations portent sur la cavité du petit bassin et sur le détroit inférieur.

B. *Luxations.* — Les ligaments solides et courts qui unissent entre eux les os du bassin, rendent très-rares les luxations. Et

____

(1) Bassin normal avec d'énormes tumeurs cancéreuses.

nous avons parlé des luxations de la hanche à propos de la coxalgie.

X. *Influence des incurvations de la colonne vertébrale sur la orme et la direction du bassin.*

On distingue trois espèces principales de déviations de la colonne vertébrale. La plus commune est la *scoliose* ou déviation latérale. La seconde est la *kyphose* ou incurvation en arrière. La troisième, la plus rare, est la courbure en avant, la *lordose.*

Non-seulement il est rare de voir ces modifications dans toute leur pureté, mais encore on ne doit point oublier qu'une déviation d'un côté se compense par une déviation en sens opposé.

Ainsi la courbure de la région dorsale à droite entraîne une scoliose de compensation à gauche dans la région lombaire. La kyphose produit une lordose dans la portion attenante de la colonne vertébrale.

Ces courbures de compensation en déterminent elles-mêmes de nouvelles, et les déviations consécutives du bassin sont basées sur leur forme, leur symétrie, leur inclinaison, etc.

A. *Scoliose.* — Les figures 58 et 61 nous permettront de présenter toutes les observations relatives à l'influence de la scoliose sur la forme du bassin. Supposons que la courbure ait eu lieu d'abord dans la région dorsale; la convexité de l'arc est à gauche, sa concavité à droite. Comme courbure compensatrice, il se forme une scoliose de la région lombaire à droite. Le sacrum et quelquefois aussi la dernière vertèbre lombaire subissent une courbure de compensation, par laquelle leur moitié droite est plus inférieure que leur moitié gauche. Il ne faut point négliger ici la torsion que subit toute la colonne vertébrale scoliosée.

Les corps des vertèbres regardent d'un côté et forment la convexité latérale de la courbure, tandis que les apophyses épineuses forment la concavité de la déviation. Dans le cas qui nous occupe, nous voyons qu'à la région dorsale les corps des vertèbres regardent à gauche, et qu'à la région lombaire ils regardent à droite. Une conséquence nécessaire de cette dernière déviation est la torsion compensatrice du sacrum, de telle sorte que la face antérieure de cet os représentant les corps des vertèbres est tournée à gauche, et qu'en même temps sa moitié gauche est repoussée en arrière hors du bassin, tandis que sa moitié droite fait saillie en avant et dans la cavité pelvienne. Il résulte alors de ces modifications, des altérations du bassin analogues à celles que nous avons vues être la suite de la déviation du sacrum dans le rachitisme. L'os iliaque droit sera soulevé de bas en haut dans l'articulation sacro-iliaque, et sera par conséquent relevé en haut, de même que le membre inférieur sur lequel il s'appuie. La moitié droite du sacrum est enfoncée dans le bassin, et par là l'os des îles qui lui est proche subira forcément l'incurvation dans l'articulation sacro-iliaque, dont nous avons précédemment parlé, et le diamètre droit du bassin sera diminué. La hanche droite est relevée; le membre inférieur droit est raccourci d'autant. On comprend, en songeant à la convexité à droite de la région lombaire, que tout le poids du corps doit porter sur le fémur droit. La pression supportée par l'os iliaque droit sera donc exagérée. Cet os sera refoulé en dedans, circonstance qui augmente encore le rétrécissement de la moitié droite du bassin.

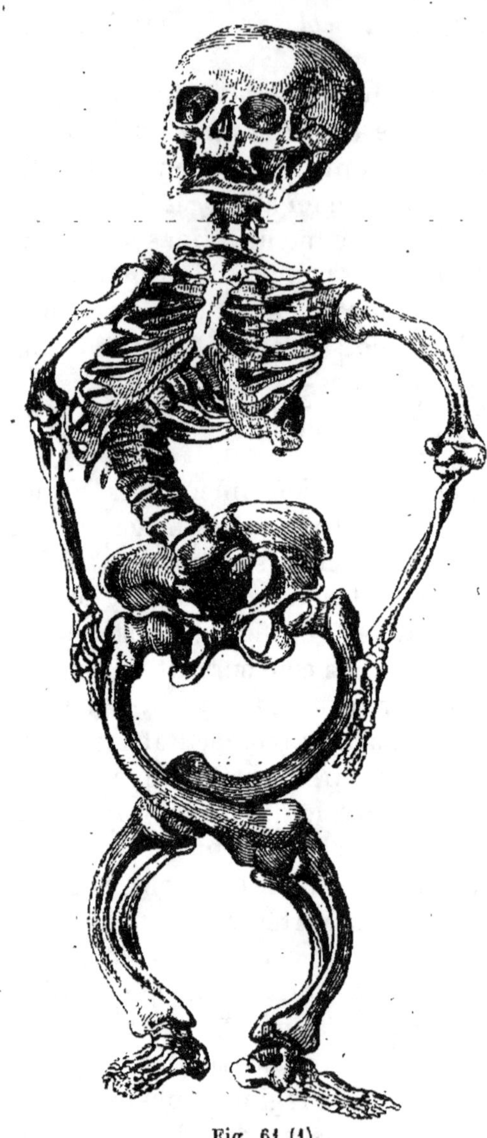

Fig. 61 (1).

(1) Squelette d'une femme sur laquelle Kiwisch pratiqua l'opération césarienne. On remarque l'influence exercée par les déviations de la colonne vertébrale sur la forme et la direction du bassin.

Comme nous l'avons fait remarquer, on rencontre rarement la scoliose seule, car la torsion autour de l'axe vertébral qu'elle nécessite, produit toujours une incurvation de la colonne vertébrale en arrière ; c'est cette combinaison de la kyphose et de la scoliose qu'on a nommée kyphoscoliose.

Mais l'incurvation postérieure de la région dorsale est compensée par une lordose de la région lombaire, lordose qui entraîne la base du sacrum avec elle. Le promontoire sera plus saillant et une moitié du bassin sera plus rétrécie que dans la scoliose simple.

B. *Kyphose.* — Les bassins des femmes présentant cette anomalie sont d'une ampleur exagérée. C'est le diamètre antéro-postérieur qui acquiert le plus grand développement. Une pièce du cabinet d'anatomie pathologique de Prague présente un diamètre antéro-postérieur ayant l'énorme dimension de $0^m, 19$. Notons aussi les variétés dans le degré d'inclinaison du bassin, suivant les hauteurs diverses auxquelles s'est produit l'angle kyphotique. Elle est d'autant plus considérable que la kyphose occupe une région vertébrale plus élevée. L'inclinaison sera très-prononcée dans les kyphoses de la région dorsale ; dans celles de la région lombaire, au contraire, le détroit supérieur du bassin sera presque horizontal.

C. *Lordose.* — Cette anomalie est d'ordinaire la suite d'une kyphose qu'elle compense. Lorsque la lordose entraîne le sacrum, elle peut produire le rétrécissement du détroit supérieur en diminuant le diamètre antéro-postérieur, et, comme nous venons de le dire, dans les cas où elle sert de compensation à une kyphose des dernières vertèbres lombaires, elle augmente l'inclinaison du bassin.

XI. *Inclinaisons anormales du bassin.*

A. *Inclinaison du bassin d'un côté.*— Les anomalies de la colonne vertébrale et les lésions des extrémités inférieures causent ce vice de conformation. Toutes les obliquités de l'anneau pelvien, toutes les déviations de ses os, toutes les variations du volume, limitées à l'une des moitiés du bassin, sont la suite de certains actes pathologiques se passant hors du bassin et surtout des courbures latérales de la colonne vertébrale et du raccourcissement ou de l'incapacité d'un membre inférieur pour la sustentation. Nous ne répéterons pas tout ce que nous avons dit à ce sujet.

B. *Inclinaison anormale du bassin en avant.* — La grandeur de l'angle d'inclinaison dépend de la manière dont la base du sacrum se rencontre avec la dernière vertèbre lombaire. Toute modification de cette articulation fera varier l'angle d'inclinaison. Or, les causes qui influent de la manière la plus directe sur l'articulation sacro-vertébrale sont les déviations de la colonne vertébrale, qui exerceront par conséquent une influence marquée sur l'inclinaison pelvienne. Plus l'arc à convexité antérieure formé par la courbure de la région lombaire sera prononcé, plus l'on verra la base du sacrum entraînée en avant et en bas, tandis que son sommet sera refoulé en arrière et un peu en haut. On sait que parmi les déviations de la colonne vertébrale, les kyphoscolioses sont les plus fréquentes; elles sont toujours liées à une lordose de la région lombaire, et par suite l'inclinaison en avant du bassin augmente, en se combinant avec un rétrécissement du détroit supérieur dans le sens de son diamètre antéro-postérieur. Le degré d'inclinaison est tout à fait variable et peut devenir si prononcé, que le promontoire se trouve immédiatement au-dessus du pubis, dans la station verticale. La face antérieure du sacrum regarde directement en bas et les parties génitales externes se trouvent derrière les cuisses.

C. *Diminution de l'angle d'inclinaison du bassin.* — Lorsque l'arc normalement convexe en avant de la région lombaire de la colonne vertébrale se trouve aplati ou déformé par une incurvation ou une kyphose, la face inférieure de la dernière lombaire perd plus ou moins sa direction horizontale et peut se dévier au point que son bord antérieur soit situé sur un plan plus élevé que son bord postérieur. Comme conséquence de cette modification on voit les pubis s'élever et le sommet du sacrum se porter en avant. Ici encore, on voit que les déviations de la colonne vertébrale ont une grande influence sur l'anomalie qui nous occupe : seulement, dans un cas, la lordose de la région lombaire exagère l'angle d'inclinaison, tandis que l'aplatissement ou la kyphose de cette même région en diminue l'écartement.

2° *Diagnostic des difformités du bassin.*

I. *Mensuration extérieure.* — A. *Mensuration extérieure avec la main.* — Dans cette sorte d'exploration on cherche, en appliquant

la main sur les pubis et le sacrum, à se procurer quelques données
sur l'écartement de ces deux parois du bassin, et par conséquent
à connaître l'étendue du diamètre antéro-postérieur ; et en exa-
minant la distance qui sépare les deux crêtes iliaques et les deux
trochanters les uns des autres, on tâche de juger l'étendue du
diamètre transverse. On comprendra aisément combien ces à
peu près sont imparfaits, et pour notre compte nous ne nous
servons jamais de ce mode d'exploration lorsqu'il s'agit de déterminer exactement la capacité du bassin. On peut, au contraire,
en retirer quelques avantages dans la pratique, lorsqu'on veut
déterminer certaines difformités ayant modifié le bassin tout
entier, comme les incurvations, l'inégale hauteur de ses deux
moitiés, les variations importantes de l'angle d'inclinaison.

B. *Mensuration extérieure au moyen d'instruments.* — On se
sert à cet usage du *compas d'épaisseur*, proposé par Baudelocque
et perfectionné par
Toralli. C'est un com-
pas d'épaisseur ordi-
naire, dont une bran-
che peut se démon-
ter et être resserrée
au moyen d'une vis.
Pour s'en servir, on
fixe une branche de
l'instrument sur l'a-
pophyse épineuse de
la dernière vertèbre
lombaire, et on la
fait maintenir en po-
sition par un aide ;
l'autre branche est
appliquée sur le bord
supérieur de l'arc du
pubis. On évitera de
trop serrer et de faire
pénétrer les extré-

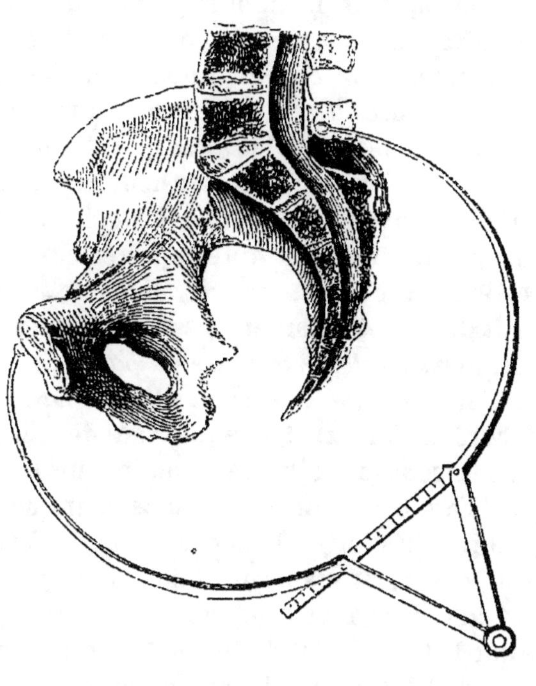

Fig. 62 (1).

mités de l'instrument dans les téguments. On fixe le bras an-

(1) Mensuration du bassin avec le compas d'épaisseur de Baudelocque.

térieur sur un arc gradué au moyen d'une vis; on relâche celle qui retenait le bras postérieur et on retire l'instrument sans trop gêner la mère. L'arc gradué compris entre les deux branches de l'instrument indique la distance qui sépare les deux points sur lesquels appuyaient les extrémités de l'instrument : cette distance représente le diamètre antéro-postérieur du détroit supérieur à l'extérieur. Cette distance est plus grande que le diamètre interne de toute l'épaisseur des os et des parties molles. Le diamètre droit à l'extérieur a, d'après Michaelis, sur le bassin normal, 0^m,200; il a à l'intérieur 0^m,108 : la différence représentant l'épaisseur des os et des parties molles est donc de 0^m,092. On peut admettre cette dernière donnée comme juste dans les anomalies les plus diverses du bassin. On n'aura pas, il est vrai, un résultat d'une rigueur mathématique, car bien des éléments, comme l'épaisseur variable de la base du sacrum, la plus ou moins grande quantité de graisse, la difficulté de déterminer le point précis où le bras postérieur de l'instrument doit être appliqué, bien des éléments, disons-nous, sont des causes d'erreur plus ou moins grande; néanmoins personne ne peut nier la valeur pratique de ce mode de mensuration, et si la rigueur mathématique était nécessaire, il est d'autres moyens de s'en rapprocher. En général, toutes les fois que le diamètre antéro-postérieur externe aura moins de 0^m,190, on pourra, d'après Michaelis, affirmer le raccourcissement du diamètre antéro-postérieur interne.

II. *Mensuration intérieure du bassin.*

A. *Mensuration intérieure avec la main.* — Nous nous servons d'abord de l'index, et lorsqu'il faut des résultats plus précis, nous introduisons la moitié de la main dans le vagin, la femme étant couchée et le travail assez avancé pour que les parties molles aient gagné en élasticité. On cherche d'abord à reconnaître le diamètre droit, ensuite le diamètre oblique et transverse. On atteint le sommet du coccyx avec l'indicateur et on relève la main de manière à ce que le bord radial de ce doigt vienne appuyer sur le bord inférieur de l'arc du pubis, et on marque avec l'autre main restée libre l'endroit où le doigt touche ce point. On a donc la distance qui sépare le coccyx du bord intérieur de l'arc du pubis. On relève un peu le bout de l'index et on cherche l'articulation sacrococcygienne; on presse avec la face palmaire de l'index sur la face antérieure du coccyx, et on voit, ce qui demande une grande habitude, de combien cet os peut reculer sous la pression. Cela fait, on remonte sur la ligne médiane du sacrum, en observant sa courbure. On atteint le promontoire avec la pointe du doigt, et on s'assure si le détroit supérieur est rétréci dans son diamètre antéro-postérieur. Pour mesurer exactement ce rétrécissement, on cherche la portion la plus saillante du promontoire, on y applique le bout du doigt, et l'on marque avec la main libre l'endroit où le côté radial de l'index touche le bord inférieur de l'arc des pubis, et l'on obtient ainsi la distance qui sépare ces derniers du promontoire. Ce n'est pas tout à fait le véritable diamètre antéro-postérieur, c'est une diagonale un peu plus longue. Il faut retrancher quelque chose de cette donnée, et pour cela il faut tenir compte de l'élévation du bassin et de la symphyse, de la courbure du sacrum. On ne se trompera pas en retranchant, en moyenne, 0^m,011 à 0^m,014. Lorsque le promontoire est très-saillant dans le bassin et facile à atteindre il suffira de déduire 0^m,005 à 0^m,007.

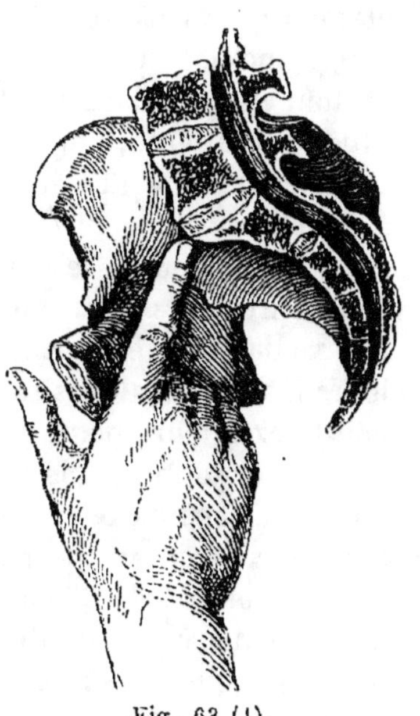

Lorsque le promontoire est facile à atteindre, il faut conclure que le bassin est probablement rétréci à son ouverture supérieure. Mais on ne saurait conclure, lorsqu'on ne parvient pas à le toucher, que le bassin n'est pas rétréci et que le diamètre sacro-pubien n'est pas diminué. Il peut être raccourci de 3 lignes, de 5 à 6 lignes même, dans les bassins élevés, sans que pour cela le promontoire soit accessible. Si pendant le travail on a lieu de soupçonner un tel raccourcissement du diamètre antéro-postérieur, il faut introduire la moitié de la main dans les organes génitaux; on touche la portion la plus saillante du promontoire avec l'extrémité du médius, et on tourne la main de manière

Fig. 63 (1).

(1) Mensuration manuelle du diamètre antéro-postérieur.

12

à ce que la phalange moyenne de l'indicateur vienne appuyer sur le bord inférieur de la symphyse, et on mesure comme nous l'avons dit plus haut. Pour mesurer le diamètre transverse du détroit inférieur, le meilleur moyen est d'introduire l'indicateur dans le vagin et de tâcher de sentir la face interne d'une tubérosité sciatique, ensuite de reporter le doigt sur l'autre. On en fait autant pour la mensuration de l'intérieur du bassin. Nous n'avons pas retiré de bons résultats de l'emploi de cette méthode pour la mensuration du détroit supérieur. Nous préférons, dans ce but, introduire les quatre derniers doigts et les écarter progressivement de manière à ce que leur face dorsale regarde la face antérieure de la paroi postérieure du bassin. Ensuite on s'efforce de toucher les deux points symétriques des deux lignes innominées, d'un côté avec l'indicateur, de l'autre avec le petit doigt. L'écartement de ces deux doigts indiquera la longueur du diamètre transverse de l'entrée du bassin. On emploie la même méthode pour les mensurations des diamètres obliques, et, tout en accordant que les résultats ne seront pas d'une exactitude minutieuse, nous affirmons qu'avec de l'habitude on parviendra à reconnaître des déformations même peu marquées.

B. *Mensuration intérieure au moyen d'instruments.* — Les divers accoucheurs se sont fondés sur trois principes pour construire leurs instruments de mensuration intérieure. Les uns voulaient mesurer directement le bassin en introduisant leurs instruments dans son intérieur. D'autres choisissaient des points extérieurs pour déterminer, d'après les contours extérieurs, les dimensions internes. D'autres, enfin, prirent des points de repère extérieurs et intérieurs à la fois. Quant aux instruments qui ne s'appliquent qu'à l'extérieur, nous avons cité le compas de Baudelocque, dont la valeur est démontrée d'une manière bien positive. Il en est autrement des instruments qui s'appliquent à l'intérieur : vantés outre mesure par leurs inventeurs, ils ont été oubliés à la mort de ces derniers, et servent tout au plus à orner les collections. Les principales objections faites à ces appareils sont les suivantes :

1° Leur application cause des douleurs à la patiente, ce qui en fait abandonner l'emploi dans la pratique particulière.

2° On ne parvient que difficilement à atteindre les points de repère convenables.

3° La plupart de ces instruments sont construits de manière à ne donner qu'un seul des diamètres du bassin; il faut plusieurs instruments pour pouvoir les déterminer tous.

4° Leur emploi est impossible dès qu'une partie du fœtus s'est engagée dans le petit bassin.

5° Les résultats des mensurations sont si difficiles à obtenir, malgré toute la prévoyance et l'habileté de l'accoucheur, que les mensurations, souvent répétées par le même opérateur, produisent des résultats variant entre eux de plusieurs lignes. En tous cas, et en supposant même qu'on pût arriver à un instrument parfait, il serait encore incomplet, parce qu'on ne saurait mesurer, avec la même précision, les dimensions du fœtus. Aussi répétons-nous à ce propos, les paroles si sages du célèbre Kilian : « Un instrument semblable ne saurait devenir une chose indispensable en obstétrique, et nous devons nous contenter de pouvoir mesurer le bassin vivant à $0^m,005$ ou $0^m,007$ près. Cette approximation est suffisante, et peu importe pour le résultat final qu'un bassin de $0^m,086$ ait été regardé comme n'ayant que $0^m,080$ de diamètre antéro-postérieur. » Nous pensons donc qu'il sera bien suffisant pour la pratique de la mensuration manuelle que nous venons de décrire, en y joignant les données obtenues au moyen du compas d'épaisseur de Baudelocque.

3° *Influence des viciations du bassin sur l'accouchement.*

I. *Influence des rétrécissements.*

A. *Étroitesse générale du bassin.* — Cette anomalie, connue sous le nom de *pelvis æquabiliter justo minor*, est très-rare. Comme tous les diamètres sont rétrécis, on comprend qu'ils doivent s'opposer à la sortie du fœtus, quand bien même leurs dimensions ne seraient que faiblement diminuées. L'expérience démontre que les rétrécissements partiels de l'anneau pelvien résultant du rachitisme, des déviations de la colonne vertébrale, des luxations de la hanche, etc., présentent des obstacles qui sont beaucoup plus facilement vaincus par de violentes douleurs que les obstacles dus aux rétrécissements de tous les diamètres. — Dans le premier cas, en effet, une seule partie du bassin est rétrécie, et souvent un seul diamètre est diminué. Les autres sont normaux et souvent exagérés. Dans le second cas, toutes les dimensions du bassin sont anormalement étroites, et l'obstacle est plus difficile à vaincre. C'est ce qui provoque une augmentation excessive des contractions, qui, lorsque le rétrécissement n'est pas trop considérable, parviennent à pousser la tête en avant. Mais la puissance contractile de l'utérus ne suffit pas pour forcer la tête à traverser un anneau osseux trop étroit et trop résistant; elle reste, malgré tous les efforts, enclavée dans la même position. Les parties molles se tuméfient, et il se forme la « paragomphose » des accoucheurs. Si le rétrécissement est par trop considérable, les douleurs ne peuvent plus faire avancer la tête. Il survient des ruptures de la matrice ; les forces de l'utérus, insuffisantes pour triompher de l'obstacle trop considérable, finissent par s'épuiser et se paralyser. Cette faiblesse secondaire des douleurs est beaucoup plus commune dans ce cas-ci que lorsque le rétrécissement est partiel; car alors, après avoir triomphé de l'obstacle principal, les contractions ne rencontrent plus que les difficultés présentées par un bassin normal. D'un autre côté, la compression des parties molles n'a lieu que sur un point déterminé de la circonférence, tandis que, dans les cas d'étroitesse absolue, elle porte sur tous les points; sans compter les accidents fâcheux produits pendant le travail, accidents résultant de la compression du rectum, de la vessie et des nerfs, et qui peuvent produire, pendant les couches, des suppurations, des clapiers, des collections purulentes dans les parties molles du bassin. — L'étroitesse générale est plus dangereuse pour la vie du fœtus que l'étroitesse partielle. Dans ce dernier cas, la tête du fœtus est bien comprimée dans un sens, mais elle peut s'allonger dans l'autre, ce qui est impossible dans la première alternative. La compression s'exerce sur toute la circonférence du crâne; les vaisseaux du cerveau se rompent, il se produit des hémorrhagies dans les méninges, et l'enfant meurt pendant le travail ou peu de temps après l'accouchement.

B. *Étroitesse partielle du bassin.* — Dans la pratique, on considère trois degrés de rétrécissement partiels du bassin, d'après les trois diamètres qui sont raccourcis.

Le premier degré comprend ces bassins, dont le plus grand diamètre a plus de 0^m,095. Ce rétrécissement crée, à vrai dire, certains obstacles que le fœtus a de la difficulté à surmonter, qui peuvent mettre sa vie et celle de la mère en danger, mais qui ne rendent pas d'ordinaire l'accouchement tout à fait impossible.

Le second degré comprend les bassins, dont le plus court diamètre a de 0^m,068 à 0^m,095. La tête du fœtus peut bien s'engager dans le petit bassin, mais son expulsion complète est physiquement impossible.

Le troisième degré comprend les bassins dont le plus court diamètre a moins de 0^m,068. — La tête ne peut même pas franchir le détroit supérieur. Cette division générale des rétrécissements partiels ne permet pourtant pas de porter un pronostic certain, et on trouvera des exemples de rétrécissements du deuxième degré ayant permis l'expulsion naturelle du fruit. —Néanmoins il est bon d'adopter cette division dans la pratique, car l'accoucheur doit avoir présente à l'esprit la règle et non l'exception, surtout lorsqu'il faut agir.

Si le rétrécissement ne porte que sur le diamètre antéro-postérieur du détroit supérieur, la tête du fœtus restera longtemps au-dessus des pubis, et ne s'engagera qu'au moment où les douleurs seront très-intenses. — Cette anomalie crée pour la mère des dangers sérieux : un retard apporté à l'accouchement, la compression des parties molles, l'arrêt des douleurs, et plus rarement, il est vrai, les ruptures de l'utérus. L'enfant souffre, d'un autre côté par suite de la compression de sa tête, par les obstacles que tout retard dans l'accouchement apporte dans la circulation utérine, utéro-placentaire et ombilicale ; enfin, par la compression que le promontoire trop saillant exerce sur les os du crâne, et qui peut avoir pour résultat des impressions profondes sur les os, et même des fractures de cette région.

Lorsqu'à la suite de ramollissement des os, de kyphose de la colonne vertébrale, de synostose de l'articulation sacro-iliaque, de luxations de la hanche, le diamètre oblique est rétréci, il faut, pour porter un pronostic rationnel, tenir compte de l'état des autres diamètres et de la présentation du fœtus.

Lorsqu'un des diamètres obliques est raccourci, mais que les autres dimensions du bassin sont normales, on peut compter sur une heureuse terminaison de l'accouchement, lorsque les plus longs diamètres de la tête s'engagent suivant les plus longs diamètres du bassin, qui ont souvent, dans ce cas, une longueur anormale. Et même quand cela n'arrive pas au moment où la tête s'engage, il ne faut pas perdre tout espoir; il nous a été donné d'observer deux cas, chez des femmes rachitiques, et un cas à la suite de coxalgie, dans lesquels la tête, qui s'était engagée d'une manière défavorable dans le principe, se tourna peu à peu, et son diamètre antéro-postérieur s'engagea suivant les plus longs diamètres obliques du bassin.—Quand ce mouvement de rotation ne se produit pas, quand le diamètre droit est raccourci en même temps que le diamètre transverse (comme c'est le cas dans les bassins rétrécis à la suite d'une kyphoscoliose), le pronostic est alors bien plus fâcheux que dans les cas où un seul diamètre est raccourci, quelque grand que puisse être, du reste, ce raccourcissement. On doit surtout douter d'une terminaison heureuse lorsque le bassin a subi un rétrécissement suivant le diamètre transverse, comme cela arrive à la suite d'un ramollissement des os porté à un haut degré. L'enfant le plus petit ne peut alors passer à travers le rétrécissement, et la seule opération rationnelle est l'opération césarienne.

Quant aux tumeurs du bassin et à leur influence sur l'accouchement, il importe de savoir exactement sur quels os elles siégent. Elles sont bien plus dangereuses quand elles ont leur siége à l'entrée du bassin, ou au détroit supérieur, et lorsqu'elles diminuent ses plus courts diamètres.

Ainsi, lorsque le diamètre sacro-pubien est déjà raccourci, il suffit d'une très-petite tumeur pour rendre l'accouchement impossible, tandis qu'une tumeur plus volumineuse, siégeant sur un diamètre plus long qu'à l'état normal, n'offre presque aucun obstacle à l'expulsion du fruit. Le volume, la forme de la tumeur ont aussi une grande influence sur le pronostic. On comprend aisément, en effet, combien une tumeur pointue, irrégulière, anguleuse, sera plus nuisible au fruit qu'une tumeur plate, sphérique et lisse.

II. *Influence de la largeur anormale du bassin sur l'accouchement.* — Le premier inconvénient produit par cette anomalie, est la position profonde, que prend, dans le petit bassin, la tête ou la portion du fœtus qui se présente. Dès les dernières semaines de la gestation, on rencontre souvent la tête s'appuyant sur le plancher du bassin. Le doigt la reconnaît aisément, car le segment utérin inférieur, très-tendu et aminci, proémine dans la cavité du vagin, au point qu'on peut croire à un prolapsus de la matrice. — Cet état produit divers troubles pendant la gestation : sensation de pesanteur pénible dans le bassin, constipation et rétention d'urine opiniâtres, douleurs dans les cuisses. — Au moment de l'accouchement, la tête n'a pas à vaincre les résistances que lui opposent d'habitude les parties osseuses constituant la moitié supérieure du bassin; il n'y a point de résistance non plus de la part de la moitié inférieure et du détroit inférieur; de sorte que les premières douleurs un peu fortes suffisent pour faire sortir la tête. — Lorsque le col cède promptement, l'expulsion du fruit se fait tout d'un coup, alors que l'accoucheur s'attend le moins à l'accouchement, et au moment où rien n'est prêt pour donner les premiers soins à l'enfant. A cela viennent se joindre des ruptures utérines, lorsque l'organe n'a pas été suffisamment préparé : la chute de l'enfant sur la tête lorsque la mère est surprise debout par les douleurs, la rupture du cordon, les tractions intempestives et violentes du placenta, que décollent prématurément des contractions trop vives, et lorsque les adhérences placentaires sont trop solides, il peut se produire des inversions plus ou moins complètes de l'utérus; ou bien c'est la faiblesse anormale des douleurs qui suit cet accouchement précipité. Les vaisseaux, n'étant point comprimés par les contractions, donnent lieu à une hémorrhagie dangereuse. Les dimensions exagérées du bassin peuvent être des causes de troubles qui se produisent pendant les couches. L'utérus profondément enfoncé dans l'excavation ne reprend pas sa position normale après la délivrance, l'évolution puerpérale est gênée, la matrice reste volumineuse et engorgée, et enfin il peut en résulter un prolapsus.

III. *Influence de la direction vicieuse et anormale du bassin sur l'accouchement.* — A. *L'obliquité latérale* du bassin produit, d'après plusieurs accoucheurs, la pression plus forte de la tête contre la moitié inférieure de l'excavation; la portion du crâne qui est en contact avec cette partie se trouve arrêtée et peut provoquer une présentation vicieuse (présentation de la face). Les parties les plus grêles de l'enfant occupent la moitié supérieure du bassin et la remplissent incomplétement. Il en résulte des compressions sur un des côtés du segment inférieur de l'utérus, déterminant des retards dans la dilatation du col et des crampes plus ou moins douloureuses. — Nous pensons que ces descriptions sont exagérées, et sont bien plutôt dues aux difformités compliquant l'obliquité du bassin, qu'à cette anomalie elle-même.

B. *Inclinaison plus ou moins grande du bassin en avant.* — On est d'accord sur ce point, que l'obstacle opposé à l'accouchement par l'inclinaison exagérée tient à la difficulté qu'éprouve la tête du fœtus à franchir le détroit supérieur, arrêtée qu'elle est par les pubis qui sont beaucoup plus horizontaux qu'à l'état normal. Lorsque, au contraire, l'inclinaison est moindre que d'habitude, la tête franchit rapidement l'entrée du bassin, vient brusquement heurter contre son plancher, et par cette marche rapide, lèse et froisse les parties molles et les organes génitaux. Quant à nous, nous pensons avec Kiwisch, que cette description ne se trouve pas conforme à ce que l'on observe dans la pratique; la plupart de ces complications sont causées par les inclinaisons des parois antérieures du bassin, par l'étendue de l'incurvation de la région lombaire et par la résistance de la paroi abdominale antérieure.

4° *Moyens à employer dans les cas de viciations du bassin.*

I. *Moyens à employer dans les cas de bassins rétrécis.* — Les opinions et les avis les plus divers ont été donnés par les différents accoucheurs, pour rendre nulle la disproportion qui existe entre l'enfant à terme et le bassin déformé et presque toujours rétréci. Plusieurs ont conseillé d'arrêter le développement du fœtus *pendant la gestation*, et de lui permettre par ce moyen de franchir plus aisément le canal osseux du bassin au terme normal de l'accouchement. — La diète végétale employée concurremment avec les saignées et les purgatifs, de manière à affaiblir la mère et à empêcher l'enfant de se développer, a trouvé beaucoup de défenseurs et a été le sujet de bien des attaques. — Nous n'avons pas d'observations propres sur ce point. — Cependant, si on était tenté d'employer cette méthode, voici les conditions dans lesquelles on pourrait tout au plus s'en servir :

Avant tout, il faudrait que le plus court diamètre n'eût pas moins de 0^m,080, car on ne parviendra jamais à réduire le fœtus au point de lui faire franchir un bassin dont les diamètres auraient moins de 0^m,080.

C'est un devoir pour l'accoucheur d'avertir la patiente du peu d'efficacité de cette méthode, et de ne pas commencer à l'employer avant de lui avoir représenté les avantages de l'accouchement prématuré artificiel. — Le moyen est contre-indiqué dans tous les cas où la mère est affaiblie, anémique, maladive.— Dans les cas de faibles rétrécissements, lorsque le diamètre droit a $0^m,095$ à $0^m,100$, on le rejettera, à moins qu'une ou plusieurs grossesses antérieures n'aient démontré que l'enfant est mort par suite du rétrécissement, ou que la mère n'ait été en danger. — Dans ces cas, on fera suivre à la mère, à partir du milieu de la gestation, un régime végétal. On la forcera à se promener beaucoup en plein air, et tous les huit jours on la purgera abondamment; enfin on fera deux ou trois saignées. — On n'aura recours à l'avortement artificiel que dans les cas où l'on sera certain qu'un enfant, même très-petit, ne saurait franchir le canal pelvien rétréci. Par exemple, lorsque le plus petit diamètre du bassin n'a pas $0^m,055$, nous n'hésiterions jamais à provoquer l'avortement artificiel, car par cette opération nous aurions beaucoup plus d'espoir de conserver la mère que par l'opération césarienne, inévitable sans cela. — L'accouchement prématuré artificiel est évidemment indiqué quand le plus petit diamètre a $0^m,068$ à $0^m,080$; on cite même des observations où, par ce moyen, un enfant qui a vécu a traversé un bassin dont le plus petit diamètre était de $0^m,055$, et on pourrait tenter cette opération dans ces circonstances; les méthodes opératoires ayant pour but de diminuer le volume du fœtus, sont bien plus aisées à appliquer à cette époque que si l'on attendait jusqu'à la fin de la gestation pour pratiquer l'opération césarienne, la perforation ou l'embryotomie. — Lorsque le bassin est peu rétréci, de $0^m,095$ à $0^m,100$, l'accouchement prématuré artificiel sera indiqué, surtout lorsqu'on aura affaire à une multipare dont les accouchements précédents à terme ont été pénibles ou suivis de la mort de l'enfant.

On appliquera le forceps et on extraira l'enfant quand le diamètre le plus court n'aura pas plus de $0^m,075$. — Il faut pourtant tenir compte de la période de la grossesse pendant laquelle se fait l'accouchement; car on parviendra rarement à extraire avec le forceps un enfant à terme, et à lui faire traverser un bassin dont le diamètre le plus raccourci a $0^m,075$. Par conséquent, l'application du forceps sera entièrement contre-indiquée et devra être rejetée dans les cas où le plus petit diamètre a moins de 0^m,075.

En général, lorsque l'enfant est normal et à terme, la dernière limite du raccourcissement, nécessitant l'application du forceps, est 0^m,080.

Lorsque les plus courts diamètres auront de 0^m,088 à 0^m,100, on n'emploiera le forceps qu'au moment où l'on sera convaincu que les forces naturelles sont impuissantes. Cet emploi sera indiqué lorsque la tête sera arrêtée immobile dans une portion rétrécie du bassin, lorsque ses téguments se tuméfieront par suite de la pression qu'ils subissent lorsque tout l'organisme de la mère ressent le contre-coup de l'irritation dans laquelle se trouvent les organes génitaux ; enfin lorsque les bruits du cœur du fœtus auront perdu de leur force et de leur fréquence.

La version par les pieds, lorsque la tête se présente la première, ne doit être préférée à l'application du forceps que dans les cas où des complications graves exigent une prompte terminaison de l'accouchement, et lorsque la tête n'est pas encore trop solidement enclavée.— On préférera la version podalique à l'application du forceps, quand, l'enfant étant vivant, la position et la présentation défavorable de la tête l'empêchent de s'engager dans le petit bassin ; quand l'accoucheur aura constaté, après plusieurs essais, l'impuissance de ses forces pour extraire, au moyen du forceps, l'enfant vivant, sans faire naître des dangers sérieux pour la mère ; enfin, quand la tête a pénétré dans un bassin irrégulier, et que le plus grand diamètre de la première vient à occuper le diamètre oblique rétréci du second.

La version est contre-indiquée lorsque la mort du fœtus est constatée, et alors on doit lui préférer la perforation, suivie de l'extraction avec le forceps, ou la céphalotripsie. Elle doit aussi être abandonnée lorsque, l'enfant étant vivant, le plus court diamètre a moins de 0^m,080. — L'étroitesse du bassin ne saurait seule donner une indication pour la perforation de la tête, quand elle se présente. La perforation peut être indispensable dans les cas où le bassin est normal, mais où la tête du fœtus est volumineuse ; tandis que, d'un autre côté, on a vu un bassin dont le diamètre le plus raccourci était de 0^m,080, permettre le passage d'un enfant à terme dont la tête était moins développée.

Tous les accoucheurs recommandent, et avec raison, de tenter d'abord des efforts répétés pour délivrer naturellement la mère, et de n'en venir qu'en dernier lieu à la perforation du crâne. On ne peut, du reste, s'assurer de la nécessité de cette opération que par de nombreuses tentatives infructueuses. Si l'enfant est encore vivant, on procédera, d'après les règles données plus haut, à l'application du forceps ou à la version par les pieds. Enfin, lorsqu'on ne pourra pas terminer ainsi l'accouchement, lorsque la tête n'avancera pas malgré les tractions répétées, suspendues pendant un instant, puis reprises de nouveau ; lorsqu'on aura droit de croire que de nouvelles tentatives avec le forceps seraient dangereuses pour la mère, on perforera seulement alors le crâne de l'enfant vivant, pour mettre terme à des accidents funestes pour la mère. — Quand ce n'est pas le cas, et que la terminaison rapide de l'accouchement n'est pas indiquée d'une manière formelle, il faudra se contenter d'attendre que la mort de l'enfant soit mise hors de doute ; et même alors nous conseillerons d'attendre encore ; car la prompte corruption du cadavre de l'enfant diminue son volume au point de permettre aux forces naturelles de l'expulser ; tandis que de violentes tractions avec le forceps n'avaient pu l'attirer au dehors. — La perforation, de même que beaucoup d'opérations obstétricales, est une opération dont les indications doivent être bien précisées, et ceux qui dépassent les limites posées par la raison devraient être punis. Par exemple, on ne devrait jamais tenter la perforation dans les cas où le diamètre le plus court a $0^m,068$, car un fœtus à terme ne peut, même après cette opération, traverser un bassin aussi étroit.—Il n'en est plus de même lorsque la période de la gestation est moins avancée, et il se peut qu'alors la perforation permette la sortie du fruit.

L'opération césarienne est formellement indiquée sans qu'on tente préalablement aucun procédé opératoire, lorsque le rétrécissement du bassin est assez considérable pour rendre impossible le passage d'un enfant même mutilé, c'est-à-dire lorsque le plus petit diamètre a moins de $0^m,060$. — L'opération césarienne est aussi indiquée lorsque le plus petit diamètre a $0^m,068$ à $0^m,080$, que l'enfant est à terme et qu'il vit. — Dans le plus grand nombre de cas, l'enfant ne pourra passer à travers les voies naturelles qu'après la perforation ou la céphalotripsie; d'un autre côté, le devoir de l'accoucheur est d'avoir soin de la vie du fœtus autant que de celle de la mère, lorsque cela est possible ; il devra donc, lorsque le fruit ne pourra vivre qu'en le faisant passer par une voie artificielle, procédé qui n'entraîne pas forcément la mort de la mère, il devra donc, dans ces circonstances, recourir à l'opération césarienne. Dans les cas où le plus court diamètre du bassin aurait un peu moins de 0^m,080, et qu'un des signes positifs permettrait d'affirmer que le volume du fœtus est moins considérable que d'ordinaire, on pourrait tenter avec précaution l'emploi du forceps. — Peut-être pourrait-on par là, en conservant la vie au fœtus, soustraire la mère à une opération si dangereuse pour sa vie. — Toutes ces indications disparaissent lorsque le fœtus est mort. On n'a plus à ménager que la vie de la mère; il faut diminuer, autant que possible, le volume du fruit, même lorsque le bassin a de 0^m,068 à 0^m,080. — On n'aurait plus le droit de mettre les jours de la mère en danger, puisqu'on est certain de ne pouvoir conserver la vie du fœtus.

II. *Moyens à employer dans les cas de bassins trop amples.* — L'accoucheur doit s'efforcer, lorsqu'il a affaire à cette anomalie, d'empêcher l'expulsion trop brusque du fœtus, et d'éviter les dangers qu'elle cause. On fera d'abord étendre la patiente sur un lit, on l'empêchera d'aider à ses douleurs par les contractions des parois abdominales; on lui enlèvera tout ce qui pourrait lui servir de point d'appui, et on la fera coucher sur le côté. On répétera souvent le toucher, pour être sûr de la position du fœtus, et on se tiendra sur le qui vive pour être prêt à soutenir le périnée au moment où la tête s'engagera brusquement dans le vagin; on sera prêt à recevoir l'enfant et à le soigner après sa naissance. Si le fœtus est trop rapidement expulsé, on tâchera de le retenir un peu, en introduisant adroitement et sans exercer trop de force, deux doigts dans le vagin. Quand le col n'est pas suffisamment préparé, et que des contractions trop violentes font craindre des ruptures du col ou du corps utérin, on fera au col, lorsque les douleurs seront trop fortes, quelques incisions sanglantes.

III. *Moyens à employer dans les cas d'inclinaisons vicieuses du bassin.* — Nous sommes convaincu de la parfaite inutilité des diverse' positions de la mère pour combattre les troubles causés pendant le travail par une inclinaison trop prononcée du bassin. On doit rejeter la position dans laquelle la mère a le siége élevé; celle dans laquelle la portion supérieure du tronc est en avant n'a aucune utilité. Il ne reste donc rien à faire et il vaut mieux s'en rapporter à la nature, qui sait mieux et plus simplement triompher des obstacles que l'accoucheur, dont les soins sont plus nuisibles qu'utiles dans ce cas. Lorsque l'inclinaison du bassin n'est pas assez prononcée, on n'aura à craindre qu'un accouchement trop précipité et qu'à prendre les précautions indiquées ci-dessus, à propos des bassins trop amples.

§ 35. — Convulsions survenant avant, pendant et après l'accouchement. Eclampsia puerperalis.

Nature de l'éclampsie. — On peut, au point de vue étiologique, diviser en trois espèces, les convulsions survenant dans les muscles volontaires : 1° les convulsions par effet reflexe, survenant après une irritation des extrémités des nerfs; 2° les convulsions par irritation de la moelle épinière, survenant à la suite d'une irritation portant immédiatement sur cet organe; 3° les convulsions survenant après une impression qui frappe sur le cerveau, convulsions cérébrales. Il s'agit de rechercher maintenant quelles sont, parmi ces trois espèces de convulsions, celles qui surviennent avant, pendant et après l'accouchement.

1° On admet généralement que les nerfs sensitifs qui se trouvent dans les parois utérines sont irrités pendant le travail; ils irritent à leur tour la moelle épinière et provoquent une action reflexe qui se manifeste par la contraction des muscles moteurs. On sera donc conduit à admettre, quand l'irritation sera très-grande, la production de véritables contractions spasmodiques dans les muscles utérins innervés par les nerfs moteurs.

Parmi les causes qui peuvent augmenter l'irritation des nerfs utérins du sentiment, il faut citer tout ce qui peut augmenter la compression et le froissement des filets nerveux, par exemple un obstacle mécanique à l'accouchement, la lenteur avec laquelle le col se dilate, les contractions spasmodiques, l'inextensibilité du col par suite de modifications anatomiques, les actions extérieures exerçant une compression sur les parois utérines. Les nerfs utérins du sentiment peuvent être vivement irrités, avant même que les douleurs ne se soient déclarées. C'est ainsi que s'expliquent les accès d'éclampsie qui se manifestent pendant la gestation, lorsque les parois utérines sont anormalement développées et qu'en même temps les fibres musculaires utérines sont rigides et inextensibles.

2° Examinons, pour savoir si l'on peut rapporter à l'irritation de la moelle, dans certaines convulsions puerpérales, l'étiologie de ces convulsions. On les rapporte d'ordinaire à l'hypérhémie de la moelle et de ses enveloppes. Ceux qui ont fait l'ouverture de cadavres de femmes mortes pendant la gestation savent que la grossesse et l'accouchement causent des stases sanguines passives dans la portion inférieure de la moelle. On en conclura donc que la femme enceinte est, pendant la gestation, l'accouchement et les suites de couches, plus exposée que toute autre à des congestions de la moelle et, par conséquent, à des convulsions médullaires. Divers principes mêlés au sang (*cholémie, urémie*) peuvent, par leur action sur le cerveau et la moelle, provoquer les convulsions des femmes enceintes. C'est surtout l'urémie dont l'influence a été invoquée; Frerichs dit même, dans son excellent traité sur la maladie de Bright, que la vraie *eclampsia parturientium* ne se produit que chez les femmes enceintes présentant la dégénérescence des reins, et il attribue aux mêmes causes déterminant le coma et les convulsions dans la maladie de Bright, la production de l'éclampsie des femmes grosses. Elle résulterait, d'après le professeur de Breslau, de l'intoxication urémique, et les phénomènes qu'elle présente seraient identiques avec les symptômes urémiques. En résumant tout ce que notre expérience et celle des divers auteurs peuvent nous donner de renseignements, nous dirons que l'urine contient une plus grande quantité d'albumine chez toutes les femmes atteintes d'éclampsie; qu'on y trouve les cylindres fibrineux caractéristiques, ce qui porte à supposer la présence d'une dégénérescence rénale, à la suite de laquelle il se produit du carbonate d'ammoniaque dans le sang. Ainsi modifié, ce dernier irrite les parties centrales du système nerveux et favorise la production des convulsions. Mais on est allé trop loin en prétendant que l'éclampsie ne se montrait jamais *sans* l'albuminurie; nous pensons que dans la plus grande quantité des cas, l'urémie ne suffit point seule pour expliquer les phénomènes éclamptiques, et qu'il faut admettre l'existence d'une autre cause agissant sur le cerveau ou la moelle.

3° On n'a que trop souvent l'occasion de voir les convulsions puerpérales se produire après une vive émotion morale; mais les accès éclamptiques sont précédés de symptômes qui font soupçonner une modification anatomique dans la partie cérébrale du système nerveux, et quoiqu'il soit presque impossible aujourd'hui de dire à quelle cause pathologique il faut attribuer la céphalalgie intense, les syncopes, les bourdonnements d'oreilles, les troubles de la vision, l'aliénation mentale, etc., on peut néanmoins affirmer que l'éclampsie a été précédée d'une vive irritation du cerveau. Ce dernier agit sur la moelle qui réagit à son tour et produit les divers mouvements volontaires. Lorsque le cerveau est irrité ou lorsque des actions irritantes agissent simultanément sur lui, on les voit se transmettre jusqu'aux racines des nerfs moteurs et produire des convulsions plus ou moins vives. Les hypérhémies, les inflammations légères et les épanchements séreux, l'action chimique du sang modifié, etc., toutes ces influences peuvent agir sur le cerveau de même que sur la moelle, et irriter plus ou moins vivement cet organe central. Mais pour produire des convulsions, il faut que cette irritation se reporte sur la moelle, que l'on doit considérer comme centre moteur. Il suit, de ce que nous avons dit, que les convulsions puerpérales viennent de la moelle, mais que l'excitation motrice peut être diversement provoquée en elle. Nous considérons comme certaine l'irritation périphérique de ces nerfs de la sensibilité et l'irradiation de cette irritation dans ces nerfs moteurs; et il nous semble très-probable que diverses circonstances peuvent produire des convulsions médullaires; que les irritations cérébrales peuvent s'étendre à la moelle, et qu'enfin, la dégénérescence rénale décrite par Bright peut, en agissant sur les centres nerveux, devenir une des causes les plus importantes de l'éclampsie.

Etiologie. — On peut à peu près compter un cas d'éclampsie sur 400 accouchements. Nous avons observé cette affection 2 fois dans le 9e mois, avant l'apparition de toute douleur, 23 fois pendant l'accouchement et 3 fois peu après la délivrance. On a cité quelques cas de cette maladie dans la première moitié de la grossesse; mais il faut les considérer comme des exceptions, qui ne doivent point ôter la valeur de cette règle : savoir, que l'éclampsie apparaît vers le neuvième mois de la grossesse. Divers observateurs ont nié son apparition avant la manifestation des premières douleurs; nous admettrons cette manière de voir lorsqu'il nous sera démontré que les contractions de la matrice peuvent seules produire l'irritation spinale causant des convulsions, et que les excitations du système nerveux cérébro-spinal sont insuffisantes pour provoquer les contractions utérines.

Les convulsions se produisent donc principalement pendant le travail et pendant deux périodes de cet acte physiologique : au moment où le col commence à se dilater, et lorsque les douleurs atteignent leur summum d'intensité.

Les primipares y sont plus exposées que les femmes ayant eu beaucoup d'enfants. En effet, chez les premières, la rigidité et l'inextensibilité du col, qui mettent si souvent obstacle à l'accouchement, font supposer *à priori* une irritation périphérique très-vive du système nerveux. On a aussi prétendu que les femmes sanguines et fortes y sont plus sujettes que les femmes affaiblies, frêles et d'une mauvaise constitution. Nous n'avons jamais pu nous convaincre de la vérité d'une semblable assertion. Ce qui est ici d'une importance bien plus grande, c'est la composition du sang et, ainsi que Frerichs le fait remarquer, l'augmentation de l'eau et de la fibrine, des corpuscules blancs, la diminution de composés albuminoïdes dans le sang, en un mot, tout ce qui indique la cachexie anémique accompagnée d'hydropisies, etc. Toutes ces causes ont une action bien marquée sur la production des accès éclamptiques.

On a beaucoup parlé de l'influence de l'hérédité. Tout en ne niant pas son influence, nous devons déclarer qu'elle se manifeste très-rarement. Nous pensons de même sur la récidive dont on menace les mères convulsionnées pour les grossesses suivantes. Il est vrai que certaines influences inconnues, atmosphériques ou telluriques, ont une influence sur la production des accès. Ainsi nous n'observâmes, à la Maternité de Prague, qu'un seul cas d'éclampsie dans toute l'année 1847. Le seul mois de janvier 1848 nous en amena quatre. Et il est à remarquer que ces affections arrivaient toutes à la fois après trois ou quatre mois perdant lesquels il ne s'en présentait aucune. Smellie, Lever, Dugès, Dubois, etc., ont fait la même observation.

Il nous reste à étudier l'influence des suites de couches sur cette affection. En général, la délivrance, en débarrassant l'utérus, fait cesser les convulsions. D'autres fois, au contraire, on les voit se produire dans la dernière période de l'accouchement et continuer après. Ce dernier cas a pour cause, le plus souvent, la présence et la prompte putréfaction des restes de l'œuf dans la matrice, qui se contracte pour l'expulser et comprime fortement les filets nerveux répandus dans son parenchyme. En général, les convulsions qui se manifestent à cette époque apparaissent rarement seules, et accompagnent d'ordinaire une inflammation puerpérale.

Symptomatologie. — Quelquefois les convulsions sont précédées de prodromes. C'est d'abord un sentiment de pesanteur à la tête, qui reste lourde pendant quelque temps, puis survient une violente céphalalgie. Les fonctions intellectuelles sont sensiblement altérées. L'esprit est comme hébété et la mémoire perdue. Ensuite paraissent les erreurs des sens : les malades voient des étincelles, des mouvements vibratiles devant leurs yeux ; les oreilles bourdonnent. Les patientes éprouvent dans bien des cas un sentiment d'angoisse et, en prévision du danger qui les menace, elles veulent prendre la fuite; les mouvements sont incertains ; la marche est inégale, elles se frappent contre les objets environnants, la parole est lente et traînante. Le visage est égaré, les yeux font saillie en avant et brillent; la tête est brûlante, la respiration pénible, la digestion troublée ; un sentiment de douleur excessive est perçu dans les régions utérine et lombaires. Lorsqu'à ces symptômes précurseurs se joignent d'autres signes, lorsque, par exemple, la femme est primipare, pléthorique et fortement constituée, lorsqu'elle a les pieds, les mains ou le visage tuméfiés, lorsque son urine présente les cylindres fibrineux caractéristiques et contient une quantité anormale d'albumine, lorsque ses précédentes grossesses ont été troublées par des convulsions, on peut s'attendre à les voir se déclarer prochainement. Tous ces signes, dont la valeur diagnostique est si grande, peuvent manquer. L'attaque d'éclampsie se déclare subitement par les plus violentes convulsions. Au commencement des accès, la malade est tranquille et ferme un instant les paupières ; un jeu de muscles tout spécial se produit sur le visage ; les paupières s'ouvrent et se ferment rapidement ; le bulbe oculaire est porté convulsivement dans toutes les directions de l'orbite, la pupille, contractée avant l'accès, se dilate et reste immobile malgré toutes les irritations de la lumière. Les muscles qui entourent la bouche sont saisis de contractions spasmodiques et les lèvres sont déjetées d'un côté. Il en est de même de la langue, qui sort de la bouche.

Les muscles du cou sont aussi sous l'influence de spasmes cloniques et attirent rapidement la tête vers une épaule. Peu à peu tous les muscles du tronc et des membres prennent part aux contractions. Les bras étendus se rapprochent brusquement du tronc, les poings se ferment et tout le membre est pris de mouvements rapides. Les jambes, au contraire, restent tendues, ne se remuent que lentement et sont jetées de côté et d'autre. Nous nous rappelons un cas, dans lequel l'articulation de la hanche et celle du genou étaient fléchies et où les talons se rapprochaient du tronc avec une inconcevable rapidité.

Chaque violent accès agit aussi sur les muscles respiratoires. Les contractions spasmodiques du diaphragme, des muscles du thorax et de la partie antérieure de l'abdomen causent des troubles graves de la respiration ; les mouvements respiratoires peuvent être suspendus pendant une demi-minute et plus, les contractions du cœur deviennent irrégulières, elles cessent de temps en temps, et comme suite de ce trouble circulatoire on voit les jugulaires gonflées, les carotides ont des pulsations violentes, le visage et les conjonctives sont très-fortement injectés. Pendant ce temps le tronc s'agite, comme s'il recevait des secousses électriques régulières ; mais il est à remarquer qu'il ne change pas de position comme dans les attaques d'hystérie : ces convulsions ayant duré avec une intensité croissante pendant une minute ou deux, il survient un petit temps de repos, pendant lequel tous les muscles pris d'abord de contractions spasmodiques sont saisis d'une crampe tétanique.

La tête reste rapprochée d'une épaule, la bouche est tirée d'un côté, le bulbe de l'œil est immobile. Le maxillaire inférieur est serré violemment contre le supérieur, la langue est mordue par les dents. Tout le tronc semble renversé en arrière, les extrémités supérieures sont fixées sur les côtés, et les membres inférieurs

sont tendus. La plupart des muscles ont une roideur tétanique.
Les mouvements respiratoires sont alors entièrement suspendus,
les contractions du cœur sont faibles, irrégulières, espacées, et il
en est de même du pouls des artères. La peau se couvre d'une
sueur froide et visqueuse, la vessie et le rectum se vident involontairement. Cette tension tétanique de tous les muscles dure un
quart, une demi-minute et la contraction perd peu à peu de son
intensité. Au commencement, les mouvements convulsifs sont
assez forts et se succèdent rapidement ; puis ils se ralentissent en
s'affaiblissant et cessent ensuite tout à fait. La physionomie perd
l'aspect singulier que lui donnaient les contractions musculaires;
la coloration cyanique cesse ; les paupières se ferment ; la bouche
s'ouvre et, ainsi que les narines, livre passage à un mucus mêlé
de sang, qui provient surtout des morsures faites à la langue. Les
mouvements respiratoires deviennent plus réguliers ; les contractions du cœur sont plus fortes, le pouls est plein et cesse
d'être intermittent. Les extrémités tombent comme paralysées
sur le lit, et il ne se produit aucun mouvement.

Le passage de la période convulsive à la période soporeuse
s'effectue de cette manière : la femme continue à n'avoir pas
conscience de ce qui se fait autour d'elle ; le visage est très-
rouge et exprime la stupeur. Chaque expiration fait rejeter une
mousse sanguinolente ; la respiration est lente et stertoreuse. La
malade ne répond que peu ou point aux excitations extérieures.
Elle ne jette çà et là ses membres et ne remue son tronc qu'au
moment où une douleur vient la troubler au milieu de son état
soporeux, d'autant plus profond que les convulsions ont été plus
violentes et plus nombreuses. La durée de cet état est d'autant
plus courte que les accès ont été plus violents. Si de nouvelles
convulsions ne se reproduisent pas, la durée de l'état soporeux
peut se prolonger. On l'a vu durer pendant deux à trois jours,
avant que la malade ne revînt à elle. Cela se fait peu à peu et
les facultés intellectuelles et sensorielles restent modifiées pendant un temps plus ou moins long. Les malades se plaignent
alors de maux de tête, de douleurs dans les muscles tétanisés et
enfin de la douleur causée par les morsures de leur langue.

Terminaisons. — Le plus grand nombre des femmes qui ont
été atteintes d'attaques d'éclampsie, ont à souffrir de la fièvre
puerpérale. Cela peut tenir, il est vrai, à d'autres causes, surtout

aux opérations nécessaires pour terminer l'accouchement pendant les convulsions. Mais on ne peut s'empêcher de reconnaître l'influence que ces secousses du système nerveux ont sur la composition du sang. Quelques observateurs ont vu des accès de manie être la suite de l'éclampsie et nous les avons vus se manifester trois fois. C'est surtout chez les mères qui ont eu plusieurs fois des accès, que l'on voit l'état soporeux être suivi d'idiotie, de folie, de perte de mémoire, etc. Les fonctions des organes des sens ont souvent beaucoup à souffrir. L'amaurose, la surdité qui suivent les accès, peuvent durer toute la vie. Des troubles passagers ou stationnaires se font remarquer dans le système musculaire, entre autres des paralysies et des contractures ; des ruptures musculaires s'observent dans les muscles qui ont été le plus violemment contractés. La mort peut arriver à la suite des convulsions pendant l'état soporeux ou enfin lorsque la malade a repris sa raison. Il est rare de voir cette fatale terminaison arriver dans la première période. Cela tient alors à la rupture d'un vaisseau dans le cerveau. La vie se termine le plus souvent dans la deuxième période et surtout lorsque les convulsions très-violentes commencent à s'éloigner les unes des autres. La mort est due ici, soit à un épanchement sanguin, soit à un œdème aigu des poumons, suite des troubles de la respiration et de la circulation.

Pronostic. — 1° *Influence de l'éclampsie sur la gestation et sur l'accouchement.* — Nous avons fait remarquer plus haut, que les convulsions se produisant pendant la gestation avaient pour effet de provoquer les douleurs dans certains cas ; mais cela peut ne pas arriver ; car nous avons vu des femmes avoir des convulsions et même succomber après de nombreuses attaques d'éclampsie, sans que la moindre contraction utérine se manifestât Mais ce sont des exceptions et la première alternative se rencontre le plus souvent.

On a différemment apprécié l'*influence* que les convulsions avaient sur *la marche du travail.* Nous nous sommes assuré qu'il était toujours retardé lorsque les convulsions se manifestaient pendant la période de préparation. Ce retard était dû à l'absence de contraction des fibres longitudinales de l'utérus, qui ne pouvaient écarter l'un de l'autre les bords mous et relâchés du col de la matrice.

Au contraire, quand les convulsions surviennent pendant la période d'expulsion, les douleurs se succèdent rapidement et l'accouchement est précipité. Que ce dernier ait été lent ou rapide, les contractions céssent tout à coup après l'expulsion du fœtus, ou elles ne sont plus que partielles et irrégulières : ce qui occasionne la rétention des annexes du fœtus et des hémorrhagies.

2° *Influence exercée par le travail sur les convulsions puerpérales.* — Nous n'avons jamais vu de convulsions survenues pendant un accouchement cesser avant que l'œuf entier n'ait été expulsé de la cavité utérine. Les accès d'éclampsie augmentent de violence à mesure que les douleurs augmentent d'intensité. Les accès les plus forts surviennent au moment où le fœtus est expulsé hors du bassin. D'un autre côté, c'est être trop absolu que de croire à la cessation de toute convulsion dès que l'utérus est vidé, soit naturellement, soit artificiellement. Dans les cas les plus heureux, nous avons vu deux ou trois accès moins violents, du reste, se produire après l'accouchement. Mais il n'est pas rare de les voir durer plusieurs heures et même un jour entier après l'expulsion du fœtus avec la même violence. Les attaques les plus faciles à arrêter sont celles qui surviennent pendant que le fœtus traverse le bassin, et qui sont évidemment le résultat d'actions reflexes.

Les attaques qui se déclarent pendant la gestation ou les premières périodes de l'accouchement sont surtout celles qui se prolongent le plus longtemps après la délivrance.

3° *Influence de l'éclampsie sur la vie et la santé de la mère.* — L'éclampsie est une des plus dangereuses affections des femmes enceintes, et on peut dire qu'on perd une malade sur trois. Pour poser le pronostic, il faut cependant bien considérer quelques points. D'abord, l'époque où les accès ont apparu. Ceux qui surviennent avant l'accouchement ou dans les premières périodes du travail sont ceux qui se répètent le plus souvent, et qui, par suite de ces répétitions, deviennent et plus intenses et plus dangereux, surtout lorsqu'il est impossible de débarrasser l'utérus, et que le rôle de l'accoucheur est forcément passif; la violence des accès augmentant, il reste peu d'espoir de sauver la mère. Quand les convulsions se montrent, au moment où le col est suffisamment dilaté, lorsque le bassin n'oppose aucun obstacle à l'accouchement, et lorsque la présentation du fœtus est favorable, on peut espérer un heureux résultat, en ayant soin de choisir, pour terminer l'accouchement, l'opération qui irritera le moins la mère. Car le danger est d'autant plus grand que les irritations sur les nerfs de la mère deviennent plus intenses. Enfin, il faudra tenir compte, pour poser le pronostic, des maladies qui pourraient compliquer ou suivre l'éclampsie.

4° *Influence de l'éclampsie sur la vie du fœtus.* — Sur vingt-cinq enfants mis au monde par des mères éclamptiques, nous en avons vu survivre neuf, et seize sont venus morts au monde. On serait peut-être plus près de la vérité en disant que la moitié succombe. Le temps qui s'écoule entre le commencement des convulsions et l'expulsion du fœtus doit surtout entrer en ligne de compte. Deux fois les enfants succombèrent dans deux cas où l'éclampsie avait précédé les douleurs. Sur dix enfants mis au monde par des mères dont les convulsions dataient des premières périodes de l'accouchement, nous ne pûmes en sauver qu'un.

Traitement. — On a recommandé une grande quantité de moyens pour prévenir l'éclampsie pendant la grossesse. Les principaux d'entre tous ces moyens prophylactiques, sont la saignée et les purgatifs pour les femmes robustes, sanguines, sujettes aux congestions à la tête; le tartre stibié et les narcotiques pour celles qui sont faibles et sujettes aux spasmes hystériques; enfin, les diurétiques pour celles qui ont des infiltrations séreuses du tissu cellulaire sous-cutané, et dont les urines sont albumineuses. Il est très-difficile de se prononcer sur la valeur de ces méthodes. Dans plusieurs cas où les prodromes de l'éclampsie étaient très-manifestes, on ne les employa pas, et les accès ne se montrèrent pas cependant. On ne peut donc pas conclure de l'absence des convulsions que les moyens prophylactiques ont dû conjurer les accès.

Dès que les convulsions se sont déclarées, le traitement est médical et obstétrical.

1° *Traitement médical de l'éclampsie.* — En première ligne et comme moyen héroïque, nous citerons les saignées générales et locales. Elles sont indiquées toutes les fois que des signes, produits avant ou pendant les convulsions, font supposer une hypérhémie des centres nerveux. Nous conseillons donc d'ouvrir la veine, quand la malade est robuste, sanguine, lorsque son visage est rouge, les yeux brillants, les conjonctives injectées, quand les carotides battent violemment et que tout fait craindre une congestion cérébrale ; on fera la saignée, quand bien même ces symptômes seraient le résultat des troubles circulatoires et respiratoires, et à plus forte raison lorsqu'ils auront précédé les convulsions. Si la saignée n'est pas suffisante, on appliquera quinze à vingt sangsues aux mastoïdes et de la glace sur la tête. Nous devons mentionner les heureux résultats que nous avons obtenus par des affusions froides. On a recommandé les révulsifs, les sinapismes et les vésicatoires. Nous n'avons jamais eu à nous louer des premiers, et les autres ne doivent pas être employés dans une affection qui réclame les plus prompts secours. L'emploi des bains chauds généraux (tandis que la tête de la mère est enveloppée de linges trempés dans l'eau froide) est un moyen beaucoup plus actif et beaucoup plus certain. A l'intérieur, il faut employer les narcotiques, et parmi eux l'opium, qui nous a rendu les plus grands services et que nous recommandons avant tout. Il ne faut pas s'arrêter à de petites doses, et pour le voir agir avec succès, il faut pousser la narcotisation jusqu'au bout. Nous donnons d'ordinaire 9 ou 13 milligr. de grain d'acétate de morphine à l'intérieur, et des lavements avec 20 ou 30 gouttes de teinture d'opium, et nous faisons répéter ces doses toutes les demi-heures, même après l'expulsion de l'enfant, lorsque les accès durent encore, jusqu'à ce que la malade dorme profondément. Sous l'influence de ce traitement, les convulsions cessent et sont remplacées par des contractions isolées, qui disparaissent enfin. Dans les cas où le pouls est petit, filiforme, lorsque les téguments sont pâles et décolorés, couverts d'une sueur froide et visqueuse, quand tout indique que le système circulatoire ne fonctionne pas, ou que la force de l'organisme est épuisée par des accès nombreux et répétés, nous cherchons à relever les forces vitales en donnant le musc à hautes doses, et lorsque tous les symptômes de dépression sont amendés, nous en venons à l'opium. Ces moyens restant inefficaces, on n'a plus rien à attendre d'autres médicaments plus ou moins vantés, comme les drastiques, le camphre, la digitale, la belladone, la valériane, la quinine, etc. On a recommandé les inhalations de chloroforme. Lorsque nous l'avons employé à deux reprises différentes, les accès se suivaient si rapidement qu'il fallait interrompre la chloroformisation avant que la malade fût narcotisée. Il ne faut pas contenir la mère pendant les convulsions; on ne ferait que les augmenter. On entourera la patiente d'oreillers, et on veillera à ce qu'elle ne puisse se blesser ou tomber du lit.

2° *Traitement obstétrical.* — Lorsque les convulsions se déclarent avant les douleurs, et qu'elles ne sont pas suivies de ces dernières, le devoir de l'accoucheur est de se borner au traitement médical, et de ne rien entreprendre pour délivrer immédiatement la malade. L'accouchement forcé est indiqué seulement lorsque les accès déclarés pendant la grossesse ont déjà duré depuis longtemps, et qu'ils augmentent continuellement d'intensité et de fréquence, sans pour cela réveiller les contractions utérines; ou bien lorsque ces dernières sont si faibles qu'on doit craindre de voir mourir la mère et l'enfant avant que la préparation du segment utérin inférieur soit suffisante pour permettre une délivrance moins violente. Quand la mère est à l'agonie, et que le seul espoir est de sauver l'enfant, il faut abandonner toute opération pouvant menacer sa vie, attendre la mort de la mère et préférer l'opération césarienne à l'accouchement forcé.

Trouve-t-on, au contraire, le col suffisamment dilaté ou commençant à se dilater avec les accès; le bassin est-il suffisamment développé pour permettre le passage du fruit et la présentation de la tête est-elle favorable, alors l'indication est d'appliquer immédiatement le forceps. Nous disons immédiatement, parce que l'expérience a démontré qu'il suffît de quelques accès pour mettre en danger la vie de l'enfant. Si la tête était déjà près du détroit inférieur, et qu'il suffît de quelques douleurs pour l'expulser entièrement, l'application du forceps ne ferait pas gagner de temps. Il vaudrait mieux avoir recours à des inhalations de chloroforme, qui pourraient retarder la marche des convulsions et prévenir ainsi leur fâcheuse influence sur la vie fœtale. L'enfant expulsé, on devra se hâter d'éloigner l'arrière-faix, surtout si les accès continuent; car le placenta entretient l'irritation de la face interne de l'utérus, et peut, si on ne l'extrait au plus tôt, occasionner une hémorrhagie dangereuse pour la mère.

La malade étant délivrée, il se peut que les convulsions durent encore une ou deux heures. Alors on aura recours à l'emploi énergique de l'opium, combiné à des affusions froides sur la tête, qu'on laissera toujours couverte de compresses trempées dans l'eau froide. Il est, comme nous l'avons dit, beaucoup plus facile de se rendre maître des attaques après la délivrance que pendant le travail; et on n'agira aussi énergiquement qu'autant que les accès dureront plus de deux heures après l'expulsion du placenta. On se contenterait, en attendant, de donner le sous-acétate de morphine à petites doses, et de faire appliquer des compresses froides sur la tête. On pourrait faire une saignée de 0gr,184 à 0gr,244 dans le cas de congestion de cet organe.

§ 36. — Grossesse extra-utérine.

On distingue, suivant que l'œuf se développe à la surface externe de l'ovaire, entre l'ovaire et les franges, dans les trompes, dans l'extrémité utérine des trompes ou dans l'abdomen, la grossesse en :

1° Grossesse extra-utérine ovarienne; 2° grossesse tubo-ovarienne; 3° grossesse tubaire; 4° grossesse tubo-utérine ou interstitielle; 5° grossesse abdominale.

Comme il est très-difficile de distinguer la variété pendant la vie, on les comprend sous le nom générique de grossesses extra-utérines.

La matrice, quelle que soit du reste la position de l'œuf, prend toujours une part plus ou moins grande à l'augmentation d'activité vitale survenue dans l'abdomen et les organes pelviens. Son volume s'accroît au point de ressembler à un utérus au deuxième mois de la gestation normale, ses vaisseaux se multiplient, ses fibres musculaires se développent. Sa muqueuse se ressent aussi de ce surcroît de vitalité; elle est plus riche en vaisseaux et plus épaisse, de manière à ressembler à une véritable membrane caduque normale.

L'œuf peut se développer tout aussi complétement que s'il était déposé dans l'intérieur de la matrice. Il en est de même pour le chorion, l'amnios, le placenta. Ce dernier est d'ordinaire plus large et souvent plus lobulé que lorsqu'il siége dans l'utérus.

Le diagnostic différentiel entre la grossesse intra et extra-utérine, se base sur les signes suivants : si on peut sentir une des parties de l'enfant, s'il est possible d'entendre les bruits du cœur, de percevoir par le toucher des mouvements actifs du fœtus, il n'y aura pas de doute sur la grossesse. Pour savoir au

juste la position de l'œuf (et on suppose que la grossesse a dépassé sa première moitié), on pourra recourir au cathétérisme
de la cavité utérine, dans les cas où l'augmentation de la tumeur
formée par l'œuf ne sera pas proportionnée à la durée de la gestation ; lorsque le bas-ventre aura une forme différente de celle
que présente l'utérus normal gravide ; quand la grossesse aura
précédemment été troublée par de la gêne dans les diverses
fonctions, et que des coliques utérines très-violentes auront été
suivies de l'écoulement de sang ou de sérum sanguinolent ;
quand, outre la tumeur formée par l'œuf, on pourra, après
avoir vidé la vessie, percevoir une seconde tumeur plus petite à
travers les parois abdominales, et que cette tumeur aura toutes
les apparences d'un utérus volumineux, ce qu'on pourra vérifier
par l'examen intérieur ; enfin lorsque la forme, le volume, la
direction de la partie vaginale du col ne répondront pas à la
période de la gestation. On essaiera alors d'introduire la sonde
utérine et de s'assurer de la vacuité de l'utérus. On écoutera avec
soin les bruits du cœur, on s'efforcera de percevoir par la palpation les mouvements et les membres du fœtus, et on pourra hardi-
ment affirmer une grossesse extra-utérine, surtout si par le toucher anal le doigt sent les mouvements du fœtus dans une tumeur indépendante de l'utérus.

Le diagnostic d'avec les tumeurs du bassin ou des organes
qu'il contient, est assez facile. Les tumeurs fibreuses de l'utérus
donnent par le palper abdominal la sensation d'une tumeur
ronde, noueuse, mais nettement circonscrite et également résistante. Dans les cas où ces tumeurs pénètrent dans l'utérus, le
cathétérisme utérin, lorsque le col peut être franchi, donnera
toutes les indications nécessaires pour les reconnaître. La marche des affections de l'utérus coïncidant avec ces tumeurs, est
essentiellement chronique ; il y a leucorrhées et absence de tous
les signes de la grossesse. Les tumeurs des ovaires ne pourront
être confondues avec la grossesse extra-utérine qu'autant que
leur volume ne dépassera pas celui de la tête d'un homme. On
les reconnaîtra surtout à leur développement lent, à la fluctua-
tion souvent perceptible, aux écoulements utérins et aux déplacements de la portion vaginale du col qui les accompagne. Les
épanchements assez considérables de la fosse iliaque et des replis
de Douglas, les exsudations péritonéales ont été précédés d'une

péritonite et présentent une résistance qu'on a comparée à une planche mise en travers, et sont surtout caractérisés par leur dureté.

Il est fort rare de voir le fruit mourir dans les premiers mois de la grossesse, circonstance favorable qui délivre la mère de toutes les fâcheuses complications accompagnant la grossesse extra-utérine. La terminaison la plus ordinaire est la rupture du kyste, suivie d'une hémorrhagie mortelle. Cette fin survient plutôt dans la grossesse tubaire que dans la grossesse abdomi- nale. Si la rupture du sac formé en partie par l'ovaire et la trompe, survient sans provoquer la déchirure des vaisseaux, le fœtus pénètre dans la cavité péritoneale et y détermine une péritonite mortelle ou la pyémie. Dans des cas très-heureux, l'œuf détermine une inflammation et s'enkyste; il est éliminé à la suite d'une suppuration des parois abdominales ou d'un des organes communiquant au dehors (vagin, vessie, rectum); mais non sans grands dangers pour la vie de la mère.

Les terminaisons les plus heureuses sont la saponification ou la pétrification du fœtus. Lorsqu'il a succombé dans les premiers mois, le fœtus provoque une inflammation qui rend plus épais- ses et plus résistantes les parois du kyste qui l'entourent. Les parties liquides de l'œuf sont résorbées, le fœtus s'atrophie, se durcit et son squelette, incrusté d'une substance à la fois grais- seuse et calcaire, reste pendant toute la vie de la mère enveloppé dans son sac. On lui donne alors le nom de *lithopædion*. Les gros- sesses abdominales prédisposent le plus souvent à cette étrange modification.

Lorsque le diagnostic peut être porté d'une manière certaine dans les premiers mois de la grossesse extra-utérine, les efforts de l'accoucheur doivent tendre à favoriser la mort du fœtus. On fait observer à la mère une diète rigoureuse, on lui pratique des saignées répétées, et enfin, si l'on peut sentir le sac, on le ponctionne et on fait écouler les eaux par la canule du trocart, que l'on laisse à demeure. Si la rupture du kyste a lieu dans les six premiers mois de la grossesse extra-utérine, on arrê- tera l'hémorrhagie par la compression de l'aorte abdominale, par des applications de glace sur l'abdomen; on s'efforcera, dans le cas où la première hémorrhagie ne serait pas mortelle, d'arrêter la péritonite consécutive par les moyens connus. Il faut, à cette époque, renoncer à l'incision des parois abdominales ou utérines, parce que l'enfant n'est pas viable et que ces opérations mettraient la vie de la mère en danger. La grossesse ayant atteint le septième ou le huitième mois, sans que la rupture du kyste soit survenue, le fœtus étant vivant, on a conseillé l'extraction artificielle de ce dernier, mais l'expérience a démontré qu'il y a peu d'espoir de sauver la vie de l'enfant par cette opération qui expose la mère aux plus grands dangers et surtout à des hémorrhagies mortelles, parce que les parois du kyste n'ont pas le pouvoir contractile nécessaire pour comprimer les vaisseaux nutritifs qui restent déchirés et béants. Il vaudra mieux se tenir sur l'expectative. Nous ne nous décidons à inciser l'œuf et à extraire le fœtus qu'au moment où les contractions de l'utérus et des muscles abdominaux font craindre une lésion des organes abdominaux, ou bien lorsque la grossesse extra-utérine causera des troubles fonctionnels trop graves.

On extraira artificiellement le fœtus lorsqu'après la rupture du sac il est encore viable et donne des signes manifestes de sa vitalité. Sinon on se contentera d'arrêter l'hémorrhagie et d'attendre de la nature l'enkystement ou l'expulsion du fœtus. Il n'y a rien à faire dans les cas où sa mort est reconnue et où la tumeur cesse d'augmenter de volume ; enfin lorsqu'il y a absence de troubles fonctionnels. Mais si l'état général de la mère est grave, si les péritonites se renouvellent trop souvent, si la production de pus fait craindre une infection purulente, si le fruit cause un obstacle mécanique gênant, il n'y a plus à hésiter, il faut extraire le fœtus hors de l'abdomen. Il peut aussi arriver que l'on soit forcé d'aider l'acte d'élimination du fruit qui s'est naturellement divisé en plusieurs parties. Ce sera en ouvrant les abcès fluctuants, en élargissant l'ouverture que l'inflammation a déterminée, soit dans le vagin, soit à travers les parois abdominales ; enfin en extrayant par morceaux le fœtus qui se décompose.

DEUXIÈME SECTION.

DES OBSTACLES VENANT DU FŒTUS.

§ 37. — Présentations transversales du fœtus.

Lorsque l'enfant se présente par la tête ou par l'extrémité pelvienne, sa présentation ne causera pas, par elle-même, un obstacle à l'accouchement; car il est parfaitement démontré que les présentations du crâne, de la face, des fesses et des pieds permettent à l'enfant de traverser normalement le bassin, et qu'il faut d'autres accidents pour compliquer la marche de ces accouchements. La dystocie n'étant jamais l'effet des présentations verticales, nous ne traiterons de ces dernières que dans les cas où elles sont déviées de leur direction ou inclinées. Bien que le redressement s'opère ordinairement d'une manière spontanée sous l'influence des contractions utérines, il peut aussi arriver qu'il n'ait pas lieu, et nous traiterons dans le paragraphe suivant des présentations normales, déviées ou inclinées.

Il en est autrement des présentations tranversales. A vrai dire, il se peut qu'elles se transforment d'elles-mêmes en présentations verticales ; mais ceci est tellement rare que tous les accoucheurs sont unanimes à considérer les présentations transversales comme vicieuses.

Si le fœtus est à terme, il ne pourra être expulsé sans l'aide de l'art, à moins qu'il ne transforme sa présentation transversale en présentation verticale. Sans cela l'accouchement artificiel est nécessaire. Il est rare de pouvoir diagnostiquer et prévenir une présentation transversale avant le commencement du travail, et pendant le cours de la gestation. Si cela était possible, tous les efforts du praticien devraient tendre à imiter les procédés de la nature dans la version spontanée et à éloigner du détroit supérieur la portion du tronc qui tend à s'y engager. Nous sommes parvenu dans quelques cas à cet heureux résultat, et voici comment nous procédâmes : d'abord nous cherchâmes à déterminer si c'était la tête ou les fesses de l'enfant qui étaient le plus près du

détroit supérieur (le plus souvent, c'est la première); nous ordonnâmes ensuite à la mère de se coucher sur le côté répondant à
l'extrémité la plus déclive du fœtus, et à l'aide d'un coussin pressant sur la région inguinale correspondante, nous tentâmes de
favoriser l'engagement de cette extrémité du fœtus dans le petit
bassin. Il fut recommandé à la mère d'essayer, avec toute la précaution possible, de refouler en haut l'extrémité fœtale la plus
éloignée du détroit supérieur; cette manœuvre combinée avec la
pression du coussin tendait à faire prendre au fœtus la direction
verticale. Quand la mère se levait pour vaquer à ses occupations,
nous nous efforcions de continuer ces deux pressions en sens inverse en remplaçant le coussin et la pression de la main par des
compresses pliées en plusieurs doubles et fixées autour du corps par
plusieurs tours de bande étroite, de telle sorte qu'une compresse
poussait le fœtus en bas et l'autre en haut. Même lorsque le travail
a commencé, on peut retirer d'excellents effets de cette double
compression, en faisant coucher la mère sur le côté correspondant à l'extrémité la plus déclive du fœtus; lorsque les membranes ne seront pas rompues, que l'utérus ne serre pas trop
fortement le fœtus et lorsqu'il n'y a aucune complication nécessitant l'évacuation rapide de la matrice, il sera bon de tenter cette
manœuvre, connue sous le nom de *version par des manipulations
extérieures*. Si elle ne réussit pas et si la rupture de la poche
a eu lieu depuis longtemps, la contraction utérine ne permettant pas la version par l'extérieur, il faut recourir à la version
interne par la tête, les fesses ou les pieds. La présentation
transversale ayant été changée en verticale, l'accoucheur a
rempli son devoir, et il faut alors abandonner à la nature l'expulsion du fœtus, si d'autres complications ne le forcent pas à agir
rapidement.

§ 38. — Présentations longitudinales du fœtus déviées ou inclinées.

A. *Inclinaisons de la tête dans la présentation du crâne.* —
1º L'inclinaison du crâne qui se rencontre le plus souvent est
celle dans laquelle le pariétal, tourné vers la partie antérieure
du bassin, descend très-profondément, tandis que le pariétal qui
regarde en arrière s'élève, de telle sorte que la tubérosité pariétale
dépasse plus ou moins le promontoire. Nous avons surtout trouvé

cette anomalie chez les femmes ayant le ventre en bissac, et lorsque le fœtus nage dans une quantité anormale de liquide amniotique. Cependant, dans tous les cas qu'il nous a été donné d'observer, nous avons vu, lorsque le bassin était normal, que la position inclinée du crâne s'améliorait à mesure que la tête s'enfonçait dans le bassin.

Quoique l'inclinaison du crâne cause des retards dans l'expulsion du fœtus, il est très-rare qu'elle puisse empêcher entièrement la délivrance. L'art ne doit intervenir que dans les cas où le détroit supérieur est rétréci dans le sens de son diamètre antéro-postérieur; car alors les douleurs agissant sur la tête par le moyen du tronc, tendent à enfoncer la portion du crâne dirigée en avant, cas qui se présente moins rarement qu'on ne croit. Cependant on ne doit pas agir avant d'avoir acquis la conviction que la moitié du crâne, située en arrière, tend toujours à remonter; quelques tractions avec le forceps suffisent, lorsque la tête est ainsi arrêtée, pour lui rendre sa direction normale.

La tête peut s'engager de manière à ce que ses plus longs diamètres répondent aux plus courts diamètres du bassin. Elle reste alors au-dessus du détroit supérieur et est mobile. Si la poche n'est pas encore rompue, il est bon de faire écouler les eaux à ce moment, et si ce moyen reste inefficace, on fera la version podalique.

2° Il est moins rare de rencontrer l'inclinaison dans laquelle la partie postérieure du crâne s'enfonce plus profondément que la moitié antérieure. Les obstacles qu'elle crée et le traitement sont les mêmes que dans le cas précédent.

3° Une inclinaison très-rare du crâne est celle dans laquelle une oreille se trouve entièrement dans l'axe du bassin. C'est pour ainsi dire une présentation de l'oreille, et pour que le crâne prenne cette position, il faut qu'il se soit engagé par son diamètre occipito-frontal dans le diamètre antéro-postérieur du bassin; les douleurs continuant, il se fait autour de ce diamètre un mouvement de bascule. Une moitié du crâne se relève et l'autre moitié s'enfonce et occupe le détroit inférieur.

B. *Inclinaisons de la tête dans la présentation de la face.* — Dans cette présentation, l'inclinaison vient de ce qu'une des moitiés antérieure ou postérieure du visage descend plus profondément dans le bassin, tandis que l'autre est arrêtée en

haut. On les nomme alors présentations des joues, et on a
rarement l'occasion de les observer à un degré aussi exagéré.
Nous n'avons eu occasion de les rencontrer que trois fois,
et la joue la plus antérieure était toujours la plus inférieure.
L'accouchement fut retardé dans les trois cas : d'abord à cause
de l'obstacle qu'éprouvait pour descendre le visage incliné, ensuite parce que la torsion du visage (le menton se portant en
avant) se faisait avec lenteur. Les seules forces de la nature suf-
firent pour terminer l'accouchement. L'application du forceps, la
perforation et la céphalotripsie peuvent être nécessitées par les
hauts degrés d'inclinaison du visage, surtout lorsque cette position vicieuse est causée par une anomalie du bassin. Des manœuvres intempestives peuvent aussi gêner et rendre inutiles
les efforts de la nature pour vaincre l'obstacle créé par l'inclinaison. Nous ne conseillons l'opération qu'après une longue attente,
et seulement lorsqu'on sera sûr que la position est cause de retards dangereux pour le fœtus. Il faut préférer à l'application
du forceps la version par les pieds; lorsqu'elle est possible, elle
présente les chances les plus favorables pour la mère et l'enfant ; ensuite l'application du forceps est rendue difficile, parce
que la face, étant inclinée, ne peut descendre bien bas, et ne
peut être solidement saisie par le menton et par le front avec
le forceps; les parties molles du cou seront lésées, et il faudra
d'autant plus de force pour extraire l'enfant, que sa position
élevée empêche de pratiquer la torsion artificielle du menton
en avant.

C. *Inclinaisons du bassin dans la présentation de l'extrémité
pelvienne.* — Le bassin et la colonne vertébrale du fœtus sont
plus intimement articulés que la tête et le cou. — Le bassin sera
donc beaucoup moins mobile que la tête; il faudra aussi que le
tronc participe plus ou moins aux inclinaisons du bassin fœtal.
Voilà pourquoi les présentations inclinées des fesses sont liées
en général à des présentations inclinées de tout le corps du
fœtus. Les faibles degrés d'obliquité fœtale ont peu d'action sur
la marche de l'accouchement; car il arrive le plus souvent
que de violentes douleurs font descendre les fesses, et en les
abaissant, leur font reprendre leurs rapports normaux par rapport
au bassin de la mère. Quand les inclinaisons du tronc sont causées par des inclinaisons de l'utérus, on voit le siége du fœtus

aller s'arcbouter contre la moitié du bassin opposée au fond de la matrice. Les fesses s'arrêtent sur la ligne innominée. L'une d'elles est au-dessus, l'autre au-dessous. De violentes contractions transforment souvent ces présentations des hanches en présentations normales du siége ; cependant, dans plusieurs cas, il nous fallut aller saisir les pieds, et au moyen de fortes tractions forcer le siége à s'engager dans le bassin.

§ 39. — Anomalies du mécanisme de l'accouchement.

I. *Anomalies du mécanisme de l'accouchement dans la présentation du crâne.*

A. *Présentation du front.* — Il y a deux variétés de cette anomalie. Dans la première, le front est la partie la plus déclive lorsque la tête s'engage dans le détroit supérieur (et cette présentation empêche la flexion normale de la tête), ou bien cette dernière s'engage par son sommet; mais divers obstacles s'opposent à la descente de l'occiput, ou forcent le front à devenir plus inférieur.

Le reste du mécanisme peut varier : 1° Le crâne de l'enfant n'étant pas volumineux, le bassin normal, les douleurs fortement développées, il peut arriver que l'enfant traverse le bassin dans la position énoncée plus haut, le front restant à la partie inférieure ; cela arrive surtout dans les cas où le front s'est arrêté contre la paroi antérieure du bassin.

2° Si le front est en arrière dès le principe, ou s'il prend cette position après une rotation suivant l'axe vertical de la tête, il peut arriver que l'occiput, qui est dirigé en avant, devienne peu à peu inférieur et que l'accouchement se fasse comme si c'était une présentation ordinaire du crâne.

3° On a souvent affaire à des têtes volumineuses, à des obstacles puissants qui s'opposent à ce que le fœtus traverse les voies naturelles. L'accouchement sera impossible par le front, il faut changer cette présentation en présentation de la face, ou recourir à l'aide de l'art.

Si la tête s'arrête, le front en avant, au-dessus du détroit supérieur, et que tout du reste semble indiquer l'urgence de l'opération, on aura dans la version podalique, le procédé le moins dangereux pour la mère et l'enfant ; il faut préférer l'application du forceps, même quand la présentation du front est complète, et que le front s'est déjà engagé dans la partie supérieure du canal pelvien.

L'opération n'est pas, à dire vrai, très-facile : on peut cependant tenter de la pratiquer, car en agissant avec soin et prudence elle n'expose aucune des deux vies, et n'empêche pas l'application du forceps, si elle devient nécessaire par la suite. En général, quelques tractions avec le forceps suffiront pour faire plus ou moins descendre le crâne et pour changer la présentation du front en présentation du crâne ou de la face : et si cela n'est pas possible, il faudra tirer la tête au dehors, le front restant en bas. L'opération devient alors très-difficile ; et malgré l'état normal des voies maternelles on peut avoir une application très-pénible, et lorsque l'action du forceps devient insuffisante, il faut recourir au perforateur et au céphalotribe. On s'exposera à cette triste nécessité, en opérant trop tôt, en ne laissant pas aux douleurs le temps d'opérer la rotation de la tête autour de son axe vertical.

B. *Anomalies dans le mouvement de rotation du crâne autour de son axe vertical* — Quand la tête n'opère pas sa rotation, et que l'occiput ne vient pas en avant, les contractions se paralysent à la suite de la grande résistance, et on aura à combattre la faiblesse secondaire des douleurs ; ou bien le crâne reste enclavé dans le bassin malgré toute l'énergie des douleurs ; ses téguments se tuméfient ; la compression prolongée provoque des épanchements apoplectiques dans le cerveau ; l'enfant meurt dans le sein de sa mère, ou du moins la faiblesse des bruits du cœur indique le danger imminent qu'il court. La compression douloureuse de la vessie et de l'urèthre par le front trop volumineux cause de grandes souffrances à la mère. Devant ces divers symptômes, et lorsque le bassin ne présente pas de cause de dystocie, on peut croire que la direction de l'occiput en arrière cause seule un obstacle à l'accouchement. C'est le cas, lorsque la rotation horizontale de la tête ne s'effectue qu'incomplétement, c'est-à-dire, lorsque l'occiput n'est pas dirigé en avant, mais occupe une des portions latérales du bassin, de sorte que la suture sagittale répond au diamètre transverse. De nombreux retards dans l'accouchement sont la suite de cette position, surtout au moment où la tête arrive dans la portion inférieure du bassin, et que l'occiput et le front, enclavés dans les parois latérales résistantes, empêchent toute progression de la tête.

Tant que l'on n'aura pas à craindre pour la vie de la mère ou pour celle de l'enfant, il ne faudra pas recourir à l'opération ; on se contentera de faire coucher la mère sur le côté où se trouve le front de l'enfant. Cette précaution aura surtout un bon effet, quand elle sera prise au moment où la tête, située au-dessus ou dans le détroit supérieur, possédera encore assez de mobilité pour opérer la rotation souhaitée. Le décubitus latéral a beaucoup moins d'action lorsque la tête est déjà descendue et enclavée dans le bassin.

Dès qu'on craint pour la vie de la mère ou de l'enfant, il faut recourir au forceps , tenter d'abord d'améliorer la position par un mouvement de torsion, enfin extraire l'enfant si elle ne peut s'effectuer.

II. *Anomalies du mécanisme de l'accouchement dans la présentation de la face.*

Il est nécessaire dans cette présentation, pour le passage normal de l'enfant, que son menton, tourné dans le principe de côté ou en arrière, se dirige vers la paroi antérieure du bassin, et enfin sous l'arc des pubis, et lorsque ce mouvement de rotation ne s'effectue pas, la durée de l'accouchement se trouve au moins prolongée. On attribuera ces retards à cette cause, le bassin étant dans des conditions normales, et les contractions puissantes, lorsque la face, que l'on sent mobile au-dessus du détroit supérieur et qui repose d'ordinaire sur les pubis, ne peut s'engager dans le petit bassin. Il faudra, quand on sera certain de la position de la face, tenter la version podalique, bien préférable à l'application du forceps. Il est du reste difficile d'atteindre la tête avec cet instrument et l'extraction de cette dernière, dont le menton est tourné en avant, est impossible si la rotation ne s'effectue pas préalablement, ce qui est rare quand le visage est aussi élevé. Il en est autrement quand la face s'est engagée, et que le front est dirigé un peu en avant, ou entièrement de côté.

Et si l'accoucheur est forcé de terminer rapidement l'accouchement, il devra se servir du forceps, qui seul permettra d'attirer le menton en avant, de l'engager sous les pubis et d'extraire la tête sans difficulté. Le forceps étant reconnu inutile, et l'opérateur ne pouvant donner à la tête la position convenable pour la faire sortir du bassin, on recourra à la perforation ou à la céphalotripsie, seuls procédés auxquels on puisse avoir recours pour délivrer la mère.

III. *Anomalies du mécanisme de l'accouchement dans les présentations des fesses et des pieds.*

Ces présentations de l'extrémité pelvienne du fœtus, causent des obstacles à l'accouchement lorsque la rotation ordinaire du dos en avant ne peut s'effectuer. Dans ces circonstances, le tronc peut même glisser sans difficulté à travers les voies naturelles. La tête seule, dont le menton est tourné en avant, pourra s'arrêter au-dessus de l'arc des pubis, et lorsqu'on ne remédiera pas promptement à cette complication, la compression du cordon entraînera la mort du fœtus.

§ 40. — Procidence d'une ou plusieurs extrémités de l'enfant compliquant une présentation.

Nous ne voulons pas parler ici de la chute d'un bras dans les présentations transversales, ni de la procidence des extrémités inférieures, quand l'extrémité pelvienne de l'enfant se présente. Nous allons nous occuper des procidences d'une ou de plusieurs extrémités, compliquant la présentation d'une région avec laquelle elles n'ont point de connexions anatomiques, comme par exemple : Procidence d'un ou des deux bras, dans les présentations de la tête; procidence des mêmes parties dans la présentation des fesses; procidence d'un ou de deux pieds, dans les présentations de la tête; procidence d'un membre supérieur et d'un membre inférieur, des deux membres supérieurs et des deux membres inférieurs dans les présentations de la tête.

Il n'est pas rare de sentir avec le doigt, même avant la dilatation du col, dans les dernières semaines de la gestation, une extrémité au-dessous de la tête, à la hauteur du détroit supérieur; et quand la tête descend, il arrive que cette extrémité est tellement engagée dans le bassin, que l'enfant ne peut la retirer. Souvent aussi, après la rupture de la poche des eaux, on cherche vainement l'extrémité dont on craignait la procidence; de même, il peut arriver que les extrémités ne descendent dans le bassin qu'après l'écoulement des eaux. C'est ce qui a lieu quand la poche se rompt subitement, la tête occupant encore une position élevée, ou bien lorsque la femme se tient debout et qu'une grande quantité de liquide amniotique a empêché le segment utérin inférieur de s'appliquer exactement sur la partie qui se présente.

C'est d'ordinaire un bras qui glisse vers l'endroit occupé par les eaux, et la tête, suivant immédiatement, achève de l'enclaver dans le bassin.

Les causes prédisposantes de cette complication sont : les rétrécissements du détroit supérieur, l'inclinaison anormale du bassin, l'inclinaison de la tête, en un mot, toutes les circonstances qui s'opposent à l'entrée de cette dernière dans le petit bassin.

L'influence des procidences sur le travail est plus ou moins fatale, suivant que l'espace nécessaire pour le passage de la tête est plus ou moins rétréci. C'est pourquoi la procidence simultanée de plusieurs extrémités, surtout d'un ou deux pieds est plus à craindre que la procidence de la main, peu importante lorsqu'elle complique une présentation du crâne. Il faut tenir compte aussi de l'endroit du bassin où se trouve la portion prolabée, des dimensions de la tête, de celles du bassin, enfin de l'intensité des contractions utérines. Quand la présence d'une ou plusieurs extrémités au-devant de la tête sera reconnue avant la rupture de la poche des eaux, l'accoucheur ne devra rien faire. Ce n'est qu'après l'expulsion des eaux qu'il sera indiqué d'en faire la réduction. Pour cela, on pénètre dans les organes génitaux, on repousse le bras du fœtus en le faisant glisser entre la tête et les parois utérines tout en prenant garde, par l'emploi d'une force trop grande, de fracturer le bras de l'enfant. Il serait superflu de réduire lorsque la main seule fait saillie et gêne peu la sortie de la tête. La réduction peut ne pas réussir quand on s'est aperçu trop tard de la procidence ; c'est ici qu'il conviendra d'activer l'accouchement par l'application du forceps, lorsque tous les symptômes en indiqueront la nécessité.

La procidence du pied doit être réduite de même ; le volume de cette extrémité, le pelotonnement du tronc que sa chute entraîne, tout tend à augmenter les obstacles et les dangers. Si la réduction du pied est rendue impossible par l'engagement trop profond de la tête, on appliquera le forceps. Si la tête est encore élevée dans le bassin, on se servira de ce que nous appelons la *double manœuvre*, dont nous parlerons plus longuement à l'occasion de la version, et qui consiste à repousser la tête en haut, tout en opérant simultanément des tractions sur les pieds.

§ 41. — Augmentation générale du volume de l'enfant.

Lorsque l'enfant est trop volumineux, son passage à travers un bassin normal cause des retards dans l'accouchement, d'autant plus prolongés que le bassin est plus rétréci et la présentation de l'enfant plus défavorable. C'est surtout la tête, dont le volume anormal offrira le plus de difficultés; car la tête de ces sortes de fœtus est plus dure que celles des autres.

Les signes de l'augmentation et de la résistance anormales de la tête sont : Le bassin étant normal, la présentation n'étant pas de celles qui provoquent la dystocie, les douleurs étant suffisamment énergiques et prolongées, la tête ne bouge pas, ses téguments se gonflent, les bruits du cœur diminuent d'intensité et indiquent un danger menaçant pour la vie du fœtus. Comme nous n'avons aucun moyen pour forcer la tête à passer dans un anneau osseux trop étroit, il faut recourir à des procédés violents et mettant en danger au moins une des deux vies; d'un autre côté, les douleurs pressant vigoureusement sur la tête, raccourcissent ses diamètres en comprimant les os les uns contre les autres, le médecin fera bien, comme dans les cas où le bassin est trop étroit, de se confier aux forces de la nature, aussi longtemps que la durée et l'énergie des contractions lui sembleront propres à triompher de l'obstacle, sans pourtant mettre en jeu l'existence de la mère ou celle du fœtus. Il faudra donc écouter de temps en temps les bruits du cœur de ce dernier et terminer artificiellement l'accouchement dès qu'ils commenceront à faiblir. Du reste, la plupart des enfants extraits dans ces conditions vivent peu après leur naissance. C'est, comme on l'a deviné, le forceps qui servira à cette extraction. Dans les cas où l'on ne pourra s'en servir, lorsque l'enfant sera mort ou qu'un danger imminent menacera la vie de la mère, on aura recours à la perforation et à la céphalotripsie. Si la mère a eu dans d'autres grossesses précédentes des accidents dus à cette cause de dystocie, on retirera de grands avantages de l'accouchement prématuré artificiel employé souvent avec succès dans des cas analogues.

§ 42. — Collections de liquide dans la cavité crânienne du fœtus.

Le médecin s'efforcera de déterminer le volume de la tête de l'hydrocéphale. Il tâchera de savoir au juste quelle compression la tête pourra supporter et si elle sera suffisante pour permettre au fœtus de s'engager et de traverser le bassin. On reconnaît qu'elle est suffisamment compressible lorsque les douleurs la forcent à avancer dans le canal pelvien, et on peut dans ces cas laisser les forces naturelles achever l'accouchement. Mais dès que la marche de ce dernier est entravée par les obstacles provenant de la dimension exagérée du crâne fœtal, il faut avoir recours au forceps. Qu'on ne se laisse pas tromper pourtant par la compressibilité de pareils crânes; une extrémité peut s'allonger au point de sortir du bassin, tandis que l'autre est encore retenue au-dessus du détroit supérieur; le forceps ne saurait alors trouver de point d'appui assez résistant et glisserait dès les premières tractions. Le céphalotribe semble être indiqué dans ces circonstances, et il sera bon de faire précéder son application de la paracentèse crânienne. Les dimensions de la tête l'empêchant de pénétrer dans le petit bassin, on doit, lorsqu'elle est mobile au-dessus du détroit supérieur, faire la version par les pieds, l'extraction du tronc, ponctionner la tête et l'extraire avec le céphalotribe. Si la version est impossible, on enfoncera dans une fontanelle un trocart et on évacuera le liquide; alors la nature peut terminer l'expulsion de l'enfant; si le temps presse et que les circonstances l'exigent, il ne faut pas reculer devant le forceps ou le céphalotribe.

§ 43. — Influence de la mort du fœtus sur la marche de l'accouchement.

Une des conditions indispensables pour que le mécanisme de l'accouchement soit normal, consiste dans une certaine résistance opposée par le fœtus aux parois du bassin. La tête rapetissée et molle d'un fœtus mort ne présente pas cette résistance. Elle se laisse facilement comprimer et n'opère pas ou n'opère qu'incomplétement sa rotation normale autour de son axe transversal et longitudinal. Les contractions du fond de l'utérus, agissant sur un tronc dépressible et peu résistant, perdent de leur énergie. Il manque aussi la réaction, l'irritation causée par le corps plus résistant d'un fœtus normal vivant et sain sur les parois internes de l'utérus. Enfin, il ne faut pas oublier l'influence qu'exerce la cause à laquelle a succombé l'enfant. C'est surtout lorsque sa mort est le résultat de la maladie d'un des organes maternels, lorsque les organes pelviens ont été affectés, qu'on verra au moment du travail, manquer les forces qui sont produites normaleme... :r ces organes. Il est pourtant des cas dans lesquels on doit considérer la mort du fœtus comme une circonstance avantageuse : c'est lorsque l'étroitesse des voies pelviennes, le volume ou la position de l'enfant rendent son rapetissement nécessaire pour la terminaison de l'accouchement. Rien, en effet, ne diminue le volume du fœtus comme sa mort, et cela explique pourquoi la nature termine facilement des accouchements que les opérations les plus diverses n'ont pu terminer. Aussi, il faudra autant que possible abandonner à la nature l'expulsion des fœtus morts, tant que des accidents graves ne menaceront pas la mère. Lorsque ce sera le cas, il faudra rechercher la cause du retard, et employer soit le traitement médical, soit le traitement obstétrical que nous avons indiqué plus haut. Quant au dernier, nous ferons observer qu'il faut ménager autant que possible un fœtus mort et longtemps hésiter avant de le broyer ou de le morceler, d'un côté pour épargner à la mère la vue de son enfant défiguré, de l'autre pour ne pas s'attirer le reproche de cruauté.

TROISIÈME SECTION.

TROUBLES DE LA GROSSESSE ET DE L'ACCOUCHEMENT DUS AUX ANNEXES DU FŒTUS.

§ 44. — Anomalies des membranes de l'œuf.

A. *Épaisseur anormale des membranes.* — Elle peut retarder la rupture de la poche des eaux, et l'enfant peut même venir au jour avant qu'elle ne soit rompue.

Les anomalies des douleurs et les hémorrhagies que cet état entraîne peuvent facilement être arrêtées par la rupture artificielle de la poche.

B. *Amincissement anormal des membranes.* — Il peut causer l'écoulement prématuré des eaux et par là troubler le pouvoir contractile de l'utérus, occasionner des rétractions spasmodiques que l'on traitera par les moyens indiqués.

C. *Hémorrhagies entre les diverses enveloppes de l'œuf.* — Elles se produisent à toutes époques de la gestation. Elles ont lieu généralement dans sa première moitié. Quand la quantité de sang épanché n'est pas trop considérable et que l'œuf n'est pas détaché dans une trop grande étendue, la grossesse peut atteindre son terme normal ; sinon la mère avorte, ou l'œuf restant dans l'utérus se transforme en môles charnues.

D. *Môles charnues.* — Les caillots sanguins se décolorent de la périphérie vers le centre : leur coloration foncée disparaît par la résorption des corpuscules sanguins : la fibrine se transforme en tissu conjonctif, s'attache à la membrane subjacente, à la couche la plus extérieure du coagulum recouvrant la caduque vraie et à la paroi interne de l'utérus. De cette manière surviennent des adhérences des divers tissus contigus. L'adhérence la plus intime se trouve d'ordinaire à l'endroit où aurait été inséré le placenta ; de telle sorte que la môle s'étant détachée de la paroi interne de l'utérus y reste encore adhérente par un pédicule difficile à séparer. Il est probable que la formation de tissu conjonctif fait adhérer la caduque vraie avec l'utérus. Dans tous les cas, elle reste dans l'intérieur lorsque la môle est expulsée. Le caillot sanguin, qui s'est produit comme nous venons de le dire entre les deux caduques, la reflexe et le chorion, occasionne une formation assez épaisse sur la reflexe et détermine l'adhérence de cette membrane avec le chorion. Lorsque l'effusion sanguine entre la caduque réfléchie et le chorion n'a pas été considérable, lorsque l'organisation du caillot n'a eu lieu qu'en quelques endroits, ou bien lorsque la caduque réfléchie a contracté des adhérences plus solides avec la caduque vraie qu'avec le chorion, on ne trouvera pas sur la surface de la môle, l'enveloppe qu'on y rencontre d'habitude, et qui est formée par la caduque réfléchie, ou bien elle n'existera qu'en quelques endroits, tandis que les autres portions seront recou-

vertes par le chorion, reconnaissable à ses villosités. L'épaississement du chorion est causé par l'épanchement sanguin plus
moins organisé, qui se trouve entre ses villosités. On voit en
effet entre elles des caillots sanguins interstitiels de couleur foncée ou des entre-croisements formés par la fibrine se transformant en tissu conjonctif.

E. *Môle vésiculaire.* — Elle est constituée par une masse légère
et floconneuse, surnageant dans l'eau et formée par l'agrégation
de vésicules nombreuses, pédiculées, transparentes, de la grosseur d'un grain de millet ou d'un œuf de pigeon, supportées
comme les graines des ombellifères par des pédicules longs et
réunis en un seul point, ou par une grappe comme des grains
de raisin. Cette masse se trouve au milieu du chorion. Cette
anomalie de l'œuf est causée par l'hypertrophie des villosités du
chorion, envahies ensuite par l'œdème résultant des obstacles
apportés à la formation du placenta. Les symptômes de ces diverses espèces de môles sont très-variables. On pourra les soupçonner pendant le cours de la grossesse, lorsque l'augmentation du
volume de l'utérus ne répond pas à la durée de la gestation. Ce
qu'il importe de bien préciser, c'est si le volume de la matrice
est trop petit ou trop considérable, si le développement de cet
organe s'est arrêté tout à coup ; si vers le sixième ou septième
mois de la grossesse, la mère et l'accoucheur n'ont pu, malgré
de nombreuses manipulations, percevoir les mouvements du
fœtus ; si après un examen attentif on n'aura pas entendu les
bruits du cœur de l'enfant ; si un écoulement de sang s'est produit plusieurs fois, avec ou sans douleurs semblables à celles de
l'accouchement, après qu'on s'est assuré de la plénitude de
l'utérus. Chez les multipares il est un autre signe précieux, tiré
des symptômes généraux, c'est un affaiblissement rapide, de
l'amaigrissement, un malaise général.

Lorsque la môle n'est pas expulsée toute à la fois, les débris
qui restent dans l'utérus peuvent occasionner des métrorrhagies
nombreuses et profuses. Enfin les môles peuvent causer des catarrhes utérins, des leucorrhées, des engorgements chroniques, l'aménorrhée, la stérilité, et des inflammations puerpérales intenses.

L'art n'a rien à faire contre cette anomalie de l'œuf. Il faut s'en
rapporter aux forces de la nature, qui expulsera tôt ou tard la

môle comme corps étranger, et diminuer autant que possible
l'intensité des complications qui en résultent.

F. *Hydropisie de l'amnios.* — C'est une collection anormale de
liquide dans cette enveloppe de l'œuf. On l'observe chez les hydropiques, chez les personnes sujettes aux épanchements séreux,
chez celles dont les extrémités inférieures sont infiltrées à la
suite de la compression des veines du bassin par l'utérus anormalement développé. Le fœtus est petit, faible, quelquefois même
hydropique. La mère souffre par suite du développement excessif
du bas-ventre, de la compression des poumons, dans lesquels on
trouve de l'œdème; elle présente souvent de tels accès de suffo-
cation, que l'accouchement prématuré artificiel est nécessaire
pour sauver sa vie.

Pendant l'accouchement, il se produit des hémorrhagies : les
douleurs s'affaiblissent par suite de l'excessif développement des
parois utérines; et au moment de la rupture des membranes,
les eaux, s'échappant brusquement, peuvent causer la procidence du cordon ou d'une extrémité fœtale. Nous avons parlé
ailleurs de ces complications.

G. *La quantité trop faible de liquide amniotique,* ou (ce qui est
très-discutable) son manque total, ont pour suites, comme la
rupture prématurée de la poche, des anomalies dans les douleurs, surtout des rétractions spasmodiques de l'utérus et la
compression souvent mortelle du fœtus.

H. *Le liquide amniotique appartenant à des fœtus morts depuis
longtemps et retenus dans l'utérus* ou à des fœtus morts pendant un accouchement pénible et commençant à se décomposer
devient brunâtre, vert, trouble, possède une odeur pénétrante
et très-désagréable ; il est si âcre que, lorsque la main de l'accoucheur est en contact avec lui, il peut déterminer l'inflammation
des lymphatiques et des follicules pileux. Ceci est un fait démontré, qui porte à supposer l'action corrosive exercée à la longue sur les parois de l'utérus par ce liquide en décomposition,
par suite de l'exosmose qui se fait à travers toute membrane. C'est
à cette irritation qu'il faut rapporter les anomalies des douleurs
observées après la mort du fœtus, et les endométrites puerpérales, qui troublent les suites de couches.

§ **45.** — **Anomalies du cordon.**

A. *Procidence et chute du cordon ombilical.* — La procidence
du cordon est l'anomalie dans laquelle le cordon se trouve en
totalité ou en partie dans le segment inférieur de l'œuf et devient accessible au toucher à travers la poche des eaux ou les
parois utérines. La chute du cordon désigne la présence du cordon dans le vagin ou même hors des parties génitales externes, après la rupture de la poche.

On comprend que la procidence peut se produire pendant la
gestation aussi bien que dans les premières périodes de l'accouchement, tandis que la chute s'observe seulement pendant la
durée de ce dernier.

Les causes de cette anomalie se divisent en deux catégories :
les unes agissant pendant la grossesse et les deux premières périodes de l'accouchement, les autres manifestant leurs effets
après la rupture de la poche. Parmi les premières, citons les cas
dans lesquels la cavité de l'œuf est trop considérable pour le volume du fœtus, comme dans les hydropisies de l'amnios ; et la
manière dont les parties du fœtus remplissent le segment utérin
inférieur. En effet, le fruit peut ne pas être immédiatement appliqué contre le segment inférieur, et entre l'utérus et lui, il peut
s'interposer une quantité plus ou moins grande de liquide amniotique. C'est surtout lorsque la matrice est inclinée ou oblique pendant la gestation que cette complication s'observe.
L'inclinaison anormale, le rétrécissement du bassin peuvent
s'opposer à la descente du fœtus dans la partie inférieure de l'u-
térus.

L'enfant reste retenu dans une partie de l'utérus et le cordon
peut glisser dans la partie qu'occupe le liquide amniotique. On
observe cette anomalie principalement dans les présentations de
tête ; mais on ne peut pourtant pas dire que ces présentations y
prédisposent plus que les autres, et l'expérience démontre même
que le cordon glisse plus aisément dans le segment inférieur lorsqu'il y a présentation d'autres parties du fœtus, pouvant occuper
ce segment d'une manière moins exacte que la tête. Ainsi les
présentations des pieds, des fesses, des épaules, prédisposent à la
procidence et à la chute du cordon, parce que l'extrémité fœtale

de ce dernier se trouve alors plus rapprochée du col utérin : lorsque le placenta est inséré à la partie inférieure de la matrice, lorsque le cordon s'attache à son bord inférieur, il est rare de ne pas voir se produire l'anomalie qui nous occupe.

Au point de vue de l'étiologie, c'est la manière d'être du segment inférieur qui joue le plus grand rôle dans les déplacements du cordon avant et après la rupture de la poche des eaux. En effet, lorsque cette partie de la matrice ne se contracte pas vigoureusement, elle offre un passage aisé aux membres du fœtus qui sont en avant et permet par la même raison le glissement du cordon. C'est ce qui explique pourquoi nous avons rencontré plus souvent des chutes et des procidences du cordon chez les multipares, dont les parois utérines sont molles et peu résistantes, que chez les primipares. Une des causes importantes est le mode de rupture de la poche. Lorsque les eaux s'écoulent brusquement et sont en grande quantité, elles entraînent avec elles le cordon qui plongeait dans le liquide. Enfin, la procidence de petites parties du fœtus a aussi son importance; en effet, si un pied ou une main glisse en bas et au-devant de la tête, il y aura, si forte que soit la compression exercée par le segment utérin inférieur, entre ces deux parties un vide qui permettra au cordon de glisser dans le vagin. Il ne faut pas oublier que toutes ces causes prédisposantes et occasionnelles peuvent se rencontrer simultanément et qu'il est souvent bien difficile de savoir celle qui a été la plus influente.

Le peu de volume du cordon, qui fait saillie en formant une anse, la facilité avec laquelle il cède à la pression, font présumer *à priori,* qu'il ne saurait causer un obstacle à l'accouchement. La santé et la vie de la mère ne sont pas mises en jeu par cette anomalie; dans un seul cas il peut devenir un obstacle, c'est dans celui où le cordon est fortement tendu au travers de la tête qui se présente. La chute du cordon ne menace guère que la vie de l'enfant. Sa mort peut être causée par la compression d'un ou de plusieurs vaisseaux du cordon, par l'absence de communication entre le sang de la mère et celui du fœtus, et par l'annihilation de la fonction du placenta qu'on peut regarder comme l'organe respiratoire du fœtus; si les deux artères restent seules ouvertes, l'anémie survient, l'hypérhémie et l'apoplexie, au contraire, se produisent quand la veine est seule perméable.

Ces accidents seront surtout à redouter quand la chute du cordon se fait vers la partie antérieure du segment inférieur, partie contre laquelle la tête s'applique plus intimement ; le danger est surtout menaçant quand la tête est volumineuse et remplit complétement le canal pelvien, quand l'anse du cordon se trouve placée à une extrémité du diamètre du bassin suivant lequel le diamètre le plus long de la tête s'est engagé.

Il ne faut pas oublier, au point de vue du pronostic, de tenir compte du temps pendant lequel le cordon est resté au dehors : car une compression assez forte, mais ne durant que quelques minutes, peut ne pas compromettre la vie du fœtus, tandis que la mort survient, quand une compression même faible se continue d'une manière permanente pendant longtemps.

Le diagnostic est aisé quand le cordon fait saillie dans le vagin ou en dehors de la vulve. La forme, la consistance du cordon aideront à le reconnaître, quand l'anse sera située entre la tête et la paroi du bassin ; enfin, dans tous les cas où la circulation n'est pas interrompue, on sentira les pulsations plus ou moins fortes des vaisseaux ombilicaux. Il n'est pas aussi facile de reconnaître la procidence quand les enveloppes ne sont pas rompues. Quand à travers ces dernières on sent un cordon cylindrique et des pulsations, l'hésitation n'est pas permise ; mais elle commence lorsqu'on sent les pulsations, sans percevoir les contours du cordon. On peut prendre pour les battements des vaisseaux ombilicaux ceux des artères qui parcourent la portion inférieure de la matrice. On ne pourra éviter les erreurs qu'en comparant le rhythme des pulsations que l'on perçoit avec celui du cœur du fœtus et avec le pouls radial de la mère. Dans les cas où le col est parfaitement dilaté, où l'on peut palper convenablement les membranes, il ne faut pas attribuer toutes les pulsations que l'on sent aux battements du cordon. Les artères ombilicales peuvent, avant de s'engager dans le cordon, parcourir un trajet plus ou moins long à travers les membranes (*insertio funiculi umbilicalis velamentosa*), de sorte que leurs pulsations sont très-marquées sans que le cordon soit prolabé.

Quand à travers les membranes non encore rompues, à travers le segment utérin inférieur, on sent la procidence du cordon et que le col est incomplétement dilaté, il faut attendre,

quelle que soit du reste la présentation, et que l'on sente ou non
les pulsations des artères ombilicales. Car il arrive souvent que le
segment utérin inférieur se contractant et s'appliquant exactement contre la partie qui se présente, fait remonter au-dessus
du détroit supérieur, non-seulement cette partie du fœtus, mais
encore l'anse funiculaire engagée. De telle sorte, qu'après la
complète dilatation du col, le doigt ne peut plus les sentir. On a
le droit d'attendre cet heureux résultat, lorsque l'anse est petite et
élevée, lorsqu'on ne la sent pas au centre de l'orifice utérin, lorsque le segment inférieur se contracte vigoureusement et s'applique exactement contre la poche des eaux. C'est pour cela que
nous considérons comme un devoir de ne tenter aucune réduction et de conserver la poche intacte aussi longtemps que possible. Si la tête se trouve encore au-dessus du détroit supérieur,
nous faisons coucher la malade sur le côté qui répond à l'anse
engagée; le tronc s'incline de ce côté, entraîne avec lui l'utérus,
et la tête tendant à se porter du côté opposé exerce une pression
moins forte sur cette anse. Quand après la dilatation complète
du col, l'anse funiculaire ne s'est pas réduite, il faut empêcher
toute compression pouvant mettre obstacle à la circulation fœtale. Tant que la force et la fréquence des pulsations ne seront
pas diminuées, tant que les bruits du cœur du fœtus ne faibli-
ront pas, on peut être assuré que sa vie n'est pas en danger et il
n'y aura pas d'indication pour opérer. Mais dès que les pulsations artérielles et les bruits du cœur s'affaiblissent et cessent de
temps en temps, que leur rhythme se modifie, il faut rompre la
poche, et tenter la réduction de l'anse engagée. Il faudrait agir de
même lorsque la chute se produit avant la dilatation complète
du col. Pour faire cette réduction, on saisit l'anse entre l'index
et le médius de la main répondant au côté qu'elle occupe : on la
repousse entre la tête et la paroi utérine, quand le col est incomplétement dilaté, entre la tête et la paroi du bassin, lorsque le
col a été franchi, en s'efforçant de la faire remonter autant que
possible. Quand la réduction a réussi, on fait coucher la mère
du côté opposé à la main de l'accoucheur qui a été introduite
dans le vagin; on retire la main peu à peu, en laissant les doigts
entre la tête et la ligne innominée du détroit supérieur, pour
empêcher une nouvelle chute, jusqu'à ce que des douleurs violentes aient fait avancer la tête plus profondément dans le bas-

sin. Quand, après de nombreuses tentatives, il n'a pas été possible de réduire et qu'il n'y a aucune indication de terminer rapidement l'accouchement et que ce serait impossible vu le peu de dilatation du col, il faut tenter la réduction de l'anse au moyen de l'instrument de Braun (*fig.* 64), que nous avons modifié.

C'est un bâtonnet (*a*) en gutta-percha, long de 0^m,433, ayant à une de ses extrémités 0^m,023, à l'autre 0^m,014 d'épaisseur.

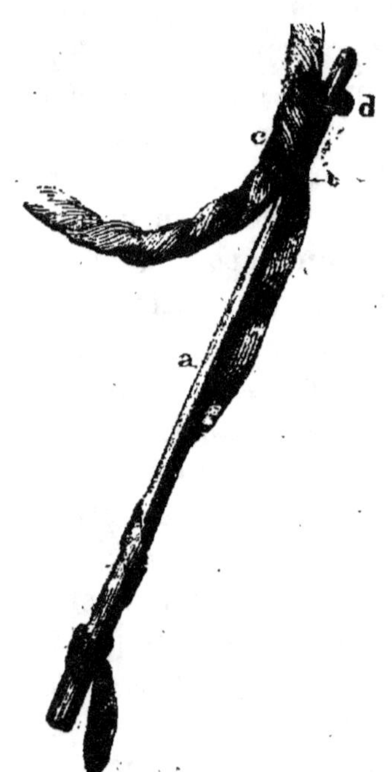

Fig. 64 (1).

A peu de distance de l'extrémité la moins épaisse se trouve un trou par lequel passe une petite bandelette large de 0^m,019, se terminant par une ganse qui doit être glissée autour du bâtonnet. Pour qu'elle ne glisse pas le long de ce dernier, on lui a adapté une virole large de 0^m,011. On conduit cet instrument entre les deux doigts, l'extrémité *d* étant en avant ; on atteint le cordon et on le fait dépasser par la virole. Le cordonnet mis en double est passé à l'avance par l'ouverture *b*. On fait passer la ganse terminale du cordonnet au-dessus du cordon ombilical, et on va la fixer (ce qui se fait en écartant la ganse) à la portion du bâtonnet qui est au-dessus de la virole. On tire alors le cordonnet avec la main libre, on le tend et on le fixe à l'extrémité du bâtonnet que l'on tient à la main. Le cordon est donc pris entre l'ouverture du bâtonnet et la virole, par la portion du cordon qui, fixée au-dessus de la première par la ganse, vient passer par la seconde et sortir au dehors.

On pousse alors en haut et on s'efforce de réduire le cordon ; on laisse l'instrument en place jusqu'au moment où la tête est suffisamment engagée [pour empêcher toute nouvelle chute du

(1) Instrument de Braun modifié.

cordon. C'est alors qu'on retire l'instrument par des tractions légères. La ganse du cordonnet qui est située au-dessus de la virole glissera, puisque rien ne l'arrête ; l'anse du cordon sera donc libre et l'instrument pourra être retiré au dehors sans entraîner avec lui le cordon ombilical. Cet instrument, qui diffère peu de celui qu'on emploie à la clinique de Vienne, m'a rendu tant de services, et son introduction est si facile que je le recommande de toutes mes forces aux praticiens.

Quant au résultat général des tentatives de réduction, nous devons dire qu'il arrive souvent de les voir être inutiles. On doit se faire un devoir d'y renoncer lorsqu'elles n'ont pas abouti après trois essais successifs ; il n'y a plus alors qu'à précipiter la marche de l'accouchement. Ajoutons aussi que la réduction n'est possible que dans les cas où la tête se présente, car lorsque les membres du fœtus sont en avant, ils remplissent si incomplétement le segment inférieur que le cordon trouve toujours assez de vide pour passer.

On peut activer l'accouchement soit en intervenant avec le forceps, soit avec les mains, après avoir fait la version par les pieds.

Quelle que soit l'opération que l'on choisisse, il ne faut jamais oublier ce précepte : de ne pas employer des procédés mettant en danger la vie de la mère ; la chute du cordon met si souvent celle de l'enfant en question, qu'on ne parvient, même dans les circonstances les plus favorables , que très-difficilement à le sauver. Si donc on était au moment d'employer des procédés pouvant nuire à la mère, il faudrait songer au peu de chances qu'on a de conserver la vie à l'enfant, chances qui diminuent à mesure que l'accouchement devient plus compliqué.

Quand le cordon formera une anse volumineuse au dehors des organes génitaux, quand il sera sorti depuis plus d'un quart d'heure, quand il sera froid et sans pulsations, quand les battements du cœur ne pourront être entendus, le devoir de l'accoucheur est d'attendre et de s'interdire toute opération.

B. *Anomalies dans la longueur du cordon.* — La longueur du cordon présente souvent des variations importantes ; on l'a vue aller jusqu'à 1^m,625 , et, d'un autre côté, on a observé des fœtus dont l'ombilic était presque accolé au placenta ou aux enveloppes. Dans ce dernier cas, l'augmentation de volume du fœtus peut entraîner des déchirures prématurées et des décollements du placenta, des hémorrhagies et l'avortement. La longueur exagérée cause des entortillements autour du fœtus, des nœuds et des chutes du cordon. Il est rare que le raccourcissement soit assez considérable pour constituer un obstacle à l'accouchement. Lorsque cela arrive, c'est que la brièveté du cordon n'est que relative ; elle est due à son entortillement autour du corps du fœtus, et ne manifeste son influence qu'au moment où la tête du fœtus est sortie du bassin. La brièveté absolue ou relative du cordon peut causer des hémorrhagies par suite du décollement prématuré du placenta, des anomalies dans les douleurs, des déchirures du cordon. Elle peut, et ceci très-rarement, lorsque le cordon est très-gros et très-résistant et que le placenta a des adhérences très-fortes avec les parois internes de l'utérus, elle peut causer de véritables retards dans la marche de l'accouchement. Quand l'entortillement du cordon, amène sa compression, il y aura d'abord troubles dans la circulation funiculaire et ensuite dans la circulation fœtale ; troubles qui peuvent entraîner la mort du fœtus.

C. *Entortillements du cordon.* — Ils surviennent par la torsion que le fœtus opère autour de son axe longitudinal ou par son engagement dans une anse toute formée du cordon. Les entortillements multiples n'ont pas, en général, d'action fâcheuse sur la vie du fœtus ; mais ils peuvent décoller le placenta et, par là, déterminer de graves hémorrhagies ; c'est, de plus, par ce mécanisme que se produisent les amputations spontanées du fœtus.

D. *Anomalies de l'insertion funiculaire.* — On appelle *insertio marginalis* l'insertion du cordon sur un des bords du placenta. On la remarque surtout sur les placentas qui s'insèrent sur le segment inférieur de l'utérus. Les vaisseaux du cordon se divisent alors avant leur entrée dans le placenta et arrivent isolés à son bord. C'est ce qu'on appelle *insertio filamentosa* ou *furcalis*. L'*insertio velamentosa* n'est que cette dernière beaucoup plus prononcée. Dans celle-ci, les vaisseaux pénètrent dans les enveloppes à une distance de 11 à 18 centim. du bord placentaire, se subdivisent et arrivent dans le placenta après avoir parcouru un assez long trajet à l'intérieur des membranes. Lorsque les vaisseaux sont ainsi isolés et parcourent le segment inférieur de l'œuf, ils peuvent être comprimés par le fœtus et être rompus lorsque les eaux s'échappent. Enfin, après la rupture de la poche, on peut prendre une de ces artères pour un vaisseau du cordon et croire à une chute de ce dernier.

E. *Anomalies des vaisseaux du cordon.* — Il est rare de voir une gaîne particulière à chaque vaisseau, ce qui fait croire à l'existence de 2 ou 3 cordons. On peut trouver une *stegnose* des vaisseaux ombilicaux à la suite de torsion trop forte du cordon. Elle existe alors près du cercle ombilical, et en empêchant la circulation dans le vaisseau, elle cause la mort du fœtus.

On ne rencontre presque jamais d'inflammations des vaisseaux du cordon. Nous n'en avons jamais rencontré qu'une, ayant eu lieu dans la veine ombilicale. Enfin les obstacles opposés à la circulation fœtale peuvent provoquer des espèces de varices ayant le volume d'un œuf de pigeon, et causant par leur rupture des hémorrhagies mortelles pour le fœtus, dans la cavité amniotique.

§ 46. — Anomalies du placenta.

A. Ce qui a trait au *siége anormal* du placenta, ainsi que les troubles de la gestation et de l'accouchement qui en sont la suite, ont été exposés à propos des hémorrhagies causées par le *placenta prævia*.

B. La *division anormale* en plusieurs lobes, les placentas *accessoires*, sont de peu d'importance dans la pratique.

C. *Épanchements sanguins.* — Ce sont des altérations communes du placenta, et il n'est aucune partie de cet organe qui ne puisse en être affectée. Leur volume varie depuis la grosseur d'une tête d'épingle jusqu'à celle d'un œuf de poule. On les divise en superficiels et parenchymateux. Dans cette dernière variété, le sang s'épanche dans une cavité irrégulière communiquant avec d'autres plus petites; ou bien on trouve un ou plusieurs lobules colorés en brun foncé, plus épais et plus friables, remplis de sang qui s'est infiltré sans détruire les réseaux de l'organe. Ces extravasations sont susceptibles de toutes les métamorphoses que les épanchements sanguins peuvent subir dans les divers organes. Les parties liquides sont résorbées et la fibrine forme une masse jaunâtre, remplissant toute la cavité, et finissant par s'organiser en tissu conjonctif; d'un autre côté, il arrive souvent que tout l'épanchement subit la métamorphose graisseuse ; il est rare qu'il se dépose des sels calcaires.

Toutes les dyscrasies provoquant des hémorrhagies chez la mère, prédisposent les vaisseaux placentaires à la rupture. Ce sont : le typhus, le scorbut, les exanthèmes fébriles, etc.; toutes les maladies qui entravent le retour du sang des extrémités inférieures vers le cœur, comme : les insuffisances des valvules, les affections du cœur, les infiltrations fibrineuses, séreuses, tuberculeuses des poumons; toutes les congestions des organes abdominaux, causées soit par l'état général de la malade, soit par la gestation. La rupture des vaisseaux peut s'opérer sans cette hypérhémie, par des causes toutes mécaniques, comme les contractions utérines survenant pendant la gestation.

Les lésions traumatiques de l'utérus, secousses, chutes, etc., peuvent causer les hémorrhagies qui nous occupent. Nous pensons aussi que le développement successif des parois utérines provoque des tractions et des ruptures du parenchyme placentaire. Il est rare que la circulation fœtale amène seule ces épanchements. Cela n'arrive qu'après des compressions et des déchirures du tissu placentaire qui sont accompagnées de solutions de continuité dans les ramifications des vaisseaux ombilicaux, ou lorsque la veine ombilicale étant comprimée, le sang arrivant par les artères ombilicales, ne pouvant revenir vers l'enfant par la veine comprimée, s'accumule dans le placenta et provoque par cette *vis à tergo* la rupture des vaisseaux.

Dans les premiers mois de la grossesse, toute hémorrhagie est dangereuse pour la vie du fœtus : d'abord par l'interruption dans la circulation utéro-placentaire, ensuite par la compression que l'œuf éprouve à la suite de l'épanchement du sang qui s'est fait entre ses enveloppes.

Dans la deuxième moitié de la gestation, les hémorrhagies placentaires sont moins dangereuses pour le fœtus et on voit, chez des enfants normaux, des foyers hémorrhagiques ayant subi leurs diverses métamorphoses. Quand l'hémorrhagie est considérable, le placenta est décollé dans une assez grande étendue et la mère et l'enfant sont menacés par une hémorrhagie qui se fait jour au dehors; ou bien, quand les vaisseaux utéro-placentaires se ferment à temps par des caillots ou par la rétraction du parenchyme utérin, le fœtus meurt ou est expulsé prématurément.

Les symptômes et le diagnostic des hémorrhagies placentaires sont ceux de tous les écoulements sanguins, et il est difficile de donner un signe certain pour les distinguer des autres. Par suite, le traitement rationnel est impossible ou très-difficile.

D. *Inflammation du placenta.* — La stase inflammatoire du placenta ne peut se distinguer de l'hypérhémie, cause de l'hémorrhagie, que lorsque l'épanchement s'est produit; c'est le stade d'hépatisation qui caractérise l'inflammation du placenta (*placentitis*) proprement dite.

Ces hépatisations ont la forme de plaques, de la grosseur d'un œuf d'oie ou de pigeon, d'une coloration foncée, dures quoique friables, situées plus ou moins profondément dans le parenchyme et opposant au couteau une résistance plus grande que les endroits sains.

La section en est brillante et d'un rouge brun uniforme; sa surface est presque granuleuse, ou bien on peut trouver dans un tissu homogène des foyers apoplectiques nombreux, nettement limités, de la grosseur d'un grain d'orge ou d'une lentille. Si l'hépatisation est plus ancienne, elle est moins colorée, plus solide mais aussi plus cassante. Les éléments fluides ont disparu et la fibrine subit déjà les transformations qui en feront du tissu fibroïde. Cette décoloration et cette variation graduelle dans la consistance forment, avec la rétraction de tout l'endroit hépatisé, et l'oblitération graduelle de tous les vaisseaux, la transition de l'hépatisation à une de ses terminaisons les plus fréquentes. Je veux parler de l'induration partielle. Ces indurations forment des masses noueuses, calleuses, rouges et d'un jaune citron, quand elles sont anciennes; elles sont entourées par le parenchyme de l'organe ou également répandues à sa surface; elles constituent un tissu compacte, uniforme, semblable au tissu élastique, et se distinguent des nodosités résultant des épanchements sanguins par la disposition de la fibrine en couches, par l'absence de tout détritus de corpuscules sanguins et de tous les résidus d'un épanchement.

Une autre terminaison de la placentite est l'adhérence du placenta avec les parois utérines. Il faut au moins quatre à six semaines pour que l'union soit bien intime. Ces adhérences sont tantôt larges comme une pièce de cinq francs, où même comme la main; d'autres fois ce sont des filaments fibreux qui sont de la grosseur d'une plume d'oie ou de corbeau et qui pénètrent dans le parenchyme utérin. On ne peut pas affirmer que ce dernier prenne part à l'inflammation. Les anciens accoucheurs ont déjà observé la terminaison de l'inflammation par suppuration, sous forme d'abcès lobulaires circonscrits. Rokitansky semble aussi admettre que l'inflammation tend à former un produit qui se transforme en pus. On trouve des dépôts de phosphates et carbonates de chaux (ce que l'on nomme l'ossification du placenta), ayant la forme de nodosités linéaires ou radiées, dans les indurations placentaires et dans le parenchyme modifié par l'inflammation. L'examen microscopique des modifications anatomiques résultant de la placentite, celui de l'exsudation et des vaisseaux environnants porte à penser que les systèmes vasculaires de la mère et du fœtus participent tous les deux à l'inflammation. Nous pensons qu'il faut aussi admettre une crase dans le sang du fœtus, crase qui serait la cause des inflammations qu'on observe dans ses divers organes. Nous sommes d'autant plus disposé à défendre cette opinion, (de l'influence de la crase inflammatoire du fœtus sur la production de la placentite), qu'il nous a presque toujours été possible de trouver avec les inflammations placentaires, des pneumonies, des péritonites existant simultanément chez le fœtus.

De même les hypérhémies mécaniques causées par des troubles de la circulation dans les vaisseaux ombilicaux, peuvent se changer peu à peu en stases inflammatoires, et en inflammations vraies du placenta. Toutes espèces de compressions du cordon, soit par son entortillement, soit par les nœuds qui s'y forment, soit par la pression du corps du fœtus peuvent être considérées comme causes occasionnelles. Mais le plus souvent elles proviennent de la mère. Les secousses violentes, les coups, les chutes sur le ventre et occasionnant une inflammation de la matrice à l'endroit où siége le placenta, provoquent une hypérhémie des vaisseaux utéro-placentaires, suivie d'exsudation consécutive; de là, surviennent des obstacles à la circulation dans les vaisseaux du fœtus qui se ramifient dans le placenta; ils sont le siége d'hypérhémies, prennent ensuite part à l'inflammation, l'augmentent et l'étendent.

Nous croyons que dans l'état actuel de nos connaissances, il est impossible de poser sûrement le diagnostic de la placentite.

On peut la soupçonner quand la malade présente les symptômes d'une inflammation de l'utérus, fièvre, douleur dans la région utérine, etc.

Nous considérons les suppurations qui suivent l'inflammation du placenta, comme pouvant contribuer beaucoup à la pyémie, en favorisant la résorption du pus; elles sont souvent la cause des fièvres puerpérales pernicieuses. Cependant il ne faudrait pas croire, comme Wilde a été porté à le faire, que tout frisson paraissant pendant la grossesse et se liant avec une douleur sourde et pongitive dans la région utérine, soit un symptôme de suppuration placentaire.

Quant aux suites que les inflammations du placenta ont pour l'enfant et la mère, il est démontré qu'elles peuvent s'étendre même sur la plus grande partie de l'organe, sans mettre leurs vies en danger. Si l'inflammation se déclare dans la première moitié de la grossesse, si elle occupe une grande étendue du placenta, si l'exsudation est considérable, elle pourra, en produisant la compression des vaisseaux placentaires, en empêchant le contact du sang de la mère avec celui du fœtus, elle pourra, disons-nous, nuire à l'existence de ce dernier; d'un autre côté, les adhérences trop intimes du placenta, de la paroi interne de l'utérus, empêchent le développement normal de la matrice, ou bien la dilatation de cet organe ne pourra se faire sans déchirer ou décoller prématurément les parties les moins intimement unies du placenta et sans provoquer par là des hémorrhagies et l'avortement.

Le traitement de la placentite consiste en des saignées générales et locales, en des irritations dérivatives sur la peau. Ces moyens seront de quelque utilité, lorsque l'inflammation placentaire aura pour cause une métrite partielle et que l'exsudation ne sera point encore faite. Quand elle aura pour cause une crase du sang fœtal, ou des obstacles à la circulation, que l'on sera sûr de l'interruption dans les communications entre le système vasculaire de la mère et celui du fœtus, tous les moyens conseillés pour combattre l'hypérhémie placentaire seront sans action et inutiles.

E. *Œdème du placenta.* — Chez les personnes hydropiques, il n'est pas rare de rencontrer des placentas volumineux, infiltrés de sérosité, et presque entièrement décolorés. Le volume anormal du placenta est dû à cette infiltration séreuse. L'on peut faire échapper ce liquide en comprimant le placenta entre ses mains.

Nos recherches microscopiques faites sur de semblables placentas, injectés de gélatine colorée, nous ont permis d'y rencontrer les modifications anatomiques si bien décrites par Meckel.

Quant au mode de production de cette anomalie placentaire, nous ferons d'abord remarquer qu'elle se rencontre presque toujours chez des personnes hydropiques, et qu'elle coïncide toujours avec une quantité anormale d'eau de l'amnios. Nous sommes donc convaincu qu'elle trouve sa cause dans la crase séreuse de la mère, que le sérum pénètre par endosmose dans le placenta, y est retenu, s'y accumule de plus en plus, pénètre ensuite dans le sang du fœtus, de là arrive en partie dans les espaces cellulaires de la membrane qui recouvre les villosités et en partie dans l'intérieur des villosités mêmes, produisant ici l'hypertrophie cystique des villosités, là l'œdème de leur membrane celluleuse.

Lorsque l'anomalie placentaire qui nous occupe a atteint un degré considérable de développement, la nutrition du fruit souffre plus ou moins, et l'expérience démontre que les mères hydropiques ont toujours des enfants très-peu volumineux.

La quantité trop considérable de liquide amniotique causant un développement anormal des parois utérines, peut provoquer l'accouchement prématuré.

La crase séreuse du sang de la mère, la dilatation considérable des vaisseaux utéro-placentaires déchirés lors du décollement du placenta, le développement excessif des parois utérines provoquent, tantôt des métrorrhagies abondantes, tantôt des douleurs anormales.

F. *Chute du placenta.* — On nomme ainsi la modification de l'accouchement dans laquelle le placenta et les membranes sont expulsés avant l'enfant. Ce décollement prématuré peut se produire pendant la gestation ou pendant l'accouchement, et il a lieu en général lorsque l'insertion placentaire est rapprochée de l'orifice du col. Nous en avons pourtant observé un cas, dans lequel la mère mourut à la suite d'une fièvre puerpérale, et où le placenta, tout en ayant son insertion normale, avait pu pourtant glisser en avant de l'enfant et être expulsé avant l'accouchement.

Dans toutes les observations connues jusqu'à ce jour, on a eu affaire à des accouchements prématurés, et jamais l'enfant n'est venu vivant au monde.

Le diagnostic des chutes du placenta est aisé lorsque ce dernier est déjà sorti de l'utérus ; on pourrait le confondre avec des caillots de sang amassés dans le vagin, mais un examen attentif empêchera cette erreur. Il serait difficile et même impossible de reconnaître le placenta, lorsque celui-ci se présente au-devant de la tête de l'enfant et que le col utérin n'est pas suffisamment dilaté. Du reste, cela aurait peu d'importance et ne modifierait en aucune façon la conduite que l'accoucheur doit tenir. Qu'on se contente de diagnostiquer le *placenta prævia*, et dans tous les cas de chute de l'arrière-faix, qu'on se tienne prêt à suivre tous les préceptes que nous avons donnés pour prévenir les accidents résultant de l'insertion du placenta sur le col.

CINQUIÈME PARTIE.

OPÉRATIONS OBSTÉTRICALES.

OPÉRATIONS PRÉPARATOIRES.

§ 47. — Dilatation artificielle du col.

On entend par opérations préparatoires, les procédés obstétricaux employés pour donner à l'orifice du col une dilatation suffisante et permettre l'exécution de certaines manœuvres. L'accoucheur se propose, en dilatant artificiellement le col, tantôt d'aider et d'activer l'expulsion naturelle du fœtus, tantôt de se frayer un passage jusque dans la cavité utérine pour entreprendre des opérations nécessaires dans certains cas. La dilatation du col peut être obtenue avec ou sans instruments. L'opération est donc sanglante ou ne nécessite pas l'effusion du sang.

A. Dilatation manuelle du col. — Quand on veut dilater le col sans employer l'instrument tranchant, on y introduit un ou plusieurs doigts que l'on écarte avec une certaine force. Il ne faudrait pas croire que l'action qu'ils exercent est seulement mécanique. En effet, les nerfs sont comprimés, et par suite de l'irritation subie par le segment inférieur, tout l'utérus se contracte.

Indications. — 1° On a recommandé cette opération dans les cas où des métrorrhagies abondantes ou des convulsions graves menacent la vie de la mère, quand l'orifice n'est pas suffisamment dilaté, et que le seul espoir de salut est dans la prompte expulsion du fœtus. Lorsque l'hémorrhagie est causée par un placenta prævia, nous employons la dilatation par les doigts de préférence à la dilatation avec l'instrument tranchant, quand les bords du col sont mous, peu sensibles, qu'ils présentent des replis et sont facilement dilatables, de sorte qu'on peut pénétrer profondément dans l'utérus, et sans que l'emploi d'une force trop considérable soit nécessaire. Nous ne conseillons pas cette méthode dans les cas où des convulsions se seraient déclarées vers la fin de la gestation, ou au commencement du travail, parce que l'opération a pour effet d'augmenter l'irritation et l'intensité des crampes, comme nous l'avons dit à propos de ces dernières. Il faudra donc recourir, dans ces cas, à l'opération sanglante.

On a conseillé de dilater le col avec la main lorsqu'on veut obtenir une délivrance rapide, la mère étant morte ou ne donnant plus signe de vie. Ceci nous semble peu logique, car la manœuvre demande beaucoup de temps, et comme le fœtus meurt peu de temps après la mère, chaque minute devient précieuse. Si la mère est réellement morte, la seule opération indiquée est l'opération césarienne. De cette manière, l'enfant est mis au jour avec rapidité, et la version nécessaire après la dilatation manuelle du col, l'accouchement forcé, les tractions exercées sur le fœtus, la difficulté de son passage à travers des organes génitaux non encore préparés, tout tendrait à mettre sa vie en danger.—Si la mort de la mère n'est qu'apparente, il faut se garder encore de toute dilatation violente, qui enlèverait à la mère le peu de forces qui lui restent. On se contentera de la rappeler à la vie par tous les moyens, et on n'aura plus à s'occuper de la délivrance, ou sinon on attendra d'avoir la certitude de la mort, et l'on n'hésitera pas à pratiquer l'opération césarienne. — On voit combien sont restreintes les indications de l'accouchement forcé; la théorie et la pratique repoussent presque entièrement ce procédé, qu'abandonneront, nous l'espérons, tous ceux qui en ont été les défenseurs pendant les dix dernières années.

2° Quand l'orifice du col n'est pas suffisamment dilaté, on a recours à la dilatation manuelle pour irriter par action reflexe le corps et le fond de l'utérus, et en provoquer la contraction. Ainsi, on l'emploie dans les cas où, la mère manquant d'énergie, la dilatation totale se fait attendre, où la contraction spasmodique des fibres circulaires du segment inférieur cause une contraction encore plus violente des fibres longitudinales, ou bien enfin quand des modifications organiques des bords de l'orifice empêchent la complète dilatation du col.

Nous avons énuméré ces indications, sans les approuver toutefois, et sans en nier le bon effet dans certains cas; nous déclarons que nous n'employons pas la dilatation forcée, parce que nous possédons des moyens beaucoup plus sûrs et moins dangereux. Ainsi, le traitement intérieur et la douche utérine augmentent l'énergie des douleurs; d'un autre côté, la dilatation manuelle est très-douloureuse, elle augmente la rétraction quand on l'emploie pour des strictures spasmodiques, et n'aboutit à aucun résultat quand les bords du col doivent leur rigidité à une induration fibreuse ou cancéreuse.

Nous sommes loin de partager l'opinion de ceux qui veulent employer cette méthode dans les cas où le col se contracte convulsivement et comprime certaines parties du fœtus. Il est évident que la dilatation par l'introduction des doigts dans le col ne sera qu'illusoire, et que la compression exercée par lui sur le cordon ou le cou du fœtus sera bien plus forte après l'opération.— Nous sommes tenté, on le voit, de rejeter totalement cette manœuvre, et nous le ferions si elle n'était expressément indiquée dans une anomalie de l'accouchement où on ne saurait s'en passer : c'est dans la contraction spasmodique du segment inférieur accompagnant les hémorrhagies dans les suites de couches. En effet, quand le placenta se trouve encore dans la cavité utérine, que le sang s'épanche en grande quantité dans son intérieur, que la contraction spasmodique du segment inférieur empêche la main de pénétrer dans l'utérus, il est nécessaire, indispensable même d'introduire la main, et pour cela la dilatation prudente et délicate de l'endroit resserré est nécessaire pour préparer la sortie des caillots et du placenta. Nous parlerons plus tard des circonstances dans lesquelles il faut achever de dilater le col pour faire la version ou l'extraction du fœtus.

Opération.— On peut pratiquer l'opération suivant le résultat que l'on veut obtenir, avec l'index et le médius, avec trois doigts, avec toute la main. Après l'avoir enduite d'huile et rassemblé les doigts en cône, on la fait pénétrer dans le vagin, de manière à ce que le côté radial regarde la symphyse, et lorsqu'on l'a introduite jusqu'à sa partie la plus large, on la tourne de

manière à ce que sa face dorsale regarde la concavité du sacrum.
Quand les doigts sont arrivés au col, on introduit la troisième
phalange de l'index seul ou avec celle du médius quand on veut
dilater entièrement. On imprime aux doigts des mouvements de
rotation, et on les fait avancer comme une vrille. Si le but de
l'accoucheur est de pénétrer dans l'utérus, il introduira ensuite
le pouce, puis successivement les deux autres doigts.—Osiander,
Carus, Busch ont proposé des instruments spéciaux ; d'après l'opinion que nous avons avancée plus haut, on comprendra que nous
les rejetons. En effet, on risque, en ne pouvant graduer la
force de l'instrument, de causer des déchirures des bords du col.
Du reste, l'expérience a aussi démontré la complète inutilité et
même le danger de ces instruments.

B. Dilatation sanglante du col. — Si nous nous sommes élevé
contre la dilatation manuelle du col, nous sommes, au contraire,
partisan des incisions de cette partie. Lorsqu'elles sont faites par
une main habile et dans des cas spéciaux, elles peuvent être
regardées comme une des plus utiles opérations nouvelles de
l'obstétrique.

Indications. — 1° Les incisions ont été considérées comme indiquées avant le commencement du travail, et lorsque le col est
encore entièrement fermé, dans les conditions suivantes :

a. Lorsque la mère meurt et qu'on veut sauver l'enfant, nous
avons déjà dit plus haut qu'il y avait peu d'espoir de conserver
ce dernier, puisqu'il faut lui faire traverser des voies naturelles
peu préparées, qui lui opposent par conséquent une résistance
considérable. L'enfant qui survit à la mère est déjà si affaibli qu'il
ne saurait résister aux pressions nécessaires pour lui faire franchir le bassin. Aussi, malgré les autorités qui les conseillent,
regardons-nous les incisions du col comme complétement contre-
indiquées dans ce cas.

b. Nous avons aussi dit quelle était la marche à suivre lorsque
la mort de la mère n'est qu'apparente. On pourrait cependant
tenter les incisions du col lorsqu'elle tarde à revenir à elle, et
que l'on n'a pourtant pas encore la certitude complète de sa mort.
Nous considérons cependant l'opération comme indiquée lorsque l'enfant donne des signes positifs de vie, et lorsque les
désavantages qu'elle causerait à la mère seraient compensés par
la probabilité que l'on aurait de pouvoir sauver le fruit. Mais il

ne faut pas la tenter quand le fœtus ne donne pas signe de vie. L'opération ferait alors courir de grands dangers à la mère, si elle reprenait des forces, et n'aurait aucun avantage pour l'enfant. Ainsi, de même que tout à l'heure, le devoir de l'opérateur est de rappeler la mère à la vie, tant que sa mort est incertaine; mais dès qu'on est certain qu'elle ne vit plus, il ne faut pas hésiter à pratiquer l'opération césarienne.

c. Les incisions sont indiquées, même avant que le travail ne soit commencé, lorsque des désordres graves, comme des hémorrhagies ou des convulsions, forcent le médecin à éloigner promptement l'œuf de l'utérus.

2° Quand le travail est commencé, on doit recourir aux incisions, lorsque tous les autres moyens ont échoué pour obtenir la dilatation suffisante du col, et que l'accouchement étant retardé, la vie de la mère et celle de l'enfant sont mises en danger. — On les emploiera, par exemple, dans les cas de contractions spasmodiques et rebelles du col; lorsque ses bords ont une rigidité anormale, due à des modifications pathologiques ; quand la dilatation normale est rendue impossible par suite de changements dans la position ou la direction de l'utérus. — Et encore ici, nous regardons comme une hardiesse blâmable de vouloir tenter l'opération, avant d'avoir épuisé tous les moyens pour obtenir la dilatation par l'action des forces naturelles.

3° Les incisions doivent être faites lorsque les bords du col ont contracté des adhérences à la suite d'une exsudation survenue pendant la gestation, aussi bien dans les cas d'atrésies véritables, que dans ceux d'agglutination, lorsque les douleurs sont impuissantes à séparer les lèvres du col, et que l'utérus menace de se rompre.

4° Enfin, elles sont indiquées lorsque le col, contracté spasmodiquement, comprime une des parties du fœtus. Outre l'obstacle apporté à l'accouchement, il y a ici le danger que court le fœtus, par suite des obstacles que cette constriction apporte à sa circulation. Une simple incision suffira pour sauver le fœtus, quand tous les moyens connus pour combattre la constriction seront jugés inutiles, comme étant trop lents.

Opération. — Les deux mains étant nécessaires, il est bon, pour faciliter les manœuvres de l'opérateur, de mettre la malade en travers sur son lit. Un simple bistouri, courbé sur le tranchant et porté sur un long manche, est tout aussi bon que les divers hystérotomes connus. Quoique l'incision ne provoque pas une hémorrhagie trop abondante, il est bon d'avoir sous la main de l'eau fraîche, une seringue à injections, des éponges et de la charpie en boulettes, afin de pouvoir tamponner au besoin. On introduit un ou deux doigts dans le vagin, on pénètre dans le col délicatement, et par une douce traction on s'efforce d'isoler la paroi utérine de la partie du fœtus qui se présente. On glisse le bistouri sur les doigts qui sont dans le vagin, on conduit sa pointe jusqu'au-dessus des bords du col, et on les divise, en ayant soin de couper beaucoup plus en sciant qu'en pressant. Il est bon de faire de 4 à 6 incisions en divers endroits. Elles n'ont pas besoin alors d'être aussi étendues et les douleurs provoquent une dilatation bien plus régulière et bien plus étendue. En général la largeur des incisions dépend des circonstances qui les rendent nécessaires et des dimensions du fœtus. Lorsqu'on les fait pour remédier à une stricture spasmodique, elles doivent être peu profondes, de 0^m,005 à 0^m,007. Dans les cas d'indurations fibreuses ou cancéreuses, quand l'hémorrhagie ou les convulsions nécessitent la prompte introduction de la main dans la matrice, on peut leur donner 0^m,011 à 0^m,014 de profondeur. Quand on pratique des incisions pour sauver l'enfant, lorsque la mère a toutes les apparences de la mort, il faut débrider suffisamment le col pour que l'enfant n'éprouve aucune résistance de sa part. Quand l'atrésie est complète, *Rosshirt* recommande d'inciser l'endroit où l'on sent une dépression. Quand elle est impossible à sentir, on incisera la partie la plus inférieure et en même temps un peu en arrière, car à l'état normal le col est toujours dirigé vers la concavité du sacrum.

On se sert dans ces cas, qui sont assez rares du reste, d'un bistouri boutonné à lame convexe. Quelques injections d'eau froide arrêtent d'habitude l'hémorrhagie causée par l'incision. Si la perte de sang devenait trop considérable, on mêlerait à l'eau un astringent, et enfin on pourrait mettre un tampon qu'on retirerait dès que de violentes douleurs se seront déclarées. Car alors la tête ou toute autre partie du fœtus s'engage et comprime bien mieux que le tampon. Les hémorrhagies pouvant survenir pendant les suites de couches seront traitées de la même manière que celles qui proviennent de ruptures du col de l'utérus.

§ 48. — Dilatation sanglante de l'orifice de la vulve.

Cette opération a été recommandée pour empêcher le périnée
trop distendu et trop dilaté de se rompre entièrement. On a
proposé deux procédés : le premier a été proposé par *Michaelis*
et consiste à diviser le périnée dans le sens de son raphé médian.
L'autre est dû à *Ritgen*, qui dilatait l'orifice vaginal par quelques
incisions superficielles.

Ces incisions ont été si vivement attaquées par *Joerg*, *Schmitt*,
Kilian et autres, qu'elles comptent aujourd'hui peu de partisans.
Nous sommes loin d'approuver l'idée de *Michaelis*, car nous ne
pouvons comprendre quel avantage la section du périnée peut
présenter sur sa rupture, et nous ne savons pourquoi un périnée
divisé pourrait se cicatriser mieux qu'un périnée déchiré. Cependant nous avons à nous louer d'une modification que nous
avons apportée au procédé de *Ritgen*, nous l'avons employée si
souvent et avec tant de bonheur que nous ne saurions nous empêcher de protester contre le jugement un peu trop absolu de
kilian.

Toutes les fois que l'étroitesse anormale de l'orifice vulvaire
du vagin, que la rigidité et le défaut d'élasticité du périnée
feront craindre une rupture de cette région, nous faisons des incisions ayant 0m,009 à 0m,011 de profondeur sur les grandes lèvres,
partant du frein et se dirigeant vers les tubérosités ischiatiques.
Nous nous servons d'un bistouri boutonné et convexe, que nous
introduisons à plat entre la tête du fœtus qui distend le périnée
et les grandes lèvres. Nous le relevons et divisons ces dernières
dans la direction indiquée plus haut, en ayant soin de couper
lentement et avec précaution. Nous avons fait cette opération
devant des médecins, qui étaient prévenus contre elle, et tous
ont été étonnés de la facilité avec laquelle le périnée s'était retiré
et avait laissé avancer le fœtus dès que les incisions eurent été
faites. Notez que l'opération ne cause presque aucune douleur ;
il est très-rare qu'il se produise des déchirures, et alors elles
tiennent à ce que les incisions ont été faites trop superficiellement ; elles en suivent toujours la direction et en augmentent
simplement la profondeur. L'hémorrhagie est peu abondante et
la guérison arrive rapidement, si bien qu'au bout de 6 à 8 jours

on ne voit qu'une petite cicatrice triangulaire. Nous n'osons nous flatter qu'on puisse toujours parvenir à préserver le périnée, car il n'est pas de règle qui n'ait son exception. Mais nous sommes convaincu qu'on l'empêchera plus d'une fois de se déchirer, et nous espérons que ces lignes encourageront plus d'un praticien à employer un procédé aussi avantageux.

§ 49. — Rupture artificielle de la poche des eaux.

La rupture de la poche des eaux a toujours pour effet d'augmenter l'intensité des douleurs ; mais si elle peut rendre la contraction générale et régulière, elle peut aussi la rendre, dans diverses circonstances, partielle et spasmodique. Il faudra donc tenir compte de ces circonstances pouvant causer une modification des douleurs, avant de rompre les membranes dans le but d'exercer une influence heureuse sur la marche du travail. Il ne faut donc pas se décider à cette petite opération à la légère, et oublier que des retards et des troubles dans la marche du travail ne reconnaissent pas souvent d'autre cause que l'écoulement intempestif du liquide amniotique.

Indications. — 1° L'opération est un excellent moyen pour combattre la faiblesse des contractions. Mais il ne faut pas rompre les membranes avant que le col ait acquis les dimensions d'une pièce de cinq francs ; car, dans le cas où il s'opposerait à l'expulsion du fœtus, on courrait le danger de voir survenir des contractions spasmodiques, des hémorrhagies, des compressions dangereuses pour la vie du fœtus.

2° Lorsque les membranes sont épaisses et résistantes, les douleurs ordinaires ne suffisent pas pour les rompre, et on est conduit à supposer cette résistance anormale lorsque la poche des eaux est encore intacte une demi-heure après la dilatation complète du col, les douleurs étant normales. Personne n'hésitera alors à pratiquer la rupture artificielle des membranes.

3° L'opération a aussi des effets très-heureux lorsque les eaux de l'amnios sont en grande abondance, qu'elles dilatent encore notablement l'utérus, amincissent ses parois et les rendent incapables de contractions suffisantes. Mais, même dans ces cas, il ne faut point opérer avant que le col ne soit dilaté au point de permettre l'introduction de la main dans l'utérus, pour pouvoir, au besoin, soutenir et réduire les membres ou le cordon s'ils venaient à tomber en avant.

4o Il arrive souvent que, malgré la durée du travail, la partie du fœtus qui se présente n'est pas encore fixée dans le détroit supérieur. Cela tient à ce que les fibres du fond et du corps de la matrice ne peuvent pas se contracter suffisamment sur l'enfant et le pousser dans le petit bassin, parce que la présence du liquide amniotique empêche l'application directe de l'utérus sur le corps du fœtus. Ici encore l'écoulement des eaux facilitera l'accouchement, en augmentant l'intensité des douleurs.

5o Les métrorrhagies survenant pendant le cours de la deuxième période du travail sont aussi des indications de cette opération. Les hémorrhagies sont causées, soit par une rupture de l'utérus, soit par un décollement prématuré du placenta. Après l'expulsion des eaux, le fond de l'utérus, sur lequel est généralement implanté le placenta, se contracte et empêche l'écoulement du sang, en comprimant les vaisseaux. Ainsi, la rupture des membranes exerce une véritable action hémostatique dans les cas où l'insertion du placenta est normale ; et même lorsqu'il s'insère sur le segment inférieur de l'utérus, cette action se manifeste encore. Nous l'avons éprouvé bien des fois dans les cas d'insertion latérale du placenta. Quand une grande partie du segment inférieur de l'œuf est à découvert, que le col est suffisamment dilaté et que la tête se présente, il convient de rompre la membrane, surtout quand l'hémorrhagie est abondante ; car, en descendant, la tête vient comprimer les vaisseaux béants. On évite souvent par ces petites règles observées à propos, des opérations dangereuses.

Opération. — Elle peut se faire soit avec la main seule, soit avec des instruments spéciaux.

a. Rupture des membranes avec la main. — Si la poche fait saillie dans le vagin, il faut attendre pour opérer qu'elle soit tendue par une douleur, et alors l'extrémité de l'indicateur, en pressant dessus, suffira pour la rompre. Si les douleurs ne sont pas intenses et si la poche pend molle et non tendue dans le vagin, il faut employer le procédé de *Joerg*, saisir une portion des membranes entre l'index et le médius, et faire des tractions modérées jusqu'à ce qu'elles se déchirent. L'écoulement des eaux avertira l'accoucheur que la rupture est faite. S'il ne s'écoule pas une quantité suffisante de liquide amniotique, et si le fœtus n'est pas encore entièrement fixé, on soulèvera un peu la partie qui se présente, pour faciliter l'écoulement complet des eaux. Quand l'opération est rendue nécessaire par une quantité trop considérable de liquide, son brusque échappement causerait des procidences ou des chutes de diverses parties du fœtus. Pour éviter cet inconvénient, il faut choisir pour opérer un moment où les douleurs ne se manifestent pas, et empêcher la femme de contracter ses muscles abdominaux. Nous regardons comme inutile la précaution, recommandée par *Kilian*, d'introduire dans le vagin une petite éponge pour l'obturer. Si les membranes sont trop fortement appliquées sur l'enfant pour que la rupture soit possible par la pression, il faut se contenter de les racler avec l'ongle, ou de les pincer entre les ongles du médius et du pouce, jusqu'à ce qu'elles se rompent.

b. Rupture des membranes au moyen d'instruments. — En ce qui nous regarde, nous employons, quand le doigt ne peut rompre les membranes, des instruments très-simples, comme une aiguille de bas, une sonde, une plume d'oie un peu pointue, nous introduisons ces objets dans le vagin, pressons contre la poche leur extrémité plus ou moins acérée, et nous agrandissons avec le doigt l'ouverture faite aux membranes. Si la poche ne se tend pas et si elle est fortement appliquée sur la tête du fœtus, il sera bon de se servir de l'instrument de *Kilian*, une pince à longues branches et à faible courbure. Enfin, si les membranes, poussées par la partie de l'enfant qui se présente, font saillie au dehors de la vulve sans se rompre, on les pincera avec les doigts et on les excisera avec des ciseaux ordinaires.

§ 50. — Avortement provoqué artificiel.

Il est des circonstances dans lesquelles l'accoucheur doit évacuer l'utérus pour sauver la vie de la mère, à une époque où le fœtus est incapable de vivre. On nomme avortement provoqué artificiel, l'ensemble des moyens employés pour atteindre ce but.

On ne saurait, après les nombreux succès obtenus par cette méthode, en mettre en doute la valeur et les avantages; de plus, l'art ne fait ici que suivre l'exemple de la nature : il est en effet plusieurs maladies graves, aiguës ou chroniques, qu'elle soulage ou guérit par un avortement. Nous l'avons observé plusieurs fois dans les inflammations du poumon, du diaphragme, des plèvres, du péritoine; dans le typhus, les affections du cœur.; dans les hydropisies, suites de la maladie de Bright, de même que dans quelques affections et anomalies accompagnant la grossesse.

Indications. S'il est aujourd'hui impossible de donner des règles générales pour la provocation de l'avortement, on peut pourtant dire que cette opération est indiquée dans toutes les complications de la grossesse où la vie de la mère (et par suite celle de l'enfant), est menacée à un point tel, qu'après avoir sûrement reconnu l'impuissance de moyens moins cruels, il ne reste d'espoir pour sauver la mère, que dans la prompte évacuation de l'utérus.

Nous allons essayer d'énumérer les principales affections et les diverses circonstances qui nécessitent l'avortement provoqué.

1° Maladies de l'utérus dans l'état de gestation, indiquant l'opération :

a. La rétroversion de l'utérus dans les cas où la réduction ne peut se faire, quand la vessie ne peut se vider, et que les organes du bassin et l'utérus présentent des symptômes inflammatoires menaçants; ou bien quand la réduction est possible, mais que les récidives se multiplient et produisent des phénomènes inflammatoires.

b. Dans les cas où l'utérus présente une inclinaison ou un prolapsus tel que la vessie et le rectum sont comprimés sans qu'on puisse y porter remède; quand l'utérus s'enflamme et qu'il est impossible de réduire sa position vicieuse, vu l'état de tuméfaction et de turgescence de l'organe.

c. Dans les ruptures spontanées ou traumatiques de l'utérus, quand elles ont lieu dans la première moitié de la grossesse et que, la solution de continuité n'ayant pas été très-étendue, l'œuf est resté dans la cavité utérine.

d. Quoique les métrorrhagies du commencement de la gestation aient presque toujours pour conséquence un avortement, la perte de sang peut, avant que l'avortement ne se produise spontanément, menacer la vie de la mère. Il est, dans ce cas, indiqué

de rompre les membranes comme moyen extrême d'arrêter l'hémorrhagie.

e. Les tumeurs fibreuses comprimant l'utérus à mesure qu'il
se développe indiquent l'opération. Il en est de même lorsqu'elles
siégent à la portion inférieure de l'utérus, s'étendent dans le
bassin et y occupent un espace tel, que l'accouchement à terme
serait impossible.

f. On sait par expérience que les femmes ayant un cancer utérin avancé, ne peuvent que très-difficilement accoucher à terme.
Elles meurent soit avant l'accouchement, par suite d'hémorrhagies, soit après, par suite de la marche rapide du cancer, ou
d'une fièvre puerpérale intense; il est rare que l'enfant soit vivant. On comprend donc qu'ici le seul moyen de prolonger la
vie de la mère, de la soustraire aux chances fatales qu'elle aurait en accouchant à terme, serait de provoquer l'avortement.

g. Les violentes inflammations de l'utérus, qu'elles soient primitives ou secondaires, provoquent presque toujours un avortement spontané. S'il se fait trop attendre et si les symptômes généraux ou locaux atteignent un haut degré de violence, il faut
aider aux forces de la nature. On tiendra la même conduite que
dans les hémorrhagies.

2° L'opération est indiquée dans les cas de tumeurs fibreuses
ou cancéreuses de l'ovaire, de kystes ne diminuant pas de volume à la suite de la ponction, et quand ces tumeurs compriment
l'utérus.

3° Le vagin peut présenter un rétrécissement tel, que le passage d'un fœtus à terme soit impossible.

4° Outre les compressions exercées sur le gros intestin par les
déviations et inclinaisons de l'utérus, par les tumeurs, etc., il se
peut que la mère ait à souffrir de troubles du côté du tube digestif, de vomissements incoercibles, amenant l'épuisement
et la mort, à la suite de hernies étranglées ou non réductibles.
Ici encore l'accoucheur doit voir une indication pour provoquer
l'avortement.

5° Cette opération diminue la gravité des accès d'asthme,
ainsi que la gêne de la respiration causée par une hypertrophie
du cœur, un goître considérable, une pneumonie étendue.

6° *Pellégrini* a deux fois provoqué l'avortement et guéri par
là des affections congestives ou apoplectiques du cerveau.

7° Il est très-rare de trouver dans la première moitié de la grossesse des accès d'éclampsie. Si le cas se présentait, l'avortement pourrait les faire cesser.

8° Toutes les fois que les collections aqueuses dans les diverses cavités du corps menacent la vie de la mère, il faudra provoquer l'avortement.

9° Dans la grossesse extra-utérine, on sera conduit à ouvrir l'œuf, quand on pourra sentir par le vagin le kyste qui l'enveloppe. Sa ponction avec un trocart et l'écoulement des eaux auront pour suite la mort du fœtus, dont l'élimination sera aisée. Il est évident que ces circonstances favorables ne se rencontrent que très-rarement.

10° Dans les cas de rétrécissement du bassin tels que le fœtus à sept mois ne pourrait être expulsé vivant, et que le fœtus à terme ne pourrait par conséquent traverser le bassin et être extrait, soit vivant, soit mort, soit diminué de volume par la céphalotripsie ; lorsque la mère est instruite que le seul moyen de sauver la vie à son enfant est l'opération césarienne et qu'elle refuse de s'y soumettre, il faut provoquer l'avortement.

Opération. — Il importe d'indiquer d'une manière bien précise l'époque à laquelle on doit la pratiquer. Car les différents états pathologiques qui rendent l'avortement provoqué nécessaire, peuvent créer des dangers pour la mère aux diverses périodes de la première moitié de la grossesse. Lorsque l'avortement n'est pas nécessité par des dangers imminents et qu'il n'est appelé qu'à prévenir des suites fâcheuses, dans le cas où l'accouchement aurait lieu au terme normal de la gestation, comme dans les cas d'étroitesse du bassin, il est préférable de le provoquer dans le premier et le deuxième, le cinquième et le sixième mois de la gestation, plutôt que dans le troisième et le quatrième, parce que les hémorrhagies sont moins à craindre à ces époques. Quand il est indiqué par les états pathologiques mentionnés plus haut, on ne peut, comme dans l'accouchement prématuré, avoir une période de préparation. Pourtant on devra, toutes les fois qu'on en aura le temps, tamponner le vagin, faire des injections d'eau tiède pour ramollir le col et en favoriser la dilatation. Quand le temps manque, on procède sans retard à l'opération. Comme elle demande l'emploi de beaucoup d'adresse et que les lits ordinaires sont très-incommodes, on fera coucher la malade sur le petit lit. Les instruments consistent dans la sonde utérine. On la conduit jusqu'au col, qu'on tient fixé au moyen de deux doigts, et on tâche de la faire pénétrer dans la matrice, en employant une certaine force, mais en avançant toujours avec prudence. Pénétrée dans l'utérus, la sonde peut aller facilement percer les membranes, ce qui se reconnaît à l'écoulement des eaux de l'amnios. Ces manœuvres sont très-difficiles dans les premiers mois de la grossesse, chez les primipares et lorsque le col a une direction anormale ; il faut y revenir quelquefois à plusieurs reprises, avant de pouvoir pénétrer jusqu'à l'œuf. Néanmoins la rupture des membranes est la méthode la plus sûre pour provoquer l'avortement artificiel ; on doit la préférer à tous les moyens pharmaceutiques, le plus souvent impuissants, à ceux qui sont censés provoquer des douleurs comme le galvanisme, l'éponge préparée, etc. Dans presque toutes les observations où ce dernier moyen a été employé, il a échoué et l'on a été forcé d'en revenir au procédé que nous recommandons. Il faut pourtant le modifier lorsque le col a une position anormale ou que l'œuf se trouve hors de la cavité utérine. Dans le premier cas, lorsqu'il existe, par exemple, une rétroversion de l'utérus, on introduira un trocart dans la poche amniotique en perforant le vagin ou le rectum et la paroi utérine. Il est rare qu'après l'écoulement des eaux, on ne parvienne pas à réduire l'organe. *Kiwisch* conseille un moyen analogue dans les cas de grossesse abdominale, lorsque le kyste contenant le fœtus peut être senti à travers le vagin : on traverse ce dernier ainsi que le kyste avec un trocart et on fait écouler le liquide amniotique. Si l'élimination de l'œuf ne se faisait pas rapidement, il faudrait inciser la voûte du vagin.

§ 51. — Accouchement prématuré artificiel.

On nomme ainsi l'accouchement provoqué dans un but thérapeutique et par des moyens artificiels, avant le terme normal de l'accouchement, mais à une époque où le fœtus est viable. On peut se proposer deux buts. Ou bien on veut seulement sauver l'enfant, qui, si on l'abandonnait jusqu'à sa maturité complète, courrait grand risque de périr ; ou bien on veut débarrasser l'utérus de son contenu, parce que la continuation de la gestation mettrait en danger la mère ou l'enfant, ou bien l'un et l'autre.

Indications. — 1° Le plus souvent, on a pratiqué jusqu'ici l'accouchement prématuré dans les cas où le bassin était rétréci au point que le fœtus à terme n'aurait pas pu le traverser, ou bien serait mort en le traversant, ou bien aurait mis en danger les jours de la mère. Le but de l'opération n'est pas seulement de diminuer le danger pour la mère; il est aussi de conserver la vie du fœtus. Voilà pourquoi il ne faudra entreprendre l'opération qu'à une époque où le fœtus pourra non-seulement venir vivant au monde, mais sera encore susceptible d'une existence prolongée.

C'est vers la 28e semaine de la gestation que l'enfant est capable de continuer de vivre hors du sein de la mère, et c'est aussi cette époque qui sépare l'avortement artificiel de l'accouchement prématuré. Pour pouvoir déterminer quelle est la dimension pelvienne nécessaire pour le passage d'un enfant viable, il faut connaître les diamètres de la tête du fœtus aux diverses époques de la gestation ; car c'est cette partie qui rencontre le plus d'obstacles pour traverser le bassin. Quand le bassin est rétréci, c'est le diamètre antéro-postérieur qui subit la plus forte diminution; d'un autre côté, lorsque la tête s'engage, c'est son diamètre transverse qui s'engage suivant le diamètre antéro-postérieur du bassin : il importe donc de savoir exactement les dimensions de ce diamètre transverse. L'étendue de ce diamètre, étant de 0m,068 à l'époque où l'enfant commence à être viable, on conçoit donc que l'accouchement prématuré sera possible dès que le plus court diamètre du bassin aura 0m,068. Si le rétrécissement est plus considérable, il faudra renoncer à l'espoir de conserver la vie de l'enfant. En général, il ne faut pas provoquer l'accouchement prématuré artificiel quand le bassin a moins de 0m,068. Cependant quand le plus court diamètre a de 0m,054 à 0m,068 d'étendue, et que la 29e semaine de la gestation ne s'est pas encore écoulée, on peut le tenter. Quand le bassin a de 0m,080 à 0m,100 de diamètre, l'accouchement prématuré est indiqué, quand des grossesses précédentes ont démontré que le volume de l'enfant venait opposer de graves obstacles à l'accouchement normal. Il ne faudra donc pas y avoir recours chez les primipares, dont le diamètre antéro-postérieur serait 0m,080 ou 0m,100. On ne doit pas oublier de dire, en posant les indications pour l'accouchement prématuré, qu'il ne suffit pas d'examiner le diamètre le plus raccourci, mais qu'il faut encore tenir compte de la forme totale du bassin et des diverses dimensions de ses parties.

2o De même que l'étroitesse du bassin, on voit, dans des bassins normaux, le volume exagéré du fœtus à terme causer des troubles du travail souvent funestes pour la mère et pour l'enfant. Pour les y soustraire, on a recommandé l'accouchement prématuré artificiel, surtout lorsque des grossesses précédentes se sont terminées par des opérations pénibles, et que l'enfant est mort pendant l'accouchement ou n'y a pas survécu. L'opération est alors aussi nécessaire que chez les multipares, dont le bassin est faiblement rétréci.

3° La mort habituelle du fœtus est encore une indication, surtout lorsque les enfants sont morts à une époque plus ou moins avancée de la grossesse. Lorsque la mort est survenue à une époque où la viabilité du fœtus était possible hors du sein de la mère, on peut être sûr qu'on l'aurait fait vivre en l'extrayant de l'utérus avant cette époque, et ceci doit être noté et servir pour les grossesses suivantes.

4o Dans le cas où la mère, le fruit ou ses annexes sont atteints de certaines maladies, le seul moyen de salut est l'accouchement prématuré. L'art interviendra donc : 1° dans les hydropisies des diverses cavités mettant en danger la vie de la mère ; 2° dans les cholæmies intenses, où la compression exercée par l'utérus en état de gestation sur le foie, cause l'altération pathologique nommée l'atrophie jaune du foie et la dissolution du sang qui en est la suite ; 3o dans les tuméfactions œdémateuses et douloureuses, rebelles aux moyens ordinaires et causées par des troubles circulatoires ; 4° dans les hernies étranglées et non réductibles ; 5° dans les vomissements incoercibles ; 6o dans les prolapsus de l'utérus en état de gestation, lorsque la réduction est impossible ou que les récidives reproduisent la déviation ; 7° dans les hémorrhagies de l'utérus qui menacent la vie de la mère et celle de l'enfant ; 8° dans les cas de tumeurs du bas-ventre, quand la compression de ces dernières sur l'utérus est dangereuse pour le fœtus, ou quand l'utérus comprime un kyste de l'ovaire au point d'en faire craindre la rupture ; enfin quand la tumeur fait saillie dans le canal pelvien et rend impossible le passage d'un fœtus à terme ; 9o dans les hydropisies de l'amnios, et que la compression des organes de la poitrine et de l'abdomen menace la vie maternelle : tels sont les cas où l'accouchement prématuré artificiel doit être provoqué.

Procédés opératoires. — A quelle époque doit-on faire l'opération? Cette question n'est point indifférente, et l'accoucheur ne doit point opérer au hasard. Il n'est en général possible de choisir son temps que dans les cas d'étroitesse du bassin. C'est de la 30ᵉ à la 36ᵉ semaine de la gestation qu'il convient d'opérer d'ordinaire. On opérera de la 30ᵉ à la 33ᵉ semaine, quand le plus court diamètre du bassin aura de 0ᵐ,068 à 0ᵐ,080 ; — de la 33ᵉ à la 36ᵉ, quand il aura de 0ᵐ,080 à 0ᵐ,100.— Nous n'opérerions avant la 30ᵉ semaine que dans le cas où il n'aurait que de 0ᵐ,057 à 0ᵐ,068, et encore avec peu d'espoir de sauver l'enfant, qui est très-faible à cette époque, et qui a peu de chance de survivre à l'accouchement. Si on a le temps, il est bon de ramollir les organes génitaux par des bains chauds et des injections tièdes, et de préparer ainsi les voies naturelles. Il faut rejeter tout à fait les purgatifs et les saignées préparatoires recommandés par quelques auteurs.

1° *Perforation des membranes* ou *méthode de Scheel.* — Cette méthode, la plus sûre et la plus employée, consiste à rompre les membranes avec un instrument aigu, introduit dans l'utérus, pour faire écouler une partie du liquide amniotique, et provoquer de cette manière les contractions de l'utérus ; car l'écoulement des eaux est le meilleur moyen pour faire naître et entretenir des contractions efficaces, et l'expérience a démontré que ce moyen était le plus sûr.—C'est encore aujourd'hui le moyen qui trompe le plus rarement. Malgré tous ces avantages, ce procédé présente de graves inconvénients. Il peut se passer vingt-quatre ou quarante-huit heures après la perforation des membranes sans que les contractions se manifestent, et l'écoulement d'une trop grande quantité de liquide forçant l'utérus à comprimer l'enfant d'une manière trop intime, amène des troubles dans la circulation fœtale ou dans la circulation utéro-placentaire, complication dangereuse pour l'enfant. D'un autre côté, comme il est démontré par la statistique que les présentations des pieds, des fesses et du tronc, se rencontrent bien plus souvent dans les accouchements prématurés, et comme l'absence de liquide amniotique rendra très-difficiles les opérations dans la cavité utérine, opérations devenues nécessaires par ces présentations vicieuses, on voit que la méthode de *Scheel* a aussi ses mauvais côtés. Il faut aussi se rappeler que la rupture de la poche peut causer des anomalies dans les contractions, et que ces anomalies, dangereuses pour le fœtus à terme, le sont bien plus encore pour le fœtus à la 30e semaine. Enfin, il n'est pas toujours facile de pénétrer dans l'utérus, surtout lorsque le col n'est pas dilaté, qu'il est naturellement étroit, que la direction de la portion vaginale n'est pas normale; et lorsqu'on se sert d'instruments aigus, comme on l'a recommandé, il n'est pas rare de blesser l'utérus ou même le fœtus. Tous ces inconvénients ont conduit les accoucheurs à chercher à remplacer ce procédé (si sûr, du reste, pour provoquer les contractions) par un autre qui fût moins dangereux pour le fœtus et pour la mère. Qu'on n'oublie pas, pourtant, qu'il est des cas où il faut renoncer à ces autres procédés, moins dangereux, il est vrai, mais sur lesquels on ne peut pas toujours compter, pour en revenir à la perforation des membranes. C'est lorsque la grossesse est avancée qu'il ne faut pas perdre de temps pour arriver à un bon résultat, parce que le volume de l'enfant augmenterait trop et l'empêcherait de franchir le bassin rétréci, ou bien, lorsque les jours de la mère sont menacés au point de rendre nécessaire une prompte délivrance. Il peut se faire, d'après les circonstances qui nécessitent l'opération, qu'on veuille faire écouler tout le liquide amniotique, ou bien seulement une partie. Dans le premier cas, on emploiera la méthode de *Scheel*; dans le second, la méthode de *Meissner* et d'*Hopkins*. La première consiste à diviser les membranes le plus près possible de l'orifice du col; la seconde consiste à les rompre dans un endroit plus élevé, dans l'utérus. Pour le procédé de *Scheel*, on se contentera d'employer une sonde utérine ordinaire; les instruments compliqués et aigus font craindre une blessure de l'utérus ou de l'œuf. La sonde serait d'un usage difficile lorsqu'on veut employer le procédé de *Meissner*, et il faut lui préférer l'instrument recommandé par cet auteur. Il consiste en une canule recourbée, longue de 0m,325 et épaisse de 0m,003. Son côté convexe est muni d'un anneau servant à diriger l'instrument. La canule est creuse et peut donner passage à un mandrin qui se termine par une pointe triangulaire. L'instrument est donc un long trocart courbe. Le procédé sera le même que celui de *Scheel*, si l'on veut percer les membranes près du col ; mais si l'on veut les perforer plus haut, on enfoncera la canule seule dans la matrice, entre la face postérieure de l'œuf et la paroi interne de la matrice. On fait alors éprouver à la poignée de l'instrument un mouvement de bascule vers le périnée, et on s'assure que l'extrémité supérieure de la canule appuie sur les membranes ; lorsqu'on est certain de les rencontrer et de ne rencontrer qu'elles, qu'on est sûr de ne pas léser le fœtus, on introduit le mandrin, qui dépasse de 0^m,014 la canule et vient perforer ces membranes. On enfonce alors la canule dans l'orifice produit ainsi, on en retire le mandrin et on laisse alors écouler de 40 à 50 grammes de liquide amniotique. On retire la canule pour empêcher l'écoulement complet des eaux. Ce procédé doit être préféré au précédent, lorsque les circonstances ne réclament pas une prompte diminution de volume de l'utérus, car il diminue de beaucoup les dangers attachés à l'entier écoulement des eaux de l'amnios. L'opération terminée et la rupture des membranes démontrée, le mieux est d'attendre, si cela est possible, l'action de la nature, et de ne pas recourir aux médicaments internes pour augmenter l'intensité des douleurs. Elles se manifestent d'ordinaire de douze à vingt-quatre heures après l'opération, mais il n'y a rien de bien régulier : dans certains cas, on les a vues apparaître immédiatement après la ponction ; dans d'autres circonstances, après trois ou quatre jours seulement. Il faut, dans ce dernier cas (quand on est bien sûr d'avoir rompu les membranes), donner à l'intérieur le borax (*Kœlle, Kilian*), et faire trois ou quatre fois par jour des injections d'eau chaude dans le vagin.

2° *Dilatation graduelle du col au moyen d'une éponge préparée, ou méthode de Kluge et Bruninghausen.* — Bruninghausen, ayant en vue les inconvénients résultant de l'écoulement des eaux, se fondant sur l'action qu'une certaine irritation des nerfs de l'utérus avait sur les contractions de la matrice, proposa la dilatation graduelle du col comme un moyen de provoquer l'accouchement prématuré. Quoique cette méthode occasionne moins souvent des troubles du travail que celles dont nous venons de parler, quoique son influence soit moins fâcheuse pour la vie de l'enfant, on ne saurait nier néanmoins que sa mise en exécution n'offre de sérieuses difficultés, quand la portion vaginale du col présente une direction anormale et lorsque le col est peu dilaté et rigide. Les préparatifs de l'opération sont les mêmes que dans le procédé précédent. L'éponge préparée doit avoir la longueur de l'index, ce qui permet de l'introduire dans l'utérus sans le secours d'autres instruments, se terminer en cône et être attachée à un fil, de manière à ce qu'on puisse aisément la retirer. La mère sera portée sur le petit lit ; l'opérateur, se tenant au-devant de la mère, fixera le col avec l'index et le médius de la main gauche, fera glisser l'éponge sur ses deux doigts, et l'introduira dans l'orifice du col sans employer une trop grande force, de peur de rompre les membranes. Si le col a une position anormale et si l'introduction de l'éponge ne peut se faire avec les doigts, on la porte avec une pince ordinaire à pansement, ou bien avec l'instrument inventé par *Kluge*. Pour empêcher l'éponge de glisser hors du col, on tamponnera le vagin avec des éponges ou des boulettes de charpie, que l'on maintiendra dans son intérieur au moyen d'une compresse retenue par une bande que l'on arrêtera au dehors. Tout l'appareil reste ainsi pendant douze à vingt-quatre heures. On le retire alors, on nettoie le vagin par des injections d'eau tiède, et, si les douleurs ne sont pas assez fortes, on introduit dans le col un morceau d'éponge plus gros. Quand, au bout de trois ou quatre jours, la dilatation du col ne s'est pas opérée, et que le travail ne commence pas, il faut renoncer à ce procédé, qui ferait perdre du temps et en revenir à la perforation des membranes.

3° *Tamponnement du vagin, ou méthode de Schœller*. — Ce procédé a sur la perforation des membranes les mêmes avantages que le procédé de *Bruninghausen*, et il peut être employé quand bien même l'éponge préparée ne pourrait être introduite dans le col ; mais d'un autre côté il est bien moins efficace et manque bien plus souvent le but que les deux autres méthodes. Les douleurs se manifestent très-lentement, et le tampon qui dilate d'une manière continue le vagin cause, chez la plupart des sujets, des douleurs insupportables. C'est surtout depuis que l'action de la douche est connue, depuis qu'on sait combien elle provoque aisément des contractions, sans faire souffrir la mère et sans provoquer des inflammations du vagin et du segment utérin inférieur, depuis l'époque où l'on a su en apprécier les bons effets, qu'on a délaissé et presque abandonné la méthode de *Schœller*. Notre manière de tamponner le vagin diffère un peu de la manière ordinaire. On prend un petit sac de toile, long de 0m,160, large de 0m,055, qu'on enduit d'huile ou de cérat; on en recouvre un spéculum bivalve ou quadrivalve, que l'on introduit dans le vagin aussi profondément que possible. On ouvre le spéculum et on le bourre avec des boulettes de charpie trempées dans l'eau froide. On les comprime avec un petit bâton, et on retire un peu le spéculum, et ainsi de suite, jusqu'à ce qu'on soit arrivé à la vulve, qu'on recouvre d'une compresse fixée au dehors par un bandage en T.

Schœller conseille de changer une ou deux fois par jour le tampon pour le maintenir propre, et d'en continuer l'emploi jusqu'à ce que des contractions violentes et continues se soient manifestées. Pour prévenir la trop grande irritation, *Schœller* emploie des pommades opiacées et belladonées, dont il recouvre le tampon, et des injections d'huile ou de substances mucilagineuses avant son introduction. Tous ces palliatifs sont inutiles pour combattre les souffrances causées par le tampon. Si toutefois on voulait en conserver le principe, il faudrait préférer au tampon de charpie, l'usage de l'appareil de Braun, qui consiste en une vessie creuse, en caoutchouc assez épais ; elle a de 0m,055 à 0m,110 de diamètre et communique avec un tuyau en caoutchouc, long de 0m,110 et large de 0m,015 ; elle se termine par une pipette en laiton.

4° *Injections vaginales avec la douche ascendante, ou méthode de Kiwisch.* — Ceux qui connaissent l'action irritante que la douche ascendante exerce sur l'utérus normal, pourront comprendre *à priori* comment l'utérus en état de gestation, excité par un courant d'eau chaude, réagit par effet reflexe, se contracte et expulse son contenu. L'expérience a démontré complétement cette influence et la suffisance de cette méthode pour provoquer l'accouchement prématuré. Elle présente, du reste, de nombreux avantages sur celles que nous venons de décrire : d'abord elle est beaucoup plus aisée à appliquer et bien moins dangereuse que l'éponge préparée; la mère n'a pas besoin de garder constamment le lit; elle n'a pas à supporter les douleurs atroces causées par le tamponnement; les organes génitaux sont ramollis et dilatés par l'action presque agréable du jet d'eau chaude, dont l'intensité et la température peuvent être élevées suivant les besoins, au gré de l'accoucheur. C'est pourquoi nous trouvons cette méthode bien supérieure aux autres, et nous la considérerions comme devant être employée seule, pour provoquer l'accouchement prématuré artificiel, si nous n'avions observé des cas, dans lesquels l'application de la douche, durant quinze jours consécutifs, n'a provoqué aucune contraction. Quoiqu'il faille considérer ces cas comme des anomalies très-rares, nous pensons néanmoins, que la douche est quelquefois insuffisante pour déterminer seule l'expulsion du fœtus. Mais elle n'en reste pas moins un procédé certain et en même temps facile pour dilater le col et préparer l'introduction de l'éponge ou de la sonde; et par là, elle rend praticable la perforation des membranes, ou enfin elle dispose les organes génitaux à l'application des autres méthodes.

Pour résumer notre opinion sur ces divers procédés, nous dirons que la douche utérine est préférable aux autres méthodes, quand l'accouchement prématuré n'est pas rendu promptement nécessaire, par suite d'une hémorrhagie abondante. De plus, on devra recourir à la perforation des membranes, quand il faut, sous peine de voir la mère en danger imminent, diminuer rapidement le volume de l'utérus. Nous conseillerons d'introduire l'éponge quand, après deux ou trois jours d'usage, l'action de la douche ne se manifesterait pas ou serait insuffisante. Et si l'introduction de l'éponge était impossible, il vaudrait mieux, malgré les difficultés, recourir à la perforation des membranes qu'au tamponnement.

La figure 65 représente l'appareil employé pour les douches ascendantes; c'est une caisse cubique renfermant une pompe aspirante et foulante qui communique avec un tuyau en caoutchouc. La mère s'assied sur un bidet, introduit le tube, l'enfonce autant que possible et reçoit l'injection. L'eau doit avoir de 30 à 35 R., et le jet doit être continué pendant 10 à 15 minutes. Dans le principe, on recommence toutes les deux à trois heures; quand les contractions commencent à être fortes, on peut augmenter la durée des intervalles. Quand le travail est commencé, on peut abandonner les douches, pour les reprendre si les douleurs venaient à perdre de leur énergie ou de leur intensité. En général, on remarque, après trois ou quatre injections, les modifications du col qui précèdent les douleurs : c'est, en moyenne, trois jours après l'emploi de la douche que l'enfant est expulsé.

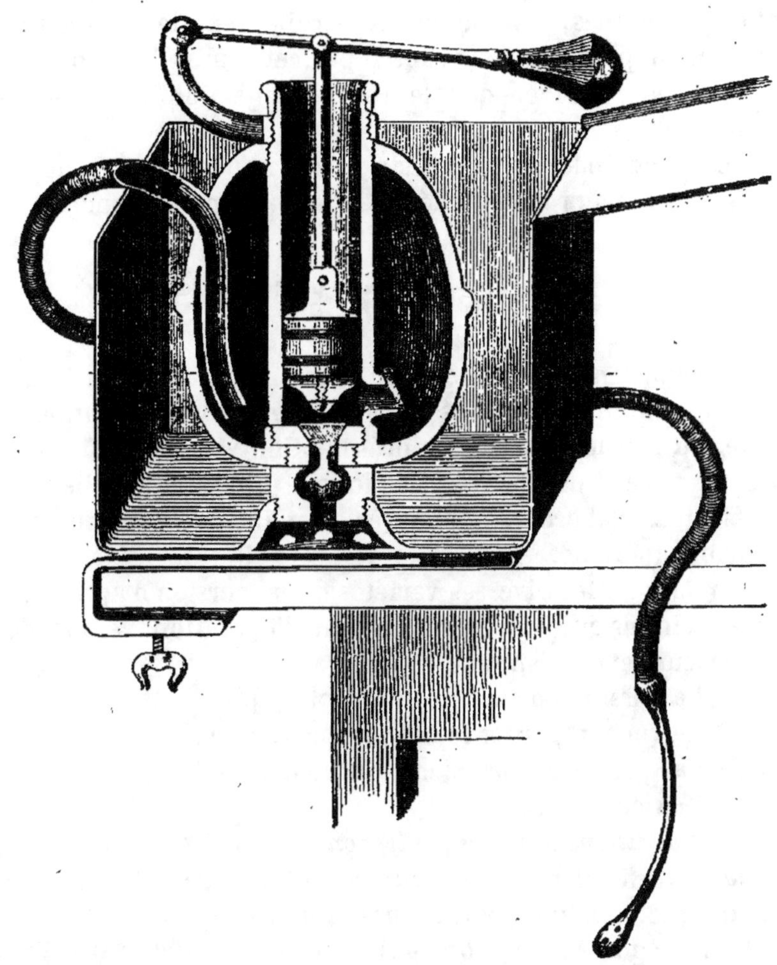

Fig. 65 (1).

5° *Injections dans la cavité de l'utérus, ou méthode de Cohen.* — La mère étant couchée sur le dos, on introduit à 0^m,055 de profondeur dans la matrice un tube recourbé, long de 0^m,22 à 0^m,30, par lequel on injecte 60 à 80 grammes de liquide. Dans le cas rapporté par *Cohen,* il a suffi de deux injections faites vers

(1) Appareil à douche utérine de Kiwisch.

la 34e semaine de la gestation pour provoquer l'accouchement, qui était terminé 12 heures après la première injection. Les principales objections qu'on peut faire à cette méthode sont :

1° La difficulté de pénétrer dans l'utérus, chez les primipares, chez les femmes, dont le col est étroitement fermé ou mal dirigé, ainsi que la douleur causée par cette introduction ;

2° Il peut arriver que le tube à injection lèse les membranes.

Cette méthode est, du reste, trop nouvelle pour que nous puissions nous prononcer définitivement sur sa valeur.

§ 52. — Version obstétricale.

On comprend sous ce nom toutes les manœuvres par lesquelles une présentation transversale est changée en présentation verticale, ou par lesquelles une présentation verticale est modifiée, de manière que l'extrémité fœtale opposée à celle qui se présentait d'abord vienne, après la manœuvre, se présenter au détroit supérieur.

On désigne les diverses variétés de la version d'après les parties du fœtus qui sont ramenées par l'opération vers le détroit supérieur, et on distingue en général :

1° La version par la tête, ou céphalique ;

2° La version par les fesses, ou pelvienne ;

3° La version par les pieds, ou podalique.

I. *Version céphalique.*

A. *Conditions dans lesquelles on doit tenter la version céphalique, et en attendre un heureux résultat.* — 1° Il faut, avant tout, que l'enfant possède une mobilité telle dans la cavité utérine, que sa position puisse être modifiée sans l'emploi d'une trop grande force et sans risque de léser l'utérus. On ne peut compter sur cette mobilité qu'avant la rupture des membranes et l'expulsion des eaux, lorsque les parois utérines n'ont point de contractions vives, générales ou partielles, et lorsque la partie qui se présente ne s'est pas encore engagée dans le bassin.

2° Même dans les cas où le corps du fœtus possède une assez grande mobilité, il sera encore difficile d'amener la tête vers le détroit supérieur, quand elle en sera éloignée. Voilà pourquoi une des conditions indispensables au succès de l'opération est que la tête du fœtus soit rapprochée du détroit supérieur.

3° Comme le but de l'accouchement n'est pas seulement de ramener la tête dans le détroit supérieur, mais de l'y maintenir et de l'y faire engager après la manœuvre, on comprend qu'il serait inutile de tenter la version céphalique, si l'on ne pouvait compter, après l'opération, sur des douleurs normales et intenses.

4° Il est rare qu'on puisse fixer assez solidement la tête ramenée à l'entrée du bassin pour pouvoir aller la saisir avec le forceps, quand des indications menaçantes viennent forcer le médecin à terminer promptement l'accouchement. Voilà pourquoi il faut renoncer à la version céphalique, lorsqu'on aura à redouter de semblables complications.

5° Une des conditions de réussite de la version céphalique est de n'avoir pas affaire à un bassin rétréci; car il présenterait des obstacles sérieux au passage de la tête, à laquelle il n'est pas toujours possible de donner la position la plus favorable au-dessus du détroit supérieur.

La version céphalique est sans contredit bien préférable à la version podalique, lorsqu'elle est faite avec prévoyance et habileté. Elle est beaucoup moins douloureuse et présente bien moins de chances défavorables pour la mère et l'enfant; l'accouchement se termine bien plus facilement, et enfin un des avantages les plus importants de la version céphalique est la conservation presque constante de la vie du fœtus. Cependant, on est presque toujours appelé trop tard auprès de la mère. Les eaux se sont écoulées depuis un temps plus ou moins long; les contractions utérines empêchent tout mouvement du fœtus; des complications causées soit par des secours inhabiles ou intempestifs nécessitent la prompte extraction de l'enfant : voilà ce qui rend si rare la version céphalique, et telles sont les circonstances qui forcent le médecin à pratiquer la version podalique, plus aisée à exécuter dans ces conditions, mais, comme nous l'avons dit, plus dangereuse pour le fruit.

La version céphalique est indiquée, les conditions de succès sus-énoncées étant présentes, dans le cas où l'enfant se présente transversalement, et que la tête se trouve près du détroit supérieur ; il faudra pratiquer l'opération d'une manière délicate, sans employer une force trop grande. Nous avons posé comme règle générale qu'il ne fallait pas opérer lorsque le bassin était trop étroit. Il est un cas où il semble permis de s'écarter de cette règle, c'est lorsqu'après avoir introduit la main dans l'utérus, on a reconnu que le volume de la tête et du corps du fœtus sont peu considérables.

B. *Version céphalique pratiquée au moyen de manœuvres extérieures.* — Après s'être minutieusement assuré de la place qu'occupent la tête et le bassin du fœtus, on fait mettre la mère dans le décubitus dorsal. On pose la main à plat sur la région abdominale qui répond à la tête, et avec l'autre, on repousse en haut l'extrémité pelvienne, que l'on sent à travers les téguments, en ayant soin d'imprimer à la tête, par ce double mouvement en sens inverse, une direction qui tende à la faire engager dans le détroit supérieur. On fait ces manœuvres dans l'intervalle de deux douleurs, et on les cesse dès qu'on sent l'utérus se rétracter. Il faut faire attention que le mouvement transmis aux deux extrémités se communique au corps du fœtus. Tant que dure la douleur, on fait coucher la mère sur le côté correspondant à la tête, et on exerce, au moyen d'un coussin, une compression médiate sur cette dernière. Dès que les parois utérines se ramollissent et qu'on sent d'une manière plus précise les diverses parties de l'enfant, on fait reprendre le décubitus dorsal à la mère, et on répète successivement les mêmes manœuvres jusqu'à ce que la tête ait pris la position désirable au-dessus du détroit supérieur, ou qu'il soit bien démontré que ce procédé est insuffisant pour opérer la version, ou améliorer la présentation du fœtus. Cela étant, la mère ne pouvant plus supporter ces compressions abdominales, et lorsqu'enfin des accidents graves ne permettent pas de renouveler les efforts, il faut renoncer à cette méthode et chercher à pratiquer la version, en introduisant la main dans l'utérus. Si l'on est parvenu à faire engager la tête, il faut prendre garde à ce qu'elle ne s'échappe pas du détroit supérieur, ce qui est très-facile, lorsque les eaux sont intactes et que l'enfant a une grande mobilité. Et si tout est prêt pour l'accouchement, on obtiendra, en rompant la poche, un engagement plus considérable de la tête dans le petit bassin et une mobilité moins considérable du fœtus. Si l'accouchement n'est pas encore possible et qu'on n'ose rompre la poche des eaux, on maintiendra la tête dans sa nouvelle position, en faisant coucher la mère sur le côté qui répond à l'endroit occupé dans le principe par la tête du fœtus.

C. *Version céphalique opérée par des manœuvres internes.* — Ces manœuvres sont déjà préférables aux précédentes, en ce sens qu'elles sont possibles, quand les autres ne le sont plus. Mais l'introduction de la main dans la cavité utérine, la force qu'on doit employer pour vaincre la résistance de ses parois, tout fait présumer un procédé moins innocent que le précédent.

Voilà pourquoi il faut toujours tenter les manœuvres extérieures, lorsque les indications seront précises; il faut les répéter jusqu'à ce que la mère ne puisse plus les supporter, ou que des tentatives nombreuses aient démontré leur insuffisance pour modifier la présentation vicieuse du fœtus.

Comme la version céphalique n'est pas un moyen de hâter l'accouchement, le médecin ne l'entreprendra qu'après avoir attendu suffisamment pour que le segment utérin inférieur et la dilatation du col puissent permettre l'introduction de la main dans l'utérus, sans difficulté, sans douleur ni danger pour la mère. Cette précaution est nécessaire, parce que l'accoucheur ne peut prévoir si, pendant qu'il fera son opération, il ne se produira pas des symptômes assez graves pour l'obliger à renoncer à son premier plan, et si, au lieu de faire la version céphalique, il ne sera peut-être pas forcé d'aller saisir l'un des pieds, ou les deux à la fois, et de faire promptement l'extraction de l'enfant, opération difficile et dangereuse sans une complète dilatation du col.

a. *Procédé de Busch.* — La mère ayant été mise en travers sur son lit, l'accoucheur introduit la main (préalablement recouverte d'huile à sa face dorsale), qui répond au côté de la mère où se trouve la tête. Il réunit ses doigts en forme de cône, les fait pénétrer doucement dans le vagin, en ayant soin que la plus grande largeur de la main réponde au diamètre antéro-postérieur du canal pelvien. En même temps, la main libre saisit le fond de l'utérus à travers les parois abdominales et le fixe. Quand la main qui a été introduite dans le vagin est arrivée sous le pubis, on lui fait opérer une espèce de torsion, de manière que sa face dorsale regarde la concavité du sacrum, et on la fait pénétrer dans la cavité utérine, en ayant bien soin de respecter la poche. On la rapproche autant que possible de la tête, en la faisant cheminer avec précaution entre la face interne de l'utérus et les

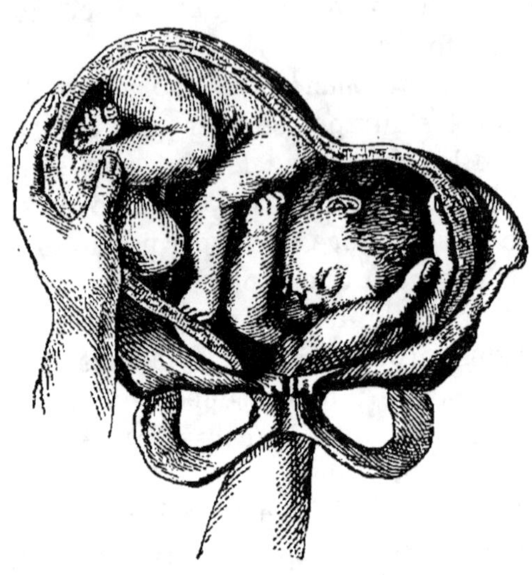

Fig. 66 (1).

membranes, de manière à être prêt, au moment de l'expulsion des eaux, à saisir la tête. Pour empêcher que le liquide amniotique ne s'écoule trop brusquement et n'entraîne les membres de l'enfant vers le détroit supérieur, il faut rompre la poche aussi loin que possible du col, de préférence au-dessous de la tête. Nous procédons de manière à ce que l'extrémité des quatre derniers doigts presse

en même temps sur les membranes, et nous pouvons embrasser la tête de façon que le sommet du crâne repose sur la face palmaire, la face dorsale des quatre derniers doigts regardant en haut, et celle du pouce en avant, de sorte que la tête se trouve aussi exactement saisie que possible. Alors nous l'attirons vers le détroit supérieur, le pouce repoussant en haut les parties les moins volumineuses de l'enfant qui voudraient glisser dans le petit bassin, et la main libre repoussant, autant que faire se peut, l'extrémité pelvienne du fœtus vers la ligne médiane. Dès que la tête s'est engagée, on frictionne le fond de l'utérus pour réveiller ses contractions, et dès qu'elles se manifestent, on retire lentement la main introduite dans l'utérus, en ayant soin, dans les cas où l'enfant est trop mobile, de laisser deux doigts près du détroit supérieur, pour empêcher les procidences qui viendraient compliquer l'accouchement, et pour maintenir la tête dans sa nouvelle position. On retire entièrement la main, dès que des contractions violentes ont fait des-

(1) Version céphalique par le procédé de Busch.

cendre la tête, et on abandonne le reste du travail à là nature. — Il est bon alors de faire coucher la mère sur le côté où se trouvait la tête avant l'opération.

b. Procédé de d'Outrepont. — Par ce procédé, on agit médiatement sur la tête, et on cherche, en imprimant des mouvements aux diverses parties du tronc, à le remettre dans une meilleure direction, dans celle du canal pelvien.

Cette opération se fait sur le petit lit. — On choisit la main qui répond au côté occupé par l'extrémité pelvienne du fœtus, et on l'introduit dans l'utérus qu'on fixe et qu'on soutient avec la main libre, en observant les règles données tout à l'heure à propos du procédé de Busch. Dès que l'on est arrivé près de la partie qui se présente, on passe les quatre doigts en arrière et le pouce en avant, de manière à bien l'embrasser et à ne pas rompre les membranes. Alors on soulève cette partie et on lui imprime un mouvement de rotation en

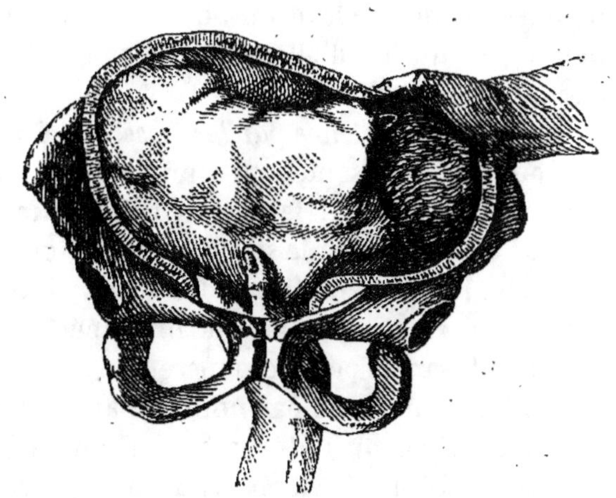

Fig. 67 (1).

sens inverse du côté où se trouve la tête, en ayant bien soin d'aider cette manœuvre par des pressions extérieures. — On la continue pendant l'intervalle qui sépare les douleurs, jusqu'à ce que tout le corps soit entraîné par le mouvement qui se transmet par conséquent à la tête. Tandis que la main introduite dans l'utérus repousse fortement les parties du fœtus qui se présentaient, vers le côté du bassin opposé à celui qu'occupe la tête, il est bon de presser vivement sur cette dernière à travers les parois abdominales avec la main libre, et de lui imprimer un mouvement qui tende à lui faire suivre le reste du corps, et à l'engager dans le détroit supérieur. — Dès

(1) Version céphalique par le procédé d'Outrepont.

lors, le reste de l'opération est le même que dans le procédé de Busch.

Presque tous les accoucheurs préfèrent le procédé de d'Outre-pont, qu'ils regardent comme plus aisé et plus sûr ; on doit surtout l'employer de préférence dans les cas où l'écoulement plus ou moins complet des eaux a rendu le fœtus presque immobile, où les parois utérines le compriment fortement, et où la tête du fœtus ne peut être mise en mouvement que par une pression directe sur la partie qui se présente, qu'on repousse alors de côté. — Nous nous servirons du procédé de Busch, moins douloureux pour la mère, quand les membranes seront intactes, l'enfant élevé au-dessus du détroit supérieur et très-mobile, ce qui rend plus facile la saisie de la tête et sa descente dans le petit bassin.

II. *Version pelvienne par les fesses.* — Comme la version par un ou deux pieds présente à peu près autant d'avantages que la version par les fesses, il faudra réduire autant que possible les cas où l'on entreprendra la seconde opération. — Elle sera indiquée : 1° Dans les présentations du tronc, lorsque le siége est plus rapproché que la tête du détroit supérieur, et que les douleurs sont insufûsantes pour le pousser jusque-là.

2° Elle a été tentée par nous et par d'autres avec assez de succès, dans le cas où l'utérus est fortement contracté ; il est difficile de saisir un pied, et, si l'on y parvient, il est impossible d'opérer le renversement du fœtus.

3° Elle est indiquée dans les cas de ruptures de la matrice quand un pied s'est engagé dans la déchirure et qu'on ne saurait l'aller saisir sans augmenter l'étendue de la rupture, ou sans craindre d'entraîner une anse intestinale avec le pied.

Tels sont les cas où la version pelvienne doit être préférée à la version podalique.

A. *Version pelvienne opérée par des manœuvres extérieures.* — Le procédé étant le même que pour la version céphalique, nous n'y reviendrons pas; seulement, pour que l'opération réussisse, il faut que les circonstances soient bien plus favorables que dans le cas précédent.

D'un côté, parce qu'il est rare, que le décubitus latéral de la malade puisse faire abandonner sa place à la tête, beaucoup plus lourde que le siége, et de l'autre, parce que cette dernière partie étant molle et peu saillante, il est difficile d'agir aussi énergiquement sur elle à travers les parois abdominales.

B. *Version pelvienne opérée par des manœuvres internes.* — Après avoir fait coucher la mère sur le petit lit, et pris toutes les précautions nécessaires pour faire la version podalique, si elle devient nécessaire pendant l'opération, on introduit dans les parties, comme il a été dit plus haut, la main qui répond au côté occupé par le siége du fœtus. — Dès qu'on sent la partie qui se présente, on suit la face du tronc qui regarde en bas, on arrive à la hanche qu'on saisit en recourbant le doigt et en l'engageant dans le pli de l'aine. — Alors, tirant comme sur un levier, en dirigeant les tractions vers la symphyse sacro-iliaque, on attire peu à peu les fesses dans le détroit supérieur. — Pendant ce temps, la main libre pousse fortement sur cette partie à travers les parois abdominales, tandis qu'un aide relève autant que possible la tête du fœtus. — Quand les fesses sont engagées, on glissera la main sur les faces antérieures latérales du fœtus, et on s'efforcera de saisir un pied. Quoique cette dernière manœuvre ne soit pas indispensable, il vaut mieux être à même de prévenir les accidents et les lenteurs d'une présentation du siége, et de terminer rapidement l'accouchement dès qu'une complication menacera la mère.

III. *Version podalique par un ou deux pieds.* — Pendant longtemps on a considéré la version podalique et l'extraction manuelle du fœtus, comme deux temps inséparables de la même opération : c'est ainsi que l'on considérait la première manœuvre comme un moyen prompt de terminer l'accouchement. Mais les auteurs modernes, revenant sur ce point et jugeant mieux la version podalique, l'ont séparée de l'extraction, ne regardant le premier temps que comme un moyen d'améliorer la présentation du fœtus. Nous ne voulons pas dire par là que l'on ne doit pas réunir les deux temps, quand il s'agit d'extraire promptement le fœtus. La version n'est alors qu'un moyen d'arriver au but, et l'extraction ne saurait avoir lieu, si elle n'a été précédée d'une opération préliminaire, qui modifie la présentation de l'enfant au point que son extraction devienne possible. — La version podalique se distingue de la version céphalique, seulement applicable à des présentations vicieuses, en ce qu'elle peut être employée dans les présentations les plus normales, celle du crâne, par exemple, lorsqu'il est plus avantageux, dans le cas spécial, d'avoir affaire à une présentation des pieds, après la présentation primitive de la tête.

De plus, la version podalique l'emporte sur la version céphalique par de nombreux avantages : 1° On peut la mettre en exécution dans des cas où les indications de la version céphalique manquent complétement. 2° On est certain de pouvoir terminer l'accouchement dès qu'on voudra, tandis qu'avec la version céphalique il faut confier le reste du travail à la nature, et s'il survient quelque indication pressante de terminer l'accouchement, c'est à la version podalique qu'il faut forcément avoir recours. — Mais, d'un autre côté, la version céphalique est une opération bien moins dangereuse et moins énervante pour la mère que la version podalique, qui nécessite l'introduction de la main dans le fond de l'utérus, et met en danger la vie de l'enfant.

A. *Indications.* — Comme nous l'avons dit plus haut, la version podalique est destinée à améliorer d'une manière absolue ou relative les présentations défectueuses. — Nous diviserons les indications en deux groupes : 1° Toutes les présentations vicieuses du fœtus, qui empêchent un accouchement naturel, ou qui ne le permettent qu'en faisant courir de grands risques à la mère et à l'enfant; 2° toutes les présentations, celles du siége et des pieds exceptées, qui, normales et favorables par elles-mêmes, sont troublées par des complications qui rendent l'extraction de l'enfant ou l'amélioration de la présentation nécessaires. Parmi les présentations qui doivent en tous les cas être modifiées, nous citerons :

1° Toutes les variétés de présentations transversales lorsque le fœtus est à terme, ou qu'il n'est pas encore complétement formé, mais qu'il vit. — Chez les fœtus précoces ou morts, il est inutile de faire la version, qui serait superflue ; ces enfants sont en général si peu résistants et si facilement compressibles, que des douleurs énergiques peuvent les expulser en provoquant l'évolution spontanée. D'un autre côté, la version de pareils fœtus est très-difficile, et les avantages que la mère retirerait de l'opération seraient amplement compensés par les lésions, suites inévitables d'une version difficile.

2° De même que les présentations transversales, les présentations inclinées ou déviées rendent difficiles le passage et la sortie de l'enfant à travers le bassin, et ont besoin d'être améliorées. Sans vouloir revenir sur ce que nous avons déjà dit à ce sujet, nous rappellerons que nous avons, à propos de la pathologie de l'accouchement, recommandé la version lorsque la tête était inclinée et avait de la peine à s'engager dans le détroit supérieur, mais seulement après avoir reconnu l'impuissance de moyens moins dangereux, comme le décubitus spécial de la mère, la rupture des membranes, etc.

Quant au second groupe de notre division, il serait trop long de revenir sur toutes les complications qui mettent en danger la vie de la mère et de son enfant. Nous nous contenterons d'une formule générale, et nous dirons : Toutes les fois qu'on ne pourra sauver le fœtus et soulager la mère qu'en la délivrant promptement; toutes les fois que la présentation du fœtus s'oppose cette rapide extraction, il faudra avoir recours à la version pa les deux pieds ou par un seul.

B. *Conditions nécessaires pour le succès de l'opération.* — Ces conditions sont : la largeur suffisante du bassin, l'élévation de la partie qui se présente, de telle sorte qu'on puisse facilement, sans danger d'une rupture du vagin ou de l'utérus, soulever cette partie au-dessus du détroit supérieur. A part ces deux conditions, les auteurs font mention de deux autres, qu'il n'est pas facile d'observer. Nous voulons parler de la dilatabilité et de la dilatation suffisante du col, et de la plus ou moins grande mobilité du fœtus dans la matrice, circonstances qui nécessitent des efforts beaucoup moins grands pour l'opérateur. Mais, comme nous l'avons dit, si dans la pratique on voulait toujours tenir compte de ces deux conditions, on arriverait à de tristes résultats : l'enfant et la mère seraient souvent morts avant que le col ne se fût dilaté. On peut en dire autant pour la mobilité du fœtus. L'opération a beaucoup plus de chances de réussir, quand on rencontre ces circonstances; mais leur absence n'entraîne pas forcément un insuccès.

C. *Soins préliminaires à l'opération.* — 1º L'opérateur doit tout faire pour s'assurer, par l'examen extérieur et intérieur, de la position exacte du fœtus.

2º Il doit tout préparer pour le cas où des complications le forceraient à extraire promptement le fœtus. Ainsi il faudra avoir des lacs, le porte-nœud, du cérat ou de l'huile pour oindre les mains ; des linges secs, indispensables pour l'extraction ; des ciseaux pour couper le cordon ; des bandes et un forceps pour le cas où l'on serait forcé de dégager la tête.

3° Il faut s'assurer d'aides aussi intelligents que possible. Leur nombre varie suivant la position qu'on fait prendre à la mère. Quand on la fait coucher sur le petit lit, on a besoin de deux aides pour soutenir et maintenir fixées les extrémités inférieures, et d'un troisième pour donner à l'opérateur les instruments et à la malade les divers objets qu'elle peut demander pendant l'opération. Dans le décubitus sur le côté, ou bien dans l'attitude accroupie sur les genoux et sur les coudes, deux aides suffisent : l'un pour maintenir la patiente, l'autre pour obéir à l'opérateur.

4° Il est de la plus haute importance que l'opérateur n'attende pas trop pour opérer, ou qu'il ne commence pas avant que la nécessité de l'opération soit bien démontrée. En général, quand il n'y a pas de danger à attendre, il faut ne commencer qu'au moment où l'on aura la certitude de pouvoir pénétrer dans l'utérus avec la main, et de ne point rencontrer une trop grande résistance de la part des organes génitaux, par conséquent des obstacles à l'amélioration de la présentation. Toutes ces circonstances se rencontrent d'habitude quand le col est entièrement dilaté et quand la poche n'est point encore rompue : c'est-à-dire, que la deuxième période de l'accouchement est le moment où l'on a le plus de chances pour réussir. Malheureusement l'on n'a pas toujours le temps d'attendre le moment propice. Des convulsions, des hémorrhagies, etc., toutes les complications qui menacent immédiatement les deux vies, forcent l'opérateur à ne pas perdre une minute et à évacuer promptement l'utérus, sous peine de voir la mère et l'enfant succomber ensemble. Il serait donc souvent dangereux d'attendre la préparation et la complète dilatation du col. Nous ne voulons pas dire pourtant que tout danger imminent force à agir. C'est au médecin à choisir la vraie route, et à ne pas tomber d'un péril dans un autre : ainsi on ne devrait pas faire la version quand l'enfant seul est menacé et que le col n'est pas dilaté. Il est peu probable que l'enfant résisterait à l'opération, surtout s'il est déjà souffrant, et il est certain que la mère aurait à en souffrir.

Il arrive bien souvent qu'on soit forcé d'opérer, quoique le col ne soit pas suffisamment dilaté, quoique les eaux se soient écoulées depuis longtemps, et que l'utérus soit vivement contracté sur le corps du fœtus. Ces cas se rencontrent surtout dans la pratique civile, et viennent de ce qu'une accoucheuse n'aura pas reconnu à temps la présentation. vicieuse ou l'obstacle à l'accouchement, et aura laissé passer le moment favorable pour opérer. Les difficultés de la version augmentant en même temps que les contractions utérines sont plus énergiques, l'accoucheur devra, avant d'opérer, employer tous les moyens propres à diminuer l'intensité des douleurs, sans quoi les dangers de l'opération deviennent de plus en plus sérieux.

5° La disposition du lit mérite encore de fixer l'attention de l'accoucheur. Il est des cas où l'opération peut être faite dans le décubitus dorsal, et alors on se servira du lit ordinaire. Mais la position est très-incommode pour l'opérateur, et il peut survenir certaines circonstances, dans l'opération, qui nécessitent le transport de la femme sur le petit lit. Aussi rejetons-nous le décubitus dorsal, qui ne permet pas de changer la position quand la mère s'évanouit ou s'affaiblit par trop ; quand il faut préparer un autre lit, la perte de temps a une très-fâcheuse influence sur la réussite de l'opération. Dans la plupart des cas, la position moitié couchée, moitié assise, est la meilleure pour la mère. On la mettra sur le petit lit, en ayant soin que le coccyx en dépasse les bords, et en relevant d'autant plus le dos que le vagin regarde plus en haut et en avant, et que le bassin est moins incliné. On fait plier les deux jambes, les pieds reposant sur deux chaises. Des aides maintiennent la patiente, et empêchent les mouvements de ses extrémités inférieures en appliquant une de leurs mains sur la face postérieure de la cuisse, et de l'autre en saisissant l'articulation tibio-tarsienne. S'il est possible d'élever le petit lit, trop bas d'ordinaire, il faut le faire ; alors l'opérateur pourra opérer debout ; cette position est beaucoup moins gênante pour lui que s'il était forcé de s'asseoir sur une chaise ou de s'agenouiller, ce à quoi il est forcé quand le lit est trop bas.

Quoique la position moitié couchée, moitié assise, soit très-avantageuse, il est pourtant certains cas où le décubitus latéral produit de bons effets et permet d'opérer plus rapidement, plus aisément et plus sûrement.

Nous le recommandons surtout lorsqu'il est difficile d'atteindre

17.

les pieds, et qu'on sait cependant de quel côté de la matrice se trouve le siége ; enfin, lorsqu'on n'a pas à sa disposition d'autre lit que le lit ordinaire.

Il est enfin une autre position, dans laquelle la femme s'accroupit sur les coudes et les genoux. Elle est surtout avantageuse lorsque les pieds se trouvent dans le segment antérieur de l'utérus, lorsque l'inclinaison trop considérable du bassin rend les autres positions moins convenables pour permettre à l'accoucheur d'atteindre les pieds; enfin quand ce dernier aura vainement tenté d'opérer la version dans d'autres positions.

6° On devra, avant d'opérer, vider la vessie et le rectum.

7° Il est très-important de bien choisir la main qu'on doit introduire dans le vagin; cela peut faciliter beaucoup l'opération. En général, il faut se servir de la main qui répond (l'opérateur étant en face de la mère) au côté de celle-ci contenant les pieds du fœtus; et c'est la main gauche, d'ordinaire, qui doit être introduite, parce que, dans les présentations du crâne, la face et l'abdomen du fœtus regardent plutôt à droite qu'à gauche, et parce que, dans les présentations transversales, on voit plus souvent l'extrémité pelvienne occuper la moitié droite que la moitié gauche de la matrice. C'est pourquoi, dans le cas où il reste quelque doute sur la position du fœtus, il vaut mieux se servir de la main gauche que de la droite. Mais, dès qu'on a introduit une main dans l'utérus, il ne faut pas la retirer, quand bien même elle ne répondrait pas au côté où se trouvent les pieds; car la douleur qu'on cause à la mère, en faisant franchir à la main un vagin et un col préparés et dilatés d'une manière insuffisante, est plus vive que l'introduction de la main convenable n'est avantageuse.

D. *Manœuvres opératoires de la version par un ou deux pieds.—* 1er *temps.—* L'accoucheur se place entre les cuisses écartées de la mère : après avoir ôté son habit, relevé jusqu'au coude ses manches de chemise et imprégné d'huile la face dorsale de la main, ainsi que tout l'avant-bras, il arrondit sa main en forme de cône, la place vers la commissure postérieure des grandes lèvres et attend qu'une douleur se produise. Il y a divers avantages à attendre une contraction : d'abord, la souffrance causée par la compression résultant de l'introduction de la main est moins grande pour la mère; l'accoucheur trouve aussi la poche tendue, et peut la rompre s'il le juge convenable; il faut alors attendre que la contraction ait cessé pour commencer à chercher, à saisir et à attirer en bas un pied. Le relâchement de l'utérus est indispensable pour ce temps de l'opération.

Il faut, pour introduire la main, que les doigts soient réunis et que le pouce soit accolé par sa face palmaire au creux de la main. On la pousse dans une direction allant du périnée vers les grandes lèvres par des mouvements rotatoires assez rapides. On s'efforce de maintenir le côté radial de la main en haut, jusqu'à ce qu'on ait dépassé l'arc des pubis. Alors on lui fait subir un quart de cercle, et on la place de manière à ce que sa face dorsale regarde l'articulation sacro-iliaque du côté où se trouvent les pieds, et que sa face palmaire soit vis-à-vis du trou obturateur opposé. C'est dans cette position qu'on arrive au col, et là on trouve soit la poche, soit un libre passage pour pénétrer dans l'utérus. Quand la poche est intacte, on peut la rompre, soit au-devant de l'orifice utérin, soit un peu plus haut, mais toujours le plus près possible des pieds du fœtus. S'il est possible de sentir les pieds, et qu'on soit sûr de leur position, il vaut mieux respecter la poche, cheminer entre elle et l'utérus, jusqu'à ce qu'on puisse toucher les pieds à travers les membranes. Au contraire, lorsqu'il y a des doutes sur la position du fœtus, que les membranes sont adhérentes, ou que le placenta empêche de glisser entre l'œuf et la paroi utérine interne, il est préférable de rompre la poche des eaux dans l'intérieur du col. Arrivée dans l'utérus avant ou après l'écoulement du liquide amniotique, la main qui est dans l'intérieur doit être secondée par la main libre et par la pression légère que cette dernière doit exercer sur le fond de la matrice. Il ne faut pas négliger cette règle si importante, qui facilite la recherche et la préhension des pieds, empêche l'utérus de se rompre quand ses parois sont peu épaisses et vivement contractées, et prévient les déchirures par lesquelles l'utérus se sépare du vagin, ce qui arrive malheureusement trop souvent.

2e *temps*. — Quand la main a été introduite dans l'utérus, on la déploie, on applique toute sa face palmaire sur le corps de l'enfant, et on doit la faire progresser d'une manière continue, en conservant cette position; sans cela on causerait une irritation trop vive, et par suite d'énergiques contractions utérines. On arrive aux pieds d'une manière sûre, dans les présentations transversales, lorsqu'on suit de cette manière les parties latérales du corps du fœtus jusqu'à son extrémité pelvienne. On évite en même temps de confondre les bras avec les pieds et de faire subir au fruit les compressions si dangereuses de ses organes abdominaux ou du cordon. C'est l'avantage que présentent les méthodes françaises sur celles que l'on employait en Allemagne, et qui consistaient à suivre les parois abdominale et thoracique antérieures du fœtus, et qui ne sont applicables qu'aux présentations de la tête.

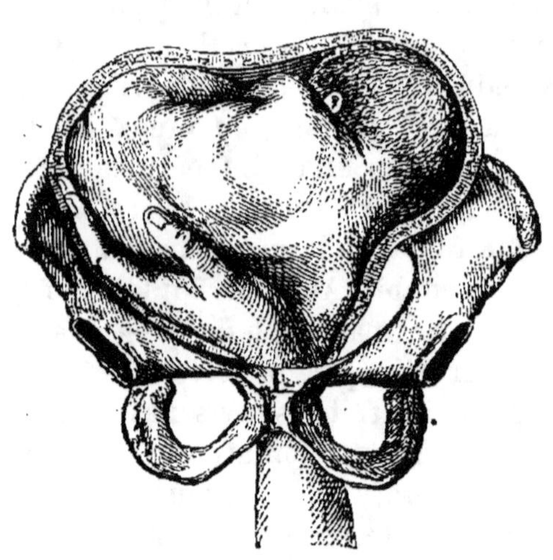

Fig. 68 (1).

Quand on est parvenu au siége du fœtus, on saisit les pieds, un seul ou les deux à la fois, ce qui constitue la dernière partie du deuxième temps. Les anciens accoucheurs pensaient qu'il fallait toujours faire la version en saisissant les deux pieds à la fois. Mais, depuis les dix dernières années, on a pu apprécier l'influence salutaire que

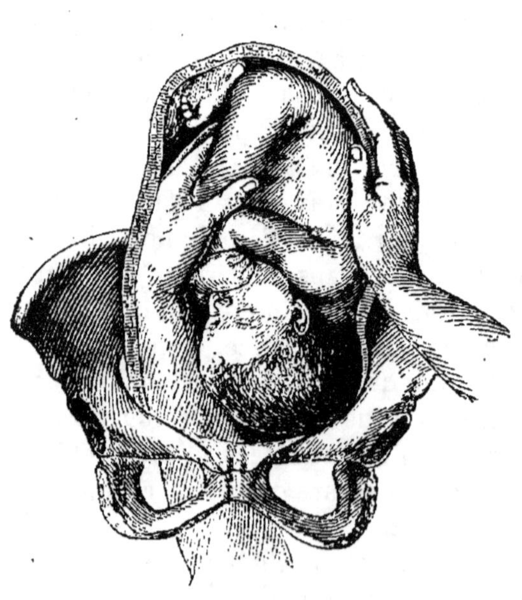

Fig. 69 (2).

(1) Recherche des pieds dans une présentation transversale.
(2) Recherche des pieds dans une présentation de la tête.

les présentations incomplètes dés pieds exerçaient sur la vie de l'enfant; et la règle générale est de se contenter de saisir un pied, règle dont nous ne nous sommes départi que dans les cas où la version par un pied n'a pas été possible, soit qu'on eût senti le pied du mauvais côté, soit qu'une trop violente contraction eût enlevé au fœtus une mobilité suffisante. Quand on prévoit ces obstacles à l'avance, il est indiqué de saisir les deux pieds; quand l'insuffisance d'un seul pied se fait sentir pendant l'opération, il faut aller immédiatement à la recherche de l'autre et l'attirer en bas.

Lorsqu'on pense qu'un pied sera suffisant, il faut toujours prendre celui qui est le plus rapproché du petit bassin, et qu'on rencontre le premier, parce que c'est celui qui facilite le plus la version du tronc. On saisit le pied de la manière suivante : les doigts, arrivés au siége, glissent jusque sur une cuisse; on passe le pouce entre cette dernière et l'abdomen, contre lequel les membres inférieurs sont repliés. Alors, les quatre derniers doigts s'appliquent sur la face postérieure de la cuisse, le pouce se place

entre les deux cuisses et les écarte l'une de l'autre. La cuisse étant choisie, on la saisit entre les quatre doigts qui sont en arrière et le pouce qui est en avant. On fait alors glisser la main le long de la cuisse, sans l'abandonner. Arrivé au genou, on écarte les jambes l'une de l'autre, ce qui est très-utile, surtout si elles sont croisées, et on fait une

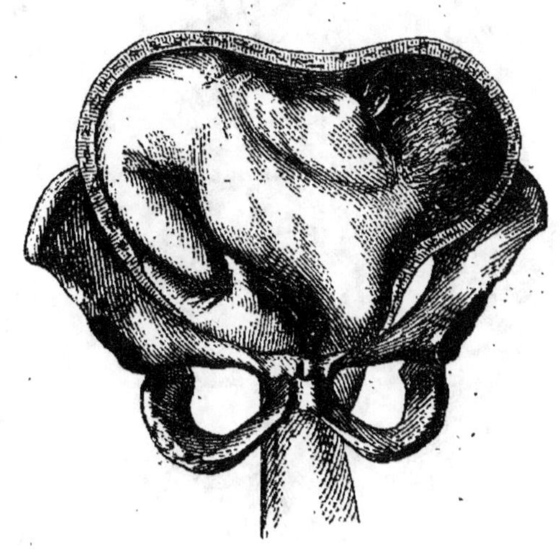

Fig. 70 (1).

demi-rotation de la main; de telle sorte que le pouce se trouve dans le creux poplité, et les quatre doigts sur la rotule, puis le long du tibia, enfin sur le dos du pied. Il est évident qu'on ne

(1) Dégagement du pied dans une présentation transversale.

peut prévoir toutes les positions des pieds du fœtus et toutes les variations qu'elles peuvent subir. Il faudra alors modifier cette marche suivant les cas : ainsi, quand le pied se rencontre à l'entrée de la matrice, il est inutile de remonter jusqu'au siége ; on le saisira et on l'entraînera en bas.

· Lorsqu'on veut saisir les deux pieds, il faut que la main soit portée sur le siége ; la hanche, située en avant, est saisie par les quatre doigts, celle située en arrière par le pouce ; on glisse alors sur les cuisses et, arrivé vers leur milieu, on passe le doigt médius entre elles, de telle sorte que le pouce et l'index regardent en bas, l'annulaire et le petit doigt en haut. Arrivé aux pies, on saisit la même manière les deux malléoles externes et la face dorsale des pieds, les doigts restant comme tout à l'heure et le médius entre les deux malléoles internes.

3ᵉ *temps*. — On doit, de même que le précédent, ne l'exécuter que pendant l'intervalle séparant deux douleurs ; car la contraction des parois utérines empêcherait la descente des pieds et le renversement du tronc. Une autre règle est d'attirer en bas le pied, en suivant la direction de la face abdominale antérieure du fœtus ; car si on voulait s'écarter de cette règle, on causerait des fractures, des luxations des extrémités, des compressions et des déviations mortelles de la colonne vertébrale du fœtus. Enfin il faut prendre bien garde de conduire

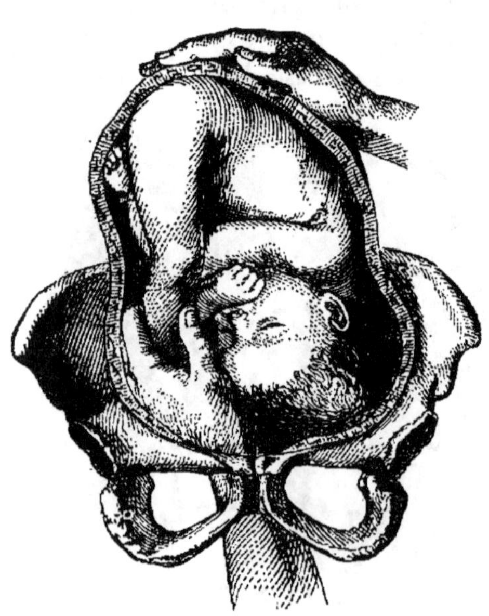

Fig. 71 (1).

toujours le fœtus dans un endroit de l'utérus et du bassin où il y aura un espace suffisant pour le recevoir, ce qu'on exécute en lui faisant suivre pour sortir la voie que la main a prise pour

(1) Dégagement du pied dans une présentation de la tête.

arriver jusqu'au fond. Dès que la tête de l'enfant s'est rapprochée du fond de l'utérus, dès que le pied est sorti de la vulve, de manière qu'on puisse en conclure que le siége est engagé dans le détroit supérieur, on peut considérer la version comme terminée.

E. *Complications et obstacles pouvant modifier l'opération.* — 1° *Obstacles s'opposant à l'introduction de la main dans l'utérus.* — Ils peuvent être causés par la tuméfaction œdémateuse ou inflammatoire des organes génitaux externes ou des parois du vagin ; par une étroitesse anormale et congéniale de ce dernier ; par des hernies faisant saillie dans son intérieur, par des tumeurs sanguines développées dans l'épaisseur de ses parois. Les diverses productions de nouvelle formation, les polypes , les fibroïdes, les kystes, le cancer, peuvent présenter un volume tel, que l'introduction de la main soit très-difficile ; cependant elles n'acquièrent pas en général un degré suffisant pour empêcher complétement la version. Les rétrécissements du détroit supérieur peuvent aussi contre-indiquer cette opération. Le col peut s'opposer au passage de la main, quand il n'est pas suffisamment dilaté, qu'il est rigide, ou se contracte spasmodiquement. Il faut que l'indication de précipiter l'accouchement soit bien pressante pour passer outre et négliger les moyens propres à triompher de ces obstacles. Alors on recourt à la dilatation sanglante du col, comme nous l'avons indiquée plus haut.

Quand, dans une présentation de l'épaule, cette dernière empêche la main de pénétrer dans l'utérus, on fera accroupir la mère sur les genoux et sur les coudes, on fera opérer au corps de l'enfant une rotation autour de son axe longitudinal, èt on relèvera l'épaule du fœtus au-dessus du détroit supérieur. C'est la manière la meilleure et la moins dangereuse pour la mère de repousser le fœtus en haut et de se frayer un chemin pour aller saisir les pieds avec la main, près de l'orifice supérieur du bassin, où ils se trouvent après la manœuvre que favorise surtout la position donnée à la mère. Dans d'autres cas moins heureux, l'épaule est tellement descendue dans le petit bassin, qu'il est impossible de la repousser ou de passer la main pour aller à la recherche des pieds. La seule manière de sauver la mère est alors de pratiquer l'embryotomie.

Le bras peut tomber et arriver dans le vagin, lorsque la présen

tation est transversale. On se contentera d'écarter assez le bras
pour que la main de l'opérateur puisse passer. Pour cela, on l'attache par le poignet à un lacs solide et on le relève sous les pubis de manière à ne pas gêner la manœuvre. Quand le bras est
fortement tuméfié on parvient à triompher de l'obstacle qu'il
présente en y faisant des incisions de 0^m,005 à 0^m,007 de profondeur.

2° *Difficultés et obstacles rencontrés pendant la recherche des
pieds.* — Ces difficultés et ces obstacles sont causés surtout par
les contractions énergiques de l'utérus. On ne doit jamais commencer l'opération (en admettant qu'elle ne soit pas urgente)
sans avoir cherché à les diminuer en donnant l'opium à hautes
doses, en chloroformant la malade, en lui faisant prendre un
bain, ou après l'avoir saignée. C'est à la sagacité du praticien à
déterminer combien de temps il faut attendre l'effet de ces
moyens; il importe d'avoir une ligne de conduite bien arrêtée
et de ne pas entreprendre la version, soit trop tôt, soit trop tard.
Quand tous ces moyens n'ont pas réussi à diminuer les contractions utérines et la compression du fœtus, lorsque les circonstances forcent à agir, il sera bon de faire une abondante injection d'eau chaude dans l'intérieur de l'utérus. Souvent ce
moyen suffit pour modérer les contractions et pour permettre
d'arriver jusqu'aux pieds.

La recherche et la préhension des pieds peuvent être rendues
difficiles par le rapprochement de la paroi abdominale du fœtus,
de la paroi utérine. Si l'on ne s'aperçoit de cette circonstance
qu'au moment où la main est déjà introduite dans l'utérus, il
faudra suivre le côté du tronc, regardant en bas, jusqu'à ce qu'on
soit parvenu au siége. Alors on tourne la main de manière
que sa face dorsale soit située derrière les pubis : elle peut saisir
la cuisse la plus rapprochée du détroit supérieur, éloigner le genou du membre opposé, et embrasser convenablement la jambe.
Cette manœuvre sera facilitée, si l'on fait coucher la mère sur
le côté correspondant à la partie de l'utérus contenant l'extrémité pelvienne du fœtus.

Diverses positions du pied peuvent rendre difficile le second
temps de l'opération. Le pied que l'on veut saisir peut être croisé
avec l'autre et se trouver serré entre ce dernier et la paroi abdominale et si fortement comprimé par l'utérus, qu'on a toutes les

pcines du monde à le dégager des obstacles qui le retiennent.
Pour nous tirer de ce pas difficile, nous attendons, après avoir
pénétré jusqu'aux pieds, laissant notre main tranquille, jusqu'à ce que les contractions de l'utérus se soient modérées, et
nous saisissons cet instant de repos, pour prendre les pieds et les
amener vers le col.

3° *Difficultés et obstacles venant compliquer l'évolution du
fœtus.* — Ce sont : les crampes partielles ou générales de l'utérus, qui, en diminuant ses dimensions, s'opposent à ce que la
tête remonte vers le fond de l'organe. Cela peut arriver quand
on a saisi le pied le plus élevé, celui qui était situé vers le fond
de l'utérus, et qu'on l'a glissé entre le tronc et l'autre pied. On
attribue aussi cette complication au volume du fœtus, à la présentation de la tête, qui rend la culbute difficile. Nous avons
toujours vu ces obstacles être de peu d'importance quand l'utérus ne se contractait pas trop violemment et que l'enfant avait
une mobilité suffisante. Pour faire disparaître ces obstacles, il
faut, dans le premier cas, employer les moyens indiqués pour
faire cesser les crampes; et lorsqu'on aura pris le pied le plus
élevé, on ne pourra réparer cette faute qu'en attachant le pied
déjà saisi et en allant immédiatement dégager l'autre. Il n'est
pas difficile d'attacher le pied, dès qu'il se trouve dans le vagin,
ou qu'on l'a attiré au dehors de la vulve. On procède comme
nous l'avons dit tout à l'heure, à propos du tronc.

Quand le pied n'a pas franchi le col, cette manœuvre devient
plus difficile; on peut échouer ou avoir besoin de tenter plusieurs fois l'opération, avant de parvenir à saisir le pied dans
l'anse humide du lacs; en général il suffit de la main, et on peut
se passer de porte-nœud. Pour opérer avec la main il faut qu'elle
abandonne le pied qu'elle a attiré en bas; on la retire des organes génitaux, on fait un nœud coulant que l'on passe autour
des quatre derniers doigts réunis en cône; le pouce arrête la
portion où la bande passe dans l'anse qui forme coulisse. On
introduit de nouveau la main dans cet état; le pied est repris
par les quatre doigts, la bande est poussée jusqu'à la hauteur de
l'articulation tibio-tarsienne, tandis que le pouce en relève
l'autre partie au-dessus des malléoles. On la fixe en tirant l'extrémité qui communique au dehors.

Mais lorsque le pied ne peut être attiré jusque dans le segment utérin inférieur, on ne doit pas l'abandonner et il faut alors employer, pour le fixer, un instrument spécial nommé porte-nœud, qu'on doit toujours préparer à l'avance lorsqu'on entreprend la version. L'instrument de *Trefurt* est préférable aux autres. Ce sont des pinces longues de 0ᵐ,38, courbées d'après l'axe

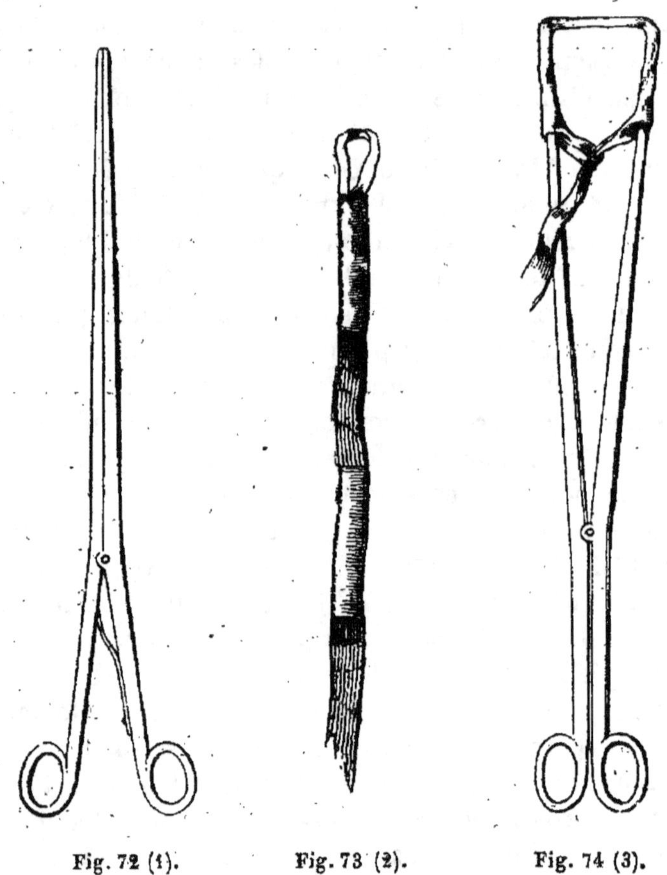

Fig. 72 (1).   Fig. 73 (2).   Fig. 74 (3).

du bassin, de telle sorte que lorsqu'on met l'instrument sur un plan horizontal, sa pointe est plus élevée que l'autre extrémité de 0ᵐ,054. Les deux branches sont réunies de manière qu'elles soient fermées quand les anneaux de la poignée sont écartés. De l'articulation à la pointe, l'instrument a 0ᵐ,244 de

(1) Porte-lacs de Trefurt.
(2) Pochettes du nœud coulant.
(3) L'instrument articulé.

longueur; les poignées en ont 5. La pointe a 0^m,003 d'épaisseur. Un ressort force les branches de la poignée à être écartées,
lorsqu'on ne presse pas sur elles.

L'écartement est de 0^m,050. Une bandelette de soie, large
de 0^m,018 à 0^m,020, est adjointe à l'instrument. On a cousu
deux petites poches ayant 0^m,068 à 0^m,084 à l'une des faces de
cette bandelette. Elles sont distantes de 0^m,055, et leurs extrémités contiguës sont fermées, leurs extrémités opposées sont
ouvertes. L'on fait un nœud coulant, comprenant ces deux poches, en introduisant dans leur intérieur les branches du porte-
nœud, en les enfonçant autant que possible. On referme l'instrument, on tire l'extrémité libre de la bandelette. On trempe l'instrument dans l'huile tiède et sans lâcher le pied, on le fait introduire par un aide jusqu'à ce qu'il soit arrivé tout près de la
main de l'opérateur. On
presse sur les anneaux;
l'anse de la bandelette s'é-
carte, on la pousse autour
des orteils, puis du pied,
enfin de l'articulation tibio-tarsienne, aussi haut
que possible. Une fois
passée, on serre l'extré-
mité libre de la bandelette
et on retire l'instrument.
On attache le pied saisi,
pour le fixer et l'empêcher
de se retirer dans le fond
de l'utérus, pendant le
temps où l'on est obligé
d'employer des moyens
dynamiques, pour faire
cesser les contractions
violentes de l'utérus; ou
bien on veut retenir le
pied jusqu'à ce qu'on soit

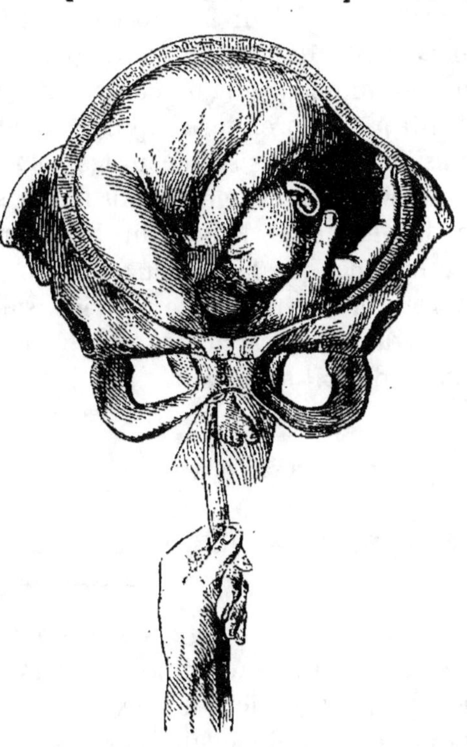

Fig. 75 (1).

parvenu à saisir le second; ou bien enfin, on se sert du lacs

(1) La double manœuvre.

pour attirer en bas l'extrémité saisie, tandis que la main de l'opérateur est occupée à repousser en sens inverse les parties supérieures du fœtus et à favoriser ainsi le renversement de l'enfant.

Ce procédé, que nous nommons « *la double manœuvre,* » se trouve indiqué quand les moyens employés pour vaincre la constriction de l'utérus n'ont pas d'action et qu'il n'est plus permis d'attendre; enfin, lorsque des circonstances aggravantes surviennent pendant l'opération et rendent nécessaire, pour le salut de la mère, sa prompte délivrance. Le procédé consiste à saisir, aussi près que possible du col, le lacs attaché au pied avec la main qui a retiré ce dernier au dehors, tandis que l'autre main de l'opérateur est introduite dans l'utérus et repousse loin du détroit supérieur les parties du fœtus qui doivent en être éloignées et tend à leur faire occuper le fond de l'organe. Cette manœuvre est simplifiée, si l'on opère une traction en bas sur le lacs, au moment où l'on pousse en haut la tête du fœtus. On ne réussit pas du premier coup à opérer le renversement du fœtus, mais il faut ne pas se décourager et recommencer plusieurs fois. A mesure que l'évolution du fœtus s'opère et que le pied descend, il faut saisir le lacs plus haut; enfin, et comme le conseille Rosshirt, dès que la version est à peu près terminée, l'opérateur, en retirant sa main de la matrice, saisira la cuisse du fœtus, et, en opérant une traction sur elle, forcera les fesses à s'engager dans le détroit supérieur.

§ 53. — Extraction du fœtus dans les présentations de l'extrémité pelvienne.

I. *Extraction du fœtus dans la présentation des pieds.* — Des faits nombreux ont démontré, dans ces derniers temps, que, dans les présentations de l'extrémité pelvienne, l'accouchement peut être naturel, se faire par les seules forces de la nature et aussi facilement que dans les présentations de la tête. Il faut seulement que l'accoucheur soit habile et patient, et il pourra s'écarter de cette règle funeste, posée par les anciens accoucheurs, qui prétendaient que toutes les présentations de l'extrémité pelvienne nécessitaient les secours de l'art. Cela n'est vrai que dans les cas où des complications troublent la marche naturelle de l'accouchement, menacent la vie de la mère et celle de l'enfant, et ne peuvent cesser que par l'éloignement prompt du fœtus hors du sein de sa mère. Il n'est pas d'opération plus blâmable que l'extraction intempestive du fœtus par les pieds, lorsque rien ne vient en indiquer la nécessité, car cette manœuvre est de tous les procédés obstétricaux celui dans lequel on peut le moins prévoir à l'avance les complications et les difficultés d'exécution.

Nous ne pouvons donc donner de meilleur conseil à l'accoucheur qu'en lui disant de ne jamais entreprendre l'extraction de l'enfant par les pieds avant d'avoir examiné avec le plus grand soin toutes les complications du cas spécial et de n'agir que poussé par des indications pressantes.

A. *Indications.* — Il suit de ce que nous venons de dire que l'extraction du fœtus n'est qu'un moyen d'activer l'accouchement. Cette opération sera justifiée et indiquée toutes les fois que les pieds se présentant ou ayant été amenés artificiellement au détroit supérieur, il survient des complications telles, dans le cours du travail, que des dangers menaçant la mère et l'enfant, exigent une prompte délivrance. Nous serions trop long si nous voulions énumérer toutes les circonstances pouvant servir d'indication ; nous dirons seulement que les indications données par les diverses complications ont la même valeur, soit que les pieds se présentent naturellement, soit qu'ils aient été attirés en bas artificiellement, soit enfin qu'une partie du fœtus autre que les pieds se trouve au détroit supérieur. Dans ce dernier cas, il arrive souvent que la version par un ou deux pieds soit nécessaire pour rendre l'extraction possible.

B. Les *conditions* qui permettent d'espérer le succès de l'opération sont : la dilatation et le relâchement du col suffisants pour permettre à l'enfant de le traverser sans rompre le segment inférieur de l'utérus, enfin une largeur de bassin suffisante.

C. *Soins préliminaires à l'opération.* — Lorsqu'on s'est décidé à opérer, il faut porter la malade sur le petit lit ; car on verra, dans la description de l'opération, qu'il est des temps impossibles à exécuter lorsque le sujet garde le décubitus dorsal. Il faut toujours avoir un forceps préparé à l'avance, car on ne peut pas savoir s'il suffira des mains pour dégager la tête; des linges (deux ou trois) bien chauffés, des ciseaux pour couper le cordon, des bandelettes et tout ce qui est nécessaire pour rappeler à la vie un enfant mort-né. Deux aides sont indispensables pour maintenir la mère, et on peut en employer un à présenter les instruments.

D. *Opération.*—1er *temps.* — Quand les deux pieds se trouvent dans le vagin au moment où l'on va pratiquer l'opération, on introduit une main, on saisit les pieds de manière à ce que le médius se trouve entre les deux malléoles internes, l'index et l'annulaire à égale hauteur sur les deux côtés externes de la jambe du fœtus et le pouce appuyant sur la

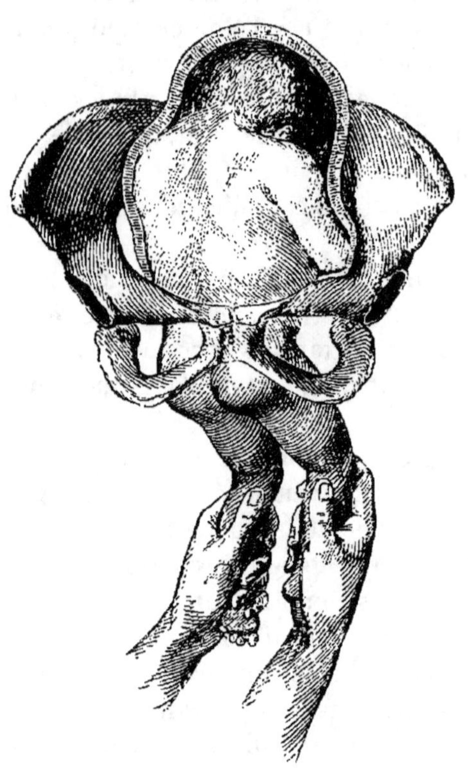

Fig. 76 (1).

plante des pieds. S'il n'y qu'un seul pied, le pouce appuiera sur le mollet, les quatre doigts seront appliqués sur la face antérieure de la jambe. On opère des tractions lentes sur les parties ainsi saisies et on s'efforce, en ménageant autant que possible les organes génitaux de la mère, d'attirer les extrémités au dehors, en suivant la direction de la portion inférieure de l'axe du bassin. Quand un pied est dégagé, on ne le lâche pas, et la main qui l'a extrait reste dans la position qu'elle occupait à l'intérieur. Dès que les deux pieds sont sortis, on en saisit un de chaque main, de telle sorte que le pouce de la main appuie sur le mollet et les quatre autres doigts sur la face antérieure

(1) Premier temps de l'extraction par les pieds.

de la jambe. Il ne faut pas oublier d'envelopper les parties sorties de la vulve avec des linges secs, non pas pour éviter le refroidissement du fœtus, comme plusieurs le craignent, mais pour empêcher les doigts de glisser sur les membres visqueux. On opère alors des tractions simultanées sur les deux membres, en imprimant de petits mouvements de rotation ou en soulevant et abaissant alternativement le fœtus. La première manœuvre est préférable lorsqu'on tire sur les deux jambes et que la direction des orteils fait présumer que le siége s'est engagé suivant le diamètre transverse du bassin. La seconde doit s'employer lorsqu'un seul pied est sorti et que le siége du fœtus répond encore un peu au diamètre antéro-postérieur du bassin. Dès que les cuisses sont dégagées, on les entoure d'un linge, et on continue les tractions jusqu'à ce que tout le bassin du fœtus soit au dehors. On recouvre les fesses et on applique les deux pouces sur les côtés du sacrum fœtal, les autres doigts des mains s'appuyant sur la face antérieure des cuisses correspondantes. Si une seule jambe était sortie, on dégagerait l'autre en introduisant le doigt recourbé en crochet dans le pli de l'aine et en tirant dessus. Ceci fait, on doit continuer des tractions parallèles avec la direction du diamètre transverse des fesses, parce que le diamètre transverse du tronc de l'enfant l'emportant sur son diamètre droit, il faut mettre en mouvement les extrémités de ce diamètre trans-

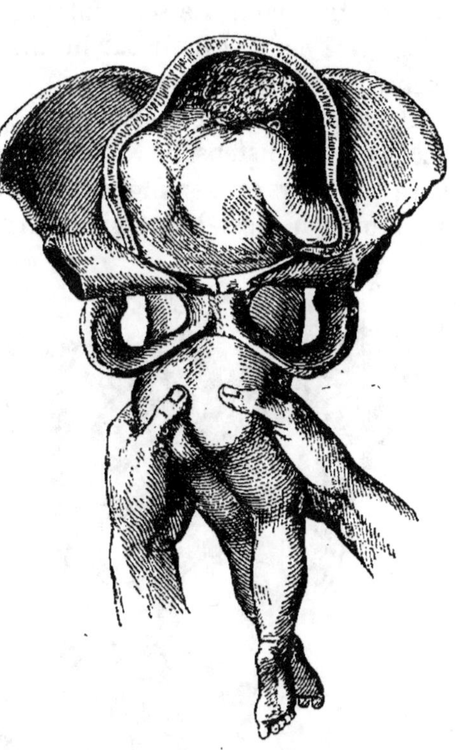

Fig. 77 (1).

(1) Application des deux pouces sur le sacrum et dégagement du tronc.

verse, qui sont le plus comprimées par les parois du bassin et qui peuvent mieux glisser par cette manœuvre. Ces tractions de côté et d'autre facilitent beaucoup ce passage. Il faut néanmoins prendre bien soin que l'axe longitudinal du tronc conserve la direction de l'axe du détroit inférieur. Dès que l'ombilic dépasse la vulve, le premier temps de l'opération est terminé. Pour que ce temps et le suivant s'exécutent heureusement, il faut prendre garde de ne pas trop se presser, et à mesure que l'on enlève à l'utérus une partie de son contenu, il faut lui laisser tout le temps nécessaire pour revenir sur lui-même et se contracter suffisamment.

2e *temps*. — On doit, avant tout, se préoccuper du cordon, empêcher toute distension, toute rupture en tirant doucement une anse au dehors sans employer trop de force. Si l'enfant est à cheval sur le cordon, c'est-à-dire si ce dernier passe entre ses jambes, remonte derrière le dos pour se rendre au placenta, il faut augmenter la largeur de l'anse en tirant sur l'extrémité qui remonte le long du dos et la faire passer par-dessus la fesse dès que cela est possible. Si cela n'est pas possible, on placera deux ligatures et on divisera le cordon entre elles en ayant soin d'extraire ensuite promptement l'enfant. Ces soins étant donnés, on replace les doigts de chaque côté du sacrum et on continue des tractions dans la

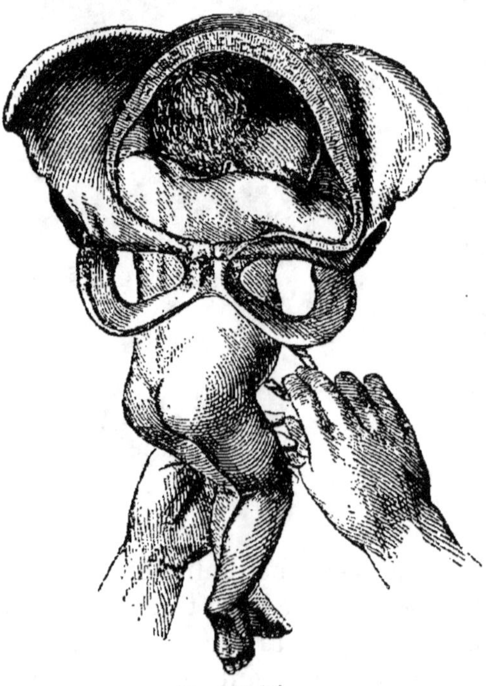

Fig. 78 (1).

direction du diamètre transverse du tronc de l'enfant; ce der-

(1) Dégagement du cordon ombilical trop tendu.

nier est presque toujours parallèle au diamètre droit du détroit inférieur, et les tractions se feront, par conséquent, de haut en bas. Il faut les continuer sans lâcher le bassin fœtal jusqu'à ce qu'on voie se dégager le creux axillaire ou la pointe inférieure du scapulum. Pour les raisons indiquées plus haut, il ne faut pas précipiter ce temps, et il est bon de faire presser en même temps sur le fond de l'utérus par un aide. De cette manière, l'irritation causée au fond de la matrice suffit pour la faire contracter et maintenir la tête et les extrémités supérieures du fœtus dans une position normale.

3ᵉ *temps*. — Il comprend le dégagement et l'extraction des bras. Comme nous ne décrivons ici que les opérations les plus simples, exemptes de complication, nous donnerons le procédé le plus facile pour dégager les bras. On saisit l'enfant par le tronc ou le siége et on le soulève du côté de la mère opposé au bras qu'on veut dégager, en évitant toute traction brusque et toute compression violente. La main de l'opérateur, du même côté que le bras à dégager, est alors introduite, les doigts indicateur et médius glissent le long du dos, arrivent à l'épaule, suivent le bras du fœtus, s'insinuent dans le pli du coude ; on repousse cette partie de manière à l'appliquer contre la paroi du bassin qu'elle regarde ; on dégage le bras le long du thorax du fœtus, et on l'attire vers la vulve. Pour dégager l'autre bras, nous faisons faire une rotation d'un demi-cercle à l'enfant autour de son axe longitudinal, excepté lorsque ce bras descend assez bas au-dessous des pubis pour qu'on puisse aisément le saisir avec deux doigts. Dans le cas contraire, il faut avoir

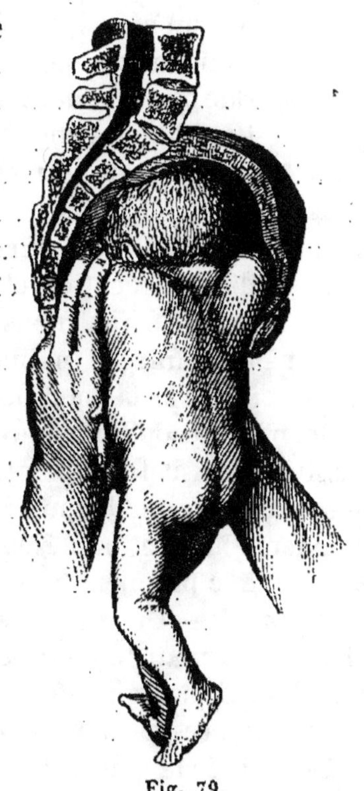

Fig. 79.

———

(1) Dégagement du premier bras.

recours à la rotation : on amène par là le bras à saisir dans la partie postérieure du bassin, et l'on évite ainsi les difficultés et les dangers qu'entraîne l'opération faite dans la moitié antérieure du bassin. Pour opérer ce mouvement de rotation, on saisit le thorax de l'enfant et le bras déjà dégagé aussi près que possible de la vulve, et on cherche à repousser la tête, qui se trouve soit au-dessus, soit au-dessous du détroit supérieur, en pressant de bas en haut, suivant l'axe du détroit inférieur, puis on imprime au corps du fœtus une rotation soutenue, de manière à le faire tourner, et à ce que l'épaule du bras non dégagé, regardant en avant, vienne se placer en face de la symphyse sacro-iliaque à laquelle répondait le premier bras. Cette torsion réussit quand le corps du fœtus n'est pas trop volumineux, quand le bassin n'est pas rétréci, quand le bras à dégager n'est pas trop solidement enclavé (et nous ne nous occuponspas de ces cas). Elle n'est pas dangereuse pour le fœtus et même lorsque la tête est solidement engagée, on n'a pas à craindre pour le cou, car la rotation exercée n'est presque que d'un quart de cercle. Nous avons vu, sur 100 extractions opérées par ce moyen, cette manœuvre réussir toujours, et nous la recommandons à cause de sa facilité d'exécution et du peu de douleur qu'elle cause à la mère. Elle est, suivant nous, bien préférable à la manœuvre consistant à introduire la main dans l'utérus, à saisir la face ou l'occiput et à opérer la rotation en agissant sur eux.

Quand le second bras se trouve dans la moitié postérieure du bassin, on saisit le tronc du fœtus avec la main qui a retiré le premier bras, on le soulève vers le côté de la mère opposé au deuxième bras, et on dégage alors ce dernier de la même manière que le premier.

4e *temps*. — On a proposé tant de procédés pour dégager la tête avec la main, qu'on peut juger par là combien il est difficile, dans la pratique, de se contenter des préceptes de la théorie et combien ces derniers sont insuffisants.

Le procédé le plus ordinaire est décrit, comme il suit, par Kilian : « Quand la face du fœtus regarde la paroi postérieure du bassin, l'accoucheur soutiendra le corps de l'enfant avec la main qui répond au côté occupé par la face du fœtus. Ensuite il introduira l'index et le médius de cette main dans l'utérus, et les placera de chaque côté du nez de l'enfant au-dessous de ses arcades zy-

gomatiques. En même temps, l'index et le médius de la main restée libre pénétreront, en suivant le dos du fœtus, et iront
s'appliquer contre l'occiput. Tandis que ces deux doigts poussent
énergiquement celle partie dans la
concavité du sacrum, d'avant en arrière et de haut en bas, les doigts de
l'autre main relèvent aussi, de leur
côté, et en sens inverse, le visage du
fœtus, de bas en haut, et d'arrière en
avant. En répétant ces mouvements
de bascule, on cherchera à faire cheminer la tête. » Ce procédé est, sans
contredit, celui qui ménage le plus la
mère et l'enfant; mais il n'est pas
toujours possible de le mettre en
exécution. Les doigts, appliqués sur
la région sus-maxillaire du fœtus,
glissent et ne permettent plus à l'accoucheur de prendre un point d'appui suffisamment solide pour exercer
toute la force nécessaire, et, d'un autre
côté, la tête peut se trouver si élevée
dans le bassin qu'on peut à peine
atteindre l'occiput avec le bout des
doigts, et qu'une pression sur cette
partie devient impossible. Voilà pourquoi nous recommandons le procédé
suivant, employé depuis trente ans
avec succès à la Maternité de Prague.

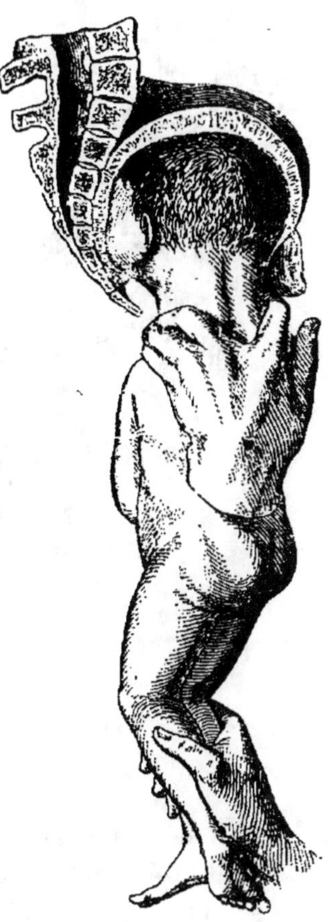

Fig. 80 (1.)

Dès que les deux bras sont dégagés, on saisit les pieds avec une
main, et on abaisse le tronc de manière qu'il devienne vertical,
sans opérer une torsion du fœtus autour de son axe longitudinal,
qui soit capable de modifier la position de la tête dans le bassin.
On applique l'index et le médius de l'autre main, de chaque côté
du cou, de manière que l'extrémité des doigts appuie sur la région
sus-claviculaire, et on opère une traction modérée et en arc de
cercle dirigée de haut en bas et d'avant en arrière, qui tende à

(1) Tractions directes.sur les épaules pour l'extraction de la tête.

dégager l'occiput. Aussitôt on relève les pieds et le tronc de l'enfant en les rapprochant de l'abdomen de la mère, ce qui dégage la portion de la tête tournée en arrière, et fait franchir l'anneau

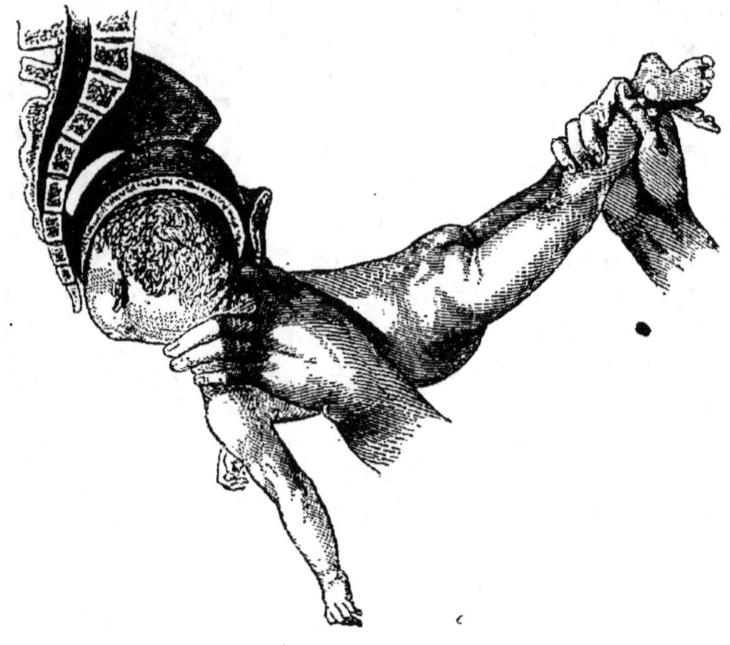

Fig. 81 (1).

pelvien à cette dernière. Quand la tête est déjà engagée dans le bassin, il faut omettre la première traction en bas, de peur de léser le périnée, et ne faire la seconde qu'au moment où on sera sûr que la tête est engagée dans le bassin. Il est des cas, lorsque l'enfant est volumineux et le bassin rétréci, où cette méthode ne réussit pas plus que l'autre ; mais elle rendra des services signalés, dans certaines circonstances, lorsque les autres procédés manuels sont insuffisants et qu'on est décidé à employer des instruments.

E. *Difficultés et complications survenues pendant l'opération.* — 1° Le seul obstacle qui puisse se présenter dans le premier et le second temps est l'étroitesse de la vulve et du vagin, qui s'op-

(1) Soulèvement du tronc fœtal pour favoriser le dégagement de la tête sur le périnée.

pose au passage du bassin fœtal. On observe surtout cette complication chez les primipares, et dans le cas où le volume du siége est encore augmenté par la saillie de la cuisse non dégagée. Pour surmonter cette difficulté sans trop causer de désordres, il faut introduire l'index de la main correspondant au côté occupé par le pied non dégagé, dans le pli de l'aine, et opérer des tractions en appuyant les pouces sur la région sacrée, dans le sens du diamètre transverse du fœtus. Il ne faut pas trop se hâter et vouloir extraire le pied tout d'un coup, comme le font quelques commençants; car on pourrait, ou rompre le membre du fœtus, ou déchirer le périnée.

2° Il est rare de trouver le col contracté spasmodiquement ou trop rigide au moment où il est traversé par le siége du fœtus. Cela ne pourrait arriver que dans les cas où l'opération aurait été entreprise pour sauver la mère d'un danger imminent. Il faudrait alors prévoir cette complication avant d'opérer, et ne pas attendre que la première jambe soit dégagée pour combattre la rétraction spasmodique du col, qui s'oppose à la sortie du tronc. Il n'y aurait plus alors qu'à employer les incisions du col utérin, qui permettraient bientôt de continuer l'opération.

3° Pendant le troisième temps, le dégagement du bras peut être difficile. Lorsqu'il est pris entre la tête et les parois du bassin, il faut suivre le conseil de Rosshirt, introduire l'index, lui faire suivre le dos du fœtus jusque sur l'épaule et sur la clavicule; on presse ensuite sur l'épaule ainsi saisie, en appuyant la face palmaire de la main sur le dos de l'enfant, et on tire en bas, en se dirigeant vers le côté opposé du bassin; après plusieurs efforts, on arrive à l'articulation du coude, et alors il est aisé de dégager entièrement le bras. Quand les bras sont croisés derrière la tête et que le diamètre transverse du tronc s'est engagé suivant le diamètre antéro-postérieur du bassin, une des épaules de l'enfant se trouve regarder la concavité du sacrum; le procédé que nous venons de décrire permet le dégagement.

Il faut agir autrement quand les deux bras sont croisés derrière le cou et regardent la paroi antérieure du bassin. L'accoucheur saisira alors l'enfant aussi près que possible de la vulve, et le repoussera en haut, comme s'il voulait le faire rentrer dans le bassin, et dans ce mouvement il fera opérer une rotation au fœtus, suivant son axe longitudinal, de manière qu'une épaule soit tournée vers la paroi postérieure du bassin. Si la face est dirigée en avant, il faut tirer, autant que possible, le fœtus en bas, introduire l'index et le médius, les glisser sur les parois abdominale et thoracique antérieures, arriver jusqu'au bras, qui est le plus rapproché de la paroi pelvienne postérieure. On le saisit par le coude, qu'on tire au-devant du visage, et l'on dégage l'avant-bras, qui apparaît sous les pubis; le second bras est situé en avant, enclavé entre la tête et la paroi du bassin. On facilite son dégagement en tournant l'enfant suivant son axe longitudinal, de telle sorte que l'épaule antérieure réponde à la paroi latérale du bassin.

Quand, la face étant tournée en avant et les bras croisés au-dessus, il est impossible d'atteindre le coude, on tâchera d'attirer une épaule en bas, comme nous l'avons dit plus haut; et si, malgré tous les préceptes que nous avons donnés, on ne peut dégager qu'un seul bras, il ne faut pas hésiter et mettre la vie de l'enfant en péril par une funeste lenteur. On applique le forceps, et on extrait la tête, que le bras n'arrêtera certainement pas alors.

4° *Obstacles pendant le quatrième temps.* — La tête est bien plus souvent arrêtée par les positions vicieuses qu'elle prend que par le manque d'espace suffisant dans le bassin. Parmi les premières, nous citerons l'arrêt de la face le long de la paroi pelvienne antérieure. Pour améliorer cette position, il faut refouler en haut le fœtus, de sorte que le médius et l'indicateur de l'opérateur puissent s'appuyer sur les épaules de l'enfant, en formant crochet. On opère alors d'arrière en avant une forte traction, qui fait descendre l'occiput le long du sacrum, et on parvient souvent à le dégager ainsi.

Plusieurs auteurs préfèrent imprimer une rotation à l'enfant, de telle sorte que son visage, qui regarde en avant, soit dirigé de côté. Mais il est très-difficile d'arriver à ce résultat, parce que les contractions de la matrice s'y opposent. On aura recours à cette manœuvre dès que deux ou trois tractions sur les épaules auront été inutiles. Du reste, la compression de la tête sur le cordon empêche de tenter ces essais pendant plus de cinq ou dix minutes; on se hâtera d'appliquer le forceps et d'entraîner la tête au dehors.

On agira de même toutes les fois que, la tête s'étant engagée

régulièrement d'abord, suivant le diamètre transverse du bassin,
le menton reste accroché au pourtour du détroit supérieur, soit
à cause de son étroitesse, soit à cause du volume de la tête. Si
l'on a affaire à un fœtus mort, il ne faut point tirer sur les
épaules, car on court le risque de séparer les épaules du tronc.
Il est plus prudent d'introduire la main dans l'utérus, de saisir le
maxillaire inférieur en passant un doigt dans la bouche, et d'attirer ainsi la tête en bas. Il est vrai que, par ce procédé, on déchire les contours et le plancher de la cavité buccale, le maxillaire inférieur se fracture ; mais on peut passer outre quand le
fœtus est mort.

II. *Extraction du fœtus dans la présentation des fesses.* — Il est
peu d'opérations obstétricales qui comptent des procédés aussi
nombreux et aussi recommandés que ceux proposés pour faire
l'extraction artificielle d'un enfant se présentant par les fesses.
C'est aussi dans ce cas que l'accoucheur est le plus embarrassé
pour choisir le procédé le plus avantageux. Nous allons essayer
de lui donner les moyens de se décider, en mettant sous ses yeux
les avantages, les inconvénients, les difficultés, présentés par les
diverses méthodes. — 1° Quand la main peut pénétrer dans l'utérus, saisir et dégager un pied, c'est le procédé le plus simple et le
plus sûr pour délivrer la mère. Nulle autre méthode ne saurait
l'emporter sur celle-là, lorsqu'elle est praticable ; car la position
élevée du siége fœtal empêche d'introduire le doigt dans le pli de
l'aine, rend le crochet mousse inutile, dangereux, douloureux
pour la mère, et il ne saurait être question du forceps. Mais tous
les auteurs sont d'accord pour rejeter l'extraction par un pied,
dès que le siége s'est engagé dans le petit bassin, et qu'il oppose
un obstacle à la main, qu'on ne saurait introduire sans léser ou
déchirer l'utérus contracté.

2° Quand le siége est descendu dans le bassin, et lorsqu'il est
difficile ou impossible d'atteindre le pli de l'aine avec le doigt,
lorsque les efforts tentés de cette manière n'ont conduit à aucun
résultat, parce que les doigts n'ont pu exercer une traction suffisante, il n'y a plus que deux procédés possibles : c'est le forceps ou le crochet mousse, et surtout le dernier, comme ménageant plus la mère et conduisant plus sûrement au but. Il ne
faudrait pas, néanmoins, s'exagérer l'innocuité du crochet. Malgré toutes les précautions, il peut glisser pendant une traction,

léser les organes génitaux de la mère ou déchirer plus ou moins profondément les parties du fœtus.

3° Ces inconvénients ont conduit quelques accoucheurs à l'idée de rejeter complétement l'usage de cet instrument, lorsqu'il est possible de faire l'accouchement d'une manière plus délicate et moins dangereuse. C'est lorsque le siége est assez enfoncé dans le bassin pour qu'on puisse introduire les deux indicateurs dans les plis des aines et les entraîner au dehors. Cette méthode est préférable à toutes les autres, lorsque le siége est primitivement descendu très-bas dans le bassin, ou bien lorsqu'il y a été attiré par le crochet mousse.

4° On aura recours au forceps, lorsque le siége occupera d'une manière si complète le canal pelvien, qu'il sera impossible d'arriver à l'articulation de la hanche avec le crochet; on l'emploiera également quand le fœtus sera mort et que son ramollissement sera tel qu'une traction avec le crochet ferait courir le risque de séparer la cuisse du tronc; et, dans ces cas, il vaut encore mieux employer le céphalotribe, qui glisse beaucoup moins que le forceps.

A. *Indications*. — L'extraction par le siége est un moyen d'activer la marche de l'accouchement. On aura donc recours à cette manœuvre toutes les fois qu'un danger pressant menacera la vie de la mère ou celle de l'enfant.

B. Les *conditions* que nous avons indiquées comme indispensables pour l'extraction par les pieds, seront nécessaires pour commencer cette opération.

C. *Description des divers procédés opératoires.* — 1° *Dégagement du pied.* — L'opérateur introduira dans la cavité utérine la main répondant au côté de la mère où se trouve le pied choisi, suivant les règles données à propos de la version; il aura soin que la face dorsale de sa main regarde la concavité du sacrum. Si par hasard les talons sont appliqués contre les fesses, il n'est pas nécessaire de remonter plus haut. On saisit le pied droit, qui est en arrière, en appliquant les quatre derniers doigts sur sa face dorsale et le pouce sur sa face plantaire. On étend le pied de manière à ce que les orteils regardent en bas, et on l'attire au dehors, en le faisant passer par la voie qu'on aura suivie en introduisant la main.

Mais quand les extrémités inférieures sont entièrement étendues le long de la paroi abdominale du fœtus, il faut que la main remonte plus haut. On lui fait suivre la cuisse jusqu'au creux poplité; on glisse le pouce, l'indicateur et le médius entre les deux jambes, et on repousse en arrière la jambe droite, en la séparant de la jambe gauche. L'indicateur et le médius abandonnent leur position et suivent la face antérieure de la jambe; le pouce appuie sur le creux poplité, et on s'efforce d'abaisser la jambe de manière à ce que le talon vienne s'appliquer contre la fesse correspondante. La main glisse sur la jambe, saisit le pied, en lui conservant toujours sa position, et l'amène vers la vulve.

Quand la paroi abdominale du fœtus est dirigée en avant, l'opération se fera plus aisément, si la mère est couchée sur le côté correspondant à la fesse la plus postérieure.

2° *Extraction au moyen des doigts recourbés et introduits dans le pli de l'aine.* — Si le siége se présente à la vulve, on met les deux pouces sur le sacrum et on introduit les deux indicateurs, chacun dans le pli de l'aine correspondante, en les recourbant en crochet; puis, on opère des tractions en communiquant au tronc, suivant son diamètre transverse, des oscillations à droite et à gauche, tout en le tirant en bas. On continue les tractions jusqu'à ce que l'extrémité restée appliquée sur la paroi abdominale antérieure soit tout à fait dégagée, ou bien, dès qu'elle est suffisamment découverte, on l'extrait suivant les règles.

On agira de même quand le siége ne se présente pas encore à la vulve, mais qu'il en sera assez rapproché pour qu'il soit possible d'introduire les deux indicateurs dans le pli des deux aines du fœtus. Dans ce cas, comme dans le précédent, on fera les tractions avec mouvements latéraux, en tirant de haut en bas, la fesse la plus antérieure, et de bas en haut et d'arrière en avant, la plus postérieure. Quand le siége sera trop élevé pour que les deux mains puissent s'insinuer à la fois dans le pli de l'aine, on tâchera d'en introduire une d'abord, et, si cela est possible, on fera quelques fortes tractions en bas; puis, on essaiera d'introduire l'autre, et, en alternant cette manœuvre, on arrive soit à faire descendre le siége assez bas pour que les deux mains puissent agir simultanément, soit à se convaincre que le procédé est insuffisant, et qu'il faut avoir recours au crochet mousse.

3° *Extraction au moyen du crochet mousse.* — Pour qu'un crochet mousse ait tous les avantages qu'on a le droit d'en attendre, pour que son emploi et son application soient faciles et ne menacent ni la vie de la mère, ni celle de l'enfant, il faut que

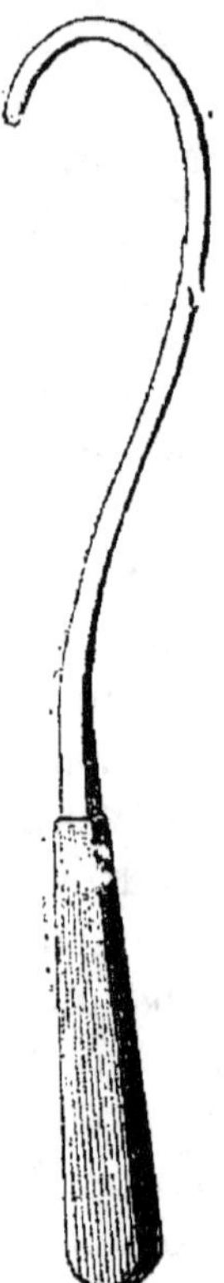

sa tige présente une légère courbure correspondant à celle du bassin, et que l'écartement de son bout recourbé soit de 0m,048 à 0m,054. La pointe doit en être bien arrondie, l'épaisseur du crochet est de 0m,009. Enfin, il faut que la poignée en bois d'ébène ou autre soit facile à saisir.

Les principales règles pour l'appliquer sont les suivantes : on doit le mettre en place avec la main qui se trouve dans l'utérus; il faut pour cela conduire l'instrument le long de cette main, et, si l'on veut ne pas léser les parties génitales de la mère ou celles de l'enfant, le faire parvenir sur l'aine de dehors en dedans, et non pas, comme on l'a recommandé, en le plaçant entre les deux cuisses du fœtus, et en le faisant pénétrer de dedans en dehors. Il faut introduire le crochet dans le pli de la cuisse qui est la plus facile à atteindre, c'est-à-dire celle qui regarde la paroi antérieure du bassin. Avant de faire une traction, il faut bien s'assurer que la pointe de l'instrument n'a saisi que l'aine et fait saillie entre les deux cuisses. On doit tirer dans la direction que prend le siége dans le mécanisme normal de l'expulsion des fesses. Lorsqu'on a accroché la cuisse, dirigée vers la paroi antérieure du bassin, les tractions doivent se faire verticalement de haut en bas; lorsque c'est la cuisse, située dans la partie postérieure du bassin, il faut tirer de haut en bas et d'arrière en avant. Les tractions ne doivent pas être toujours faites d'un seul côté; ou bien on ajoute à l'action du crochet en tirant avec le doigt, ou bien on alterne, et on prend successivement une cuisse, puis l'autre avec l'instrument. Après six ou huit tractions, il faut se reposer; on s'assure que l'instrument est toujours bien placé, et qu'il ne cause aucune lésion. Dès que

Fig. 82 (1).

____

(1) Crochet mousse d'Outrepont.

l'on remarque que la cuisse tirée par le crochet descend plus vite que l'autre, il faut dégager l'instrument et l'appliquer à l'autre cuisse. Enfin, lorsqu'un crochet est insuffisant, Kilian conseille de se servir de deux instruments à la fois. Dès que le siége sera suffisamment descendu, il faut renoncer aux crochets et faire usage de ses doigts.

§ 54. — Du forceps et de ses usages.

Le forceps, cet instrument si utile et si bienfaisant, a fait entrer l'art des accouchements dans une nouvelle voie de progrès. Aucun autre instrument d'obstétrique ne peut l'égaler. Non-seulement il permet d'extraire un enfant se présentant par la tête, mais, grâce à lui, on peut encore modifier et améliorer une présentation vicieuse du sommet. Non-seulement il peut terminer l'accouchement, mais encore il peut modifier une position défavorable.

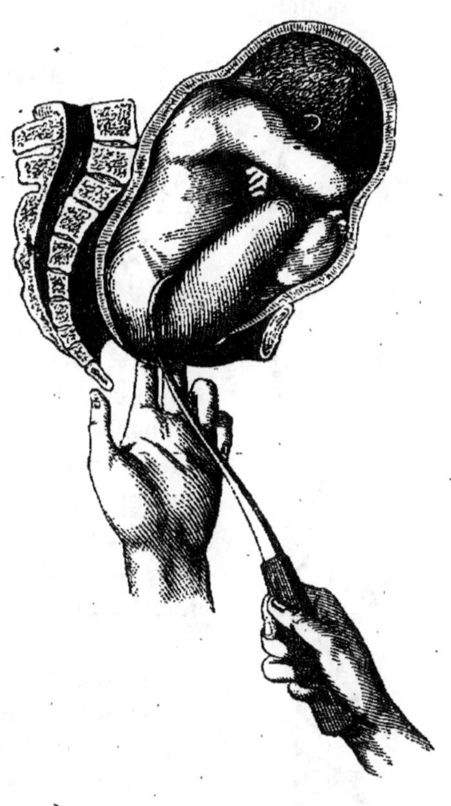

Fig. 83 (1).

Pour répondre à son but, il doit être construit de manière à rendre plus facile et à favoriser le mécanisme de la nature, et pouvoir suivre les mouvements de progression, puis les mouvements de rotation de la tête qu'il tient entre ses branches; ses diamètres et ses diverses faces doivent être proportionnés aux diamètres du canal pelvien qu'il doit traverser. Pour cela, il doit prendre peu de place, être facile à appliquer, et pourtant posséder une résistance suffisante; il doit pouvoir atteindre et entraîner la tête à travers les voies naturelles, et demander le

(1) Application du crochet mousse.

moins de force possible pour réaliser son but; il doit pouvoir saisir solidement la tête et ne léser aucune des parties du fœtus ou de la mère.

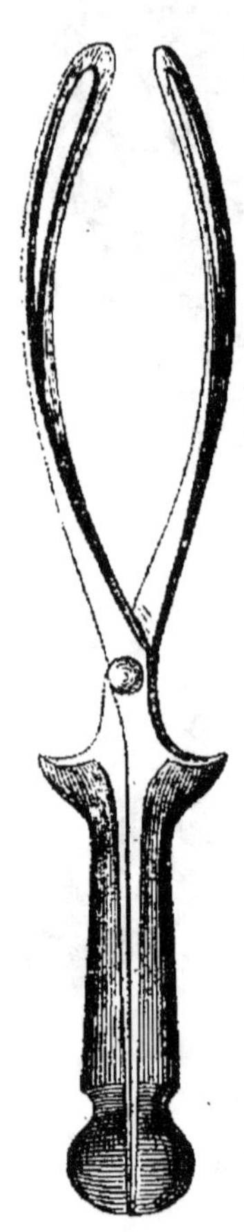

Fig. 84 (1).

Pour répondre à tous ces besoins, le forceps doit être d'acier supérieur, non susceptible de se rompre; il doit avoir une courbure sur ses faces pour saisir sûrement la tête sans la blesser, sur ses bords une incurvation lui permettant de s'adapter aux axes du bassin, et avoir une longueur suffisante; pour être applicable à tous les cas, il doit se fermer facilement et solidement, et posséder des poignées commodes.

Il est certain qu'un grand nombre des forceps connus en Allemagne remplissent la plupart de ces conditions. Loin de nous l'idée de ne trouver bons que ceux des instruments qui ont été inventés chez nous, et de rejeter les forceps employés à l'étranger. Mais nous nous sommes assuré tant de fois, que le forceps de Brunninghausen, modifié par Nægelé, mérite de la part des praticiens un accueil favorable, que nous ferons connaître à nos élèves ce forceps d'une manière détaillée.

Il pèse 0^k,652; sa longueur est de 0m,379. La longueur des cuillers est de 0^m,203, leur plus grande largeur, près de la pointe, est de 0^m,040, et de là jusqu'à la portion articulaire, leur largeur va en diminuant. Les cuillers, dans leur plus grand écartement, forment un angle de 39°; fermées, elles ne se touchent pas, mais restent séparées par une distance de 0^m,007. A 0^m,067 de l'extrémité, cette distance est de 0^m,067. Les cuillers sont fenêtrées; les bords de la face interne des cuillers sont faiblement arrondis; leur largeur est de 0^m,007 leur épaisseur de 0^m,005. A partir de l'articulation, les cuillers sont courbées sur leur bord jusqu'à la pointe, qui s'incline de 0^m,094 au-dessus du plan horizontal sur lequel reposent les poignées.

____

(1) Forceps de Nægelé.

·Les poignées sont d'acier recouvert de bois d'ébène; leur extrémité inférieure est arrondie ; leur extrémité supérieure forme
une saillie, semblable à la moitié
d'un croissant. Sur la branche gauche du forceps se trouve un pivot
terminé par une espèce de bouton.
Ce pivot correspond à une échancrure du bras droit, et forme l'articulation, dont le mécanisme est simplifié par les divers plans inclinés,
qui se rendent vers le pivot.

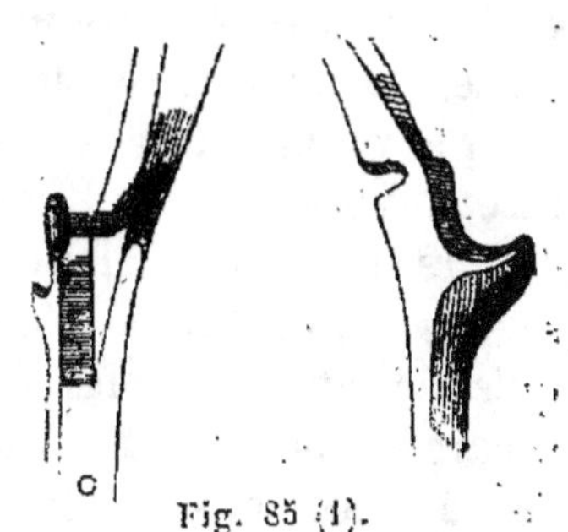

Fig. 85 (1).

A. *Mode d'action du forceps.* —
Si l'on parcourt les opinions que le forceps fit surgir dans les
dix premières années de son emploi, on peut voir qu'on accor-
dait autant à l'action compressive exercée sur la tête par les
cuillers, qu'aux tractions faites pour l'attirer en bas. Il est vrai
qu'on exerce une certaine pression, mais elle ne doit jamais
atteindre un degré suffisant pour modifier la forme et les dimensions de la tête. Car on comprend qu'une compression
exagérée et que l'emploi de trop de force produiraient des
enfoncements, des fractures des os du crâne, la séparation et
la déchirure des parties membraneuses par lesquelles ils adhè-
rent entre eux ; on comprend que les os pourraient être poussés
les uns sur les autres, comprimer le cerveau, déterminer des
épanchements apoplectiques, et causer la mort du fœtus. Il n'est
pas en notre pouvoir de mesurer exactement la force qu'on doit
employer lorsqu'on applique le forceps ; il faut donc tirer parti
de sa force de traction et non de celle qu'il a de pouvoir comprimer. Du reste, en abandonnant cette action aux parois du bassin, on arrivera à un résultat bien plus certain ; en effet la tête
est alors comprimée régulièrement de tous les côtés à la fois ;
tous ses diamètres sont rétrécis simultanément, tandis que le
forceps ne diminue qu'un seul diamètre. En effet, il ne s'applique qu'aux deux extrémités de ce diamètre, et la compensation
se fait en sens inverse. Diminue-t-on la longueur du diamètre
antéro-postérieur, le diamètre transverse augmentera d'autant.
Ainsi d'une part compression régulière et sur presque tous les

____

(1) Articulation du forceps de Nœgelé modifiée par Bruninghausen.

points, de l'autre compression irrégulière, se faisant en deux points opposés, et pouvant être compensée par l'allongement des autres diamètres. Aussi recommanderons-nous de ne pas considérer le forceps comme un instrument de compression servant à diminuer le volume de la tête; d'après nous, il ne faut que serrer juste assez les branches de l'instrument pour pouvoir tirer la tête au dehors et surmonter les obstacles qui s'opposent à son libre passage. « Et, dit Kilian, c'est parce que la tête est seulement tirée qu'elle prend toutes les positions qu'elle eût occupées si elle avait progressé sous l'influence de fortes douleurs; c'est pour cela que l'expérience nous apprend que la tête, saisie entre les branches du forceps, suit toutes les périodes de l'accouchement normal. » Nous avons souvent pu nous assurer de la vérité de ce passage et nous avons vu plus d'une fois la tête engagée suivant son diamètre longitudinal dans le diamètre transverse du bassin et après quelques tractions avec le forceps, l'occiput apparaître sous le pubis. Mais cela n'arrive pas toujours et les mouvements de rotation normaux, loin de se faire d'eux-mêmes entre les cuillers, ne s'obtiennent, dans certains cas, qu'après des tractions nombreuses et douloureuses pour la mère. Voilà pourquoi nous comptons peu sur la rotation de la tête, lorsqu'elle est saisie par les cuillers du forceps; et nous préférons opérer artificiellement cette rotation, avant d'user des tractions.

Ainsi nous résumerons l'utilité de l'action du forceps, dans les tractions qu'il permet d'exercer, et dans les changements profitables qu'il permet de faire dans les positions vicieuses de la tête.

Nous ferons encore une observation sur l'influence que l'application du forceps et les tractions qu'il permet de faire, exercent sur la marche des contractions. Lobstein a fait remarquer le premier que le forceps avait une action mécanique et une action dynamique; que l'irritation du vagin et du segment utérin inférieur, suite de l'introduction et de la présence de l'instrument dans ces cavités, augmente l'intensité des douleurs. Il ne faut pas s'exagérer cette action; elle n'est que passagère, et on ne doit pas y compter dans les applications longues et difficiles; enfin il est des cas où non-seulement elle manque, mais où le forceps cause des accidents, comme la cessation totale des contractions, des contractions spasmodiques des divers segments de l'utérus, et nous devons conclure avec Kilian qu'on ne saurait déterminer à l'avance l'effet dynamique que le forceps peut exercer sur l'utérus.

Après avoir parlé des avantages du forceps, nous devons dire que, malgré toute l'habileté et le savoir de l'opérateur, cet instrument peut avoir des dangers. Nous allons énumérer brièvement les circonstances qui peuvent compliquer les opérations dans lesquelles le forceps est employé.

1º Les lésions que le forceps peut causer à la mère intéressent soit les os du bassin, soit les parties molles qui le revêtent. On cite des cas dans lesquels le forceps fut manié avec tant de force que les os du bassin furent fracturés. Mais cela est fort rare, et ce sont plutôt les symphyses et les faisceaux fibreux qui cèdent et se déchirent. Ainsi, il nous est souvent arrivé de voir le bassin rétréci résister à de fortes tractions faites par le forceps et céder subitement, parce que quelques ligaments s'étaient déchirés sous l'action de la force tendant à les distendre, et parce que les os s'étaient écartés les uns des autres.

Les lésions des parties molles les plus fréquentes à la suite de l'emploi du forceps, sont les lésions du périnée. Ajoutons aussi les déchirures et les ruptures des parois du vagin, qui peuvent provoquer des inflammations, des abcès du tissu cellulaire sous-muqueux, des hémorrhagies plus ou moins graves, des tumeurs sanguines. Enfin, l'application du forceps est la cause la plus certaine des chutes de matrice.

Quand le forceps vient à glisser subitement au moment d'une traction, il peut venir heurter sur le fond du vagin et le déchirer. Les efforts faits pour attirer en bas la tête, arrêtée par la paroi antérieure du bassin, amènent des lésions de cette partie, et par suite des fistules vésico et urétro-vaginales. Dans les cas les plus heureux, il ne survient qu'une incontinence d'urine, suite de la paralysie du sphincter de la vessie; plus souvent, une inflammation violente de l'urètre amène une rétention d'urine opiniâtre. Les perforations de la paroi postérieure du vagin et les fistules recto-vaginales sont plus souvent dues à un sphacèle de ces parties qu'à l'action immédiate des branches du forceps.

Dans l'utérus, c'est le segment inférieur qui souffre surtout par l'emploi de cet instrument. La paroi postérieure du col est plus ou moins tiraillée par le bord convexe des cuillers; elle peut se rompre et provoquer une péritonite, promptement mortelle. On

peut aussi saisir une partie du segment inférieur, en croyant
être sur la tête elle-même. Enfin, la partie inférieure de l'utérus
est sujette, quand on applique le forceps et qu'on surmonte plus
vite les obstacles que dans l'accouchement naturel, à être comprimée par les os du bassin, ce qui n'arrive pas quand le travail
se fait peu à peu sous l'influence de douleurs plus régulières et
moins brusques. On peut aussi reprocher au forceps les métrorrhagies causées par le collapsus profond dans lequel se trouve
tout l'organisme après l'évacuation trop rapide du contenu de
l'utérus. Les inflammations traumatiques, résultat de l'introduction des branches, s'étendent aux divers organes voisins et causent
la mort, sans que l'art puisse prévenir cette fatale terminaison.
Souvent aussi, la compression des nerfs du bassin par l'instrument (et surtout celle des nerfs ischiatiques et obturateurs)
amène des névralgies des membres inférieurs.

2° Les lésions qu'on remarque sur l'enfant après l'application
du forceps sont d'habitude limitées à la tête. Tantôt ce sont de
simples contusions et déchirures des parties molles, siégeant au
point d'appui des cuillers, tantôt les téguments ont cédé et les os
sont à nu. A cela il faut joindre des épanchements abondants
dans le tissu cellulaire sous-cutané. On remarque souvent, lorsque le forceps possède une courbure mal proportionnée avec la
tête, ou lorsqu'on l'applique sur le front et l'occiput, que les
cuillers déchirent les parties molles, causent des paralysies du
nerf facial, des empreintes sur les os, des fractures s'étendant
jusqu'à la base du crâne. Et comme suite nécessaire de ces
traumatismes, on voit des déchirures des enveloppes du cerveau, des compressions de la substance cérébrale, des ruptures
de vaisseaux à l'intérieur du cerveau, pouvant causer la mort
du fœtus pendant ou après l'opération.

B. *Indications de l'emploi du forceps.* — 1° Les indications
fournies par l'état de l'organisme maternel sont :

Les causes de dystocie dues à l'anneau pelvien, lorsque les
obstacles résistent à des contractions utérines prolongées ou à
l'emploi de médicaments internes appropriés; nous dirons plus
loin quels sont les divers degrés d'étroitesse nécessitant l'application de l'instrument qui nous occupe. Les tuméfactions aiguës
et les hypertrophies chroniques du col sont encore des indications, quand les parties qu'elles occupent, serrées entre la tête et

la paroi pelvienne, menacent, sous l'influence de douleurs énergiques et précipitées, d'être arrachées du segment inférieur. Les
ruptures du corps utérin, quand la tête s'est engagée ou qu'elle
est solidement fixée au-dessus du détroit supérieur et accessible
aux cuillers du forceps. Il est rare qu'on soit obligé de recourir
au forceps pour les tumeurs et fibroïdes du segment inférieur ou
pour les polypes fibreux, diminuant les dimensions du petit bassin. Les infiltrations cancéreuses, les cicatrices ou les indurations fibreuses de la portion vaginale, lorsque leur développement rétrécit l'orifice du col, et que les retards apportés par là
au travail sont dangereux pour la mère et pour l'enfant et qu'on
ne peut attendre l'effet de moyens plus doux que le forceps.
On l'emploie encore dans la faiblesse anormale des douleurs,
lorsque l'accouchement n'avance pas et que les divers procédés
pour réveiller les contractions ont été infructueux. De même
dans les hémorrhagies survenant pendant le travail et après que
l'inefficacité des hémostatiques a été démontrée ou qu'on n'a
pas le temps de les appliquer. Les rétrécissements du vagin peuvent être tels, qu'il devient impossible de mettre l'enfant au jour
sans tirer fortement sur sa tête. La chute du vagin est une indication, lorsque cet organe, comprimé par la tête, se tuméfie et
oppose un obstacle mécanique à l'accouchement. Il en est de même
lorsqu'une hernie quelconque (hernie inguinale, crurale, ombilicale, entéro et épiplocèle, cysto et rectocèle vaginal, hernie
vagino-labiale et périnéale) s'étrangle pendant le travail. Les
ruptures de la partie supérieure ou moyenne du vagin, les déchirures de la muqueuse donnant beaucoup de sang, les tumeurs sanguines (qu'on ouvrira préalablement si leur volume
est trop considérable); les tumeurs fibreuses, polypiformes, cancéreuses, cystiques, qui diminuent le diamètre des voies naturelles, les tumeurs des ovaires, quand on ne peut les repousser
au-dessus du détroit supérieur ou les évacuer par la ponction:
tous ces obstacles réclament l'accélération du travail au moyen
du forceps. Dans les rétentions d'urine, quand le cathétérisme
est impossible à cause de la position trop basse de la tête, que la
mère souffre, ou qu'on craint une rupture de la vessie; dans les
cas de convulsions graves, nous n'hésiterions pas à appliquer le
forceps. Quand la mère meurt et que les voies naturelles sont
suffisamment préparées, le forceps est encore le meilleur moyen

de délivrance. Il en est de même quand l'indication est fournie par une attaque d'apoplexie, des accès de folie, des vomissements incoercibles, une dyspnée très-prononcée et menaçante, une inflammation de divers organes; en un mot, par toutes les affections que le travail peut aggraver d'une manière sérieuse.

2o *Indications fournies par l'enfant.* — Ce sont les anomalies suivantes : Présentations inclinées du crâne ou de la face, lorsque la nature est impuissante à les modifier seule, ou bien ne le ferait que trop tard; les présentations du front qui ne se changent pas en présentations normales de la face ou du crâne, ou quand la tête, trop volumineuse, ne saurait passer par le bassin, le front étant en avant; les présentations du crâne, lorsque le front est dirigé en avant ou vers les côtés du bassin; les présentations de la face, lorsque le menton est tourné de côté ou en arrière (nous reviendrons sur ces deux dernières indications); la procidence d'une ou plusieurs extrémités au-dessous de la tête, dès qu'il est impossible de les réduire et qu'elles rétrécissent le bassin, au point de faire craindre pour la mère et l'enfant. On aura recours au forceps dans l'arrêt de la tête, lorsqu'elle sortira la dernière et qu'il sera impossible de l'extraire avec les mains; lorsque son volume et sa dureté seront considérables; lorsqu'on aura affaire à un enfant hydrocéphale ou dont le crâne sera couvert de tumeurs volumineuses.

3o *Indications fournies par les annexes du fœtus.* — Ce sont la chute du cordon, sa rupture pendant le travail, le décollement prématuré du placenta, causant des hémorrhagies graves.

C. *Conditions permettant de recourir à l'emploi du forceps.* — 1° Pour que l'action du forceps soit bienfaisante et ne nuise ni à la mère, ni au fœtus, il faut que ce dernier puisse librement passer à travers le bassin. Et quand l'enfant est à terme, le plus petit diamètre du pelvis doit au moins être de 0^m,080, pour que le passage du fœtus et l'application du forceps soient possibles.

Si le plus court diamètre n'a que 0^m,075 ou 0^m,080 seulement, il ne faut tenter l'opération que lorsque l'enfant n'est pas à terme. A 0^m,055, l'emploi du forceps est absolument contre-indiqué.

2o Il faut en outre que les parties soient suffisamment préparées pour le passage du fœtus, et que le col soit dilaté; d'après Wigand, on ne doit appliquer le forceps qu'au moment où le col a au moins 0^m,033 de diamètre, qu'il ait été, du reste, dilaté naturellement ou artificiellement. On peut tenter l'application lorsqu'il a la dimension d'une pièce de 5 francs, mais seulement après s'être assuré que ses bords sont minces et aisément extensibles, qu'ils ne sont pas le siége de contractions spasmodiques et qu'ils n'opposent pas d'obstacle à la sortie du fœtus; dans les cas où les complications qui menacent la mère la mettront en danger imminent, on n'appliquera le forceps qu'après avoir fait au col des incisions suffisantes.

3° On n'opérera qu'après s'être bien assuré que la tête se présente bien réellement.

4° Il faut en outre que les membranes soient rompues, car si l'on appliquait le forceps sur elles, on décollerait le placenta.

5° On ne peut appliquer sûrement l'instrument, et on court le risque de le voir glisser à la première traction, si la tête est mobile ou trop peu engagée. Nous posons donc comme règle générale de ne pas employer le forceps, si la tête n'est pas solidement fixée au moment de l'application, et si elle n'est pas plus ou moins engagée dans le détroit supérieur.

D. *Soins préliminaires.* — La meilleure position pour la mère est d'être sur le petit lit, moitié couchée, moitié assise. On pourrait, à vrai dire, opérer sur le lit ordinaire et dans le décubitus dorsal. Nous préférons le premier procédé et n'avons recours au second que dans les cas où quelques tractions horizontales ou en haut suffisent pour dégager la tête. On préparera un forceps, un bistouri courbe boutonné, pour faire des incisions et prévenir la rupture du périnée; des ciseaux pour couper le cordon, deux ligatures pour le lier, divers médicaments pour ranimer la mère et le fœtus, du linge en quantité suffisante. Quand la mère est placée sur le petit lit, il faut deux aides pour la maintenir et un troisième qui est aux ordres de l'opérateur, et donne à la patiente ce qu'elle pourrait demander pour se soutenir pendant l'opération.

Si on opère dans le lit ordinaire un aide suffit, et doit surtout veiller à ce que la mère ne modifie pas la position que lui impose l'accoucheur. Inutile de dire qu'il faut préparer le moral de la malade, la soutenir par des médicaments, si c'est nécessaire, vider la vessie et le rectum, etc., avant de commencer l'opération.

· E. *Règles générales de l'application du forceps.* 1er *temps.* —
Pour que l'instrument puisse être fermé, il faut que les deux
cuillers soient introduites symétriquement et à une hauteur
telle, que leurs axes se croisent à l'endroit de l'articulation, sans
qu'il soit nécessaire d'abaisser les branches, et il faut pour cela

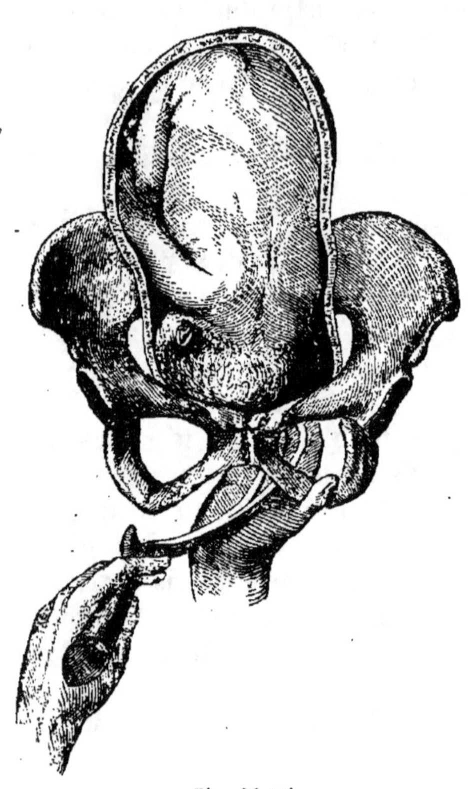

que la seconde soit appliquée immédiatement au-
dessus de la première.
Voilà pourquoi il vaut
mieux introduire la bran-
che gauche d'abord ; elle
est destinée au côté gau-
che de la mère et est saisie
par la main gauche de
l'opérateur. Pour l'introduire facilement, il faut
la conduire sur la main,
qui, après avoir été huilée,
sera enfoncée dans le va-
gin. On introduit d'abord
la main droite, répondant
au côté gauche de la mère,
et on l'enfonce à moitié
dans le vagin. Si la tête
est descendue très-profondément, on n'introduira
que deux doigts, qu'on
placera de telle sorte que
la partie convexe de la

Fig. 86 (1).

cuillère réponde à leur face palmaire et soit toujours en contact avec la paume de la main. On saisit alors la branche
gauche de la main gauche, le pouce occupant la partie interne
de la poignée, l'index au-dessus du croissant, qui le surmonte,
le médius en dessous, l'annulaire et le petit doigt étant repliés
dans la paume de la main. On fait alors glisser la branche
gauche sur la paume de la main droite (qui, comme nous l'avons
dit, regarde la cuisse droite), et on avance lentement et, pour

(1) Introduction de la branche gauche du forceps.

ainsi dire, en sondant, en ayant bien soin de tenir l'instrument de telle façon que la face convexe de la cuillère soit tournée du côté de l'articulation sacro-iliaque gauche. Nous nous sommes assuré, par plus de deux cents applications de forceps, qu'il vaut mieux pour le jeune praticien suivre ce procédé et enfoncer la branche dans la direction de la moitié postérieure du bassin, que de l'introduire parallèlement à la paroi latérale. Pendant cette manœuvre, le pouce de la main droite appuie sur la région ré-

pondant au trou ovale, et sa face dorsale regarde presque en haut. La portion externe ou métallique de la poignée regarde l'opérateur ; la portion interne, recouverte par le bois, est en face de l'abdomen de la mère. A mesure que la cuillère avance plus haut vers la tête du fœtus, et que l'articulation de l'instrument est arrivée dans la paume de la main droite, on abaisse peu à peu la poignée ; d'abord on rapproche le bouton qui la termine de la cuisse droite de la mère, puis on la ramène vers la ligne médiane du corps, dès que la branche commence à prendre une position horizontale. Alors la main appliquée sur la

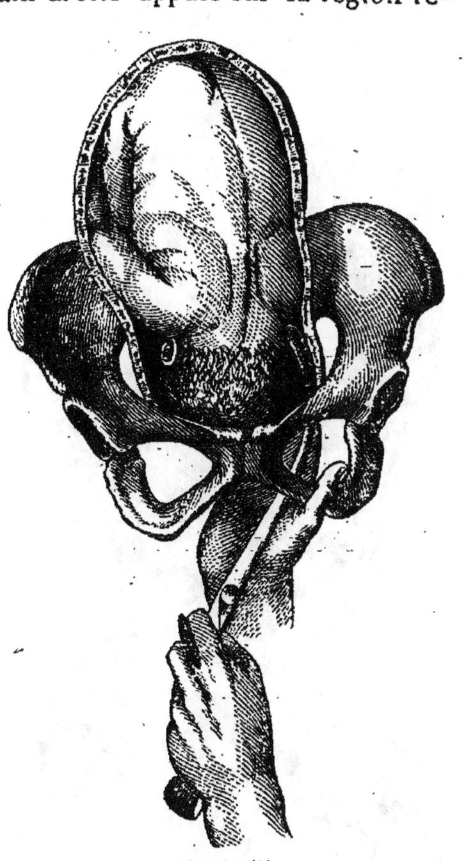

Fig. 87 (1).

poignée modifie sa position, l'index se recourbe et embrasse le demi-croissant de la poignée ; les trois autres doigts serrent la partie de la poignée qui est couverte de bois, le pouce leur fait opposition et appuie sur la partie métallique et interne de la

(1) Abaissement de la poignée au moment où le forceps est introduit assez profondément.

19.

poignée. L'abaissement de cette dernière modifie la position de la cuillère, qui abandonne la symphyse sacro-iliaque gauche, se rapproche de la paroi latérale du bassin, et, lorsque la branche a une position horizontale, elle répond à la ligne innominée de l'os des îles gauche. Pour favoriser ce mouvement, on retire du vagin les doigts de la main droite. Pour bien saisir la tête, on continue à abaisser la branche vers le périnée, en l'enfonçant dans le bassin, jusqu'à ce qu'on soit arrêté par une petite résistance; il faut naturellement avancer avec précaution, en respectant autant que possible les parties que l'on rencontre, et

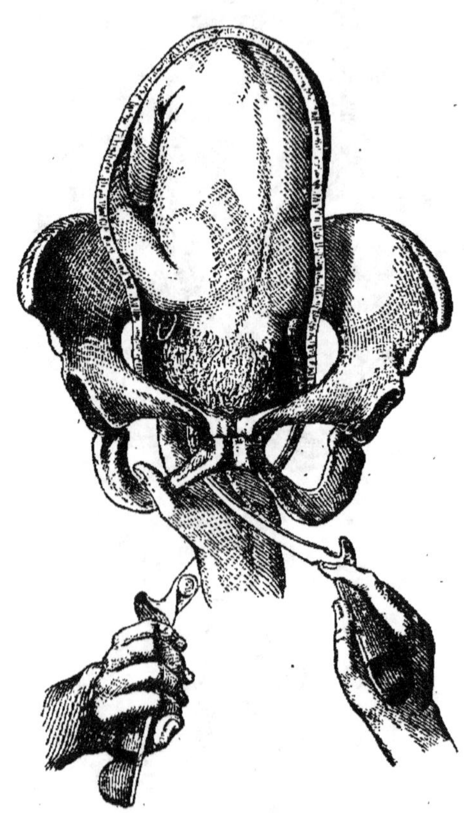

ne pas employer une force trop grande lorsqu'on est arrêté par un obstacle. Il faut le surmonter par des mouvements de levier, de vrille, souvent répétés, agir avec toute la branche, et retirer un peu pour mieux progresser ensuite. La branche étant fixée, on retire du vagin les doigts de la main droite qui y étaient encore, en ayant soin de tenir toujours la poignée avec la main gauche; on peut s'assurer que la tête est saisie à la résistance qu'on éprouve en voulant retirer doucement l'instrument. On fait saisir la branche gauche par l'aide qui se trouve de ce côté de la mère; il passe une main sous la cuisse

Fig. 88 (¹).

qu'il maintient, saisit la poignée, et a bien soin de ne pas l'élever, ni l'abaisser, ni la pousser d'un côté ou de l'autre.

L'opérateur essuie avec soin sa main droite, souillée par son

_____

(1) Introduction de la branche droite.

introduction dans le vagin, et pour mieux saisir et diriger la branche droite, il oint d'huile ou de cérat sa main gauche, qui est introduite à son tour dans le vagin au-dessus de la branche engagée. On prend la branche droite de la même manière que la première, comme une plume à écrire, et on l'enfonce, en observant les mêmes règles, dans la direction de l'articulation sacro-iliaque droite. L'application de la seconde branche est plus difficile que celle de la première ; mais, dans les cas qui nous occupent, on en vient facilement à bout, en employant les mouvements décrits plus haut.

2e *temps*. — Dès que les doigts de la main gauche ont été retirés du vagin et essuyés, on procède au deuxième temps de l'opération, c'est-à-dire à l'articulation des deux branches. On saisit les deux poignées chacune avec la main qui a servi à l'introduire ; on met les pouces en dessus, les quatre autres doigts en dessous, et on serre modérément. On soulève, puis on abaisse les poignées, et on saisit le moment où les deux axes se coupent au niveau de l'articulation, pour engager l'échancrure dans le pivot. Nous recommandons, comme un procédé sûr, cet abaissement simultané des poignées, pour arriver promptement et facilement à articuler les deux branches , même lorsqu'elles ne sont pas symétriquement appliquées. Si l'on ne parvient pas à articu-

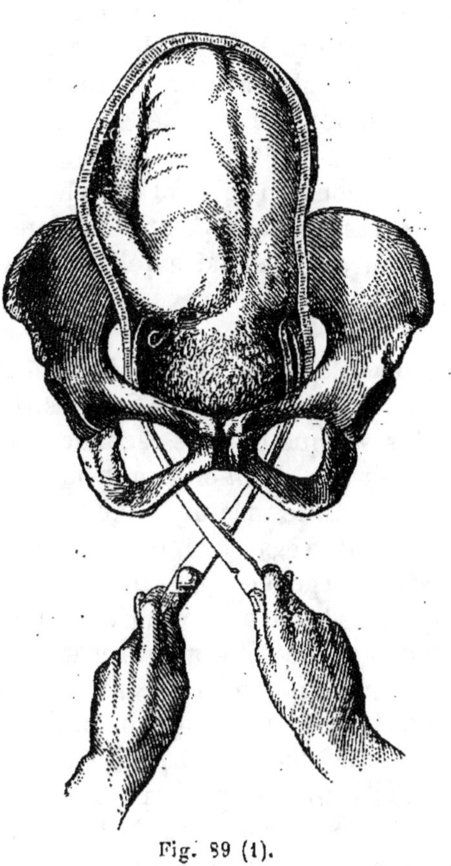

Fig. 89 (1).

(1) Articulation du forceps.

ler, il faut retirer la seconde branche et l'introduire de nouveau en observant bien toutes les règles. Quand les branches sont à inégale distance de la vulve, comme cela arrive souvent, il faut retirer la plus enfoncée, jusqu'à ce que les deux points de l'articulation se correspondent. Dès que l'instrument est articulé, l'opérateur met le médius et l'index de la main droite de chaque côté de l'articulation, et presse avec eux sur les croissants qui surmontent la poignée; il s'assure de la position des cuillers autour de la tête, voit si aucun point des parties molles de la mère n'est pincé, si des poils n'ont pas été saisis dans l'articulation. Cela fait, il introduit l'index gauche dans le vagin, pour s'assurer de la situation des branches, et opère la traction d'essai destinée à voir si la tête est saisie et si le forceps ne glisse pas. Elle consiste à tirer, en augmentant peu à peu l'effort, dans une direction horizontale, sur les poignées avec la main droite. La résistance qu'on éprouve et l'absence de mouvement des cuillers, dont on se rend compte par le doigt introduit dans le vagin, rassurent l'opérateur. Quand l'instrument a glissé, il n'y a pas autre chose à faire qu'à l'introduire de nouveau, en suivant les mêmes règles.

3e *temps*. — Pour éviter toute compression de la tête, on fera bien de glisser dans l'écartement qui sépare les poignées un linge replié en plusieurs doubles. Cela suffit, et est plus simple et plus sûr que tous les régulateurs qu'on a proposés à cet effet. On saisira le demi-croissant de la poignée, l'un avec l'index, l'autre avec le médius, de telle sorte que la face dorsale de la main droite regarde en haut. La main gauche est dirigée en sens inverse, le pouce appuyant sur la face supérieure, les quatre doigts sur la face inférieure des poignées, de telle sorte que la face dorsale de cette main regarde en bas.

Nous recommandons les mouvements de latéralité comme les oscillations d'un pendule, de préférence aux mouvements de rotation ou de haut en bas. En effet, dans les mouvements d'un côté à l'autre, les parties molles ne sont en contact qu'avec les faces larges et convexes du forceps, tandis que dans les autres mouvements ce seraient les bords assez minces de ces faces qui presseraient contre les parois antérieure et postérieure du bassin, et pourraient causer des contusions ou des déchirures. C'est surtout pour les mouvements de haut en bas, qui occasionnent si souvent des lésions avec la pointe des branches, que nous faisons ces remarques ; cependant les mouvements de rotation et de haut en bas peuvent être employés dans certains cas, que nous signalerons. Il faut aussi veiller attentivement à la direction donnée aux tractions et la modifier suivant que la tête est élevée ou non. Il faut suivre en général l'axe du bassin. Ainsi, quand la tête se trouve engagée dans le détroit supérieur, la traction doit être faite presque verticalement en bas. Plus la tête s'enfonce dans le bassin, plus on doit se rapprocher de l'horizontale. Enfin, quand le crâne est au détroit inférieur, les tractions doivent s'élever au-dessus de l'horizontale et suivre la direction de l'axe prolongé du détroit inférieur. Il ne faut pas oublier que le but de l'opérateur est d'imiter la marche de la nature ; et comme les contractions de l'utérus sont séparées par certains intervalles, il ne devra pas, par conséquent, faire ses tractions d'une manière continue, mais s'arrêter pendant quelques minutes. En général, lorsqu'on pourra attendre et qu'on ne sera pas pressé par de graves complications, on ne devra manœuvrer que pendant les contractions utérines et s'arrêter pendant l'intervalle qui les sépare. On entend d'habitude par « *une traction* » l'ensemble de huit à dix efforts faits consécutivement. Le nombre des tractions nécessaires pour accoucher la mère varie beaucoup ; dans les cas qui nous occupent il suffit de dix à quinze. Dans les opérations nécessitées par le défaut de capacité du bassin, leur nombre peut s'élever de quarante à cinquante. De même que les douleurs sont faibles d'abord et augmentent peu à peu d'intensité, de même il faut augmenter peu à peu la force employée dans les tractions ; et, lorsqu'on opère pendant une contraction, il faut faire le plus grand effort au moment où l'utérus se resserre avec le plus d'énergie.

Il faut surtout faire la plus grande attention lorsque l'instrument traverse le vagin. Plusieurs accoucheurs ont pensé que le forceps augmentait trop le volume de la tête, et, comme la plupart des ruptures du périnée arrivent à ces occasions, ils ont conseillé de retirer l'instrument dès que la tête avait dépassé le col. Cela n'est pas toujours possible, vu la faiblesse des contractions et la difficulté où serait la mère d'expulser seule la tête du fœtus. D'un autre côté, les ruptures du périnée ne proviennent pas de l'instrument, qui, bien dirigé, au contraire, est le meilleur moyen de les prévenir. Voilà pourquoi l'opinion que nous venons de citer ne saurait être valable que pour quelques cas exceptionnels.

Pour protéger le périnée, on s'y prend comme il suit : d'abord on enlève les linges qui maintiennent les branches écartées ; ils gêneraient pendant l'opération au moment où, la tête étant dégagée, il faut retirer le forceps. Cela fait, l'opérateur se met du côté droit de la mère, saisit le forceps de la main gauche, passe son bras gauche au-dessus de la cuisse, et soutient le périnée avec sa main droite, comme nous l'avons indiqué. Il vaut mieux faire cette manœuvre soi-même que de la confier à un aide ; car d'un côté on sent mieux, suivant la compression éprouvée par le périnée, quelles sont les tractions qu'on doit faire avec le forceps ; d'un autre côté, il est rare de trouver un aide assez instruit pour soutenir le périnée suivant les règles. Les tractions seront dirigées en haut ; on inclinera l'instrument d'un côté et de l'autre, en appuyant vers le côté de la mère répondant au pubis sous lequel la tête est d'abord apparue. Dès que cette dernière est entièrement descendue, il faut relever de plus en plus les poignées du forceps en les rapprochant de l'abdomen de la mère. Au moment où la tête sort de la vulve, il faut empêcher la mère de pousser et d'aider ses contractions ; et lorsqu'elle n'écoute pas les conseils, au lieu de tirer sur le forceps, il est bon d'opposer avec douceur une certaine résistance à la tête, dont la sortie serait trop rapide si on l'abandonnait à la violence et à l'énergie des contractions utérines.

Dès que la tête est dégagée, on retire le forceps, et afin d'éviter toute lésion des organes génitaux de la mère et pour ne pas laisser tomber par terre les branches de l'instrument, il est bon de se servir des deux mains pour cela. L'aide, situé à gauche de la mère, soutient la tête du fœtus ; on saisit chaque poignée, d'une main, on les écarte suffisamment pour que l'articulation se détache ; on retire la cuiller droite d'abord, en lui faisant suivre un arc de cercle répondant à la forme de la tête, puis on dégage la branche gauche de la même manière, et on fait immédiatement nettoyer l'instrument par le troisième aide. De même que dans l'accouchement naturel, il faut un certain temps jusqu'à ce que l'utérus se contracte suffisamment pour expulser le tronc, la tête une fois dégagée, et il serait très-blâmable d'extraire le tronc immédiatement après la tête. Quand rien n'indique l'urgence de cette opération, on peut se reposer et attendre quelques minutes, tout en favorisant les douleurs par quelques frictions sur le fond de l'utérus. Mais, lorsque l'expulsion du tronc se fait attendre plus de cinq minutes, on saisit la tête avec les mains, tandis qu'un aide frictionne le fond de l'utérus à travers les parois abdominales; et on la tire en bas. Dès que le creux axillaire paraît sous les pubis, on y introduit le doigt et on y extrait le tronc, en soutenant la tête avec la main restée libre; on y parvient en faisant alterner la traction faite dans le creux axillaire avec le mouvement de la tête vers la symphise pubienne. La main qui soutenait la tête est appliquée contre la vulve, le pouce d'un côté, les quatre doigts de l'autre. Elle reste là jusqu'au moment où elle peut saisir le bassin du fœtus. L'autre main, qui a opéré la traction sur l'épaule, est fixée sur le thorax du fœtus, dont la tête est soutenue par l'avant-bras correspondant de l'opérateur.

F. *Modifications que les règles générales de l'application du forceps doivent subir suivant la position de la tête.* — Le mode opératoire décrit ci-dessus est surtout applicable aux positions antéro-postérieures directes. Ce mode doit naturellement subir des *modifications* en rapport avec les cas différents d'élévation et de position de la tête qui peuvent se présenter, et dans les positions obliques ou transversales, l'instrument est appelé à *améliorer* d'abord la *position*.

a. En considérant d'un côté la forme du forceps, de l'autre celle de la tête du fœtus et du bassin de la mère, on verra que l'instrument doit être appliqué sur les régions temporales du fœtus et dirigé dans le sens de l'axe du bassin maternel, pour remplir, de la manière la moins dangereuse, le but que se propose l'accoucheur. Il faut, pour que ce résultat soit possible, que le diamètre antéro-postérieur de la tête soit parallèle au diamètre droit du bassin, et que les cuillers du forceps puissent saisir la tête par ses deux faces latérales. Mais il est rare de rencontrer une position primitive aussi favorable à l'opération : le plus souvent le diamètre occipito frontal répond, soit au diamètre transverse, soit (et c'est le cas le plus ordinaire) au diamètre oblique du bassin. Pour maintenir le forceps dans l'axe du bassin, il faudrait, dans le premier cas, appliquer les cuillers sur le front et l'occiput, et dans le second, sur une moitié de l'extrémité du frontal et sur la moitié opposée de l'occipital.

Tous les accoucheurs sont d'accord sur un point, qu'ils adoptent ou non notre manière de voir à ce sujet : c'est que le forceps, appliqué sur le front et suivant le diamètre oblique de la tête, court les plus grands risques de léser la mère et l'enfant, sur la tête duquel il glisse fréquemment, et qu'on est beaucoup moins sûr de pouvoir saisir.

Mais, si l'on applique le forceps sur les deux tempes, lorsque le diamètre antéro-postérieur de la tête occupe le diamètre oblique ou transverse du bassin, il faudra que les pointes de l'instrument soient plus ou moins dirigées vers les parois latérales du bassin, c'est-à-dire que la courbure du forceps ne réponde plus à l'axe de sa cavité, et nous avons démontré que cette condition était indispensable, si l'on voulait éviter les accidents sérieux et les difficultés causées par cette direction vicieuse. L'étude plus approfondie du mécanisme de l'accouchement a démontré que la circonstance la plus heureuse des présentations de la tête est que l'occiput soit tourné vers la paroi antérieure du bassin ; chaque fois que cette rotation de la tête ne s'opère pas autour de son axe vertical, il survient des troubles dans le travail. C'est pourquoi, quand on se sert du forceps comme instrument d'extraction et qu'on applique les cuillers sur les tempes, alors que la tête occupe le diamètre oblique ou transverse du bassin, il faut imiter ce mouvement normal de rotation et faire opérer à l'instrument une rotation semblable, de manière à ce que ses extrémités regardent la paroi antérieure du bassin. Par là, la position est améliorée, l'extraction rendue plus facile et exempte de dangers pour la mère et l'enfant.

b. Les *conditions* nécessaires et les *règles* générales qu'on doit observer pour opérer dans ce cas sont les suivantes. Avant tout, il faut s'assurer de la position de la tête ; et lorsque la tuméfaction des téguments empêchera de s'en rendre compte, il vaut mieux renoncer à opérer le mouvement de rotation, car on pourrait facilement arriver à donner à la tête une position plus défavorable que celle qu'elle occupe.

Il est clair que le procédé dont nous parlons ne sera possible qu'autant qu'on pourra saisir la tête par ses deux faces latérales ; et c'est le cas, lorsque la plus grande circonférence de la tête est engagée dans la moitié inférieure du bassin. — Mais quand elle se trouve seulement au détroit supérieur, l'introduction d'une branche le long de la paroi antérieure du bassin serait et très-difficile et très-dangereuse ; le procédé est absolument contre-indiqué dans ces cas. — On ne doit jamais tenter d'opérer la rotation de la tête, lorsqu'on n'est pas sûr qu'elle l'exécuterait naturellement en passant à travers le-bassin, et lorsqu'on n'estime pas que ce soit un avantage bien démontré. On sait que la rotation s'opère naturellement lorsque la tête arrive dans une partie du bassin, dont les diamètres oblique et droit sont plus larges que le diamètre transverse. C'est ce qui arrive dans la partie inférieure de l'excavation, qui, comme nous l'avons dit, est rétrécie dans le sens transversal et allongée suivant le diamètre antéro-postérieur; il ne faudra donc jamais tenter la rotation de la tête autour de son axe vertical, avant que sa grande circonférence ne se soit engagée dans cette partie du bassin. Quand on a affaire à un rétrécissement du bassin, il faut s'en rendre compte d'une manière exacte, et voir s'il est préférable de faire tourner la tête avant de l'extraire ; on n'oubliera pas que, dans certains cas de difformité de ce canal, la rotation peut être plus nuisible qu'utile.

c. Indications. — On fera exécuter la rotation à la tête autour de son axe vertical, toutes les fois que sa rotation naturelle ne se fera pas, ou tardera trop à se faire d'elle-même, et que les troubles causés par ce retard menaceront et la mère et l'enfant. Comme indications, citons encore les cas où l'extraction du fœtus sera nécessaire, et où l'on pourra prévoir que la rotation probable de la tête rendra l'opération plus facile, moins dangereuse, moins douloureuse et moins longue. On est en droit de faire cette supposition lorsque, la tête étant descendue dans le bassin, la suture sagittale ou le visage occupent son diamètre transverse, ou lorsque le front (que ce soit le crâne ou la face qui se présentent) est dirigé vers la paroi antérieure du bassin.

d. Manuel opératoire. — Le procédé qui nous occupe diffère de celui qu'on emploie pour les opérations simples, par le mode d'application de l'instrument, et par la manœuvre nécessaire pour opérer la rotation de la tête. Il y a donc deux temps à décrire.

En ce qui touche l'application des branches, on doit placer les deux cuillers de telle manière, qu'après l'articulation du forceps, leurs extrémités et leurs bords concaves soient dirigés vers la partie de la tête, qui doit, après l'opération, faire face à la paroi antérieure du bassin.

Cette règle présente une exception : c'est le cas où, comme nous l'expliquons plus loin, une seconde application est nécessaire pour compléter la rotation. Dans ce cas, l'extrémité des cuillers est d'abord dirigée vers la partie de la tête qu'on veut éloigner de la partie antérieure du bassin. La première rotation ayant réussi, on retire et réapplique l'instrument dont l'extrémité répond cette fois à la partie de la tête qu'on veut porter vers les pubis, et qui, après la seconde rotation, est dirigé suivant l'axe du bassin, condition indispensable pour une heureuse extraction. Comme il est nécessaire, pour opérer ces rotations, que la tête soit solidement fixée entre les deux branches et ne puisse glisser, il faudra, autant que faire se pourra, que le forceps soit appliqué sur les parties latérales de la tête, et que le diamètre transverse de l'instrument soit parallèle avec ce diamètre qui est croisé par le diamètre du bassin suivant lequel s'engage le long diamètre de la tête. Par exemple, le crâne étant placé de manière que l'occiput regarde en avant, et que la suture sagittale soit parallèle au diamètre oblique droit, il faudra que la branche gauche du forceps soit près de l'articulation sacro-iliaque gauche, et que la branche droite réponde au trou ovalaire droit. Le diamètre transverse de l'instrument répondra au diamètre oblique gauche du bassin, croisé par le diamètre oblique droit, suivant lequel s'engage le diamètre antéro-postérieur de la tête ; l'instrument aura donc saisi les deux parois latérales du crâne. Il faut modifier un peu cette règle, lorsque le diamètre occipito-frontal répond au diamètre transverse du bassin ; la saillie du promontoire empêche d'appliquer le forceps de manière que son diamètre transverse réponde au diamètre antéro-postérieur du bassin. On est forcé de placer les cuillers de côté, l'une un peu en avant et l'autre un peu en arrière de l'oreille, de telle façon que le diamètre transverse de l'instrument répond plus ou moins à un des diamètres obliques du bassin.

Les branches du forceps ne doivent point changer de place au moment où l'on articule l'instrument ; c'est pour cela que nous recommandons d'introduire d'abord la branche gauche, peu im-

porte qu'elle s'applique à la paroi antérieure ou à la paroi postérieure du bassin.

On a conséillé de conduire immédiatement la branche antérieure derrière la paroi antérieure du bassin. Ceci n'est presque
jamais exécutable. — Nous préférons introduire la cuiller, d'abord
dans la région de l'articulation sacro-iliaque, et la faire ensuite glisser le long de la paroi latérale du bassin, lorsque sa
concavité embrasse bien la tête. Pour aider et faciliter cette manœuvre, il faut que le doigt introduit dans le vagin saisisse le
bord convexe de la cuiller, et le pousse d'arrière en avant, tandis
qu'on abaisse la poignée de la branche en la tournant en dedans,
suivant son axe longitudinal. — Il faut veiller avec soin, dès
que la première branche est introduite, à ce que l'aide la main-
tienne immobile, et lui conserve la position dans laquelle l'a
placée l'opérateur. On observera aussi cette précaution au moment où l'on fermera l'instrument ; puis on fera la traction
d'essai prudemment, et on tournera la poignée en augmentant
la force peu à peu, jusqu'à ce que la face antérieure du manche,
qui regardait de côté, soit dirigée en avant.

Tels sont les principes généraux de notre pratique.

G. *Règles spéciales aux diverses présentations et positions.*
1° *Présentation du crâne.* — L'accoucheur, qui veut faire subir
une rotation à la tête dans cette présentation, doit se proposer
d'amener l'occiput vers la paroi antérieure, et faire en sorte
que la suture sagittale, c'est-à-dire le plus long diamètre du
crâne, réponde de plus en plus au diamètre antéro-postérieur du
bassin, à mesure que la tête se rapproche du détroit inférieur.

On doit distinguer des procédés suivants les diverses positions.

a. Dans le cas où la suture sagittale est parallèle au diamètre
transverse ou oblique du bassin, l'occiput étant dirigé en avant,
on n'a besoin que d'une seule application du forceps ; le diamètre transverse de l'instrument appliqué et fermé répondra
au diamètre oblique du bassin opposé à celui sur lequel s'appuie l'occiput.

Si l'on a affaire à la première position du crâne, on place la
branche gauche dans la région de l'articulation sacro-iliaque
gauche, et la branche droite, derrière le trou ovalaire droit, de
telle sorte que le diamètre transverse de l'instrument réponde au
diamètre oblique gauche du bassin, et que les extrémités des

deux cuillers soient tournées vers la paroi latérale gauche. Pour opérer la rotation, ou fera une conversion d'un huitième à un quart de cercle, de gauche à droite, autour de l'axe longitudinal du forceps.

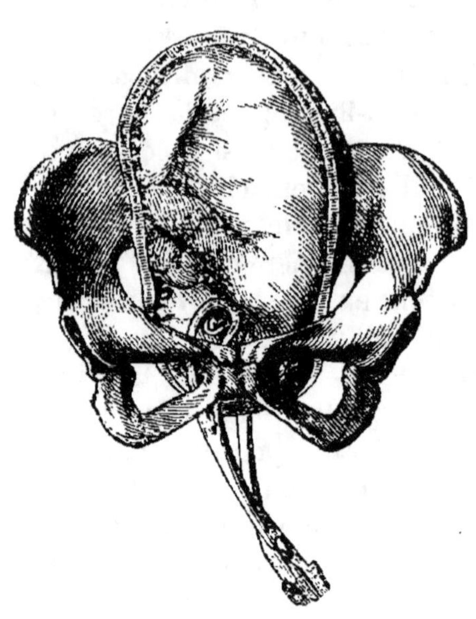

Fig. 90 (1).

Si la suture sagitale était dirigée en travers du bassin au moment de l'application, l'occiput, qui répondait au milieu de la paroi latérale du bassin, sera en contact après la rotation du huitième du cercle, avec l'extrémité du diamètre oblique droit. La suture sagittale ayant été d'abord dirigée parallèlement au diamètre oblique droit du bassin, l'occiput sera porté ensuite de l'extrémité de ce diamètre à l'extrémité la plus rapprochée du diamètre antéro-postérieur du bassin, c'est-à-dire que la tête aura encore exécuté un huitième du cercle. On peut comprendre facilement par là quelle serait la manière d'opérer dans la deuxième position de la tête.

b. Lorsque la suture sagittale est parallèle à l'un des diamètres obliques, le front étant tourné vers la paroi pelvienne antérieure, il ne suffit pas d'une seule application pour ramener en avant l'occiput qui est en arrière. Supposons en effet que la suture sagittale occupe le diamètre oblique du côté droit, et que le front répond au trou ovale gauche : il sera impossible, vu la direction de la courbure pelvienne, d'appliquer le forceps sur les côtés latéraux de la tête, et de faire qu'en même temps les bords concaves et les extrémités des cuillers regardent l'occiput, qui est près de l'articulation sacro-iliaque droite.

Nous pensons que le forceps, pour agir d'une manière sûre, doit être appliqué de façon à ne pas glisser. Voilà pourquoi nous con-

____

(1) Mode d'application du forceps lorsque le diamètre occipito-frontal du fœtus se trouve engagé suivant le diamètre transverse du bassin.

seillons de placer les branches sur les côtés latéraux de la tête (seule manière pour bien la saisir), et de s'y reprendre à deux fois, pour modifier une position réclamant aussi impérieusement le secours de l'art. — Voici notre procédé : Le front étant dirigé en avant et à gauche, la suture sagittale suivant le diamètre oblique du côté droit, on placera la branche gauche du côté de l'articulation sacro-iliaque gauche, et la branche droite derrière le trou ovalaire droit. Le diamètre transverse de l'instrument répondra au diamètre oblique gauche du bassin, ses bords concaves et ses extrémités sont tournés du côté de la moitié gauche du bassin, et, par conséquent du côté du front. — On fait exécuter au forceps une rotation d'un demi-cercle de droite à gauche. — La branche droite se trouve derrière le pubis, la gauche dans la concavité du sacrum; le front se trouve vers le milieu de la paroi latérale gauche du bassin, l'occiput répond au milieu de sa paroi latérale droite, et la suture sagittale occupe son diamètre transverse. — On retire le for-

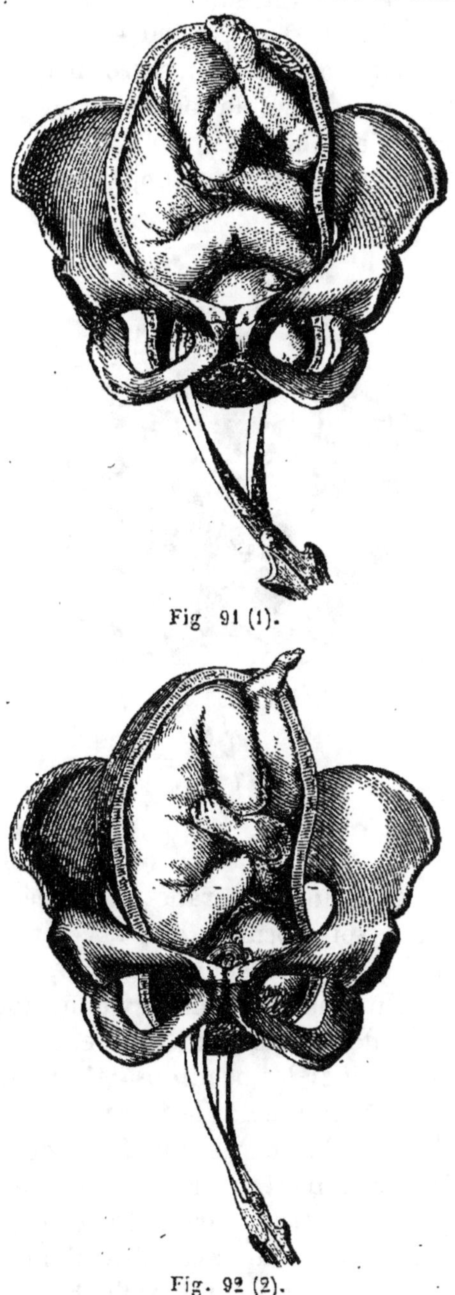

Fig 91 (1).

Fig. 92 (2).

(1) Situation du forceps avant la première rotation (présentation du crâne).
(2) Situation du forceps après la première rotation de la tête.

ceps et on l'introduit de nouveau; la branche gauche est dirigée derrière le trou ovalaire gauche, et la branche droite au-devant de l'articulation sacro-iliaque droite, de telle sorte, qu'après une nouvelle rotation de droite à gauche, l'occiput arrive derrière le pubis.

On pourrait nous objecter que le promontoire empêcherait peut-être le mouvement de la cuiller postérieure. Nous ferons remarquer que cela serait vrai si nous opérions la rotation quand la tête est encore au-dessus du détroit supérieur. Mais nous avons formellement déclaré qu'il ne faut améliorer la position de la tête que alors qu'elle est arrivée dans le petit bassin, et nous pensons qu'on croira à nos paroles, lorsque nous affirmerons être arrivé aisément à d'excellents résultats en nous servant de ce procédé.

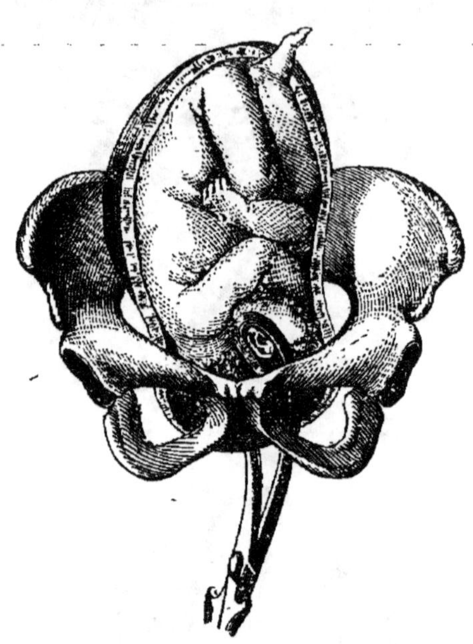

Fig. 93 (1).

2° *Présentation de la face.* — De même que, dans la présentation du crâne, il est nécessaire, pour que l'accouchement soit normal, que l'occiput soit tourné vers la paroi antérieure du bassin; de même, dans la présentation de la face, il faut que le menton vienne tôt ou tard s'engager derrière l'arc des pubis. On comprendra de quelle importance il sera de modifier les positions défectueuses de la face, et quel obstacle ce serait pour le travail, et quel danger pour la mère et l'enfant de ne pas améliorer de telles positions avec le forceps. Mais cela n'est pas aussi aisé que tout à l'heure. En effet, supposons le front dirigé en avant, la ligne verticale du visage répondant à un diamètre oblique du bassin: si là, on applique les cuillers comme d'habitude, au lieu de saisir les parois

(1) Situation du forceps après la seconde rotation.

latérales du crâne, on aura appliqué l'instrument sur un des frontaux et sur le maxillaire inférieur du côté opposé. Les deux branches ne seront point symétriquement appliquées; ce sera avec la plus grande peine qu'on parviendra à les articuler, leurs points d'appui, mal choisis, céderont et feront ainsi glisser l'instrument; le maxillaire inférieur saisi peut aisément se fracturer. Il ne faut pas oublier qu'il est impossible de dégager la face, lorsque le front est dirigé en avant; enfin, si le menton ne se tourne pas naturellement en avant, il est impossible de terminer l'accouchement sans diminuer artificiellement le volume de la tête.

L'application du forceps, opérée comme nous venons de le dire, non-seulement ne permettrait pas de faire la rotation désirable, mais empêcherait encore les efforts que la nature pourrait faire pour arriver à la produire. Si donc on voulait s'en tenir aux préceptes conseillés par plusieurs auteurs, il faudrait renoncer, dans ces cas, à la rotation et à l'amélioration de cette position vicieuse.

Il y a moins à craindre lorsque la ligne verticale de la face répond au diamètre transverse du bassin, parce que la nature vient plus facilement à bout d'opérer la rotation; mais si le forceps est appliqué suivant les règles ordinaires, il saisit le front et le menton, il peut, comme dans le premier cas, fracturer le maxillaire inférieur, léser les parties molles du cou et enfin glisser.

Or, tous ces inconvénients peuvent être évités d'une manière fort simple; elle consiste à appliquer les deux cuillers sur les côtés de la tête. On serait donc blâmable de renoncer à un procédé aussi simple et aussi sûr.

On nous objectera peut-être que dans la présentation de la face, lorsque le front est tourné en avant, la tête ne s'enfonce pas assez dans le bassin pour qu'on puisse la saisir. Mais nous répondrons, nous basant sur de nombreuses observations, que, dans ce cas, le front est poussé de plus en plus vers le plancher du bassin, tandis que le menton tend à remonter le long de la paroi postérieure, de telle sorte que la présentation de la face se change en présentation du front.

C'est de cette manière que la tête traverse le bassin, si la rotation du menton en avant ne survient pas, si les douleurs sont violentes et le bassin suffisamment large. Mais si la rotation se fait, on voit le visage se présenter et le menton, tourné en avant, être beaucoup plus bas que le front. Or, si l'on a la patience d'attendre le moment propice pour opérer, il arrivera toujours un instant où il sera possible de saisir les parties latérales de la tête, et pour que la rotation réussisse, il importe, beaucoup plus que dans la présentation du crâne, que la tête soit engagée bien avant dans le bassin. Lorsque l'accouchement doit se faire rapidement et qu'on n'a pas le temps d'attendre, il faut, la tête s'arrêtant au-dessus du détroit supérieur, la face se présentant et le front étant tourné en avant, recourir à la version podalique de préférence à l'application du forceps. Quant à la manœuvre, nous n'en fatiguerons pas nos lecteurs. Elle diffère peu de celle mise en usage à propos de la présentation vicieuse du crâne. Au lieu de l'occiput, c'est le menton qui doit être ramené en avant; lorsque la face s'engage suivant le diamètre transverse, les bords concaves et les extrémités des cuillers doivent regarder le menton; lorsqu'elle s'engage suivant un des diamètres obliques du bassin, le bord concave doit, à la première application, regarder le front, et, dès que la rotation d'un huitième de cercle a été opérée, il doit être dirigé du côté du menton. Le mouvement de rotation opéré et avant d'extraire le fœtus, il faut bien s'assurer que le forceps est solidement fixé sur les côtés de la tête. Car

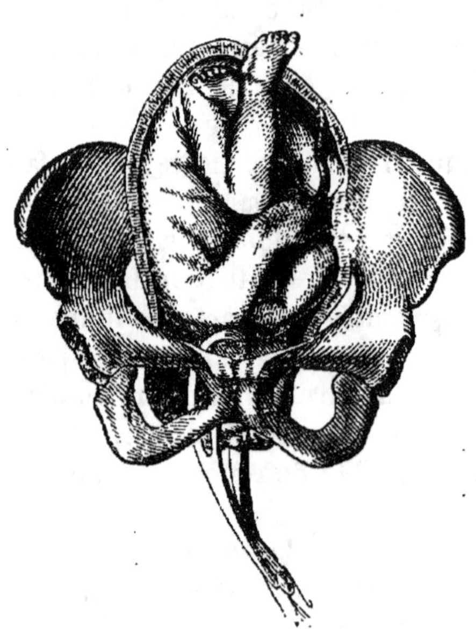

Fig. 94 (1).

c'est surtout dans les présentations de la face qu'on voit les branches de l'instrument glisser et se déranger. Dès qu'on sent une des cuillers serrer moins exactement, il faut ouvrir l'articulation, repousser cette cuiller avec précaution dans le bassin,

(1) Situation du forceps avant la rotation qui doit ramener le menton sous l'arc des pubis.

en s'efforçant de saisir la tête par sa moitié la plus rapprochée de
la paroi postérieure du bassin. Il faut faire les tractions horizontales, jusqu'à ce que le menton
apparaisse derrière les pubis ; on
abaisse alors le manche du forceps
pour dégager le menton, et on le
relève aussitôt, pour prévenir une
compression trop vive du front
sur le périnée et une rupture de
cette partie.

3° *Application du forceps, lorsque la tête est élevée.* — Quand la
tête est élevée dans le bassin, l'application du forceps ne se fait
qu'avec difficulté, parce que les
bords du col ne se sont pas ré-
tractés au-dessus de la tête.
Comme il importe de ne pas les
saisir et de n'appliquer le forceps que sur la tête, il est bon

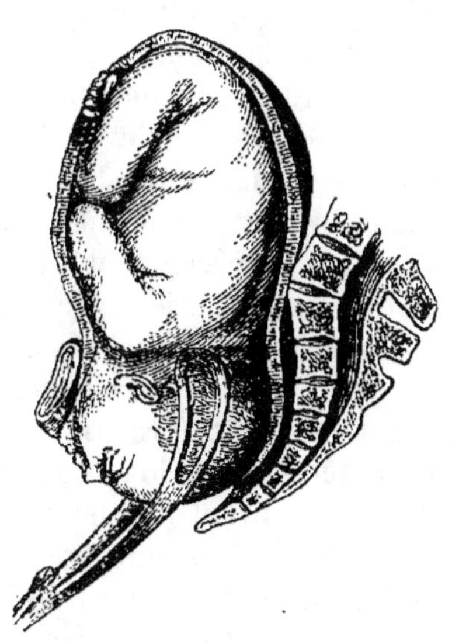

Fig. 95 (1).

d'introduire les quatre doigts dans le vagin, et de les enfoncer
autant que possible dans le bassin, pour mieux surveiller l'application des cuillers. Il n'est jamais nécessaire d'introduire
toute la main, ce qui causerait une trop grande douleur, lorsque
les organes génitaux ne sont pas larges. On passe les doigts entre
les bords du col incomplétement dilaté et la tête, en préser-
vant ainsi le premier du danger d'être saisi par les cuillers. On
introduit le forceps, suivant les règles ordinaires, en ayant soin
de tenir les poignées dirigées verticalement en bas, pour être
bien sûr de saisir la tête au moment où l'on articule l'instrument ; cela est important, car, comme le remarque avec raison
Rosshirt, lorsqu'on néglige cette précaution, les surfaces concaves des cuillers n'embrassent pas exactement la tête, et glissent
facilement à la première traction.

L'articulation de l'instrument est souvent rendue difficile ou
impossible par le défaut de symétrie des branches. On essayera
de trouver leur position normale en repoussant avec précaution

(1) Situation du forceps dans la présentation de la face au moment de l'extraction.

les deux branches ou en tirant un peu celle qui paraît le plus
mal disposée ou en l'introduisant de nouveau. Et quand on ne
réussit pas de cette manière, il faut les retirer toutes deux et
introduire la première, celle des cuillers, qui rencontrerait de
la difficulté à être bien placée. Il est de la plus haute importance,
lorsque la tête est élevée dans le bassin, de s'assurer qu'elle est
bien saisie, car, outre la difficulté de placer les cuillers, le glissement du forceps est rendu probable par la force plus grande que
les tractions nécessitent dans ces cas-là. On vérifiera donc avec
soin, prenant garde à ce qu'aucune des parties de l'utérus, le col
surtout, lorsqu'il n'est pas entièrement dilaté, ne soit prise entre
la tête et les branches du forceps. Dans ce cas, il faut entièrement retirer le forceps et l'appliquer de nouveau. Pour être
parfaitement sûr de sa bonne position, il faut faire une traction
d'essai, en tirant directement en bas, et on continuera les efforts
dans ce sens, lorsque l'instrument n'a pas glissé, jusqu'à ce que
la tête ait entièrement franchi le détroit supérieur et soit entrée
dans le petit bassin. Il faut, pendant l'opération, s'attendre toujours à voir le forceps glisser, et y être préparé. Les signes qui
indiquent cette fâcheuse circonstance sont : la sortie d'une
partie plus ou moins considérable des branches hors de la vulve,
sans que le doigt puisse reconnaître que la tête soit descendue
d'autant ; le doigt introduit dans l'espace fenêtré d'une cuiller
le trouve plus grand qu'il ne doit être, lorsque l'instrument est
convenablement appliqué ; un craquement particulier, ressem-
blant au bruit que fait entendre le parchemin froissé, est causé
par le glissement d'une des branches sur un os ; ce bruit est
précédé ou accompagné d'un contre-coup dû à la saillie de l'é-
minence osseuse sur laquelle la branche vient de passer. Dès
qu'on a perçu un seul de ces signes, il faut bien se garder de
continuer les tractions, car si le forceps lâchait tout d'un coup
la tête, la force de traction entraînerait l'instrument au dehors
en lésant brutalement les organes génitaux de la mère. Lorsqu'on
a peur de voir l'instrument abandonner la tête, on peut essayer
de repousser les cuillers, après avoir désarticulé les branches ;
enfin, si cela ne suffit pas, il faut les introduire de nouveau
après les avoir entièrement retirées.

4° *Application du forceps sur la tête, le tronc étant dehors.* —
Quelle que soit la position de la tête, les deux branches du forceps

doivent être introduites au-dessous du tronc de l'enfant, le long
des parois latérales du bassin de la mère. On fera donc saisir le
fœtus par un aide, qui lui prendra les pieds et les relèvera pres-

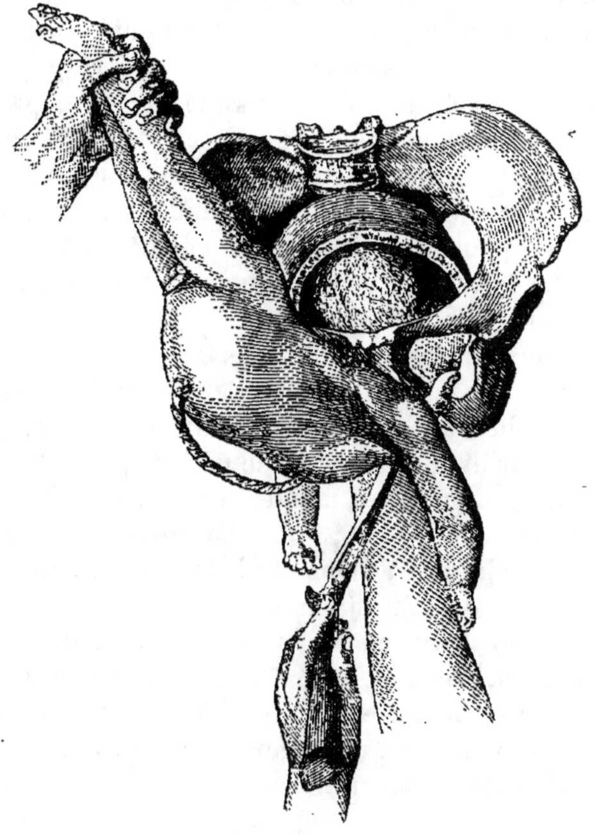

Fig. 96 (1).

que verticalement au-dessus du ventre de la mère; il aura soin
de relever en même temps les bras du fœtus, de manière que
l'opérateur ne soit pas gêné. Au moment de l'introduction
des cuillers, il faut porter le tronc à droite si c'est la branche
gauche qu'on introduit, à gauche si c'est la droite. On doit introduire la moitié de la main dans le vagin, lorsque la tête est élevée, parce que les obstacles sont bien plus facilement surmontés
que lorsqu'on introduit deux doigts seulement. Cela est surtout

(1) Introduction de la branche gauche, la tête étant retenue dans le bassin
après la sortie du tronc.

utile dans les positions transversales de la tête, car le menton peut rester accroché à un des points de la circonférence du détroit supérieur et empêcher l'application d'une des cuillers. Le procédé à suivre diffère des règles données jusqu'ici, en ce que l'on doit saisir la tête le plus près possible de la paroi antérieure du bassin, ce qui se fait en abaissant les poignées en bas jusque sur le bord antérieur du périnée. On doit aussi tâcher de ne pas entraîner la tête d'un seul coup pour la faire arriver, car il suffit souvent d'une seule traction un peu forte jusque sur le plancher du bassin, et si on ne modère pas sa force dans ce moment, elle peut sortir brusquement et déchirer le périnée. C'est pourquoi les tractions ne doivent être ni brusques ni violentes, et on doit être toujours prêt à les cesser.

Les efforts doivent être dirigés en bas tant que la tête est élevée et un peu plus horizontalement lorsqu'elle est descendue ; enfin, au moment où elle franchit la vulve, il faut relever les poignées directement en haut pour ménager le périnée.

Il faut modifier un peu ces manœuvres quand la face regarde la paroi antérieure du bassin ; il faut continuer les tractions directement en bas jusqu'au moment où le front apparaît derrière l'arc des pubis, et il ne faut jamais à ce moment relever autant le manche de l'instrument que cela est nécessaire et permis, lorsque la face est tournée vers la paroi postérieure du bassin. Plus tard, si l'on veut imiter les procédés de la nature, on verra que la meilleure manière de dégager le front de dessous l'arc du pubis et de ménager le périnée, c'est de recourir aux tractions verticales.

5° *Application du forceps sur le siége du fœtus.* — Nous nous sommes déjà expliqué sur les circonstances indiquant l'application du forceps sur le siége de l'enfant. Les règles sont les mêmes que dans les cas où on l'applique sur la tête. L'instrument tient mieux et menace moins la vie du fœtus, lorsque ses branches appuient sur les parties latérales du bassin. C'est donc une règle générale d'appliquer le forceps de cette manière, et il ne faut pas s'en écarter quand cela est possible et que l'enfant n'est pas mort. On cessera l'emploi du forceps dès que les tractions auront attiré le tronc au dehors, et qu'il sera possible d'introduire l'indicateur recourbé ou le crochet mousse dans le pli de l'aine du fœtus pour l'extraire d'une manière moins violente.

OPÉRATIONS ENTRAÎNANT LA DIVISION DES PARTIES DU FŒTUS.

§ 55. — Perforation du crâne.

On comprend, sous le nom de *perforation*, l'ensemble des opérations obstétricales ayant pour but d'ouvrir le crâne du fœtus avec un instrument spécial, et d'en faire sortir le contenu, afin de diminuer le volume de la tête, relativement ou absolument trop grand par rapport au bassin.

Perforateurs. — On a recommandé des instruments nombreux, nommés *perforateurs* : ce sont des espèces de bistouris, des ciseaux, des vrilles, des trépans, etc. Ces derniers sont les plus convenables. On a abandonné les premiers, parce que, l'ouverture faite au crâne étant trop petite, on était obligé, pour extraire une quantité suffisante de substance cérébrale, de recourir à des pinces et à des crochets, qui dilataient la première ouverture. Depuis longtemps déjà les instruments généralement employés sont : les trépans et les ciseaux.

Les premiers sont bien préférables aux seconds : avec les ciseaux, il est difficile de ne pas glisser et de ne pas courir ainsi le risque de léser les parties molles; on ne peut les employer que lorsque la tête est solidement fixée; sans cela, il est impossible de pénétrer à travers une fontanelle ou une suture. Cet instrument, en divisant les parties, fait une ouverture longitudinale, qui, pour devenir suffisante, nécessite des incisions latérales ou l'extraction de plusieurs morceaux d'os; l'opération serait de cette manière plus compliquée, plus lente et plus dangereuse qu'avec les trépans. Ces derniers sont munis d'un perforateur en forme de vis, pouvant être implanté dans les os de la tête, même lorsqu'elle n'est pas fixée, et pénétrer dans son intérieur en moins d'une minute; il n'y a point d'esquilles, et on peut ménager les parties molles en apportant un peu de soin à l'opération.

Nous nous sommes d'abord servi du trépan de Jœrg; mais, aujourd'hui, nous avons reconnu les avantages du perforateur de Leissnig, et nous l'employons. Il consiste en un tube cylindrique long de 0^m,28 ayant 0^m,025 de diamètre, et renfermant une couronne de trépan dans son intérieur. Le tube se divise en deux parties : la supérieure a 0^m,22, l'inférieure 0^m,068. Ces deux par-

20.

ties peuvent s'articuler très-solidement en s'emboîtant l'une dans l'autre et sont fixées par un bouton qui s'engage dans une rainure. La partie supérieure du tube est régulièrement creuse. La partie inférieure l'est aussi pour laisser passer la tige de la couronne du trépan, qui est fixée dans un pas de vis. Cette dernière forme avec la pyramide et le manche la seconde partie de l'instrument.

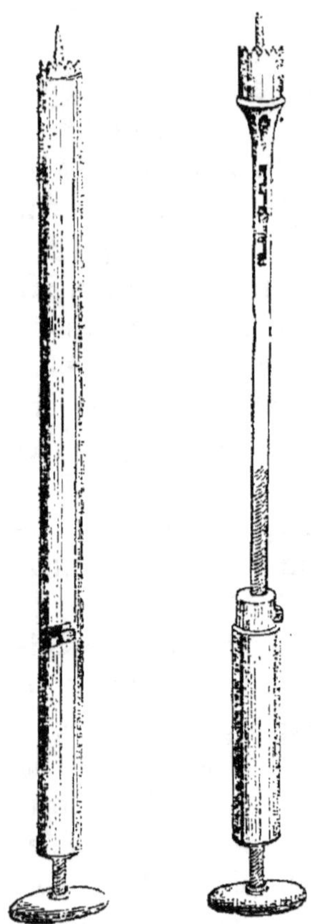

Fig. 97 ( ).   .   Fig. 98 (2).

La couronne présente de petites dents circulaires; la pyramide la surmonte et peut en être séparée à volonté. On peut à l'avance donner à la tige pyramidale la longueur que l'on juge convenable et la retirer entièrement au besoin. Une vis la fixe transversalement et permet d'en augmenter ou d'en diminuer la saillie. La partie inférieure de l'instrument présente une poignée en corne, destinée à manœuvrer l'instrument, car chaque tour de cercle fait tourner la couronne, en même temps qu'elle la force à avancer, parce que le manche supportant la couronne avance d'un tour dans le pas de vis avec lequel il est engrené. Cet instrument est préférable à tous les trépans et mérite les éloges que lui donne Kiwisch.

Comme la perforation du crâne peut être insuffisante pour permettre à l'enfant de traverser le bassin, et qu'on est souvent obligé de dégager artificiellement la tête perforée, on s'est efforcé de trouver des instruments capables de faciliter cette extraction. Nous n'entrerons pas dans la description des tenailles, des pinces à os, des pinces à excérébration, des tire-tête, des forceps se terminant par des crochets pointus, etc. Tous ces instruments

____

(1) Trépan perforateur de Leissnig, modifié par Kilian. Instrument monté.
(2) Couronne du trépan de Leissnig.

peuvent blesser les parties molles de la mère ; on les abandonne avec d'autant plus de raison qu'on a dans le céphalotribe, un moyen de diminuer et d'extraire rapidement et sans danger la tête perforée. Tous ceux qui ont pu se trouver dans la position pénible d'être obligés de se servir des instruments dont nous parlions tout à l'heure, apprécieront certainement la simplicité, la sécurité données à l'opération par le céphalotribe. C'est pourquoi nous conseillons de ne jamais commencer, sans l'avoir sous la main, une opération avec le perforateur.

Pour apprécier l'opération à sa juste valeur, il faut examiner quelles en sont les suites pour la mère, qui est seule en question dans ce cas, et ensuite voir si la perforation mérite sérieusement la préférence sur les opérations qu'on a recommandées dans les cas où la première semble indiquée.

Influence de la perforation sur la vie et la santé de la mère. — Il faut bien de la maladresse pour blesser la mère avec le trépan précédemment décrit ; celui à qui cela arriverait ferait mieux de renoncer à être accoucheur. Car que sera-ce lorsque cette même personne se servira d'instruments dangereux, puisqu'elle ne sait pas en manier un qui est inoffensif ? Mais on pourra se demander pourquoi la mère meurt si souvent à la suite de l'opération ou en garde de tristes restes, qui la font souffrir pendant tout le cours de son existence ? Nous répondrons que dans le plus grand nombre des cas, ce n'est pas la perforation qui a causé la mort, ce sont les efforts nécessités par l'extraction de la tête perforée : les indications insuffisantes et le mauvais choix du moment pour commencer l'opération, les tractions préalables ayant épuisé les forces de la mère avant qu'on eût diminué le volume de la tête, etc. Nous sommes convaincu que les résultats seront plus satisfaisants à l'avenir, si l'on se sert d'un trépan convenable ; si l'extraction se fait avec un céphalotribe bien construit ; si l'on regarde l'étroitesse considérable du bassin, comme une contre-indication de l'opération ; si l'on tient autant compte de l'état général de la mère que de la difformité de son bassin ; si l'on n'attend pas pour entreprendre l'opération le moment où la mère est épuisée par des tentatives et des opérations inutiles ; enfin, si l'on ne tient pas compte de cette règle absurde qui défend de perforer, sous aucun prétexte, la tête d'un enfant vivant.

Parallèle entre la perforation et les méthodes proposées pour la rendre inutile. — 1° Nous avons dit, à propos du forceps, qu'il est certains rétrécissements du bassin, dans lesquels son emploi était inutile, nuisible, dangereux même : on a toutes les chances possibles de perdre la mère, quand le plus petit diamètre pelvien a de 0^m,068 à 0^m,080 ainsi que l'enfant à terme qui doit le traverser. Si l'on a recours à la perforation, au contraire, on sacrifie l'enfant, il est vrai, mais pour sauver sûrement la mère, surtout quand on fait l'opération à temps, avec un instrument convenable, avec prudence et habileté. Aussi, nous n'hésitons pas à préférer le perforateur au forceps, quand le rétrécissement du bassin va jusqu'à 0^m,068. Il en est autrement, lorsque le bassin a 0^m,080 à 0^m,095 dans son plus court diamètre et que l'enfant est vivant. C'est alors un devoir pour l'accoucheur d'essayer une méthode pouvant conserver la vie du fœtus, et d'employer le forceps, quand la tête est fixée et immobile. C'est une question très-difficile et qui réclame une profonde habileté, que celle de décider si les tractions du forceps suffiront pour délivrer la mère ou si elles ne feront que l'épuiser, sans permettre d'arriver au but désiré : extraire un enfant vivant.

Il est impossible de donner des règles à ce sujet, d'indiquer le moment précis où le forceps doit céder la place au perforateur. On peut seulement conseiller de renoncer d'autant plus promptement au premier, qu'on a moins de chances de conserver la vie du fœtus. Dès qu'on a reconnu sa mort par des signes certains, il ne faut pas hésiter ; il ne reste plus qu'à pratiquer la perforation et à faire l'extraction avec le céphalotribe.

2° En comparant la perforation du crâne avec la version podalique, on voit que la seconde devra être tentée, lorsque le bassin aura l'amplitude nécessaire (au moins 0^m,080, dans le plus petit diamètre), pour permettre le passage d'un enfant à terme d'un volume ordinaire, et que le forceps ne peut être employé.

On ne doit jamais y songer, au contraire, lorsque l'enfant est à terme et que le plus petit diamètre du bassin a moins de 0^m,080. On n'hésitera pas non plus à perforer le crâne, lorsque l'enfant est mort et que la version serait inutile au fœtus, défavorable à la mère, excepté pourtant dans les cas où la tête n'est pas accessible au perforateur, et où l'on ne peut attendre de la voir s'engager, parce que des complications sérieuses menacent la mère. Il faudrait alors faire la version, et suivant les difficultés qui accompagneraient l'extraction de la tête, pratiquer ou non la perforation.

3° On a cru dans ces derniers temps que le céphalotribe était un instrument dont l'usage rendrait inutile l'emploi du perforateur, et, en général, on peut dire que les indications sont les mêmes pour décider l'opérateur à se servir de ces instruments. De nombreuses expériences ont démontré que l'extraction par le céphalotribe se fait très-aisément, quand la tête a été préalablement vidée de son contenu. Il est donc évident que ces deux opérations se tiennent et sont solidaires l'une de l'autre : la céphalotripsie doit être précédée de la perforation, et le céphalotribe est l'instrument le plus convenable pour délivrer la mère et extraire la tête perforée.

4° Il est souvent très-difficile d'opter entre la perforation et l'opération césarienne. Beaucoup d'accoucheurs recommandent cette dernière, quand le bassin a de 0^m,068 à 0^m,080 dans son plus court diamètre et qu'on est certain de la vie du fœtus.

Mais cette opinion, qui se peut très-bien défendre en théorie, est loin de présenter, dans la pratique, tous les avantages qu'on lui attribue; et ce serait un tort grave que de recourir à l'opération césarienne, avant d'avoir essayé tous les autres moyens moins dangereux. Dans ce cas, tout accoucheur prudent laissera agir la nature d'abord; puis, il essaiera d'extraire la tête avec le forceps, ou bien il fera des tractions sur les pieds, s'ils se présentent; car on n'est positivement certain que l'enfant ne traversera pas le bassin qu'après avoir essayé de l'extraire de diverses manières. Toutes ces manœuvres ont nécessité de violents efforts, et, par conséquent, l'enfant a dû en souffrir et la mère est épuisée.

Quels seraient alors les avantages qu'on peut attendre de l'opération césarienne? A quels dangers n'expose-t-elle pas la mère, et cela, pour mettre au monde un enfant mort, ou qui mourra peu de temps après sa naissance?

Nous démontrerons plus loin, combien rares (et plus qu'on ne l'admet généralement) sont les cas où la mère a été sauvée par l'opération césarienne. Pour notre compte, nous avons pris la ferme résolution de ne pas faire cette opération quand nous avons à notre disposition un moyen quelconque, moins dangereux pour la mère. Aussi, nous n'hésiterons pas, dans les cas d'anomalies précitées du bassin, à faire d'abord l'application du forceps ou l'extraction par les pieds ; mais cette manœuvre devenant inutile ou un retard trop considérable dans le travail menaçant la vie de la mère, nous pratiquerons la perforation, même sur un enfant vivant.

5° Enfin, il nous reste à parler de l'avortement provoqué et de l'accouchement prématuré artificiel, et on pourrait croire, en voyant l'extension que prennent ces deux moyens, que la perforation deviendra inutile. Mais cependant, il est impossible d'y avoir recours, lorsque la gestation est à terme ou le travail commencé, qu'on reconnaît seulement alors l'anomalie du bassin ; on ne doit pas recourir à l'avortement, dans les cas d'étroitesse du bassin, quand on peut supposer que le fœtus pourra le traverser après la diminution artificielle de son volume. Recourir à l'avortement est une faute grave quand le plus court diamètre du bassin a 0^m,068, parce qu'alors, l'accouchement prématuré peut permettre d'obtenir le fœtus vivant. On peut bien éviter l'opération césarienne par l'avortement provoqué, mais on ne doit jamais y avoir recours pour s'épargner la perforation. On pourrait tout au plus songer alors à l'accouchement prématuré, bien qu'il nous soit démontré qu'il ne donne pas des garanties suffisantes pour le passage du fœtus à travers le bassin, puisque son volume n'est pas suffisamment diminué. Lorsqu'on ne peut savoir exactement la durée de la gestation, lorsqu'on n'est pas sûr de connaître les dimensions du bassin, lorsque des présentations et des positions vicieuses viennent compliquer le travail, il est impossible de prévoir s'il ne sera pas indispensable, même dans l'accouchement prématuré, de perforer le crâne du fœtus, et de l'extraire avec le céphalotribe.

De tout ce que nous avons dit, nous concluons, que jusqu'à présent nous ne connaissons aucun moyen rendant la perforation inutile. C'est une opération qui, faite sur de bonnes indications, avec l'adresse et des instruments convenables, pourra conserver bien des existences, qui sans elles eussent été inévitablement sacrifiées.

Indications. — 1° Il faut perforer le crâne, sans recourir auparavant à aucune autre opération, lorsque le fœtus à terme est mort, que la tête se présente et que le plus court diamètre du bassin a de 0^m,068 à 0^m,095. — Cette indication est légitimée, parce que l'extraction avec le forceps est très-difficile, et ne dispense pas toujours de la perforation.

2° On aura recours à la perforation du crâne, toutes les fois que, le bassin étant normal ou peu rétréci (0^m,095 à 0^m,100), le fœtus à terme et mort, les tractions faites avec le forceps seront infructueuses, et pourraient, si on les prolongeait, devenir dangereuses pour la mère, inconvénients qui ne seraient balancés par aucun avantage pour elle, puisque le fœtus est mort; toutes les fois que, le bassin étant très-rétréci (0^m,068 à 0^m,080), et l'enfant probablement mort, une complication vient menacer la mère et nécessiter une prompte délivrance, et que le forceps, l'extraction du fœtus par les pieds avec ou sans version, sont rendus inutiles ou impossibles. Ces cas, nous le savons, sont regardés comme nécessitant l'opération césarienne, et nous avons dit plus haut les raisons qui nous ont engagé à maintenir notre manière de voir.

Conditions nécessaires pour entreprendre l'opération. — 1° Il faut d'abord que la tête, diminuée de volume, puisse franchir le rétrécissement du bassin, sans nuire d'une manière trop fâcheuse à la mère. Et on ne possède pas de moyens capables de diminuer la tête d'un fœtus à terme au point de lui faire franchir un bassin dont le plus court diamètre aurait moins de 0^m,068. C'est le degré de rétrécissement qui contre indique la perforation, à moins pourtant que le fœtus ne soit pas à terme, ou que sa tête n'ait un volume très-peu considérable; alors la mollesse du fœtus non encore arrivé à terme permet le passage à travers des bassins ayant 0^m,068, sans trop de danger pour la mère. Mais, si l'enfant est à terme, il ne reste plus qu'à faire l'opération césarienne.

2° Il faut aussi que le col soit suffisamment dilaté pour permettre le passage du perforateur.

3° Enfin, la tête doit être seule en avant, et par conséquent il faut que la poche des eaux soit rompue naturellement ou artificiellement.

Manuel opératoire. — Il faut préparer, si l'on veut suivre nos conseils : 1° le perforateur de Leissnig; 2° le céphalotribe que nous avons imaginé; 3° une seringue à injections, avec une canule courbe longue de 0^m,162; de l'eau chaude, des éponges, des linges secs, etc. La malade sera portée sur le petit lit : trois aides

sont nécessaires, deux pour maintenir la mère, le troisième pour
seconder l'opérateur. Tout étant ainsi préparé, l'opérateur exa-
mine les organes génitaux, dans le cas où des opérations préliminaires ne lui auraient pas appris à quoi s'en tenir à ce sujet;
il s'assied sur une chaise basse entre les cuisses de la mère, introduit dans le vagin quatre doigts de la main gauche préalablement recouverts d'huile, touche la tête et choisit l'endroit qu'il
veut perforer : l'un des pariétaux, quand c'est une présentation
du crâne ; le frontal, quand la face est en avant. Il introduit le
trépan, dont la couronne a été retirée en dedans du tube ; il en
applique l'extrémité de manière que tout le pourtour soit bien
en contact avec la tête. Les deux mains maintiennent l'instrument immobile, et un aide fait avancer la couronne de trépan
sur les os du crâne, procédant lentement de droite à gauche, et
en ayant soin de ne faire avancer que la tige et de ne pas remuer
tout l'instrument. On sent d'abord la vrille qui surmonte la pyramide pénétrer dans le crâne ; ensuite on entend distinctement
le bruit de la couronne perçant l'os. Enfin, le défaut de résistance
indique que l'on est arrivé à son but. On continue même à tourner la tige, pour plus de sûreté, pour diviser les méninges, et
alors la substance cérébrale peut librement sortir. On retire l'instrument des organes génitaux, et on s'assure qu'il existe un
trou circulaire dans le crâne du fœtus. Alors on introduit la
canule par cet orifice ; on l'agite à l'intérieur pour diviser le
cerveau, et on fait deux ou trois injections d'eau chaude
pour entraîner la pulpe cérébrale ainsi séparée. Un vase est
placé au-dessous du vagin, pour recevoir le sang et les débris
qui s'écoulent. L'opération de la perforation et de l'excérébration
étant terminée, c'est à l'accoucheur de juger s'il faut abandonner
la tête ainsi modifiée aux contractions de l'utérus, ou bien s'il
doit l'extraire artificiellement.

En général, la mère est si épuisée et les organes génitaux sont
si irrités que l'accoucheur doit, autant que possible, hâter la
terminaison du travail. Il est rare de pouvoir suivre le conseil
de Wigand, qui veut qu'on attende la putréfaction du fœtus, ce
qui rend son expulsion plus facile et permet aux seules forces de
la nature d'en achever l'expulsion. Il ne faudrait même l'attendre
que dans le cas où, l'enfant étant mort dès le commencement du
travail, la perforation a dû être faite chez une mère non encore

épuisée par des opérations préliminaires, et dont les contractions utérines ont encore toute leur énergie.

En général, on laissera un peu de repos à la mère après la perforation pour ne pas l'épuiser par des opérations successives, et on attendra que les douleurs se manifestent. Si elles exercent quelque influence sur la marche du travail, on attendra une ou deux heures, pendant lesquelles on nettoiera les organes génitaux par des injections d'eau chaude. Mais si les contractions sont faibles, surtout si quelque opération violente a précédé la perforation, si des complications graves nécessitent une prompte délivrance, il faudra provoquer immédiatement la délivrance, et, comme nous l'avons dit plus haut, c'est le céphalotribe qui est l'instrument le plus convenable pour cet usage. Nous ne décrirons pas ici cette opération, à laquelle nous réservons un paragraphe spécial.

§ 56. — Céphalotripsie.

La céphalotripsie est une opération par laquelle on broie la tête du fœtus au moyen d'un instrument spécial, ayant la forme d'un forceps et servant à retirer la tête ainsi déformée hors des organes génitaux.

Baudelocque neveu a rendu, par la construction de son forceps céphalotribe, la perforation et l'extraction de la tête possibles avec le même instrument, et on regarde son invention comme remplaçant parfaitement le perforateur ; plusieurs auteurs sont même allés jusqu'à comparer entre elles les deux méthodes opératoires. Nous avons longuement expliqué plus haut pourquoi nous n'admettons l'application du forceps céphalotribe qu'après la perforation du crâne. Notre opinion, partagée par Kilian, Crédé, Kiwisch, etc., est surtout appuyée par les expériences que Hersent a faites sur vingt cadavres de fœtus. Cinq têtes, broyées sans perforation préalable, démontrèrent que le diamètre suivant lequel les branches du céphalotribe avaient été appliquées était diminué, mais que toutes les autres dimensions de la tête étaient exagérées ; tandis que les têtes préalablement perforées, vidées, puis broyées ensuite, étaient beaucoup moins volumineuses, présentaient des diamètres plus rétrécis. Après la perforation, le diamètre directement comprimé était surtout beaucoup plus court que celui des têtes simplement broyées.

Dès que le cerveau est enlevé, la tête devient plus compressible et peut, par conséquent, céder plus aisément aux obstacles provenant de l'anomalie du bassin, sans comprimer les parties molles. Nous espérons donc que l'on en viendra à penser comme nous, à regarder la perforation comme nécessaire avant l'application du céphalotribe, et qu'on ne continuera pas à comparer entre eux les résultats séparés de deux opérations qui devraient n'en faire qu'une.

Tous les instruments proposés pour broyer la tête se ressemblent, en ce qu'ils se composent de deux branches croisées, dont les poignées sont serrées par un appareil de compression ayant pour but de rapprocher les extrémités des branches l'une de l'autre. L'instrument dont nous nous servons a 0^m,474 de long; les cuillers ont 0^m,258, les poignées 0^m,217; les cuillers ont 0^m,025 de large sur 0^m,007 d'épaisseur. Lorsque les poignées sont sur un plan horizontal, les extrémités s'élèvent de 0^m,097 au-dessus de ce plan. La courbure répondant à la tête est de 0^m,052 ; les extrémités convergent l'une vers l'autre, et se touchent, quand l'instrument est fermé, dans une étendue de 0^m,025. L'articulation est celle du forceps de Næjelé et Brunninghausen. Le pivot est seulement modifié; il se termine par un renflement de 0^m,027 d'épaisseur, et l'échancrure est creusée en proportion. Les poignées, surmontées par deux demi-croissants, sont séparées par un intervalle de 0^m,060 quand l'instrument est fermé. La poignée de la branche gauche se prolonge; c'est sur elle que se fixe l'appareil à compression. Il se compose d'une vis dont le pas assez large s'articule avec le prolongement de la poignée gauche,

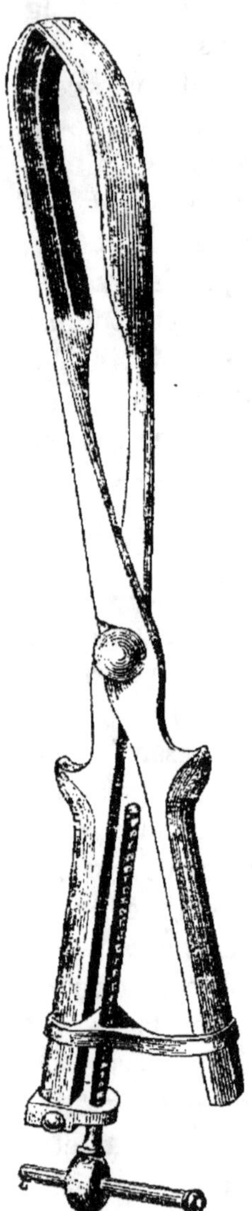

Fig 97 (1).

____

(1) Céphalotribe de Scanzoni, fermé et muni de son appareil à compression.

et avec un coulant ; ce dernier embrasse les deux poignées, et se rapproche de l'extrémité du manche à mesure que l'on tourne la vis au moyen d'un levier situé à son extrémité inférieure. A

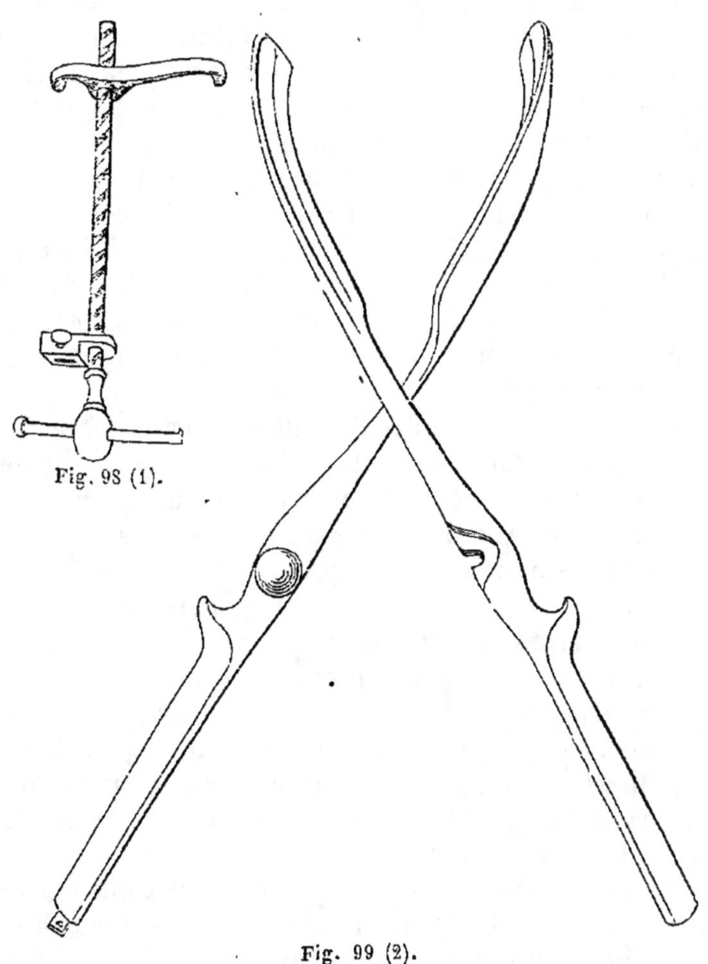

Fig. 98 (1).

Fig. 99 (2).

mesure que le coulant est abaissé, la traction qu'il opère sur les deux poignées tend à les rapprocher l'une de l'autre.

Indications. — 1° Nous avons suffisamment insisté sur ce point, que la céphalotripsie est nécessaire quand, après la perforation, la tête n'est point expulsée, et nous n'y reviendrons pas.

(1) Appareil à compression.
(2) Les deux branches de l'instrument désarticulées.

2° On aura recours à la céphalotripsie, sans la faire précéder de la perforation du crâne (qui serait alors impossible), lorsque, l'enfant étant mort, les membres inférieurs et le tronc expulsés, le forceps ne peut être appliqué sans danger sur la tête, qui se trouve encore au-dessus du détroit supérieur ou dans le bassin, et ne peut être extraite au moyen de tractions manuelles. Au moyen du céphalotribe on peut la saisir solidement, en réduire le volume et délivrer promptement la mère sans la blesser.

3° Nous parlerons plus tard de son emploi pour extraire la tête, lorsqu'elle est séparée du tronc et engagée dans le bassin.

4° On peut enfin employer cet instrument, dans les circonstances suivantes, pour saisir diverses parties d'un fœtus mort :

a. Pour extraire le siége d'un enfant mort, lorsqu'il éprouve des difficultés à traverser le bassin, ou que ce passage menace l'existence de la mère ;

b. Pour comprimer et extraire l'épaule restée accrochée après le dégagement de la tête, lorsque les autres procédés ont échoué et que la diminution du volume du thorax est indispensable: le céphalotribe est surtout préférable, dans ces cas, à l'emploi d'instruments tranchants ou piquants, qui peuvent blesser l'utérus ;

c. Pour diminuer le volume du thorax, après la sortie des extrémités inférieures, lorsqu'il est assez considérable pour empêcher le dégagement du bras, renversé en haut.

d. On recommande enfin cet instrument, dans les présentations du tronc, lorsque le thorax est tellement engagé dans le bassin, qu'il est impossible d'introduire la main dans l'utérus pour faire la version ; on broie alors la poitrine et on se fraye ainsi une voie dans la matrice.

Conditions de l'opération. — 1° Il est nécessaire que le bassin ait une dimension suffisante pour laisser passer le fœtus broyé, lorsqu'on veut l'extraire avec le céphalotribe; s'il n'a au moins 0ᵐ,068, dans son plus court diamètre, l'opération ne pourra se faire sans que la mère coure les plus graves dangers (nous supposons le fœtus arrivé à sa complète maturité), et aucun accoucheur n'oserait entreprendre l'opération dans ces conditions. On peut la tenter, lorsque le fœtus n'est pas complétement développé et de petit volume, quoique le bassin ne présente que 0ᵐ,055 dans son plus court diamètre.

2° L'orifice du col doit être suffisamment extensible ou dilaté, pour permettre l'introduction des branches de l'instrument, sans qu'une rupture des lèvres du col soit à craindre.

3° Il faut, pour appliquer le céphalotribe, que la tête soit solidement engagée dans le détroit supérieur ou qu'on puisse la fixer à son entrée, en la comprimant, à travers les parois abdominales.

Manuel opératoire. — Il comprend les quatre temps suivants :

1er *temps.* — Il faut ici observer très-exactement et presque minutieusement les règles que nous avons données à propos de l'application du forceps. L'introduction des branches du céphalotribe étant plus difficile que celle du forceps, vu le volume plus considérable de l'instrument, il faut les enfoncer aussi haut que possible en poussant et en retirant alternativement, en abaissant et en élevant les poignées, et s'efforcer de se rapprocher de la paroi antérieure du bassin. Il faut, autant que possible, suivre le conseil de Kiwisch, savoir, que le diamètre transverse du céphalotribe appliqué sur la tête engagée au détroit supérieur, réponde à l'un des diamètres obliques du bassin : l'application est donc la même que dans les cas où l'on se sert du forceps pour opérer la rotation de la tête, dans les positions obliques de cette dernière. L'avantage de cette méthode consiste en ce que le diamètre le plus raccourci de la tête du fœtus correspondra au diamètre antéro-postérieur du bassin ; si l'on appliquait le céphalotribe le long des parois latérales du bassin, ce serait au contraire la partie de la tête située entre la symphyse du pubis et le promontoire qui subirait une augmentation d'étendue. Il faut pourtant saisir la tête par ses deux côtés, lorsqu'il est impossible de faire autrement.

2e *temps.* — Il consiste à articuler le céphalotribe de la même manière et avec les mêmes précautions que le forceps.

3e *temps.* — On procède à l'application de l'appareil à compression. Supposons qu'on emploie l'instrument que j'ai proposé : on commence par le fixer solidement à la poignée gauche, au moyen de la vis ; on passe la tige en pas de vis à travers le coulant, et on l'attire, en tournant la vis, près du bout du manche de l'instrument ; les cuillers tendent à se rapprocher l'une de l'autre et à écraser la tête qui s'oppose à ce rapprochement. Il faut faire la compression très-lentement, pour donner au cerveau le temps de sortir par l'ouverture du perforateur, pour que les os brisés brusquement ne déchirent pas les téguments du crâne et ne viennent pas faire saillie à l'extérieur ; enfin, d'un autre côté, pour ne pas comprimer tout d'un coup les parties molles de la mère répondant au diamètre allongé par le broiement.

Il suffit ordinairement de comprimer une fois, lorsque le céphalotribe a été appliqué suivant le diamètre transverse. Quand le bassin est très-étroit et la tête très-dure, il vaut mieux répéter plusieurs fois la compression. On retire le céphalotribe et on l'applique alors suivant une autre direction pour mieux opérer le broiement de la tête ; après avoir appliqué l'instrument suivant le diamètre oblique du côté droit, par exemple, on l'applique ensuite suivant le diamètre oblique du côté gauche.

Quand on a appliqué l'instrument sur les côtés de la tête, il faut lui faire opérer une légère conversion avant de le retirer, de telle sorte que le diamètre occipito-frontal réponde à l'un des diamètres obliques du bassin. Après avoir comprimé de ce côté, on réapplique l'instrument et on comprime suivant l'autre diamètre oblique du bassin. Les os étant presque tous brisés de cette manière et la diminution de la tête étant aussi complète que possible, l'extraction ne rencontrera aucune difficulté.

4ᵉ *temps*. — L'extraction de la tête, broyée par le céphalotribe, se fait de la même manière que l'extraction par le forceps ; seulement, il faut attentivement veiller à ce que les parties molles et le périnée ne soient point lésés.

Lorsque l'instrument vient à glisser pendant l'extraction, il faut l'appliquer de nouveau suivant un autre diamètre. S'il cède encore, on abandonne à la nature l'expulsion de la tête broyée, expulsion qui sera facilitée par la décomposition rapide du fœtus. Enfin, si l'on ne pouvait attendre que les douleurs se réveillent, on recourrait soit à l'extraction manuelle, soit à la version par les pieds, soit à l'introduction du crochet mousse. Du reste, disons, pour rassurer nos lecteurs, qu'avec un bon instrument il est rare qu'on ait besoin de recourir à ces divers moyens.

La tête étant dégagée, il faut retirer le céphalotribe. Pour cela, on relâche la petite vis qui fixe l'appareil à compression au bout de la poignée gauche ; on remonte le coulant, et les deux branches, étant libres de toute compression, peuvent être écartées et désarticulées.

§ 57. — Embryotomie.

L'embryotomie comprend toutes les opérations obstétricales ayant pour but de diminuer le volume du tronc en employant des instruments tranchants. L'opération a pour but de frayer un passage à l'accoucheur, en réduisant le volume du tronc qui occupe tout le détroit supérieur et de lui permettre d'aller chercher les pieds dans le fond de l'utérus, ou bien de rendre possible à un fœtus trop volumineux son passage à travers le bassin. Le plus souvent, l'opération consiste à ouvrir la cavité thoracique et abdominale, et à en enlever les viscères (*embryulcie*); enfin, on peut, en coupant le cou du fœtus, chercher à séparer la tête du tronc, pour rendre plus facile le passage du corps et pouvoir extraire séparément ces deux parties. Nous pensons que ce dernier procédé, connu sous le nom de *décollation* ou de *détroncation*, présente plus d'avantages pour la mère que l'embryulcie, et qu'il faut lui donner la préférence toutes les fois qu'il est applicable.

A. Décollation ou *détroncation*. — Il faut, pour qu'elle soit possible, que le cou soit accessible à l'accoucheur. On comprend donc aisément quels sont les cas dans lesquels l'opération sera possible : c'est, par exemple, dans des présentations du tronc, lorsque le bras et l'épaule sont si profondément engagés dans le bassin, que la version podalique devient impossible et l'évolution spontanée improbable.

Ce procédé est préférable au morcellement du fœtus, parce qu'on arrive plus vite au but et qu'il n'est pas nécessaire, après la section des parties, de recourir à la version podalique, très-difficile et pourtant indispensable après l'ouverture du ventre et de la poitrine de l'enfant.

Pour faire l'opération, on introduit la main répondant au côté occupé par la tête, en s'efforçant d'aller aussi haut que possible et de saisir le cou. On l'accroche avec le crochet tranchant, qu'on dispose de telle manière que sa concavité appuie sur la face supérieure du cou ; on le coupe lentement et en portant la plus grande attention, après avoir pénétré dans la colonne vertébrale, à ne pas diviser trop vite les parties molles situées au-dessous, de peur de léser les parties molles de la mère et la main de l'opéra-

teur. Quand le col est trop élevé pour qu'on puisse aisément le
saisir avec le crochet tranchant, ou bien lorsqu'on ne possède pas
cet instrument, on le saisit avec le crochet mousse, et on l'at-

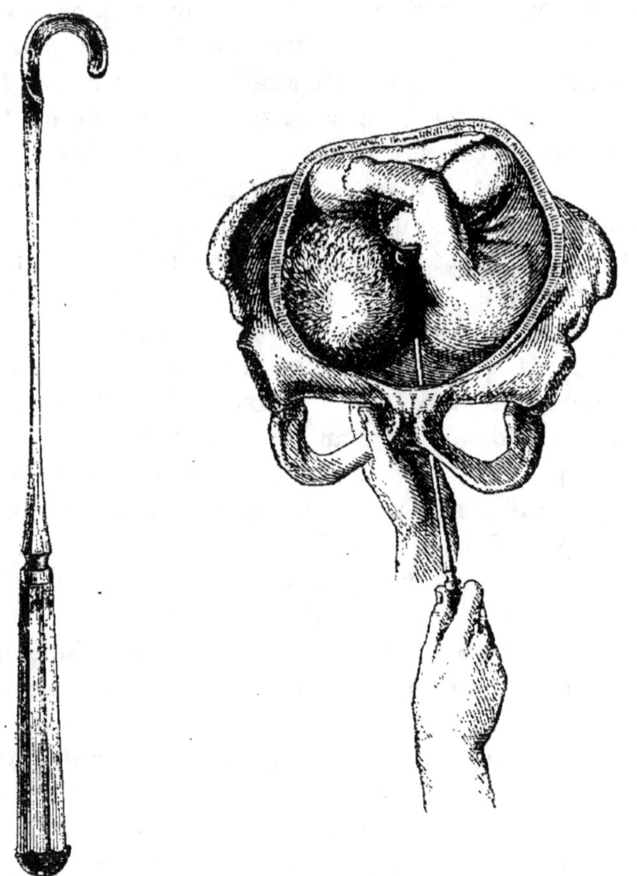

Fig. 100 (1).   Fig. 101 (2).

tire en bas autant que possible. On le fait maintenir immobile par
un aide; on introduit des ciseaux à longues branches et parfaitement tranchants, et on sectionne peu à peu le cou de cette
manière. L'extraction de la tête séparée du tronc sera faite avec
avantage au moyen du céphalotribe.

    B. Embryulcie ou *éviscération*. — Elle est indiquée :

(1) Crochet tranchant de Levret.
(2) Décollation au moyen du crochet tranchant de Levret.

1º Dans les présentations transversales, impossibles à améliorer par la version, lorsqu'une diminution de volume du tronc est indispensable et la décollation impossible ;

2º Dans les présentations verticales, lorsqu'une étroitesse anormale du bassin ne peut être surmontée qu'après la diminution de volume du tronc, comme cela se voit quelquefois après l'extraction de la tête perforée , ou dans les présentations du siége ou des pieds.

3º Enfin, on a indiqué certaines monstruosités, certaines maladies du fœtus, comme nécessitant l'embryulcie.

Pour faire cette opération, le meilleur instrument est une paire de ciseaux à long manche et à extrémités très-pointues, dont les lames sont courbées sur le plat. On les introduit dans les organes génitaux de la mère, qu'on protége avec la main, et on les plonge dans la poitrine du fœtus. Après avoir sectionné plusieurs côtes, on retire les ciseaux, on introduit la main et on retire de la cavité les organes qu'elle contient. Le tronc ainsi diminué de volume, on fait la version podalique, ou bien, lorsqu'elle n'est pas possible, on plonge un crochet mousse dans la partie inférieure de la colonne vertébrale et on attire de cette manière le siége hors du bassin maternel. Le céphalotribe pourrait être aussi employé, de même que dans les cas où le tronc, se présentant verticalement, est arrêté dans le bassin et doit nécessairement être diminué de volume. Mais on a trop peu d'observations relatives à ces cas.

§ 58. — Extraction de la tête après sa séparation accidentelle du tronc ou après la décollation.

Quoique des expériences nombreuses aient démontré combien il est difficile de séparer du tronc la tête d'un fœtus non encore décomposé, quoiqu'il soit bien prouvé qu'il faut pour cela des efforts très-considérables, ce fâcheux accident n'arrive que trop souvent dans la pratique, et nous devons voir quelle doit être alors la conduite de l'accoucheur qui a commis une maladresse aussi grossière. On s'est rejeté, pour excuser cette faute, sur ce que l'extraction d'un fœtus mort depuis longtemps et ramolli nécessite l'emploi d'une force assez considérable et qu'il est impossible de la graduer sur la résistance plus ou moins grande des tissus composant le cou ; mais c'est justement cet état de décomposition qui devrait interdire à l'accoucheur toute traction trop forte sur le tronc, surtout lorsque la présentation est vicieuse ou que le bassin oppose des obstacles au travail. Si l'on avait eu recours plus souvent au céphalotribe, les annales de l'obstétrique contiendraient moins de faits fâcheux de ce genre. Quoi qu'il en soit, nous espérons que nos lecteurs ne tomberont point dans cette faute grave, et nous leur donnerons le moyen de réparer l'erreur d'autrui et d'extraire la tête séparée accidentellement, tout en espérant que nos remarques n'auront qu'un intérêt historique et rétrospectif.

La manière la plus simple est d'extraire la tête avec la main, lorsque le bassin est normal et qu'elle est suffisamment engagée pour qu'il soit possible de la saisir, c'est-à-dire quand il sera possible d'introduire l'index et le médius dans la bouche du fœtus, ou de passer une bande sous le maxillaire inférieur, et d'exercer de violentes tractions sur ces parties. Quand on l'a ainsi fixée, on imprime à la tête des mouvements de rotation lents, en la tirant verticalement ou horizontalement; on choisira, pour faire les tractions, le moment où l'utérus se contracte, et on augmentera l'énergie des douleurs en comprimant la matrice à travers les parois abdominales.

Quand ces tentatives ne conduisent à aucun résultat, quand la tête est solidement fixée dans le détroit supérieur, le bassin étant normal ou peu rétréci, on est autorisé à croire que le crâne possède encore sa consistance ordinaire. Le forceps est alors le meilleur instrument pour terminer l'accouchement. On recourra au céphalotribe quand la tête est mobile au-dessus du détroit supérieur, et si ces deux instruments ne se trouvaient pas sous la main de l'accoucheur, il faudrait revenir à l'arsenal de l'ancienne obstétrique, appliquer le crochet aigu de Levret, ou se servir du tire-tête après avoir perforé le crâne.

OPÉRATIONS PAR LESQUELLES LES PARTIES DE LA MÈRE SONT DIVISÉES POUR FRAYER A L'ENFANT UN CHEMIN ARTIFICIEL.

§ 59. — Opération césarienne.

L'opération césarienne consiste à inciser les parois abdominales et utérines, et à extraire l'enfant par cette voie.

Appréciation de l'opération. — Quand on songe à la gravité des lésions du péritoine et de l'utérus en état de gestation, l'on ne peut s'empêcher de porter un pronostic fâcheux sur cette méthode. Cependant les opinions des auteurs sont très-partagées sur ce point : les uns croient l'opération très-grave, mais souvent suivie de succès; d'autres au contraire la regardent comme essentiellement dangereuse et presque toujours mortelle.

1° Les principaux dangers pour la mère sont les traumatismes dus à l'opération elle-même, entraînant ordinairement une mort plus ou moins prochaine.

Sur les 123 cas cités par Kayser, la mort fut causée 77 fois par l'inflammation ou ses suites, 29 fois par des accidents nerveux, 10 fois par des hémorrhagies internes, 2 fois par des hémorrhagies externes : une femme succomba pendant l'opération. Ainsi 115 femmes moururent des suites de l'opération césarienne. Quoique nous soyons loin de nier l'influence de l'inflammation du péritoine et de l'utérus, sur le triste résultat final, nous reconnaîtrons, avec un grand nombre d'auteurs, que la cause la plus fréquente de la mort se trouve dans l'action que les lésions d'un organe important, comme la matrice, exercent sur le système nerveux. Plusieurs fois nous avons fait l'autopsie de femmes mortes à la suite de l'opération césarienne, et nous avons presque toujours trouvé des signes non équivoques de péritonite; mais en comparant ces lésions à la marche de la maladie, on ne pouvait attribuer la mort qu'à la profonde dépression dans laquelle se trouve le système nerveux après l'opération. Tous les symptômes concordaient pour démontrer la justesse de cette opinion : le collapsus général qui se manifeste brusquement, le délire sans symptômes inflammatoires, les défaillances, les convulsions légères, les hoquets incoercibles, les vomissements, etc. Ces symptômes manquent rarement quand la mort survient deux ou trois jours après l'opération; tandis que la cause de la terminaison funeste peut être attribuée à des péritonites, des métrites graves, etc., en un mot à des complications inflammatoires, quand elle survient à une époque plus éloignée de l'opération.

2° L'état général de la mère pendant la gestation et le travail exerce une grande influence sur la réussite de l'opération. Ainsi les femmes dont le squelette est atteint de ramollissement pendant la gestation succombent plus souvent à l'opération que celles dont le rachitisme date de l'enfance, ou qui, au moment de la conception, ne présentent qu'une affection chronique et peu intense du système osseux. Outre ces affections qui ont leur cause dans l'altération du sang, il faut aussi tenir compte des déviations des os, occasionnant des compressions des poumons, du foie, de l'utérus lui-même, et qui se reconnaissent par la dilatation et la tension énorme du ventre d'un seul côté ou des deux côtés à la fois, anomalies qui peuvent causer la mort par suite de ces complications, soit pendant le travail, soit après l'accouchement.

Il faut aussi faire attention, pour poser le pronostic, aux manœuvres ayant précédé l'opération, et qui, ayant irrité et épuisé les organes de la mère, peuvent ajouter des chances fatales à celles qui proviennent de l'opération elle-même.

3° Nous exposerons plus bas la critique des divers procédés opératoires, et l'on verra de quelle importance il est pour réussir de savoir faire un bon choix parmi eux. En outre, l'utérus ayant été lésé à la fin de la gestation, évacué tout d'un coup contrairement aux lois de la nature et arrêté dans ses contractions, les suites de couches seront nécessairement troublées : aussi le traitement consécutif a-t-il la plus grande influence sur le succès de l'opération.

Indications. — 1° L'opération est évidemment indiquée quand le bassin est rétréci au point de ne pouvoir livrer passage au fœtus mort ou vivant, même après les diminutions de volume les plus considérables de sa tête et de son corps, c'est-à-dire lorsque le plus court diamètre du bassin aura moins de 0^m,068. Tous les auteurs allemands sont d'accord sur ce point et sont unanimes à conseiller l'opération césarienne dans ces cas.

2° L'enfant étant à terme, vivant, et le bassin ayant de 0^m,068 à 0^m,080, il faut opérer, car l'enfant ne saurait traverser un semblable bassin sans subir la perforation, la céphalotripsie ; on doit donc tenter de conserver sa vie, et cela ne sera possible qu'en incisant l'utérus. Quand le bassin aura près de 0^m,080, que l'enfant sera petit, que la tête se présentera, on sera autorisé à tenter l'emploi du forceps, parce que de cette manière on pourra sauver l'enfant, sans avoir recours à une opération très-grave pour la mère.

3° Il faut bien se garder de prolonger trop longtemps les tractions et les tentatives avec le forceps, car on détruirait les chances de réussite de l'opération qui nous occupe. On opérera de suite sans tenter d'applications préalables, quand l'enfant est à terme, qu'il vit et a les dimensions normales, que le bassin a 0^m,075 et que la mère consent à l'opération. Il est bien entendu que, dans tous ces cas, l'enfant est supposé vivant; car la perforation et la céphalotripsie ou toute autre opération que l'opération césarienne serait préférable pour sauver la mère, le seul être dont on doive s'inquiéter dès que le fœtus est mort ou qu'on doute de son existence.

4° On opérera sans retard lorsque la mère meurt après la 28me semaine de la gestation, qu'elle ait succombé avant ou après le commencement du travail. -

Préparatifs de l'opération. — Quand on a reconnu pendant la grossesse la nécessité de faire l'opération césarienne, il faut s'y préparer à l'avance, pour pouvoir la faire commodément. Il faut se procurer tous les appareils et les instruments nécessaires, prévenir des aides en nombre suffisant, préparer un lit convenable pour la mère.

Il faut se garder de découvrir à cette dernière la nécessité de l'opération avant le moment de l'opérer, car la crainte et la frayeur causées par cette perspective pourraient influer sur sa santé et sur la vie du fœtus; puis il se pourrait, à la rigueur, que l'on eût mal mesuré le bassin, et que l'accouchement se fît par les seules forces de la nature.

Les instruments nécessaires sont : deux bistouris convexes assez forts, un bistouri droit, mince et pointu; un bistouri boutonné, une sonde cannelée, des ciseaux à pointes mousses et coupant bien, deux pinces, l'une à disséquer, l'autre à artères; un ténaculum, plusieurs fils à ligature, 4 à 6 fils larges de 0^m,002, longs de 0^m,325, enfilés à leurs deux extrémités d'aiguilles pour faire les sutures; 6 à 8 bandelettes de sparadrap pouvant faire une fois et demie le tour du corps; de la charpie, des plumasseaux, des compresses, un morceau de toile long de 3^m,57 et large de 0^m,90 que l'on emploie comme bandage de corps; plusieurs épingles fortes pour fixer ce dernier; 4 à 6 éponges fines, molles, de diverses grosseurs; de l'eau froide, de la glace, du chloroforme et les médicaments nécessaires pour rappeler à la vie la mère et l'enfant; enfin, un forceps.

Le meilleur lit pour opérer est une table ordinaire recouverte d'un matelas. Le lit ordinaire est peu commode, car il est très-pénible, et nous en savons quelque chose, de se tenir longtemps courbé. On a besoin de six aides, dont les deux plus capables feront la compression des organes abdominaux pour faire saillir l'utérus, un fixera les extrémités inférieures, un autre présentera les instruments et l'appareil, le cinquième donnera le chloroforme et sera prêt à secourir la mère, le sixième reçoit l'enfant et le rappelle à la vie s'il est nécessaire.

On a longtemps discuté sur la période du travail la plus favorable pour commencer l'opération. D'après nous, c'est au moment où les contractions de l'utérus ont une énergie suffisante pour resserrer la plaie et comprimer les vaisseaux coupés. Si l'on attendait trop longtemps après la rupture de la poche des eaux, on courrait le risque de voir les contractions utérines gêner la circulation du fœtus. Il vaudrait mieux pour ce dernier que les membranes fussent intactes; elles le protégent alors contre toute lésion pendant l'opération, et tendent l'utérus qui est plus facile à inciser. Nous pensons, avec Kilian, que le meilleur moment pour opérer est celui où le col est complétement dilaté et la poche non encore rompue.

La mère est placée dans le décubitus dorsal; on découvre l'abdomen et on préserve du froid le reste du corps avec des couvertures. On fera bien de placer sur le lit, avant que la malade n'y monte, les six bandes de diachylum de manière à pouvoir, après l'apposition des points de suture, recouvrir la plaie sans avoir à déranger la mère.

Quant au choix du procédé, on préfère d'ordinaire celui de Deleurye, qui consiste dans l'incision longitudinale de la ligne blanche, et qui occasionne beaucoup moins de lésions que toutes les autres, y compris celui de Levret, par laquelle on divise une couche musculaire plus épaisse que la ligne blanche. On n'a pas d'hémorrhagie à craindre par le procédé de Deleurye; par celui de Levret, au contraire, on peut léser l'artère épigastrique inférieure et être forcé de faire deux ligatures; de plus, on a moins de chances de trouver des anses intestinales engagées entre la ligne médiane et l'utérus; la plaie abdominale ne risque pas de rester béante, comme lorsque les muscles sont divisés; enfin, ses rapports avec la partie inférieure de la plaie de l'utérus, qui, par ses contractions, favorise l'écoulement du pus, tout doit faire préférer le procédé de Deleurye aux autres.

Manuel opératoire. — Toutes les fois que ce sera possible et que l'état général ne le contre-indiquera pas, on pratiquera l'opération césarienne, pendant l'anesthésie de la mère. Un des aides se charge de donner le chloroforme, l'autre fixe les pieds; l'opérateur est à la droite, les deux aides chargés de la compression à la gauche de la mère ; les derniers frictionnent plusieurs fois l'abdomen, pour forcer les anses intestinales à s'écarter de l'utérus; l'opérateur s'assure par la percussion du bon effet de cette manœuvre, et fait tendre de telle sorte la peau du ventre, que la ligne blanche vient s'appliquer immédiatement sur l'utérus, et que, même après l'incision, la peau de l'abdomen ne puisse se plisser.

1er *temps.* — *Il est constitué par l'ouverture de la cavité abdominale.* On s'assure d'abord que le nombril est assez élevé au-dessus de la symphyse pour qu'il soit possible de faire une incision de $0^m,160$; on tend la peau entre le pouce et les autres doigts de la main gauche, et on fait une incision comprenant seulement la peau s'étendant depuis l'ombilic jusqu'à $0^m,040$ au-dessus du bord supérieur de la symphyse et suivant exactement la direction de la ligne blanche. Si l'ombilic se trouvait trop rapproché des pubis, il faudrait commencer l'incision sur les côtés du nombril et suivre, immédiatement après l'avoir dépassé, la direction de la ligne blanche. On choisit d'ordinaire le côté gauche de la mère pour faire cette incision courbe, car du côté droit on courrait le risque de diviser le ligament suspenseur du foie. On continue l'incision en donnant de petits coups de bistouri, jusqu'à ce qu'on soit arrivé sur la ligne blanche. On l'incise, ainsi que le péritoine, sur le milieu de la plaie, dans une étendue de 3 à 6 centim., et d'ordinaire l'utérus apparaît aussitôt et est reconnaissable à sa couleur lie de vin. On agrandit peu à peu l'incision, jusqu'à ce que toute la portion découverte de la ligne blanche soit divisée, et pour cela on introduit d'abord l'index, puis le bistouri boutonné, et on achève l'incision jusqu'au pubis, en ayant soin de ne pas intéresser la vessie; on termine ensuite l'incision en haut de la même manière. La première partie de l'opération est terminée, l'utérus est découvert. Il est rare que l'hémorrhagie de quelques vaisseaux volumineux nécessite des ligatures.

2e *temps.* — *Il comprend l'ouverture de l'utérus et des membranes.* On fait d'abord une incision de $0^m,040$ sur l'utérus avec le bistouri convexe. Arrivé dans sa cavité, on agrandit la plaie, en ayant soin de la faire correspondre à celle des parois abdominales, et on la prolonge vers le fond de l'utérus, jusqu'à ce qu'elle ait 0^m,135 de long. Cette incision se fait avec le bistouri boutonné et sur l'indicateur. Il faut chercher à ne pas diviser les membranes lorsque l'on pénètre dans l'utérus : c'est difficile, surtout lorsque la poche des eaux a été rompue ou que le liquide amniotique se trouve en trop grande quantité. Quand les membranes sont intactes, on leur fait un pli avec une pince et on les divise, puis on élargit la plaie avec les doigts. Que la poche soit rompue ou non, il s'écoule toujours à ce moment une quantité plus ou moins grande de liquide amniotique : c'est pourquoi il est bon de se tenir prêt avec des éponges et d'empêcher l'écoulement du liquide hors de l'utérus.

Si des anses intestinales venaient alors s'engager au-devant de l'utérus diminué de volume, les aides s'empresseraient de les réduire en les repoussant au-dessous de la matrice.

Il faut s'attendre, dans cette période, à des hémorrhagies qui manquent rarement et peuvent être très-abondantes, surtout lorsque l'incision des parois utérines est tombée sur l'endroit où s'insère le placenta et où les vaisseaux sont plus dilatés qu'ailleurs.

L'écoulement du sang ne peut cesser qu'au moment où l'utérus, délivré de son contenu, peut revenir sur lui-même. Il faut donc s'empresser de terminer l'opération. Pour cela, on voit de quel côté s'insère la portion la moins considérable du placenta, et on la décolle; puis on s'occupe immédiatement d'extraire le fœtus. Si par hasard on a divisé le placenta en deux, il vaut mieux le détacher en entier et l'éloigner de l'utérus avant le fœtus.

3e *temps.* — *Il consiste dans l'extraction du fœtus.* Quand la tête du fœtus est engagée dans le détroit supérieur, comme c'est le cas, on fera bien de saisir les pieds et d'extraire le fruit de cette manière. Pour cela, l'opérateur introduit sa main dans la plaie, saisit les pieds et les tire au dehors avec ménagement et précaution, puis il s'en sert pour attirer le tronc. Il vaut mieux prendre les deux pieds à la fois, car celui qui reste peut, en augmentant le diamètre du siége, rendre l'extraction difficile à travers la plaie de l'utérus, qui se rétrécit rapidement, comme cela nous est arrivé une fois dans une opération césarienne pratiquée sur une femme morte. Si le siége fait saillie dans la plaie, il est inutile d'aller à la recherche des pieds : on introduira les indicateurs, recourbés en crochet, et on saisira le fœtus par les plis de l'aine. Quand la tête se trouve dans le fond de l'utérus, il faut l'extraire la première, ou mieux laisser ce soin aux contractions de la matrice. Mais qu'on fasse attention d'extraire rapidement le cou, car la plaie utérine tend à se rétrécir et à retenir le fœtus, si l'on n'agit pas promptement. Il arrive souvent qu'on ne peut s'opposer à ce resserrement de la plaie utérine, et lorsqu'on veut forcer pour extraire le fœtus, on voit les bords de la plaie se déchirer plutôt que de s'élargir. Si les contractions ne perdent pas de leur intensité, il n'y a plus qu'à prendre un bistouri boutonné et à élargir la plaie utérine sur le doigt ou sur la sonde cannelée; les circonstances décideront si c'est en haut ou en bas qu'on doit débrider.

Pendant ce temps, les deux aides doivent être très-attentifs à comprimer, car c'est au moment où l'utérus revient sur lui-même que les anses d'intestins s'échappent et gênent l'opérateur; il faut que ce dernier les réduise immédiatement et que les aides remettent la main dessus. C'est à dessein que nous conseillons à l'opérateur de réduire lui-même les anses, car si l'un des aides faisait un mouvement pour les saisir, il laisserait échapper une grande quantité d'intestins en cessant sa compression.

L'enfant ayant été extrait, on peut le laisser encore quelques minutes en rapport avec la mère, s'il cause quelques craintes; cela fait, on coupe le cordon, et on le remet à un aide, qui tâche de le ranimer, lorsque c'est nécessaire.

4e temps. — *Il est limité à l'extraction du placenta.* Dès que l'enfant a été éloigné, l'utérus revient sur lui-même et décolle ainsi le placenta. Ce décollement naturel présente des avantages très-marqués sur celui auquel on doit avoir recours si la nature tarde à manifester son influence ou si la mère court un danger trop imminent. On doit donc attendre, si rien ne presse, huit à dix minutes après l'extraction du fœtus, pour que le décollement naturel du placenta puisse s'opérer. Pendant ce répit, on nettoie la plaie avec de l'eau chaude et on empêche le contact de l'air en la recouvrant avec une grosse éponge imbibée d'eau tiède, qu'on enlève de temps en temps, et par une traction modérée exercée sur le cordon, on s'assure si le placenta se détache. Si cela n'a pas lieu au bout de dix minutes, tous les accoucheurs conseillent de le détacher artificiellement, et pour cela d'introduire la main dans la cavité utérine à travers la plaie. On s'assure ensuite que les membranes ont été entièrement enlevées, afin que rien ne gêne l'écoulement du sang, des lochies et du pus.

5e temps. — Il comprend la réunion de la plaie et le premier pansement. Avant de songer à réunir la plaie, on doit s'assurer s'il n'y a aucune hémorrhagie; il est impossible, malheureusement, de s'assurer qu'il ne s'en produira pas ; on peut seulement présumer cette circonstance favorable lorsque l'utérus se contracte vigoureusement avant et après l'extraction du placenta, lorsqu'il est fortement revenu sur lui-même et que rien ne fait présager la brusque cessation de sa rétraction. On peut alors songer à réunir la solution de continuité; mais si l'hémorrhagie se produisait après l'extraction du placenta, ou si les faibles contractions de l'utérus la faisaient redouter, il faudrait essayer de la prévenir en frottant doucement et en tiraillant le fond de l'utérus. Les manipulations sont-elles sans effet, on jette de l'eau fraîche, on injecte une solution d'ergotine dans la cavité de l'utérus, et nous avons coutume, lorsque tous ces moyens sont impuissants, de mettre de petits morceaux de glace sur la surface interne de la matrice, et nous devons dire que ce procédé nous a souvent rendu des services.

Il faut, pour réunir les bords, suivre les conseils très-importants du docteur Graefe. L'opérateur saisit une des aiguilles courbes dont nous avons parlé plus haut, dans laquelle est enfilé un cordonnet bien huilé et long de $0^m,220$ à $0^m,270$; il la pique à $0^m,014$ de l'angle supérieur et à la même distance du bord libre de la plaie, en la dirigeant de l'intérieur de l'abdomen vers l'extérieur; un aide saisit cette aiguille et la retire du cordonnet, tandis que pendant ce temps l'opérateur prend l'autre aiguille enfilée à l'autre extrémité du cordonnet et la passe sur le bord opposé de la plaie de la même manière que la première. On place ainsi trois ou quatre points de suture, en ayant soin que le plus inférieur se trouve à $0^m,040$ de l'angle inférieur de la plaie. On noue les deux extrémités des cordonnets entre elles, en ayant soin que le nœud se trouve entre la piqûre de l'aiguille et le bord de la plaie, et qu'il ne vienne pas faire saillie entre les deux bords ; on serre fortement les trois nœuds supérieurs, pour que les deux faces soient en contact intime; on laisse le quatrième (le plus inférieur) un peu lâche, pour que le sang et le pus puissent aisément s'écouler. Kilian recommande, pour mieux fermer la solution de continuité, d'intercaler entre deux cordonnets une suture ordinaire. On introduit, soit avec la sonde, soit avec le doigt, une mèche jusque dans l'utérus, et on la fait sortir par l'angle inférieur de la plaie, de manière qu'il ne puisse se cicatriser. On s'occupe alors du pansement : on croise sur l'abdomen les bandelettes de diachylon, préalablement passées sous les reins de la mère, en s'arrangeant de manière à les faire croiser entre deux points de suture. On recouvre le tout de plumasseaux de charpie, puis de compresses, que l'on fixe au moyen du bandage de corps, solidement retenu par de fortes épingles; enfin, on porte la mère sur un lit chauffé à l'avance.

Traitement consécutif. — On a, comme nous l'avons dit plus haut, surtout à redouter les accidents du côté du système nerveux, après l'opération que nous venons de décrire, et le devoir du médecin est de lutter de toute sa force contre cet ordre de symptômes. On n'a, il est vrai, aucun moyen dont l'efficacité soit bien démontrée pour les arrêter; mais ceci ne doit point empêcher de les ordonner. Nous conseillons donc, après l'opération césarienne, comme après toutes les opérations obstétricales graves, de relever le système nerveux et les forces de la mère par les moyens suivants : dès que la mère est remise dans son lit, nous donnons 0gr,009 de sous-acétate de morphine, 0gr,106 de sulfate de quinine et 0gr,530 de sucre, et nous faisons répéter la prise quelque temps après. Nous ne prétendons pas que ce moyen puisse préserver la mère d'accidents consécutifs; mais nous en avons vu de si heureux effets, sur son moral, sur ses forces, et sur ses souffrances, qui sont beaucoup moins intenses, que nous conseillons d'employer cette formule, jusqu'à ce que des accidents nerveux en aient démontré l'insuffisance. Dès qu'on voit apparaître le hoquet, les régurgitations, les vomissements, le délire, etc., il ne faut pas croire que ces symptômes sont la manifestation d'un état inflammatoire qu'on doit attaquer par les antiphlogistiques ordinaires (sangsues, purgatifs, saignées, etc.). Il faut, au contraire, être avare des émissions sanguines, car chaque goutte de sang qui s'écoule augmente la gravité des accidents nerveux. Nous avons obtenu des effets surprenants de l'usage des narcotiques, dans cette période, et en employant l'opium et ses composés. C'est quand le pouls est plein, fréquent, quand les parois abdominales sont brûlantes et tendues, lorsque la moindre pression sur l'abdomen cause des douleurs intolérables, et lorsque la présence d'une exsudation péritonéale est démontrée, c'est alors que nous reconnaîtrons les manifestations de l'inflammation. Nous aurons recours aux émissions sanguines locales, aux applications froides sur l'abdomen, aux purgatifs légers (huile de ricin, calomel et magnésie).

A part ces deux ordres de symptômes, le médecin doit s'attendre à des hémorrhagies qui peuvent se produire consécutivement et sont souvent la cause des accidents nerveux. Ces hémorrhagies se manifestent par les symptômes suivants : l'utérus est dilaté, mollasse, peu résistant; les symptômes de l'anémie apparaissent brusquement; la femme a des faiblesses, son visage est pâle, elle voit des points noirs, a des bourdonnements d'oreilles; le pouls est petit, fréquent; il y a du frisson, des convulsions, etc.; elle se plaint d'éprouver la sensation d'un liquide chaud s'écoulant dans l'abdomen ; la sécrétion de la plaie se teint tout à coup de sang; il s'en écoule par le vagin. Il est temps alors de recourir aux hémostatiques et de ne pas les épargner.

On donne une décoction de seigle ergoté, avec de l'acide phosphorique, la tinct. cannabis; on frotte la matrice, on fait des affusions froides sur l'abdomen, on introduit de petits morceaux de glace dans l'utérus ou dans le vagin, etc., etc.

Quant à la plaie, son traitement rentre dans le domaine de la chirurgie ordinaire. On renouvelle, trois fois par jour, les plumasseaux mouillés; vers le quatrième jour, on change les bandelettes de diachylon, en ayant soin de ne les enlever qu'une à une et de les remplacer immédiatement, de telle sorte que les points de suture n'aient pas à supporter seuls la pression de l'abdomen. Lorsque les sutures ne provoquent pas une suppuration trop forte, et que la peau résiste, on peut les laisser pendant huit à dix jours, après lesquels on les remplace par des bandelettes de diachylon. On veille à ce que les produits de l'in-

flammation puissent s'écouler librement, en faisant des injections dans le vagin, en désobstruant par là le col utérin, et en
renouvelant fréquemment la mèche qui occupe l'angle inférieur
de la plaie.

On fait observer à l'opérée une diète réglée sur ses forces. La
convalescence dure cinq à six semaines ; les bords de la plaie
s'écartent souvent sur quelques points, et il se produit des hernies.
La meilleure manière de prévenir ces accidents, consiste à faire
porter des bandelettes de diachylon et un bandage de corps bien
appliqué.

§ 60. — Laparotomie ou gastrotomie.

On désigne, sous ce nom, une opération qui a pour but d'extraire de la cavité abdominale un fœtus qui y est situé en totalité ou en partie.

Indications. — Ce sont : 1o les grossesses extra-utérines, avant
que le sac contenant le fœtus ne se soit déchiré, lorsque l'anomalie
de la gestation provoque de graves désordres fonctionnels ; après
la rupture du sac, lorsque le fœtus est vivant ; s'il ne l'est pas,
nous conseillons de ne pas entreprendre l'opération et de s'en
rapporter à la nature pour l'éliminer, ce que l'on peut faire plus
tard sans autant de dangers, en ouvrant, à travers les parois abdominales ou le vagin, une voie aux abcès.

2° Quand l'utérus se rompt pendant la gestation ou le travail,
et que le fœtus a pénétré en partie dans l'abdomen, et ne peut
en être retiré par le vagin, sans que la déchirure utérine en soit
agrandie, nous conseillons de pratiquer la gastrotomie pour extraire l'enfant. Il importe peu qu'il soit mort ou vivant, car la
seule manière d'arrêter l'hémorrhagie est de débarrasser la déchirure de sa présence. Mais si le fœtus se trouve entièrement
dans l'utérus, il ne faut ouvrir l'abdomen que dans les cas où
l'on est certain qu'il vit encore.

Le procédé opératoire est le même que dans le premier temps
de l'opération césarienne. Seulement on incise les parois abdominales à l'endroit où le fœtus fait le plus fortement saillie.
Quand l'opération a été faite à l'occasion d'une rupture utérine,
il faut retirer le placenta par la plaie, et si cette dernière ne
permet pas l'introduction de la main, il faut faire l'extraction
de l'arrière-faix par le vagin. Si l'opération a eu pour cause une

grossesse extra-utérine, il ne sera pas facile d'éloigner le placenta, qui peut avoir contracté des adhérences avec divers organes importants. Dans ces cas, il ne faut pas, par des efforts de traction, léser ces organes importants; le mieux est de fermer la plaie par des points de suture, en laissant ouvert l'angle le plus déclive, par lequel passeront le pus et la sanie, entraînant avec eux les débris du délivre décomposé.

§ 61. — Elythrotomie.

Cette opération, à laquelle on a rarement recours, a pour but d'éloigner de l'abdomen un fœtus qui s'y est développé, en incisant les parois du vagin. Elle est indiquée quand on sent distinctement le fœtus à travers les parois vaginales, dans la première moitié d'une grossesse extra-utérine; ou bien quand, la grossesse étant plus avancée, on voit une partie de l'enfant faire saillie dans le vagin, de sorte qu'il est moins dangereux d'inciser ce conduit, que les parois abdominales. Comme on peut bien le supposer d'avance, il est complétement inutile de poser des règles générales; l'opération est modifiée suivant les cas, et on incisera la paroi du vagin la plus rapprochée du fœtus. L'incision se fait avec un bistouri droit, entouré de bandelettes de diachylon, que l'on enlève au moment de faire la première ponction. On l'agrandit avec le bistouri boutonné. Si la tête se présente la première dans la plaie, on pourra employer le forceps avec avantage.

OPÉRATIONS AYANT POUR BUT D'EXTRAIRE ARTIFICIELLEMENT LE
PLACENTA DU SEIN DE LA MÈRE.

§ 62. — Décollement artificiel et extraction du placenta.

Nous divisions en deux groupes les cas dans lesquels la délivrance est retardée : d'un côté, nous plaçons les retards se compliquant d'hémorrhagies, de convulsions, etc., de manière à constituer un danger réel pour la mère; de l'autre, les retards causés par l'absence de contractions utérines, que ne peuvent réveiller les divers moyens ordinaires comme frictions sur le fond de l'utérus, tractions légères sur le cordon, etc., etc.

Tout le monde est d'accord sur la marche à suivre pour activer la délivrance dans le premier cas. Toute hémorrhagie considérable se manifestant à cette époque, ne peut être combattue que par l'extraction du placenta; on ne doit pas hésiter et attendre trop longtemps pour l'effectuer. On agira de la même façon, quand on aura affaire à des complications, qui seront évidemment le résultat d'irritations des parois utérines par un corps étranger. Tous ces cas exigent une prompte délivrance; nous ne nous en occuperons pas, et nous allons traiter de la seconde catégorie, et examiner quels sont les résultats immédiats et consécutifs des obstacles s'opposant à l'expulsion du délivre.

En première ligne nous citerons : 1° Les hémorrhagies, qui, bien qu'elles ne se manifestent pas une heure ou deux heures après l'accouchement, peuvent survenir avec violence, mettre en danger la vie de la mère, tant que le placenta restera dans l'utérus. Il s'est trouvé des défenseurs de la méthode expectante, prétendant que l'arrière-faix peut rester dans l'utérus sans déterminer d'hémorrhagie; mais on ne saurait nier qu'elle peut se produire, car il est bien démontré que les métrorrhagies peuvent survenir, même quand le placenta est resté plusieurs jours dans l'utérus. Le devoir de l'accoucheur est donc de choisir un moyen pouvant prévenir les hémorrhagies probables, et exclure la nécessité d'une opération dangereuse, douloureuse et difficile; on agira donc, quand l'arrière-faix tardera à être expulsé, et on évitera ainsi à l'accouchée les dangers probables, que la méthode expectante laisse suspendus sur sa tête, méthode dont le succès dépend de circonstances que l'accoucheur ne saurait prévoir ou provoquer, et qui, ne se produisant pas, peuvent causer la mort de la mère.

2° Parmi les conséquences du séjour prolongé du placenta dans l'utérus, nous mentionnerons l'action irritante qu'il exerce, comme corps étranger, sur la muqueuse utérine; l'inflammation qu'il détermine et l'absorption de ses parties en putréfaction pourraient infecter tout le sang de la mère. Les inconvénients ont même été un peu exagérés par ceux qui veulent l'opération immédiate; le placenta peut rester longtemps dans la matrice, se décomposer et ne causer aucun accident à la mère; il peut même, ainsi que les membranes, rester dans la cavité utérine pendant des semaines, sans se décomposer; et quoique les phénomènes septiques, les altérations du sang ne surviennent que rarement, on ne pourrait nous faire un reproche de soustraire la mère à la possibilité d'un accident terrible et mortel. Une autre question est de savoir si l'opération préserve de ces accidents septiques. Nous pensons qu'il n'est guère permis d'y compter. En décollant artificiellement et en éloignant le placenta, on diminue le volume des parties qui se décomposeront plus tard, on leur facilite une expulsion plus aisée, on rend moins étendue la surface de l'utérus qui sera en contact avec les substances délétères; mais en même temps ce procédé peut déterminer l'inflammation qu'on veut prévenir; il cause un traumatisme étendu, les vaisseaux utéro-placentaires restant béants, peuvent devenir les foyers de l'infection septique. Ces altérations sont même la suite d'accouchements normaux, et il serait insensé de prétendre que l'opération n'augmenterait pas les dangers inhérents aux fonctions physiologiques.

Nous pensons donc que les défenseurs de l'opération ont tort de citer, à l'appui de leur opinion, l'absence de phénomènes septiques, et nous sommes convaincu que ces tristes accidents sont bien plus souvent survenus après la délivrance artificielle, qu'après la délivrance spontanée.

3° Tout le monde sait quelle influence fâcheuse les angoisses et les craintes peuvent exercer sur la mère récemment accouchée. Elle peut s'exagérer les dangers qu'a pour elle la rétention du placenta, et jusqu'à ce qu'il soit entièrement expulsé, elle se trouve dans un état de surexcitation fébrile dont on ne peut calculer les suites. Il en résulte, par effet reflexe, un collapsus général, des convulsions dangereuses, une fièvre puerpérale ayant les caractères septiques dus à la décomposition du sang, etc.

Tous les praticiens savent dans quel état se trouve la mère, attendant à chaque instant l'expulsion du placenta, et combien son extraction la tranquillise; ces raisons entraînent souvent à pratiquer l'opération. Cependant nous voulons soumettre à quelques critiques les deux manières d'agir dont nous allons nous occuper, et examiner les circonstances qui diminuent un peu les risques qu'elles font courir à la mère.

1º Il faut d'abord se rendre compte de l'état de l'utérus avant l'opération. Quand ses parois sont molles, ne se contractant ni énergiquement ni spasmodiquement, les manœuvres nécessaires pour décoller le placenta ne l'irriteront presque pas, et le danger d'une métrite disparaîtra, puisqu'il sera possible de détacher le délivre sans léser le parenchyme utérin. Le danger sera au contraire plus grand, quand les parois utérines sont le siége de crampes, lorsque l'accouchement aura été difficile et les organes génitaux irrités, que tout aura prédisposé l'utérus à l'inflammation. Si on opère dans ces conditions, il peut survenir des métrites partielles ou générales plus ou moins intenses, des convulsions graves causées par l'irritation des nerfs de la sensibilité ; malgré toute l'adresse et l'habileté de l'opérateur, on a vu les centres nerveux être si profondément affectés, que les malades ont succombé pendant l'opération.

2º Il faut aussi tenir compte de l'état général de la nouvelle accouchée. Elle supportera en général assez bien l'opération lorsqu'elle est robuste, bien portante, qu'elle n'a pas trop souffert pendant l'accouchement et n'est ni anémique, ni prédisposée aux convulsions.

Au contraire, quand la mère est faible, épuisée, nerveuse, anémique, le décollement du placenta cause une hémorrhagie avec laquelle on voit tomber de plus en plus les forces de la malade, tandis que les douleurs de l'opération augmentent l'éréthisme du système nerveux.

3º Il est enfin indispensable d'examiner la manière dont se fera l'opération. On est souvent obligé d'employer la force pour arriver au placenta, pour en détruire les adhérences ; on est souvent forcé d'en abandonner les débris dans l'utérus, ou de déchirer le parenchyme utérin pour les détacher. Ces circonstances peuvent se présenter malgré l'habileté de l'opérateur, et on comprend l'importance qu'elle doit leur donner pour poser le pronostic.

Voici les principales règles auxquelles nous nous sommes toujours astreint :

1º Nous décollons et éloignons le placenta immédiatement après l'accouchement, lorsqu'il se produit une hémorrhagie qui ne cède pas à l'emploi des hémostatiques ordinaires après dix minutes. Dans ces cas, la contraction spasmodique de l'utérus n'est point une contre-indication ; car, tandis qu'on perdrait du temps à arrêter les crampes utérines, la malade pourrait succomber à la perte du sang. On aurait néanmoins le désavantage de rendre l'opération plus dangereuse et plus pénible ; il faut donc profiter du moment où la malade n'a pas encore perdu beaucoup de sang.

2° Quand les contractions sont faibles, qu'il s'est écoulé six heures depuis l'accouchement sans que le délivre ait été expulsé ; quand les médicaments et les manœuvres conseillés en pareil cas (frictions sur le fond de l'utérus, seigle ergoté, injections dans la veine ombilicale), n'ont pas réussi à provoquer l'expulsion naturelle du placenta, nous préférons l'opération à la méthode expectante ; quand les douleurs sont peu intenses, l'opération est très-facile et réussit d'ordinaire ; si les contractions sont spasmodiques et énergiques, et s'il n'y a pas d'hémorrhagie intérieure, on peut recourir au chloroforme et aux narcotiques, administrés en lavements, pour faciliter l'entrée de la main dans la matrice et la relâcher.

3° Il ne faudrait pas pénétrer avec la main dans l'utérus, à une époque plus éloignée de l'accouchement, lorsque l'utérus s'est contracté et est revenu sur lui-même ; on causerait par ces efforts des inflammations, des ruptures de l'utérus, des convulsions générales et même la mort subite, qu'on a observée plusieurs fois lorsque ces manœuvres ont été tentées trois ou quatre jours après l'accouchement. Une hémorrhagie, même violente, ne serait pas à cette époque une indication pour nous d'opérer, à moins que la mère ne fût en danger de mort par suite de la perte de sang.

4° On ne doit pas entreprendre l'opération sans avoir donné à la mère quelques analeptiques, lorsqu'elle a eu un travail long et pénible, lorsqu'elle est épuisée par une maladie aiguë ou par des hémorrhagies abondantes ; on courrait le risque de voir la douleur et l'hémorrhagie plus ou moins forte causées par la manœuvre abattre le peu de forces que possède encore la mère.

Manuel opératoire. — On choisira le décubitus dorsal sur un lit ordinaire, à moins que quelques circonstances spéciales ne forcent l'accoucheur à choisir le décubitus latéral. Comme le placenta est d'ordinaire inséré à droite, c'est la main gauche qu'il faudra introduire. On s'assied sur le bord droit du lit, et on tend le cordon ombilical avec la main droite, afin qu'il serve de conducteur à la gauche, qui, bien huilée, suit le cordon jusqu'à ce que l'extrémité des doigts rencontre les bords du placenta. La main droite abandonne alors le cordon, et va comprimer l'utérus à travers les parois abdominales, et faciliter à la main gauche la manœuvre qu'elle doit exécuter.

On essaye d'introduire les doigts de cette dernière entre le

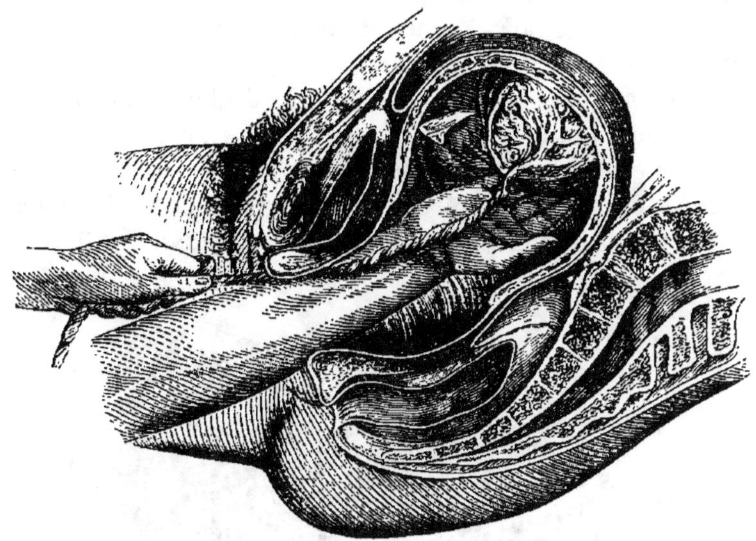

Fig. 102 (1).

bord du placenta et l'utérus, en leur imprimant un mouvement de rotation lent mais continu. Les ongles doivent être toujours tournés du côté du délivre, et il faut bien se garder de trop tirer, de déchirer trop brusquement, car on courrait le risque de déterminer une solution de continuité du parenchyme utérin. Le placenta étant entièrement décollé, on le fait glisser dans la paume de la main gauche, tandis que la droite exerce une pression modérée jusqu'à ce qu'il soit expulsé complétement. Il est bon de ne pas retirer trop promptement la main hors de l'utérus, d'un côté pour s'assurer si rien n'est resté dans sa cavité, et de l'autre pour déterminer des contractions suffisantes par l'irritation de ses parois.

(1) Décollement artificiel du placenta.

Accidents et complications pouvant entraver le cours de cette opération.

1° Les tractions exercées sur le cordon peuvent déchirer celui-ci, et on n'a plus rien pour conduire la main dans l'utérus. Dans ce cas, il faut appliquer, dès le commencement de l'opération, la main droite sur le fond de l'utérus, sans pourtant le comprimer avec une force suffisante pour provoquer des contractions; la main gauche fait alors comme dans le cas précédent, elle cherche à découvrir le bord décollé du placenta et le détache de la même manière que tout à l'heure.

2° L'opération peut être rendue très-difficile par la rétraction spasmodique de l'utérus, comme cela arrive souvent soit à l'orifice interne du col, soit à une partie plus élevée de l'organe; ce dernier est alors divisé en deux cavités bien distinctes et prend la forme désignée sous le nom de *hourglass*. Les fibres cir-

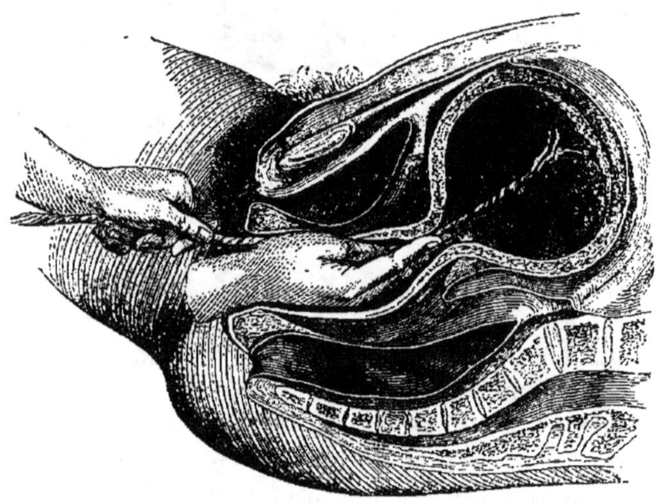

Fig. 103 (1).

culaires qui entourent l'orifice utérin des trompes peuvent aussi se contracter et donner à l'utérus une forme particulière, qu'il est possible de sentir à travers les parois abdominales; ces dernières rétractions sont si énergiques qu'il est souvent impossi-

(1) Décollement artificiel du placenta dans les cas d'enchatonnement de ce dernier.

ble d'introduire même un seul doigt. Mais si l'on introduit la main peu de temps après l'expulsion du fœtus, on parvient à vaincre cet obstacle en mettant d'abord un doigt, puis deux, puis toute la main. Pour faciliter cette manœuvre, on a conseillé d'enduire la main de pommade belladonée. Mais ce moyen nous a toujours été parfaitement inutile, et il ne peut en être autrement ; car la pommade reste dans le vagin, ou bien elle est entraînée au dehors par le sang et les liquides qui s'échappent de l'utérus. Quand on voudra triompher de l'obstacle, on ne devra pas oublier de soutenir le fond de l'utérus avec toutes les précautions convenables.

3° Lorsque les adhérences seront très-résistantes, fibreuses et formant des brides dont le volume peut aller jusqu'à celui d'une plume à écrire, il vaudra mieux les pincer entre les ongles et les couper, que de les séparer en tirant sur les parties déjà décollées. Quand elles ont une étendue d'un pouce carré, le mieux est de pénétrer dans la substance du placenta et de les déchirer, abandonnant l'expulsion des parties trop adhérentes aux soins de la nature. Cela est toujours préférable à des tractions violentes, pouvant déchirer le parenchyme de l'utérus.

4° Quand le lieu d'insertion du placenta se trouve sur le côté ou sur la paroi antérieure de l'utérus, ce qui rend l'opération plus difficile, le mieux est de faire passer la jambe de la mère par-dessus le bras de l'opérateur, de changer ainsi le décubitus dorsal en décubitus latéral, et de préférence sur le côté où la plus grande partie du placenta est insérée.

OPÉRATIONS PAR LESQUELLES LE PRODUIT DE LA CONCEPTION EST EXTRAIT DE L'UTÉRUS FERMÉ, SANS LÉSIONS DE LA MÈRE OU DU FŒTUS.

§ 63. — Accouchement forcé.

On comprend sous ce nom une série d'opérations, se succédant les unes aux autres, ayant pour but de frayer une voie à travers le col non dilaté, et d'extraire promptement le fœtus hors de l'utérus. Nous avons déjà décrit plusieurs temps de l'accouchement forcé, en parlant de la dilatation artificielle du col, de la version podalique, de l'extraction de l'enfant soit avec les mains, soit avec les instruments, enfin du décollement et de l'extraction du placenta.

Indications. — Elles peuvent être groupées sous les trois chefs suivants :

1º Les hémorrhagies intenses, survenant dans une période avancée de la gestation, et menaçant la vie de la mère. Produites le plus souvent par l'insertion du placenta sur le col, ces hémorrhagies ne nécessitent l'accouchement forcé que dans les cas où elles sont trop intenses pour empêcher l'usage prolongé du tampon. Lorsque c'est pour un cas de *placenta prævia*, qu'on se décide à pratiquer l'accouchement forcé, on éprouve peu de difficultés pour pénétrer dans l'utérus; en effet, le col est mou, très-vasculaire et se laisse aisément franchir.

2º Il en est autrement lorsque l'opération est rendue nécessaire par des convulsions. Le col oppose alors une résistance très-considérable; tout effort pour la vaincre irrite les nerfs nombreux du segment inférieur de l'utérus, et souvent on a vu la mère succomber pendant l'opération.

On ne l'entreprendra donc que dans les cas où les convulsions auront duré pendant longtemps et auront été rebelles à tous les moyens connus; enfin lorsqu'il y aura à craindre de voir périr la mère pendant un accès, et qu'on pourrait bien rarement sauver ainsi que son fruit par les procédés plus lents de la dilatation artificielle du col utérin.

3º Enfin on a conseillé de recourir à l'accouchement forcé, lorsque la mère est morte ou présente toutes les apparences de la mort. Nous avons suffisamment traité ce point, à l'occasion de l'opération césarienne et nous y renvoyons le lecteur. Nous ne décrirons pas non plus l'opération suffisamment détaillée dans les articles sur la dilatation artificielle du col, sur la version, l'extraction du fœtus par les pieds, le décollement et l'extraction du placenta.

FIN.

TABLE ANALYTIQUE DES MATIÈRES

PREMIÈRE PARTIE

Physiologie de la grossesse.

DEUXIÈME PARTIE

Physiologie de l'accouchement.

TROISIÈME PARTIE

Physiologie des suites de couches.

QUATRIÈME PARTIE

Pathologie de la gestation et de l'accouchement.

PREMIÈRE SECTION.

MALADIES DE LA MÈRE POUVANT TROUBLER LA GROSSESSE ET L'ACCOUCHEMENT.

CINQUIÈME PARTIE
Opérations obstétricales.

OPÉRATIONS PRÉPARATOIRES.

FIN DE LA TABLE ANALYTIQUE.

TABLE DES MATIÈRES

PAR ORDRE ALPHABÉTIQUE.